# 现代麻醉评估要点与案例精解

王新程　郭艳祥　赵宗辉◎主编

中国纺织出版社有限公司

## 图书在版编目（CIP）数据

现代麻醉评估要点与案例精解 / 王新程，郭艳祥，赵宗辉主编. -- 北京：中国纺织出版社有限公司，2025. 4. -- ISBN 978-7-5229-2705-3

Ⅰ. R614

中国国家版本馆 CIP 数据核字第 2025AS2385 号

责任编辑：傅保娣　　责任校对：李泽巾　　责任印制：王艳丽

中国纺织出版社有限公司出版发行

地址：北京市朝阳区百子湾东里 A407 号楼　邮政编码：100124

销售电话：010—67004422　传真：010—87155801

http://www.c-textilep.com

中国纺织出版社天猫旗舰店

官方微博 http://weibo.com/2119887771

北京虎彩文化传播有限公司印刷　各地新华书店经销

2025 年 4 月第 1 版第 1 次印刷

开本：787 × 1092　1 / 16　印张：26

字数：528 千字　定价：138.00 元

凡购本书，如有缺页、倒页、脱页，由本社图书营销中心调换

# 主编简介

2002 年本科毕业于佳木斯大学临床医学专业。现任职于佳木斯大学附属第一医院手术麻醉科，副主任医师。擅长老年危重患者麻醉、小儿手术麻醉及手术室外患者麻醉。担任黑龙江省预防医学会麻醉专业委员会委员、佳木斯市医学会麻醉学分会委员。曾获佳木斯大学科学技术奖 1 项。参编著作 1 部，发表论文 10 余篇。

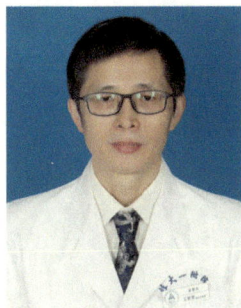

王新程

2015 年硕士毕业于哈尔滨医科大学麻醉学专业。现任职于哈尔滨医科大学附属第一医院麻醉科，主治医师。擅长低出生体重儿及婴幼儿麻醉、危重患者及老年患者麻醉。担任黑龙江省老年医学学会麻醉学专业委员会委员。2021 年中国医师协会小儿麻醉专科化培训学员。参编著作 1 部，发表论文 3 篇。

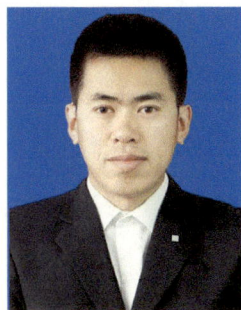

郭艳祥

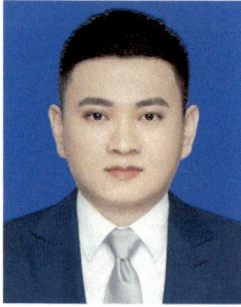

**赵宗辉**

本科毕业于赣南医学院麻醉学专业。现任职于深圳市儿童医院麻醉科，主治医师。美国心脏协会儿童高级生命支持认证人员。从事儿科临床麻醉10余年，对儿科麻醉有丰富的临床经验。擅长新生儿、超低体重新生儿麻醉；各类复杂先天性心脏病（法洛四联症、大动脉转位、肺静脉异位引流、房室间隔缺损、主动脉弓离断、左心发育不良、肺动脉闭锁、单心室）的姑息和根治术麻醉；各类微创手术麻醉，如腹腔镜、胸腔镜、脑室镜、膀胱镜、骨关节镜等手术麻醉。在神经外科手术麻醉方面，对脑肿瘤、脑血管病、颅脑创伤手术麻醉也有一定的临床经验。完成重度创伤的麻醉管理多例，包括颅脑贯通伤、颈胸腹联合贯穿伤、下肢撕脱伤、车祸后多脏器损伤、高处坠落伤、高位脊椎截瘫、失血性休克手术的麻醉管理。

# 编委会

# 前　言

随着基础医学及与麻醉学密切相关的生理学、药理学、病理学等学科的飞速发展，麻醉学理论和临床工作也面临着新理论和新技术的挑战。为适应麻醉专业发展的需要，特编此书，希望能为麻醉科各级医师及其他临床相关人员提供参考。

全书分为 11 章。第一章至第十章详细介绍了神经外科手术、心脏及大血管手术、胸外科手术、泌尿外科手术、骨科手术、妇产科手术等的麻醉基本知识和要点。第十一章是编者总结多年的临床实践经验所提供的典型案例，具有较强的科学性、规范性及时效性。本书在理论和实践相结合的原则下，突出各种麻醉技术的实施。本书覆盖麻醉学的多个领域，相互联系而不重叠，各自独立又无遗漏，全面深入且实用。

本书在编写过程中虽参阅大量相关专业的书籍，但由于编者较多，文笔不一，加之写作时间和篇幅有限，难免有纰漏和不足之处，恳请广大读者予以批评指正。

编　者

2024 年 11 月

# 目 录

第一章　神经外科手术麻醉 ……………………………………………… 1

第一节　颅脑损伤手术 ………………………………………… 1

第二节　幕上肿瘤手术 ………………………………………… 7

第三节　颅内动脉瘤手术 ……………………………………… 13

第四节　颈动脉内膜剥脱术 …………………………………… 19

第二章　心脏及大血管手术麻醉 ……………………………………… 27

第一节　缩窄性心包炎手术 …………………………………… 27

第二节　心脏瓣膜病手术 ……………………………………… 29

第三节　先天性心脏病手术 …………………………………… 37

第四节　大血管手术 …………………………………………… 48

第三章　胸外科手术麻醉 ……………………………………………… 66

第一节　肺切除术 ……………………………………………… 66

第二节　气管重建术 …………………………………………… 68

第三节　纵隔手术 ……………………………………………… 72

第四节  食管手术 …………………………………………………… 77

第五节  肺减容手术 ………………………………………………… 81

# 第四章  泌尿外科手术麻醉 ……………………………………… 86

第一节  肾及输尿管结石手术 ……………………………………… 86

第二节  肾移植手术 ………………………………………………… 91

第三节  其他常见泌尿外科手术 …………………………………… 93

# 第五章  骨科手术麻醉 …………………………………………… 107

第一节  四肢骨折和关节脱臼手术 ………………………………… 107

第二节  关节置换术 ………………………………………………… 112

第三节  脊柱手术 …………………………………………………… 119

第四节  骨癌手术 …………………………………………………… 123

# 第六章  妇产科手术麻醉 ………………………………………… 138

第一节  常见妇科手术 ……………………………………………… 138

第二节  常见产科手术 ……………………………………………… 141

第三节  剖宫产 ……………………………………………………… 155

第四节  产科重症手术 ……………………………………………… 171

# 第七章  儿科手术麻醉 …………………………………………… 184

第一节  新生儿急症手术 …………………………………………… 184

第二节  小儿胸外科手术 …………………………………………… 189

第三节  小儿腹部手术 ……………………………………………… 195

第四节  小儿普外科及泌尿外科手术 ……………………………… 201

第五节  小儿骨科手术 ……………………………………………… 215

第六节  儿童术后镇痛 ……………………………………………… 228

## 第八章　五官科手术麻醉 ·················· 238

第一节　眼科手术 ·················· 238
第二节　耳鼻喉科手术 ·················· 243
第三节　口腔颌面外科手术 ·················· 252

## 第九章　内镜手术麻醉 ·················· 258

第一节　支气管镜检查和手术 ·················· 258
第二节　胸腔镜手术 ·················· 261
第三节　腹腔镜手术 ·················· 264
第四节　其他内镜检查和手术 ·················· 272

## 第十章　特殊患者手术麻醉 ·················· 277

第一节　创伤患者 ·················· 277
第二节　休克患者 ·················· 296
第三节　高血压患者 ·················· 306
第四节　糖尿病患者 ·················· 312
第五节　癫痫患者 ·················· 318
第六节　肥胖患者 ·················· 321
第七节　老年患者 ·················· 326

## 第十一章　典型案例 ·················· 337

左侧膈肌切开折叠术麻醉 ·················· 337
纵隔占位患者术中发现交感神经副神经节瘤麻醉 ·················· 340
左侧全髋人工关节置换术 + 肌腱止点重建术 + 滑膜清理术麻醉 ·················· 344
老年患者急性心肌梗死 + 脑梗死介入取栓麻醉 ·················· 347
老年患者胸腔镜下右肺结节切除术麻醉 ·················· 350

老年患者股骨骨折手术麻醉 ························· 352

超高龄患者俯卧位脊柱手术麻醉 ························· 355

老年患者人工股骨头假体置换术麻醉 ························· 357

失血性休克患者麻醉 ························· 359

巨大甲状腺肿切除术麻醉 ························· 360

肺动脉高压患者剖宫产麻醉 ························· 365

合并严重心肺疾病经尿道膀胱肿瘤电切术麻醉 ························· 373

法洛四联症矫治术麻醉 ························· 376

经右腋下切口室间隔缺损修补术麻醉 ························· 380

完全型房室间隔缺损矫治术麻醉 ························· 384

完全性大动脉转位手术麻醉 ························· 386

主动脉缩窄矫治术麻醉 ························· 391

完全性肺静脉异位引流矫治术麻醉 ························· 394

胆道闭锁行肝门肠吻合术麻醉 ························· 398

参考文献 ························· **401**

# 第一章 神经外科手术麻醉

## 第一节 颅脑损伤手术

颅脑损伤（traumatic brain injury，TBI）是指头部遭受撞击或贯穿伤，引起脑功能障碍。在所有损伤中，颅脑损伤往往是最严重和危及生命的，是导致儿童和青壮年残疾和死亡的首要原因。颅脑损伤围手术期正确的麻醉管理对改善患者的预后至关重要。

### 一、颅脑损伤的分类和病理生理

按照损伤发生的时间，颅脑损伤可分为原发性颅脑损伤和继发性颅脑损伤。原发性颅脑损伤在创伤即刻发生，是对颅骨和脑组织的机械撞击和加速挤压引起的颅骨骨折和颅内损伤，主要有脑震荡、弥漫性轴索损伤、脑挫裂伤和原发性脑干损伤等。目前还没有应对原发性颅脑损伤的有效方法。继发性颅脑损伤发生于伤后数分钟、数小时或数日后，表现为源于原发性损伤的一系列复杂病理生理过程，主要有脑水肿和颅内血肿，后者按血肿的来源和部位又分为硬脑膜外血肿（通常是由于颅骨骨折和硬脑膜动脉或静脉窦破裂所致）、硬脑膜下血肿（通常是由于大脑皮质和脑膜之间的静脉撕裂所致）和脑内血肿等。最常见加重损伤的因素包括缺氧、高碳酸血症、低血压、贫血和高血糖，这些因素都是可以预防的。伤后数小时或数日若出现癫痫、感染和败血症会进一步加重脑损伤，必须及时防治。继发的神经损害和全身性并发症是可以预防和治疗的。颅脑损伤管理的目标是采取及时、有效的措施预防继发性脑损伤。

颅脑损伤后典型表现为颅内血肿形成、脑血管自主调节功能障碍、颅内压（intracranial pressure，ICP）升高和脑血流量（cerebral blood flow，CBF）降低。损伤局部 CBF 降低导致脑细胞缺血缺氧，引起细胞毒性脑水肿，而 TBI 又常伴发不同程度的血脑屏障（blood brain barrier，BBB）破坏，并发血管源性脑水肿。由于颅腔是一个几乎封闭的结构，所以颅内血肿和脑水肿的形成都会导致 ICP 升高，这时机体会启动代偿机制抑制 ICP 的增加，初期以减少颅内脑脊液容量为主，后期全脑 CBF 进一步降低，形成缺血—水肿恶性循环，最终导致脑疝。

颅脑损伤后还会引起全身其他器官系统并发症，在呼吸系统可表现为呼吸节律异常、舌后坠、反流误吸、支气管痉挛和肺不张等，TBI 后剧烈的应激反应可引起急性神经源性肺水肿。由于出血、呕吐和脱水利尿治疗等因素，绝大多数 TBI 患者伴有不同程度的低血容量，但临床上机体为了维持 CBF 的代偿性反应以及应激状态，多表现为高血压，高血压反应又会引起反射性的心动过缓。当创伤累及心血管运动中枢时会出现各种心律失常，当心电图出现高 P 波、PR 和 QT 间期延长，以及深 U 波、ST 段和 T 波改变，严重的室性期前收缩或传导阻滞时提示预后不良。TBI 患者还常伴发高热、应激性溃疡和弥散性血管内凝血等。

## 二、麻醉管理

TBI 患者围手术期管理的重点是内环境，避免引起继发性损伤的全身和颅内损害。继发性脑损伤可使病情加重，严重影响预后。麻醉管理的目标是迅速恢复心肺功能，维持脑灌注压（cerebral perfusion pressure，CPP）和脑供血供氧，降低 ICP，减轻脑水肿，避免继发性脑损伤。

### （一）麻醉前评估

对 TBI 患者的诊治要争分夺秒，应在最短的时间内对患者的脑损伤程度、呼吸和循环状态进行快速评估，包括既往病史、受伤过程和时间、最后进食水时间、意识障碍的程度和持续时间、ICP 情况及是否并发颈椎、颌面部和肋骨骨折、内脏器官出血等症状。通过已有的辅助检查如头颅 CT、MRI、胸部 X 线检查、血常规、出凝血时间、血生化、电解质和血气分析等迅速了解患者的一般状态并制订麻醉方案。

TBI 患者的预后与入院时格拉斯哥昏迷量表（Glasgow coma scale，GCS）评分（表 1-1）、年龄、循环呼吸状态、继发性颅脑损伤的救治等因素相关。重度 TBI（GCS 评分≤ 8 分）患者病死率可达 33%，轻度（GCS 评分为 13 ～ 15 分）和中度（GCS 评分为 9 ～ 12 分）TBI 患者约 50% 可能后遗致残和认知功能障碍。

### 表 1-1　格拉斯哥昏迷量表（Glasgow coma scale）评分

| 项目 | 得分 |
| --- | --- |
| 睁眼 | |
| 不睁眼 | 1 |
| 刺激睁眼 | 2 |
| 呼唤睁眼 | 3 |
| 自动睁眼 | 4 |

| 项目 | 得分 |
|---|---|
| 言语反应 | |
| 　无发音 | 1 |
| 　只能发音 | 2 |
| 　只能说出（不适当）单词 | 3 |
| 　言语错乱 | 4 |
| 　正常交谈 | 5 |
| 运动反应 | |
| 　无反应 | 1 |
| 　异常伸展（去脑状态） | 2 |
| 　异常屈曲（去皮质状态） | 3 |
| 　对疼痛刺激屈曲反应 | 4 |
| 　对疼痛刺激定位反应 | 5 |
| 　按指令动作 | 6 |

### （二）呼吸管理

TBI 患者多为饱胃且常合并颅底骨折、胸部创伤和通气不足等。大多数轻、中度 TBI 患者的呼吸功能仍可维持稳定，无须紧急气管插管，但应尽早实施面罩吸氧，密切观察，可待麻醉诱导后进行气管插管。GCS 评分 ≤ 8 分的 TBI 患者应尽早行气管插管以保护呼吸道，并进行有效呼吸支持。

有 2% ~ 3% 的 TBI 患者合并有颈椎骨折，而 GCS 评分 ≤ 8 分的Ⅲ型 TBI 患者可高达 8% ~ 10%。颈椎骨折患者进行气管插管操作有导致进一步脊髓损伤的风险，因此，除非已经有影像学指标明确排除颈椎损伤，在插管过程中所有患者都应进行颈椎保护。插管时由助手用双手固定患者头部于中立位，保持枕部不离开床面，可以维持头颈部不过度后仰，颈部下方放置颈托也有助于保护颈椎。颈椎固定后增加了喉镜暴露和气管插管的难度，而 TBI 患者对缺氧的耐受性很差，必须事先准备好应对插管困难的措施，如训练有素的助手和各种插管设备等，紧急时应迅速行气管切开。颅底骨折患者经鼻插管和置入鼻咽通气道有可能损伤脑组织，属于相对禁忌证。

麻醉中应保证 $PaO_2$ 在 100 mmHg 以上。合并肺挫伤、误吸或神经源性肺水肿的患者需要呼气末正压通气（positive end expiratory pressure，PEEP）来维持充分的氧合，同时应尽量避免过高的 PEEP 导致 ICP 显著升高。

过度通气可引起脑血管收缩、减少脑血容量而达到降低 ICP 的目的，但近年来其应用价值受到了质疑。在 TBI 的早期，CBF 通常是降低的，过度通气会进一步降低 CBF，加重脑缺血。在 TBI 后 5 日内，尤其是 24 小时内要避免预防性的过度通气治疗。过度通气的缩血管效应时效较短，研究发现其降低 CBF 的效应仅能维持 6 ~ 18 小时，所以不应长时间应用，尤其不能将 $PaCO_2$ 降至 25 mmHg 以下。对 TBI 患者是否采用过度通气应综合考虑 ICP 和脑松弛等方面的因素，尽量短时间使用。过度通气后将 $PaCO_2$ 恢复正常范围时也应逐步进行，快速升高 $PaCO_2$ 也同样会干扰脑生理。

### （三）循环管理

TBI 患者往往伴有中枢神经反射，在循环方面表现为高血压和心动过缓，是机体为了提高脑灌注的重要保护性反射，所以在此时不可盲目地将血压降至正常水平。ICP 升高的患者若伴有低血压会严重影响脑灌注，应积极进行纠正。心率若不低于 45 次 / 分，一般无须处理，若用抗胆碱药，宜首用格隆溴铵，阿托品可通过血脑屏障，可能引起中枢抗胆碱综合征，表现为烦躁、精神错乱和梦幻，甚至可出现惊厥和昏迷，应避免用于 TBI 患者。TBI 患者出现心动过速时常提示可能有其他部位的出血。

TBI 早期 CBF 大多先明显降低，然后在 24 ~ 48 小时内逐步升高，TBI 后脑组织对低血压和缺氧十分敏感，多项研究证实轻度低血压状态就会对预后产生明显不利影响，所以目前认为对 TBI 患者应给予积极的血压支持。

正常人平均动脉压（mean arterial pressure，MAP）在 50 ~ 150 mmHg 波动时，通过脑血管自动调节功能可使 CBF 保持恒定，而 TBI 患者这一调节机制受到不同程度破坏，有研究表明，约 1/3 颅脑损伤患者的 CBF 被动地随 CPP 同步改变，所以此时维持 CPP 至少在 60 mmHg 对改善 CBF 十分重要（儿童推荐维持 CPP 在 45 mmHg 以上）。

对于无高血压病史的 TBI 患者，为保证 CPP > 60 mmHg，在骨瓣打开前应将 MAP 维持在 80 mmHg 以上。血压过高也会增加心肌负担和出血风险，应给予降压治疗，但一定小剂量分次进行，谨防低血压的发生。手术减压后（打开骨瓣或剪开硬膜）ICP 降为零，此时 CPP = MAP，同时脑干的压迫缓解，库欣反应消失，很多患者会表现为血压突然降低和心率增快，在此期应维持 MAP 高于 60 ~ 70 mmHg，可通过使用血管收缩药和加快输液提升血压。因为骨瓣打开后血压降低的程度很难预料，所以不提倡预防性给予升压药，但应预先进行血容量的准确估计，在开颅前补充有效循环血量。

### （四）液体治疗

TBI 患者多伴有不同程度的低血容量，但往往被反射性的高血压状态所掩盖，此时液体治疗不要仅以血压为指导，还要监测尿量和中心静脉压（central venous pressure，CVP）等的变化，尤其复合伤伴有其他部位出血时。在围手术期应避免血浆渗透压降低以防加重脑水肿，0.9% 氯化钠注射液适用于神经外科手术中，但大量使用时可引起高氯性酸中毒，乳酸钠林格液可避免此情况，但它属于低渗液（273 mOsm/L），大量使用时会引起血浆渗透压降低，所以在需要大量输液的情况下，可以混合使用上述两种液体，并在术中定期监测血浆渗透压和电解质作为指导。

关于 TBI 手术中晶体液和胶体液的选择方面一直存在争议，目前认为对于出血量不大者无须输入胶体液，但需要大量输液时应考虑加入胶体液。胶体液可选择白蛋白、明胶和羟乙基淀粉等，前两种有引起变态反应的风险，而羟乙基淀粉大量使用时会影响凝血功能，要注意 TBI 本身即可引发凝血异常。

甘露醇和呋塞米都可以用来降低脑组织细胞外液容量，甘露醇起效快且效果强，对于 BBB 破坏严重的患者使用甘露醇有加重脑水肿的顾虑，但目前临床上仍将其作为脱水治疗的首选。甘露醇的常用剂量为 0.25 ~ 1.00 g/kg，使用后产生有效降低 ICP 或脑松弛效果时可考虑继续应用，而无效或血浆渗透压已经超过 320 mOsm/L 时则不推荐继续使用。近年来高渗盐水（3.0% 或 7.5%）用于 TBI 患者的效果引起了广泛的兴趣，尤其在多发创伤患者的急救方面，但已有研究未能证实高渗盐水较甘露醇具有明显优势，使用不当反而可导致严重的高钠血症，以及中枢系统脱髓鞘改变。高血糖状态与神经系统不良预后密切相关，所以应尽量避免单纯使用含糖溶液。

围手术期应将血细胞比容维持在 30% 以上，不足时应输入浓缩红细胞，闭合性脑创伤可进行术野自体血回收利用。小儿本身血容量就很小，单纯的帽状腱膜下血肿和头皮撕裂即可引起相对大量的失血，应注意及时补充。

### （五）麻醉实施

1. 麻醉诱导

麻醉诱导的原则是快速建立气道，维持循环稳定，避免呛咳。临床上常用快速序贯诱导插管法。给药前先吸入 100% 氧气数分钟，静脉注射丙泊酚、硫喷妥钠、依托咪酯或咪达唑仑后立即给予插管剂量的肌肉松弛药。饱食患者不可加压通气，待自主呼吸停止即进行气管插管。除非明确排除颈椎损伤，插管过程中应保持头部中立位，助手持续进行环状软骨压迫，直到确认导管位置正确、套囊充气。低血容量患者使用丙泊酚会引起明显的低血压，可以选用依托咪酯或咪达唑仑。循环衰竭患者可不使用任何镇静药。在置入喉镜前 90 秒静脉注射利多卡因 1.5 mg/kg 可减轻气管插管引起的 ICP 升高反应。虽然琥珀胆碱可引起 ICP 升高，但程度较轻且持续时间短暂，在需要提供快速肌肉松弛时仍不失为一种较好的选择。传统观点认为琥珀胆碱引起的肌颤可升高胃内压，增加反流的概率，但实际上其增加食管下段括约肌张力的作用更强，并不会增加误吸的发生率。苄异喹啉类非去极化肌肉松弛药如阿曲库铵等可引起组胺释放，导致脑血管扩张，引起 CBF 和 ICP 升高，而全身血管扩张又会导致 MAP 降低，进一步降低 CPP，所以不主张用于 TBI 患者。甾类非去极化肌肉松弛药对 CBF 和 ICP 无直接影响，适用于 TBI 患者，但泮库溴铵的抗迷走神经作用可使血压和心率升高，用于脑血流自动调节机制已损害的患者则可明显增加 CBF 和 ICP，应慎用。维库溴铵和罗库溴铵几乎不引起组胺释放，对血流动力学、CBF、CMRO$_2$ 和 ICP 均无直接影响，罗库溴铵是目前临床上起效最快的非去极化肌肉松弛药，静脉注射 1.0 mg/kg 后约 60 秒即可达到满意的插管条件，尤其适用于琥珀胆碱禁忌时的快速气管插管。

2．麻醉维持

麻醉维持的原则是不增加 ICP、CMRO$_2$ 和 CBF，维持合理的血压和 CPP，提供脑松弛。大多数静脉麻醉药可减少 CBF，而所有的吸入麻醉药都可引起不同程度的脑血管扩张和 ICP 升高，因此，当 ICP 明显升高和脑松弛不良时，宜采用全凭静脉麻醉方法，若使用吸入麻醉药，应小于 1 MAC。气颅和气胸患者应避免使用氧化亚氮。临床剂量的阿片类药物对 ICP、CBF 和 CMRO$_2$ 影响较小，可提供满意的镇痛并降低吸入麻醉药的用量，对于术后需保留气管插管的患者，阿片类药物的剂量可适当加大。头皮神经阻滞或手术切口使用局部麻醉药有助于减轻手术刺激引起的血压和 ICP 的突然增高，避免不必要的深麻醉。血糖宜维持在 4.4 ~ 8.3 mmol/L，高于 11.1 mmol/L 时应积极处理。应定期监测血浆渗透压并控制在 320 mOsm/L 以内。常规使用抗酸药预防应激性溃疡。TBI 患者术后有可能出现惊厥，如果没有禁忌证，可考虑在术中预防性应用抗惊厥药如丙戊酸钠。糖皮质激素可减轻肿瘤引起的脑水肿，之前也大量应用于 TBI 患者，以期减轻脑水肿，但被证实对 TBI 患者反而产生不利影响，现在的共识是 TBI 患者不再使用糖皮质激素。

3．麻醉苏醒

术前意识清楚，手术顺利的患者术后可考虑早期拔管，拔管期应避免剧烈的呛咳和循环波动。重型 TBI 患者宜保留气管导管，待呼吸循环状态良好、意识恢复时再考虑拔管，为了抑制气管导管引起的呛咳反射，在手术结束后可在监测下追加小剂量的镇静药和阿片类药物。创伤程度重、预计需要长时间呼吸支持者应及时行气管切开术。

### 三、颅脑创伤患者的脑保护

药物脑保护作用主要是通过降低 CMRO$_2$ 来实现，尽管大量的动物实验证明钙通道阻滞剂、自由基清除剂和甘氨酸抑制剂等具有明确的脑保护作用，但在临床上并未得到有效验证。巴比妥类药是目前临床上唯一证实具有脑保护作用的药物，但二级证据并不支持使用预防性巴比妥达到脑电图爆发抑制。推荐使用大剂量巴比妥类药处理难治性 ICP 升高，但必须在患者血流动力学稳定的前提下。

TBI 后创伤核心区发生严重脑缺血，极短时间内即出现脑细胞坏死，治疗时间窗极其有限，而核心区周围的缺血半影区脑缺血程度相对较轻，如果局部 CBF 得到恢复，脑细胞坏死的程度和速度会明显改善，所以及时恢复缺血半影区的脑血流是临床上进行脑保护的关键，在此过程中，血压、PaCO$_2$、血糖和体温管理等对 TBI 患者的转归起到重要影响。

脑缺血时氧供减少，低温可降低氧耗。体温降低到 33 ~ 35℃可能起到脑保护的作用。尽管一些临床实验得出了令人鼓舞的结果，但都没能表现出统计学上的显著改善。一项 TBI 后亚低温治疗的多中心研究在收入 392 例患者后被中止，正常体温组和亚低温组的病死率没有差异，而且亚低温组还出现了更多的并发症。目前还不清楚是否存在创伤后亚低温保护作用的治疗时间窗，当实施低温时，必须注意避免不良反应，如低血压、心律失常、凝血障碍和感染等。复温应缓慢进行，复温不当时反而会加重脑损害，所以目前不推荐将低温作为一种常规治疗方案。围手术期体温升高会严重影响预后，必须积极处理。

为了维持足够的 CBF，应保证 TBI 患者的 CPP 在 60 mmHg 以上，也有学者建议将 CPP 保持在 70 mmHg 以上。为了达到这一目标，临床上常使用血管收缩药将血压提升至基础值以上 20% 左右，但应注意升压过快、过高也会增加颅内出血的发生率。TBI 后低血压状态是导致预后不良的重要因素，必须积极纠正，α 受体激动剂去氧肾上腺素提升血压的同时不引起 CBF 降低，是较为合适的选择。

葡萄糖在缺氧状态下会引起乳酸性酸中毒，加速脑细胞坏死，所以必须积极防治 TBI 患者的高血糖状态，可以通过输入含胰岛素的葡萄糖注射液调控血糖。对于将血糖控制到何种程度尚无定论，目前一般认为应将其维持在 5.6 ~ 10.0 mmol/L。治疗期间应加强血糖监测，随时调整胰岛素用量，避免血糖过低。

应积极地采取防治措施预防 TBI 后惊厥。苯二氮䓬类药物、巴比妥类药物、依托咪酯和丙泊酚等都可快速处理惊厥，需长期抗惊厥治疗时考虑苯妥英钠等。

目前认为 TBI 后药物的脑保护作用是十分有限的，应该将治疗的重点放在维持足够的 CPP、合理使用过度通气、积极控制血糖、避免体温升高和惊厥等治疗上。

（王新程）

# 第二节　幕上肿瘤手术

幕上肿瘤主要是指小脑幕以上所包含的所有脑组织中生长的肿瘤。其包含范围广泛，肿瘤性质繁杂，更因累及多个功能区而具有其独特的病理生理特性。其不同的病种和病变位置，使其临床症状多样，麻醉的特点与要求也有所不同。

## 一、定位特性和病理生理

### （一）幕上肿瘤的定位及其特性

幕上肿瘤以胶质瘤最多，脑膜瘤次之，再次为神经纤维瘤、脑血管畸形、脑转移瘤等。幕上肿瘤包括位于额叶、颞叶、顶叶、枕叶、中央区、丘脑、脑室内和鞍区的广泛部位的肿瘤。其位置不同，临床表现各异。额叶肿瘤发生率居幕上肿瘤的首位，临床表现有精神症状、无先兆的癫痫大发作、运动性失语、强握反射和摸索运动、尿失禁等。颞叶肿瘤临床上表现为视野改变、有先兆（如幻嗅、幻视、恐惧）、精神运动性癫痫发作、命名性失语等。顶叶肿瘤主要表现为对侧半身的感觉障碍、失用症、失读症、局限性癫痫发作。枕叶肿瘤常可累及顶叶和颞叶后部，主要表现为视觉障碍（视野缺损、弱视）、幻视及失认症。中央区肿瘤指中央前回、中央后回区的肿瘤，临床表现为运动障碍，病变对侧上、下肢不同程度的瘫痪及温觉、痛觉、触觉障碍，局灶性癫痫。丘脑部肿瘤临床表现为颅内压增高、精神障碍、"三偏"症（偏瘫、偏身感觉减退、同向性偏盲）。脑室内肿瘤可无症状，影响脑脊液循环可产生 ICP 增高。

### （二）幕上肿瘤的病理生理

幕上肿瘤能引起颅腔内动力学的改变。在最初病变较小、生长缓慢的时候，颅腔内容积的增加可以通过脑脊液（CSF）的回流和邻近的脑内静脉收缩所代偿，从而阻止 ICP 的升高。当病变继续扩张、代偿机制耗竭时，肿瘤大小的增加将导致 ICP 的急剧升高，脑组织中线结构移位。ICP 的增加可进而导致脑缺血和脑疝。

幕上肿瘤临床表现主要包括局灶性症状和 ICP 升高症状两大类。麻醉医师要掌握麻醉及药物对 ICP、脑灌注压、脑代谢的影响，避免发生继发性脑损伤的因素（表 1-2）。同时，关注可能出现的一些特殊问题，如颅内出血、癫痫、空气栓塞等。麻醉中还要综合考虑同时伴随的其他疾病，如心、肺、肝、肾疾病；副肿瘤综合征伴转移癌；放、化疗等对手术和麻醉可能造成的影响。

**表 1-2　引起继发性脑损伤的因素**

| 颅内因素 | 全身因素 |
| --- | --- |
| ICP 升高 | 高碳酸血症 / 低氧血症 |
| 癫痫 | 低血压 / 高血压 |
| 脑血管痉挛 | 低血糖 / 高血糖 |
| 脑疝：大脑镰疝、小脑幕切迹疝、枕骨大孔疝、手术切口疝 | 心排血量过低 |
| 中线移位：脑血管的撕裂伤 | 低渗透压：寒战 / 发热 |

### （三）麻醉对 ICP、脑灌注压、脑代谢的影响

麻醉（药物与非药物因素）易导致颅内外生理状态的改变（如颅内顺应性、颅内疾病、颅内血容量），而麻醉操作、麻醉药物和通气方式等都对 ICP、CPP、脑代谢产生影响，并直接关系到疾病的转归。

1. 麻醉操作

气管内插管、气管内吸引均可致 ICP 急剧升高。

2. 静脉麻醉药

多数静脉麻醉药能降低 $CMRO_2$、CBF 及 ICP，维持脑血管对 $CO_2$ 的反应。巴比妥类药物、丙泊酚、依托咪酯呈剂量依赖性降低 $CMRO_2$，可引起 EEG 的爆发性抑制。静脉麻醉药降低 ICP 的程度依次为丙泊酚、硫喷妥钠、依托咪酯、咪达唑仑。颅内高压患者应用丙泊酚或硫喷妥钠后，对体循环的影响较大，但可以使脑灌注压下降，致 $CBF/CMRO_2$ 比例下降，影响脑氧供需平衡；应用依托咪酯则无此顾忌；咪达唑仑对脑血流的影响相对较小。氯胺酮对脑血管具有直接扩张作用，迅速增加 CBF，升高 ICP，禁忌单独用于幕上肿瘤手术的麻醉。利多卡因抑制咽喉反射，降低 $CMRO_2$，防止 ICP 升高。

3. 吸入麻醉药

吸入麻醉药都可增加 CBF、降低 $CMRO_2$。常用吸入麻醉药可引起脑血管扩张、CBF 增加，从而继发 ICP 升高，其 ICP 升高的程度由大到小依次为氟烷、恩氟烷、氧化亚氮、地氟烷、异氟烷、七氟烷。脑血流—代谢耦联功能正常时，当吸入浓度 < 1 MAC 时，与清醒时比较脑血流降低，但 CBF 自动调节功能保存完整；当吸入浓度 > 1 MAC 时，CBF 呈剂量依赖性降低，CBF 自我调节功能减弱或丧失，但仍保留脑血管对 $CO_2$ 的反应性。吸入麻醉药对 ICP 的影响取决于以下两个因素。①基础 ICP 水平：在基础 ICP 较低时吸入麻醉药不致引起 ICP 升高或升高较少；② $PaCO_2$ 水平：过度通气造成低碳酸血症时，吸入麻醉药 ICP 升高作用不显著；而在正常 $PaCO_2$ 水平下，等浓度吸入麻醉药可使 ICP 明显升高。

4. 阿片类药物

阿片类药物可引起 CBF、$CMRO_2$ 下降。不影响脑血流—代谢耦联、CBF 的自动调节功能，不影响脑血管对 $PaCO_2$ 的反应性。

5. 肌肉松弛药

肌肉松弛药虽不能直接进入血脑屏障，但通过作用于外周肌肉、神经节或组胺释放而间接引起 ICP 改变。筒箭毒碱、阿曲库铵和米库氯铵有较弱的组胺释放作用，均可引起 ICP 升高。罗库溴铵、维库溴铵都不引起明显的 CBF、$CMRO_2$ 和 ICP 增加，故适合于长时间神经外科手术。去极化肌肉松弛药琥珀酰胆碱一过性的肌颤可增加 ICP，但困难气道或脑外伤快速序贯诱导时，选用琥珀酰胆碱是有效的经典方法。罗库溴铵起效快，也可作为快速序贯诱导的选择用药。

### （四）控制颅内高压、减轻脑水肿

脱水治疗是降低 ICP，治疗脑水肿的主要方法。脱水治疗可减轻脑水肿，缩小脑体积，改善脑供血和供氧情况，防止和阻断 ICP 恶性循环的形成和发展，尤其是在脑疝前驱期或已发生脑疝时，正确应用脱水药物常是抢救成败的关键。常用脱水药物有渗透性脱水药和利尿药两大类，低温、激素等也用于围手术期脑水肿的防治。

1. 渗透性脱水药

高渗性药物进入机体后一般不被机体代谢，又不易从毛细血管进入组织，可使血浆渗透压迅速提高。由于血脑屏障作用，药物在血液与脑组织内形成渗透压梯度，使脑组织的水分移向血浆，再经肾排出体外而产生脱水作用。另外，血浆渗透压增高还能增加血容量，同时增加肾血流量，导致肾小球滤过率增加。药物在肾小管中几乎不被重吸收，因而增加肾小管内渗透压，从而抑制水分及部分电解质的回收产生利尿作用，减轻脑水肿，降低ICP。常用药物有20% 甘露醇、山梨醇、甘油、高渗葡萄糖等。20% 甘露醇 0.5 ~ 1.0 g/kg，于30 分钟内滴完，每 4 ~ 6 小时可重复给药。

2. 利尿脱水药

此类药物通过抑制肾小管对氯和钠离子的再吸收产生利尿作用，导致血液浓缩，渗透压增高，从而间接地使脑组织脱水，ICP降低。此类药物利尿作用较强，但脱水作用不及甘露醇，降 ICP 作用较弱且易引起电解质紊乱，一般与渗透性脱水药同时使用，可增加脱水作用并减少渗透性脱水药的用量。常用药物有呋塞米等。

3. 过度通气

过度通气造成呼吸性碱中毒，使脑血管收缩、脑血容量减少而降低ICP。ICP 平稳后，应在 6 ~ 12 小时内缓慢停止过度换气，突然终止可引起血管扩张和ICP反跳性增高。过度通气的靶目标是使 $PaCO_2$ 在 30 ~ 35 mmHg。

4. 糖皮质激素

糖皮质激素也有降低 ICP 的作用，对血管源性脑水肿疗效较好，但不应作为颅内高压治疗的常规用药。糖皮质激素降低 ICP 主要是通过减少血脑屏障的通透性、减少脑脊液生成、稳定溶酶体膜、抗氧自由基及钙通道阻滞等作用来实现。

## 二、麻醉管理

### （一）麻醉前评估

幕上肿瘤患者的麻醉前评估与其他患者相类似，需要特别注意进行神经系统的评估。根据患者的全身一般情况、神经系统功能状态、手术方式来制订麻醉计划。

1. 术前神经功能评估

神经功能评估包括 ICP 的升高程度、颅内顺应性和自动调节能力的损害程度、在脑缺血和神经性损害发生之前 ICP 和 CBF 的稳态的自动调节能力，评估已经存在的永久性和可恢复的神经损害。术前详细了解患者病史、体格检查及相关的影像学检查，了解采用的手术体位、手术入路和手术计划，进行术前讨论。

病史：头痛、恶心、呕吐、视物模糊等颅内压升高表现，癫痫发作及意识障碍、偏瘫、感觉障碍等神经功能缺失表现等，脱水利尿药、类固醇类药、抗癫痫类药用药史。

体格检查：包括意识水平、瞳孔、Glasgow 昏迷评分、脑水肿、库欣反应（高血压、心动过缓）等；脱水状态评估。

影像学检查：包括肿瘤的大小和部位，如肿瘤位于功能区还是非功能区，是否靠近大血管，与重要神经的毗邻关系；颅内占位效应，如中线是否移位，脑室受压，小脑幕切迹疝，脑干周围有脑脊液的浸润，脑水肿等。

2．制订麻醉方案

麻醉方案的制订应考虑以下要点：①维持血流动力学的稳定，维持 CPP；②避免增加 ICP 的技术和药物；③建立足够的血管通路，用于监测和必要时输入血管活性药物等；④必要的监测，颅外监测（心血管系统的监测）、颅内监测（局部和整体脑内环境的监测）；⑤创造清晰的手术视野，配合术中诱发电位等神经功能监测；⑥决定麻醉方式，根据肿瘤部位特点和手术要求决定麻醉方法，语言功能区肿瘤必要时采用术中唤醒方法。

### （二）麻醉前用药

垂体肾上腺轴或垂体甲状腺轴抑制的患者继续激素治疗，术前服用抗癫痫药、抗高血压药或其他心血管系统用药应持续至术前。麻醉前用药包括镇静药咪达唑仑，抗胆碱能药阿托品或长托宁，$H_2$ 受体拮抗剂或质子泵抑制剂。

### （三）开放血管通路

开放两条或两条以上外周血管通路。必要时进行中心静脉穿刺。中心静脉穿刺可选用股静脉或颈内静脉。注意体位对中心静脉回流的影响，保持静脉通路的通畅，避免脑静脉血液回流受阻继而升高 ICP。

### （四）麻醉诱导

麻醉诱导方案的选择以不升高 ICP、保持血流动力学的稳定为前提。推荐的麻醉诱导方案如下。

（1）充分镇静，开放动静脉通路。

（2）心电图、脉搏血氧饱和度、无创血压监测，直接动脉压、呼气末 $CO_2$ 监测。

（3）预先充氧，随后给予芬太尼 1 ～ 2 μg/kg（或阿芬太尼、舒芬太尼、瑞芬太尼），利多卡因 1.0 ～ 1.5 mg/kg；丙泊酚 1.25 ～ 2.50 mg/kg 或依托咪酯 0.4 ～ 0.6 mg/kg；非去极化肌肉松弛药。

（4）根据患者状态，适度追加 β 受体阻滞剂或降压药。

（5）控制通气（$PaCO_2$ 维持于 35 mmHg 左右）。

（6）气管内插管。

（7）上头架前，0.5% 罗哌卡因局部浸润麻醉或追加镇痛药（单次静脉注射芬太尼 1 ～ 3 μg/kg 或舒芬太尼 0.1 ～ 0.2 μg/kg，瑞芬太尼 0.25 ～ 0.50 μg/kg）。

（8）适当的头位，避免静脉受到压迫。

上头架时疼痛刺激最强。充分镇痛、加深麻醉和局部麻醉浸润可有效抑制血流动力学的波动。固定好气管导管，以防意外脱管或因导管活动引起的气道损伤。保护双眼，以防角膜损伤。轻度头高位以利于静脉回流；膝部屈曲以减轻对背部的牵拉。避免头颈侧过度的屈曲 / 牵拉（确保下颌与最近的骨性标志间距大于 2 横指）。过度牵拉头部易诱发四肢轻瘫、面部和口咽部严重水肿，导致术后拔管延迟。

### （五）麻醉维持

麻醉维持的基本原则在于维持血流动力学稳定，维持 CPP，避免升高 ICP；通过降低 $CMRO_2$、CBF 来降低脑部张力；麻醉方案确保患者安全的同时，可进行神经功能监测。麻醉维持方案见表 1–3。

**表 1–3　推荐的麻醉维持方案**

| 无电生理功能监测 | 电生理功能监测 |
| --- | --- |
| 丙泊酚或七氟醚 1.5% ~ 2.5% 或异氟醚 1% ~ 2% | 丙泊酚 |
| 镇痛药：芬太尼或阿芬太尼、舒芬太尼、瑞芬太尼 | 镇痛药：瑞芬太尼 0.2 ~ 0.3 $\mu g/$（kg·min） |
| 间断给予非去极化肌肉松弛药；体位：头高位，颈静脉回流通畅，从而维持足够的血容量 | 不给予肌肉松弛药 |

1. 吸入全身麻醉

适用于不伴有脑缺血，颅内顺应性下降或脑水肿患者；早期轻度过度通气；吸入麻醉药浓度 < 1.5 MAC；避免与 $N_2O$ 合用。手术中进行电生理功能监测时，吸入麻醉药的浓度 < 0.5 MAC 时，对皮质体感诱发电位影响小。

2. 全凭静脉麻醉

全凭静脉麻醉可控性强，维持 $CBF-CMRO_2$ 耦联，降低 CBF、ICP，减轻脑水肿，适用于颅内顺应性下降、ICP 升高、脑水肿以及术中进行电生理监测的患者。常用药物有丙泊酚、瑞芬太尼、舒芬太尼等。

### （六）液体治疗和血液保护

液体治疗的目标在于维持正常的血容量、血管张力、血糖，维持血细胞比容在 30% 左右，轻度高渗（术毕 < 320 mOsm/L）。避免输注含糖的溶液，可选择乳酸林格液（低渗）或 6% 羟乙基淀粉。预计大量出血的患者进行血液回收，对切除的肿瘤为良性的患者可以将回收的血液清洗后回输给患者。根据出血量、速度及血红蛋白水平及凝血功能决定异体红细胞和异体血浆的输注，维持凝血功能和血细胞比容。

### （七）麻醉苏醒

麻醉苏醒期维持颅内或颅外稳态，避免诱发脑出血和影响 ICP、CBF 的因素，如咳嗽、气管内吸引、呼吸机对抗、高血压等。苏醒期患者应表现安静、合作、能服从指令。根据回顾性研究证实，影响术后并发症的主要因素包括肿瘤严重程度评分（肿瘤位置、大小、中线移位程度）、术中失血量及输液量、手术时间＞7小时和术后呼吸机机械通气。因此，呼吸恢复和术中维持情况对麻醉苏醒期尤为重要。

术前意识状态良好、心血管系统稳定、体温正常、氧合良好、手术范围不大、无重要脑组织的损伤、不涉及后组脑神经（第Ⅸ对至第Ⅻ对脑神经）的颅后窝手术，无大的动静脉畸形未切除（避免术后恶性水肿）的情况下，可以早期苏醒。

在持续使用超短效镇痛药（如瑞芬太尼）或吸入麻醉药时，停药前注意镇痛药的衔接。在术毕前追加长效镇痛药，如芬太尼或舒芬太尼或者曲马朵，待患者呼吸及反射恢复后拔除气管导管。

神经外科手术的术后镇痛对于避免患者躁动、减轻痛苦有着重要的意义，可以选择多模式镇痛的方式。在头皮神经阻滞及局部切口浸润麻醉的基础上，以阿片类药物为主，根据患者一般状态和不同手术入路可采用不同的配方。应注意药物用量，以避免影响患者的意识水平和神经功能评估。

（王新程）

# 第三节　颅内动脉瘤手术

在脑卒中的病例中，15%～20%是脑出血性疾病。动脉瘤是造成自发性蛛网膜下隙出血（subarachnoid hemorrhage，SAH）的首要原因，75%～85%的SAH是由于颅内动脉瘤破裂引起，其中20%存在多发性动脉瘤。

颅内动脉瘤好发于颅内大血管的分叉处，表现为血管壁的囊性扩张。据估算，动脉瘤患病率为2 000/10万人。最新国际研究报道称，动脉瘤破裂的发生率很低，每年动脉瘤破裂所致的SAH发病率为12/10万人，SAH的危险随着年龄的增加而升高，主要发病患者群集中在30～60岁，平均初发年龄55岁，女性居多，男女比例为1∶1.6。

## 一、病理

与颅内动脉瘤相关的疾病包括常染色体显性遗传的多囊肾病、纤维肌性发育不良、马方综合征、Ⅳ型埃勒斯—当洛（Ehlers-Danlos）综合征（遗传性皮肤和关节可过度伸展的综合征）和脑动静脉畸形。估计在常染色体显性遗传的多囊肾病患者中，5%～40%有颅内动脉瘤，10%～30%有多发性动脉瘤。

颅内动脉瘤多发生在血管分叉处或基底动脉环周围。约90%的颅内动脉瘤位于前循环，常见部位是大脑前动脉与前交通动脉分叉处，颈内动脉与后交通动脉分叉处，大脑中动脉两分叉处或三分叉处。后循环动脉瘤的常见位置包括椎动脉与基底动脉分叉处，椎动脉与大脑后动脉分叉处及基底动脉顶部。

动脉瘤多数是囊状或浆果型的，少数是感染性动脉瘤、外伤性动脉瘤、夹层动脉瘤、梭形动脉瘤或肿瘤相关性动脉瘤。根据动脉瘤直径的大小，可将动脉瘤分为小动脉瘤（直径 < 0.5 cm）、中等动脉瘤（直径为 0.5 ~ 1.5 cm）、大动脉瘤（直径为 1.5 ~ 2.5 cm）、巨大动脉瘤（直径 > 2.5 cm）。

## 二、病理生理

动脉瘤破裂时，动脉与蛛网膜下隙相交通，导致局部 ICP 与血压相等，引起突然剧烈的头痛和短暂的意识丧失。血液流入蛛网膜下隙导致脑膜炎、头痛及脑积水。神经受损表现为意识障碍及局灶神经系统定位体征。单纯的脑神经麻痹可能为原发性损伤所致的神经失用症。

动脉瘤首次破裂出血时会有约 1/3 的患者死亡或出现严重的残疾，在幸存者中仅有 1/3 的患者神经功能恢复正常。虽然有经验的外科医师手术病死率低于 10%，但再出血及脑血管痉挛等非手术相关并发症仍会很严重。

SAH 会引起广泛交感兴奋，导致高血压、心功能异常、心电图 ST 段改变、心律失常及神经源性肺水肿。SAH 后患者常由于卧床休息及处于应激状态而引起血容量不足。常出现电解质紊乱，如低钠血症、低钾血症及低钙血症，需及时纠正。约 30% 的患者出现低钠血症，可能由脑性盐耗综合征（cerebral salt-wasting syndrome，CSWS）或抗利尿激素分泌失调综合征（syndrome of inappropriate secretion of antidiuretic hormone，SIADH）引起。

对于曾有过 SAH 和正处在 SAH 恢复期的脑动脉瘤患者麻醉处理稍有不同。SAH 患者可能会发生多种并发症，包括心功能不全、神经源性或心源性肺水肿、脑积水，以及动脉瘤再出血，其中动脉瘤再出血是最严重的并发症。动脉瘤破裂后最初 2 周内未行手术者再出血的发生率为 30% ~ 50%，而病死率大于 50%。

脑血管痉挛（cerebrovascular spasm，CVS）仍是 SAH 患者致残、致死的主要原因。脑血管造影显示 60% 的患者出现血管痉挛，但仅有 50% 的患者有临床症状，表现为逐渐加重的意识障碍（全脑血流灌注不足的表现），随后出现局灶神经定位体征。这与 SAH 的量、部位以及患者的临床分级有关。到目前为止，确切的病因仍未知晓，但可能与氧合血红蛋白及其代谢产物有关。经颅多普勒是床旁诊断 CVS 的有效辅助检查方法。CVS 时脑血流速度大于 120 cm/s，随着 CVS 加重，脑血流速降低。尼莫地平是治疗及预防 CVS 的有效药物。血管造影表明尼莫地平并未缓解血管痉挛，可能源于其脑保护作用。目前，治疗措施包括高血容量、高血压、高度血液稀释疗法（3H 疗法）。这种方法的目的是提高心排血量、改善血液流变性及增加脑灌注压（CPP）。约 70% 的患者可通过 3H 疗法逆转 CVS 所致的缺血性神经功能缺损。

## 三、治疗

动脉瘤破裂后血液流入蛛网膜下隙，导致剧烈头痛、局部神经功能障碍、嗜睡和昏迷。出血后幸存的患者，应进行手术或者血管内介入治疗以避免再出血。此外，对于意外发现脑动脉瘤的患者，应采取干预措施以降低 SAH 的风险，包括开颅动脉瘤夹闭术和血管内栓塞术。

1. 治疗原则

从未破裂的小动脉瘤（直径 < 0.5 cm）发生破裂出血的概率很低（每年 0.05% ~ 1%），可以通过定期影像学检查监测变化。已破裂出血的动脉瘤再次出血的概率是上述情况的 10 倍，应进行治疗。目前主要有两种治疗方法：开颅动脉瘤夹闭术及血管内弹簧圈栓塞术。动脉瘤颈夹闭术是过去 50 年直至目前治疗动脉瘤的"金标准"。

Glasgow 昏迷评分和 Hunt-Hess 分级（表 1-4）是评估患者神经功能的常用指标。Hunt-Hess 分级与患者预后相关度极高。术前分级为 Ⅰ ~ Ⅱ 级的患者经手术治疗，其预后明显好于分级较高的患者。动脉瘤手术的最佳时间取决于患者的临床状态及其他相关因素。临床状态良好的患者应早期手术（SAH 后 48 ~ 96 小时）。早期手术时手术致残率增加，而血管痉挛和再出血的发生率要明显降低。而对困难部位的大动脉瘤及临床状态较差的患者应延迟手术（SAH 后 10 ~ 14 日）。目前，血管内介入治疗在动脉瘤治疗中占据了很高比例，一些患者可能在脑血管造影术后立即进行血管内弹簧圈栓塞治疗，对于那些有全身并发症或 Hunt-Hess 分级较高的患者，这种创伤小的治疗方法更适合。

**表 1-4 SAH 的 Hunt-Hess 分级**

| 分级 | 描述 |
| --- | --- |
| 0 级 | 动脉瘤未破裂 |
| 1 级 | 无症状或轻度头痛，轻度颈项强直 |
| 2 级 | 中等至重度头痛，颈项强直，除脑神经麻痹外无其他神经功能损害 |
| 3 级 | 嗜睡或谵妄，轻度定向障碍 |
| 4 级 | 昏迷，中等至重度偏瘫 |
| 5 级 | 深昏迷，去大脑强直，濒死表现 |

2. 内科治疗

安静、卧床。降低 ICP，调控血压，预防 CVS，纠正低钠血症，改善全身状况，适当镇静、止吐，预防再出血。

3. 血管内介入治疗

神经介入医师通过动脉导管到达动脉瘤病变部位，填入弹簧圈栓塞动脉瘤。血管内治疗需要选择适合栓塞的动脉瘤，弹簧圈一旦植入就能稳定下来。随着医疗技术的进步，如在载瘤动脉邻近动脉瘤的部位植入支架，扩大了适合进行血管内治疗的动脉瘤的范围。

介入手术创伤小，但是它与开颅手术具有同样严重的并发症，包括再出血、卒中和血管破裂。尽管介入手术的刺激特别小，但仍需要全身麻醉。应该尽量避免喉镜置入时的高血压反应及术中患者的任何体动，避免影响弹簧圈在血管内的植入。应该避免过度通气，因为过度通气将减少 CBF，使弹簧圈更难到达动脉瘤病变区域。手术中常规使用肝素，其目的是降低与动脉导管相关的血栓栓塞并发症的风险。应准备好鱼精蛋白，以备动脉瘤破裂或发生渗漏时使用。神经介入治疗失败后，应该迅速转移到手术室进行开颅手术。

4. 外科治疗

外科治疗包括动脉瘤夹闭术、载瘤动脉夹闭及动脉瘤孤立术、动脉瘤包裹术等。

### 四、麻醉管理

颅内动脉瘤麻醉管理的目标是控制动脉瘤的跨壁压力差，同时保证足够的脑灌注及氧供并避免 ICP 的急剧变化。另外还应保证术野暴露充分，使脑松弛，因为在手术早期往往出现脑张力增加及水肿。动脉瘤跨壁压力差（TMP）等于瘤内压（动脉压）减去瘤外周压（ICP）。在保证足够脑灌注压的情况下而不使动脉瘤破裂。在动脉瘤夹闭前，血压不应超过术前值。SAH 分级高的患者 ICP 往往增高。另外，脑血肿、脑积水及巨大动脉瘤也会使 ICP 增高。在硬膜剪开之前应缓慢降颅压，因为 ICP 迅速下降会使动脉瘤 TMP 急剧升高。

1. 麻醉前评估

脑动脉瘤的内科治疗包括控制继续出血、防治 CVS 等。治疗方案要根据患者的临床状态而定，包括降低 ICP，控制高血压，预防治疗癫痫，镇静、止吐，控制精神症状。SAH 患者可出现水及电解质紊乱、心律失常、血容量不足等，术前应予纠正。除完成相关的脑部影像学检查外，术前准备需要完善的检查包括血常规、心电图、胸部 X 线检查、凝血功能、血电解质、肝肾功能、血糖等。完成交叉配血试验，对于手术难度大或巨大动脉瘤，应准备足够的血源，并备自体血回收装置。一些患者 ECG 会显示心肌缺血，高度怀疑心肌损害的患者可以行血清心肌酶和超声心动图检查，必要时请相关科室会诊。

2. 麻醉前用药

对于高度紧张的患者可适当应用镇静剂，但应结合患者的具体情况而定，尤其对于有呼吸系统并发症的患者。术前抗胆碱药的选择要根据患者心率等情况决定，除非患者心动过缓，一般不选择阿托品，因其可使心率过快，增加心脏负担。

3. 麻醉监测

常规监测包括心电图、直接动脉压、脉搏血氧饱和度、呼气末二氧化碳分压、经食管核心体温、尿量等。对于临床分级差的患者，最好在麻醉诱导前进行直接动脉压监测，明显的心脏疾病需要监测中心静脉压。出血较多者，进行血细胞比容、电解质、血气分析的检查，指导输血、治疗。有些患者需要监测脑电图、体感或运动诱发电位。但至今尚无前瞻性临床试验表明神经功能监测的有效性。

4. 麻醉诱导

麻醉诱导应力求血流动力学平稳，由于置喉镜、插管、摆体位及上头架等操作的刺激非常强，患者血压升高而使动脉瘤有破裂的危险。因此，在这些操作之前应保证有足够的麻醉深度、良好的肌肉松弛，并且血压应控制在合适的范围。对于老年患者或体质较差者可以选择依托咪酯，为防止出现肌阵挛，可预先静脉注射小剂量咪达唑仑或瑞芬太尼。丙泊酚具有诱导迅速、平稳，降低 CBF，ICP 和 $CMRO_2$，不干扰脑血管自动调节和 $CO_2$ 反应性等特点，是目前诱导用药的首选。选择起效较快的非去极化肌肉松弛药，如罗库溴铵可以迅速完成气管插管。另外，在上头钉的部位行局部浸润麻醉是一种简单有效的减轻血流动力学波动的方法。ICP 明显升高或监测体感诱发电位时宜选用全凭静脉麻醉。

5. 麻醉维持

麻醉维持原则是保持正常脑灌注压，防治脑缺氧和水肿，降低跨壁压。保证足够的脑松弛，为术者提供良好的手术条件。同时兼顾电生理监测的需要。

全身麻醉诱导后不同阶段的刺激强度差异可导致患者的血压波动，在摆体位、上头架、切皮、去骨片、缝皮这些操作时，应保持足够的麻醉深度。切皮前用长效局部麻醉药行切口部位的局部浸润麻醉。术中如不需要电生理监测，静吸复合麻醉可以达到满意的麻醉效果。

减小脑容积可以使术野暴露更充分，使脑松弛，为夹闭动脉瘤提供便利。为了保持良好的脑松弛度，术前腰椎穿刺置管用于术中脑脊液引流是动脉瘤手术较常用的方法，术中应与术者保持良好沟通，观察引流量，及时打开或停止引流。为避免脑移位及血流动力学改变，引流应缓慢，并需控制引流量。维持 $PaCO_2$ 在 30 ~ 35 mmHg，有利于防止脑肿胀。也可以通过静脉滴注甘露醇 0.5 ~ 1.0 g/kg 或合用呋塞米（10 ~ 20 mg，静脉滴注）使脑容积减小。甘露醇的作用高峰在静脉滴注后 20 ~ 30 分钟，判断其效果的标准是脑松弛度而非尿量。甘露醇可增加脑血流量，降低脑组织含水量。早期 ICP 降低可能说明脑血管代偿性收缩以使脑血流恢复正常。

术中合理使用糖皮质激素及甘露醇，预防脑水肿，使用抗癫痫药物预防术后癫痫发作。

6. 麻醉苏醒

在无拔管禁忌的患者，术后早期苏醒有利于进行神经系统评估，便于进一步的诊断治疗。苏醒期常出现高血压。轻度高血压可以提高脑灌注，这对预防 CVS 有益。血压比术前基础值增高 20% ~ 30% 时颅内出血的发生率增加，对有高血压病史的患者，苏醒及拔管期间可以应用心血管活性药物控制血压和心率，避免血压过高引起心脑血管并发症。术中使用短效阿片类镇痛药维持麻醉者，应在停药后及时追加镇痛药，可以选择曲马朵或小剂量芬太尼、舒芬太尼等，同时应注意药物对呼吸的抑制。预防性应用适宜的止吐药也可避免手术结束后患者出现恶心、呕吐，引起高血压。对术前 Hunt-Hess 分级为 3 ~ 4 级或在术中出现并发症的患者，术后不宜立即拔管，应保留气管导管，回 ICU 并行机械通气。严重的患者术后需要加强心肺及全身支持治疗。

## 五、麻醉的特殊问题

### 1. 诱发电位监测

大脑皮质体感诱发电位及运动诱发电位可用来监测大脑功能。通过诱发电位监测脑缺血可以指导外科操作及循环管理。进行神经生理监测时，首选全凭静脉麻醉，因为其对诱发电位描记的干扰较吸入麻醉小。运动诱发电位监测要求不使用肌肉松弛药，目前多联合应用丙泊酚和瑞芬太尼静脉麻醉，既能满足监测需要，也能很好地抑制呼吸以维持机械通气。

### 2. 术中造影

为提高手术质量，确保动脉瘤夹闭的彻底，术中造影是最有效的方法。动脉置管术中造影需在手术开始前放置导管，使手术时间延长，对患者创伤较大。术中吲哚菁绿荧光血管造影使显微手术操作和荧光血管造影可以同时进行。该技术一经出现，即在神经外科领域得到迅速推广。能在术中判断动脉瘤是否完全夹闭、载瘤动脉及其分支血管是否通畅等，通常术者在造影后 1 分钟以内即能作出判断。部分患者在荧光剂注射后会出现几秒的脉搏血氧饱和度降低。少数患者可能出现对吲哚菁绿的过敏反应，应予以注意。

### 3. 载瘤动脉临时阻断术

在处理巨大动脉瘤或复杂动脉瘤时，为减少出血，便于分离瘤体，常会使用包括对载瘤动脉近端夹闭在内的临时阻断技术，阻断前应保持血压在 120 ~ 130 mmHg，以最大限度地保证脑供血。

### 4. 预防脑血管痉挛

动脉瘤破裂 SAH 后，30% ~ 50% 的患者可出现 CVS，手术后发生率更高。预防措施包括维持正常的血压，避免血容量不足，围手术期静脉注射尼莫地平，动脉瘤夹闭后局部使用罂粟碱或尼莫地平浸泡等。

### 5. 控制性降压

降低动脉瘤供血动脉的灌注压可以减小动脉瘤壁的压力并使手术时夹闭动脉瘤更易操作。另外，如果动脉瘤破裂会更易止血。但是目前，随着神经外科医师技术的提高，以往常用的控制性降压技术目前不再常规使用。低血压虽然有助于夹闭动脉瘤，但可能破坏脑灌注，尤其是在容量不足情况下，使 CVS 发生率增加而导致预后不良。大多数神经外科医师通过暂时夹闭动脉瘤邻近的供血动脉的方法达到局部降低血压的效果。有些是 3 ~ 5 分钟短期多次夹闭，但另外一些医师发现多次夹闭可能会损伤血管而采用 5 ~ 10 分钟的时间段。

血压应保持在正常范围或稍高于正常水平以增大其他部位的血流量，但应避免暂时夹闭后尚未处理的动脉瘤直接处于血压过高的状态。

6. 术中动脉瘤破裂

术中一旦发生动脉瘤破裂，必须迅速补充血容量，可采用短暂控制性降压，以减少出血。如短时间内大量出血，会使血压急剧下降，此时可适当减浅麻醉，快速补液，输血首先选择术野回收的红细胞，其次可以适当补充异体红细胞及新鲜血浆。如血压过低，可以使用血管收缩药维持血压。出血汹涌时可以采用两个负压吸引器同时回收血液，注意肝素的滴速，避免回收血凝固，回收的红细胞可加压输注。已有的大量病例证实，术野自体血液回收是挽救大出血患者生命的有力措施，术前应做好充分准备。

7. 低温

低温麻醉会使麻醉药代谢降低，苏醒延迟，增加术后心肌缺血、伤口感染及寒战发生率。在研究中采用低温麻醉实施动脉瘤夹闭术并未发现有益。

（王新程）

# 第四节　颈动脉内膜剥脱术

脑血管疾病是仅次于心脏病和肿瘤的第三大死亡原因。据报道，30% ~ 60% 的缺血性脑血管疾病的发生归因于颈动脉狭窄。颈动脉内膜剥脱术（carotid endarterectomy，CEA）作为治疗颈动脉狭窄的金标准一直沿用至今。颈动脉狭窄通常是由于动脉硬化性疾病引起，患者在围手术期存在各种并发症，最重要的是源于心脑血管的并发症。因此，麻醉医师要了解相关知识，重点考虑对于患者理想的围手术期管理，包括患者的选择、麻醉技术、脑功能监测和脑保护。

## 一、适应证和禁忌证

1. 适应证

（1）短暂性脑缺血发作（TIA）：①多发 TIA，相关颈动脉狭窄；②单次 TIA，相关颈动脉狭窄 ≥ 70%；③颈动脉软性粥样硬化斑或有溃疡形成；④抗血小板治疗无效；⑤术者以往对此类患者手术的严重并发症率（卒中和死亡）< 6%。

（2）轻、中度卒中：相关颈动脉狭窄。

（3）无症状颈动脉狭窄：①狭窄 ≥ 70%；②软性粥样硬化斑或有溃疡形成；③术者以往对此类患者手术的严重并发症率 < 3%。

2. 禁忌证

（1）重度卒中，伴意识改变和（或）严重功能障碍。

（2）脑梗死急性期。

（3）颈动脉闭塞，且闭塞远端颈内动脉不显影。

（4）持久性神经功能缺失。

（5）6个月内有心肌梗死或有难以控制的严重高血压、心力衰竭。

（6）全身情况差，不能耐受手术。

3. 手术时机

（1）择期手术：①短暂性脑缺血发作；②无症状性狭窄；③卒中后稳定期。

（2）延期手术：①轻、中度急性卒中；②症状波动的卒中。

（3）急诊（或尽早）手术：①颈动脉重度狭窄伴血流延迟；②颈动脉狭窄伴血栓形成；③TIA频繁发作；④颈部杂音突然消失。一旦发现异常EEG或任何神经功能改变的征兆，必须立即进行干预，以防发生永久性脑损伤。

## 二、术前评估及准备

1. 病史

（1）了解患者既往脑梗死面积、时间等，病变部位和程度、对侧颈动脉病变和基底动脉环是否完整。

（2）患者心肺功能、手术耐受性等。近期脑梗死发作、冠状动脉供血不足、慢性阻塞性肺疾病、双侧颈内动脉严重狭窄、对侧颈内动脉闭塞、颈动脉分叉位置高和基底动脉环不完整被认为是颈动脉手术的高危患者。

2. 术前检查

（1）心脏超声检查：动脉硬化病变具有全身性、进行性加重的特点。CEA术患者常患有冠状动脉粥样硬化性心脏病，也是患者早期和晚期死亡的首要原因。

（2）肺功能检查。

（3）双侧颈动脉多普勒超声。

（4）CTA、DSA和基底动脉环检查明确诊断和评估手术风险和疗效。

3. 增加手术风险的因素

（1）内科危险因素：心绞痛、6个月内心肌梗死、充血性心力衰竭、严重高血压（＞180/110 mmHg）、慢性阻塞性肺疾病、年龄＞70岁、严重糖尿病等。

（2）神经科危险因素：进行性神经功能缺损、术前24小时内新出现神经功能缺损、广泛性脑缺血、发生在术前7日之内的完全性脑梗死、多发脑梗死病史、不能用抗凝剂控制的频繁TIA（逐渐增强TIA）。

（3）血管造影的危险因素：对侧颈内动脉闭塞、虹吸部狭窄、血栓在颈内动脉远端延伸＞3 cm或在颈总动脉近端延伸＞5 cm、颈总动脉分叉在$C_2$水平并伴短且厚的颈部、起源于溃疡部位的软血栓、颈部放疗病史。

4. 术前准备

（1）改善心脏功能：颈动脉狭窄的患者常伴有冠状动脉狭窄，术前检查若有严重心肌缺血，应做心血管造影，排除冠状动脉狭窄，并行介入治疗后再行 CEA，以防止术后出现心功能不全和心搏骤停，降低病死率。心脏治疗药物服到手术当日，如无禁忌，阿司匹林不停药。

（2）控制血压和血糖：有效的抗高血压治疗可以改善脑血流，恢复脑的自动调节机制，术前宜将血压控制在理想范围，但应避免快速激烈的降压治疗，否则可损伤脑的侧支循环，加重脑局部缺血。

## 三、麻醉管理

CEA 术麻醉管理原则在于保护心、脑等重要器官不遭受缺血性损害，维护全身及颅脑循环稳定，消除手术疼痛和缓解应激反应。保证患者术毕清醒，以便进行神经学检查。CEA 术可以在局部麻醉或全身麻醉下进行。

1. 局部麻醉

颈动脉剥脱术的麻醉需要阻滞 $C_2 \sim C_4$ 的神经根，有报道应用颈部硬膜外阻滞及局部浸润麻醉，但最主要的麻醉方法是颈浅丛及颈深丛阻滞，可以单独或联合应用。此种麻醉方法的优点在于：可实时对清醒患者的神经功能进行连续评估，避免昂贵的脑监测，减少对分流术的需要，血压更稳定，减少血管收缩药物的应用；减少住院费用等。

颈深丛及浅丛阻滞是内膜剥脱术最常用的区域麻醉。沿胸锁乳突肌后缘皮下注射局部麻醉药以阻滞颈丛从该处发出的支配颈部外侧皮肤的浅支。颈深丛阻滞是在椎旁对 $C_2 \sim C_4$ 的横突部位注入局部麻醉药进行神经根阻滞。包括将局部麻醉药注入椎间孔（横突）以阻滞颈部肌肉、筋膜和邻近的枕大神经。颈浅丛阻滞即沿胸锁乳突肌后缘行局部麻醉。这种方法局部麻醉药吸收慢，可以提供良好的肌肉松弛，但操作复杂，危险系数高，有大约一半的患者出现膈神经阻滞。若阻断星状神经节或喉返神经则可能分别出现霍纳综合征或声带麻痹。若局部麻醉药误入血管则可能导致癫痫发作。也有误入硬膜外或蛛网膜下隙的报道。

许多前瞻性随机试验已经证实颈浅丛及颈深丛麻醉均可阻滞 $C_2 \sim C_4$ 的皮区，但仍需术者在术区行局部麻醉。对 7 558 例行颈深丛阻滞的患者及 2 533 例行颈浅丛阻滞的患者进行 Meta 分析显示，这两种方法的并发症均很少。两组严重并发症（如卒中、死亡、颈部血肿、心肺相关并发症等）的发生率（颈深丛与颈浅丛阻滞分别为 4.72% 和 4.18%，$P >$ 0.05）基本相同。阻滞相关并发症仅在颈深丛组进行研究，包括误入血管及呼吸抑制，后者可能由膈神经或喉返神经阻滞引起。阻滞失败或患者紧张时可改为全身麻醉。

颈丛阻滞应尽量选择作用时间长且不良反应少的局部麻醉药物，如左旋丁哌卡因和罗哌卡因。区域阻滞麻醉的同时小剂量多次静脉给予芬太尼 10 ～ 25 μg 和（或）咪达唑仑 0.5 ～ 2.0 mg 予以镇静，使患者感觉舒适并能合作。也可以选择丙泊酚 0.3 ～ 0.5 mg/kg

静脉间断给予或 1 ~ 5 mg/（kg·h）小剂量持续给药。术中严格控制镇静药用量以保证术中进行持续的神经功能监测。要监测患者的觉醒程度、言语及对侧肢体力量。因术中可能出现紧急情况，应做好转为全身麻醉的一切准备。

2. 全身麻醉

全身麻醉是 CEA 术采用最多的麻醉方式，具有保持患者的舒适体位，减轻心理负担，易于控制通气，降低脑代谢，增加脑对缺氧的耐受性等优点。

全身麻醉诱导应该平稳，可应用艾司洛尔以控制喉镜和气管插管过程中的血压、心率波动，丙泊酚、依托咪酯、咪达唑仑均可用于诱导，可给予阿片类药物提供镇痛。所有非去极化肌肉松弛药均可达到插管时所需的肌肉松弛，无使用琥珀胆碱禁忌。麻醉维持通常使用吸入麻醉药（异氟烷、地氟烷或七氟烷）复合静脉阿片类镇痛药维持。瑞芬太尼广泛用于 CEA 手术，其短时效便于控制麻醉深度，促进迅速苏醒，特别是在结合使用短效的吸入麻醉药如地氟烷和七氟烷时。全身麻醉需要在手术结束后尽早让患者清醒以进行神经功能评估。

3. 局部麻醉与全身麻醉的比较

CEA 术可以采用局部麻醉或全身麻醉，这两种方法各有优缺点。一些研究报道，与全身麻醉相比，颈丛阻滞可明显降低严重心脏不良事件的发生率，且血流动力学更加稳定。患者同侧脑血流更好，耐受颈动脉阻断的时间更长，但其可能的缺点是在紧急情况下不易控制通气道，术中血压波动比较明显，血中儿茶酚胺水平较高；要求患者能够主动配合才能完成手术。全身麻醉更有利于气道管理、安静的手术野；当缺血发生时可提高血压以提供最大脑灌注；便于采取术中脑保护措施。缺点是不能完全准确地判定脑灌注的状态，特别是在颈动脉夹闭时。最近有学者提出全身麻醉术中唤醒的麻醉方法以综合全身麻醉与局部麻醉两种麻醉方法的优点，而避开其缺点。

CEA 术中，若出现脑血流灌注不足，需要术中采取搭桥术，此时最好采用全身麻醉。据报道，全身麻醉时采取搭桥术有 19% ~ 83%，而局部麻醉下仅为 9% ~ 19%。全身麻醉时采取搭桥术居多，与监测脑血流灌注不足的方法有关。与局部麻醉下清醒进行神经功能评估相较，全身麻醉时的仪器监测特异性低。另外，这也与全身麻醉药有关。局部麻醉也有其优越性，对并发有一些内科疾病的患者被列为首选。

很多研究致力于比较全身麻醉与局部麻醉对预后的影响，如术后新发卒中、心肌梗死的发生率、病死率，但尚未发现有何不同。目前有研究者进行颈部手术行全身麻醉与局部麻醉的比较，从多家医院随机选取 3 526 例行颈动脉内膜剥脱术的患者进行研究分析（表 1-5）。两组术前并发症与危险因素相似。结果显示，与全身麻醉相比，局部麻醉术中分流及血压控制少，但是术后出现卒中、心肌梗死或死亡的发生率两组相比无差异。最终选择应取决于患者的适应能力和愿望、外科和麻醉医师的经验和技术，以及脑灌注监测的状况。

**表 1-5　颈动脉内膜剥脱术全身麻醉与局部麻醉优缺点分析**

| 优缺点 | 局部麻醉 | 全身麻醉 |
|---|---|---|
| 优点 | ①患者清醒，可直接行神经功能评估；②血流动力学稳定；③术后疼痛易控制；④术中一般不采取搭桥术。 | ①术中患者舒适；②大多患者适用；③气道管理更方便；④可给予脑保护药物。 |
| 缺点 | ①不适合所有的患者；②可能需要气道管理。 | ①术中多需要采取搭桥术；②血流动力学不稳定；③术后恶心、呕吐。 |

## 四、术中管理

### （一）手术相关的病理生理学改变

颈总动脉邻近组织的分离和牵拉或直接刺激颈动脉窦常引起减压反射，导致剧烈的血流动力学变化，甚至冠状动脉痉挛。颈动脉窦附近常规注射 2% 利多卡因 1 ~ 2 mL 可有一定的预防作用。

（1）过度挤压、牵拉颈动脉还可引起粥样斑块脱落，导致脑梗死。

（2）阻断并纵形剪开颈动脉后，在颈动脉窦内分布的 Ⅰ 、Ⅱ 型压力感受器通过舌咽神经迅速将低压信号上传至孤束核，触发中枢性缩血管效应，导致血压急剧升高。与此同时，颈动脉血氧分压迅速下降，并通过颈动脉体内的化学感受器经上述通路将低氧信号上传，从而加剧中枢性缩血管效应，导致心脏的前、后负荷增加。在此过程中，粥样硬化内膜的粗暴剥离、动脉弹性纤维层的暴露（目前认为也有神经分布）也可能促进上述感受器的兴奋，导致血压升高。

（3）颈动脉阻断期间必须经常对区域麻醉患者进行神经系统检查或应用 EEG 对全身麻醉患者进行检查。

### （二）脑功能的监测

在术中阻断一侧颈动脉后，对脑血流及脑功能的监测是避免术后卒中及病死率的较理想方法。虽然常规采取搭桥术时可以不监测脑灌注情况，但在搭桥术时很可能会使斑块脱落而造成脑梗死。大部分医院常应用选择性搭桥术，并进行监测以发现脑灌注不足等情况。对于局部麻醉行 CEA 术的患者，监测神经功能的变化是判断脑灌注是否充足的金标准。神经功能测试简单、精确，但并不是对每例患者均适用。

全身麻醉患者应用仪器进行监测，包括脑电图、诱发电位、残端压及近红外线光谱分析等。脑电图及诱发电位均依靠检测神经活性的改变而判断脑血流量是否不足。这些监测手段比较可靠并可提供相对连续的信息，但需要专业人员进行判读，由于假阳性率较高，使得许多患者接受了不必要的搭桥术。经颅多普勒可检测脑内大血管的血流速度，但是目前由于专业技术人员的限制，很难有明确的标准判定脑灌注不足。残端压测量的是颈总及颈外动脉阻塞后颈内动脉远端的压力，反映了基底动脉环的压力。虽然残端压的测量比较简单，但连续监测就很困难。另外，近红外线光谱分析可以检测脑内血氧饱和度，这种方法简单，可以进行连续监测，并且不需要专业人员培训，但这是项新技术且目前尚未发现是否能够检测出脑灌注不足。

1. 颈内动脉残端压（carotidartery stump pressure，CSP）

CSP 代表对侧颈动脉和椎基底动脉系统的基底动脉血管环侧支循环对患者血压的代偿情况。通常情况下，颈内动脉残端压低于 50 mmHg 则意味着低灌注。

2. EEG

EEG 可对皮质神经元的电活动进行持续监测，其波形的减慢和衰减常反映同侧大脑皮质的缺血。一般认为，当脑血流降至 0.15 mL/（g·min）以下时，大脑将发生缺血损伤，EEG 也将发生改变，此时应适当提升血压；如 EEG 仍无改善，则应考虑放置转流管。但越来越多的证据表明，EEG 监测有许多局限性，如无法监测皮质下损伤、假阳性率较高、对有脑梗死史的患者敏感性差、全身麻醉药物可影响 EEG 等。

3. TCD

TCD 是一种应用广泛的无创脑血流监测方法，通过颞窗探头可以连续观察到大脑中动脉的血流速度变化。阻断颈动脉后应用 TCD 技术可连续对基底动脉环的各个组成动脉进行血流监测，可弥补测颈内动脉残端压的一些不足。

4. 诱发电位

诱发电位是基于感觉皮质对外周感觉神经受刺激后产生的电冲动反应。感觉皮质基本上由大脑中动脉供血，在颈动脉夹闭时有受损的危险。诱发电位振幅下降超过 50% 或潜伏期延长 > 10%，则提示有脑缺血发生，需放置转流管。但麻醉药物、低温及低血压会显著影响诱发电位监测结果。

5. 局部脑血流量

通过经静脉或同侧颈动脉内注射放射性元素氙，并在大脑中动脉供血的同侧大脑皮质区域放置探测器分析放射性衰变而获得。通常在夹闭前、夹闭时或夹闭后即刻进行测量。与脑电图联合应用，可以获得脑缺血的脑血流量和脑电图变化并得到不同麻醉药物的临界局部脑血流量。

（三）脑保护

良好的脑保护措施、预防脑缺血损伤是手术成功的关键。

1. 手术方面

（1）在维持理想血压的前提下先试验性阻断颈动脉，测量其阻断远端血压，如血压高于 50 mmHg，即开始重建血管，如血压低于 50 mmHg，则考虑在临时旁路下行血管重建。

置放临时旁路分流管能够保证术中足够的脑灌注，使患侧脑组织血供不受明显影响，但可增加血栓形成的危险。

（2）手术中应注意充分灌洗剥脱的血管，并采取颈内与颈外动脉开放反冲，以防止残存的碎屑在血流开放后脱落引起脑栓塞。

（3）开放前静脉注射 20% 甘露醇 200 ~ 250 mL。开放后即刻头部抬高 10° ~ 20°，减轻脑组织水肿。

（4）血管吻合完毕，按顺序依次开放颈总动脉、颈外动脉及其分支，最后开放颈内动脉，可以避免栓子进入颈内动脉引起缺血性脑卒中。

2. 生理方面

（1）低温：头部温度降至 34℃，可明显增加缺血期的安全性。但要注意恢复期很多患者出现寒战，从而增加心肌氧耗并促使心肌缺血的发生。不推荐常规使用。

（2）二氧化碳：颈动脉阻断期间诱导性高碳酸血症可扩张脑血管，改善脑缺血区域的血供，但研究表明它具有脑窃血效应，可引起对侧半球血管扩张，加重同侧脑缺血，因此目前仍主张维持呼气末二氧化碳分压（$P_{ET}CO_2$）在正常范围。

（3）血糖：术中监测血糖，控制血糖在正常范围。

（4）高血压：在缺血期间，自动调节功能被破坏，脑血流对灌注压的依赖变得更加明显。应保持正常或稍高的血压水平。

（5）血液稀释：脑缺血期间理想的血细胞比容约为 30%，对 CEA 患者应该避免血细胞比容过高。

3. 围手术期处理

（1）手术前 2 日、术中和术后用尼莫地平 0.2 mg/（kg·d），以 1 mg/h 速度静脉泵入以扩张脑血管，增加脑血供。

（2）麻醉选择有脑保护作用的静脉麻醉药丙泊酚。丙泊酚控制性降压幅度达 30% ~ 40% 时，混合静脉血氧饱和度（$SvO_2$）不仅未降低，反而升高，显示了丙泊酚在脑低灌注状态时的明显的脑保护作用。

（3）术中静脉注射地塞米松 10 mg，稳定细胞膜。

（4）血管分离完毕，静脉内注入肝素 0.5 ~ 1.0 mg/kg，全身肝素化。

## 五、术后并发症及处理

1. 脑卒中和死亡的相关危险因素

（1）年龄 > 75 岁、对侧颈动脉闭塞、颅内动脉狭窄、高血压（舒张压 > 90 mmHg）、有心绞痛史、糖尿病、CT 和 MRI 有相应的脑梗死灶、术前抗血小板药物用量不足等。

（2）手术因素：内膜剥脱术后急性血栓形成造成颈动脉闭塞；内膜剥脱时脱落的栓子造成脑栓塞；术中阻断颈动脉时间过久造成脑梗死。防治：术前合理评估高危患者；尽量缩短术中脑缺血时间。维持围手术期血压平稳。

2. 过度灌注综合征

过度灌注综合征多发生于术后 1 ~ 5 日，这是由于术前颈动脉高度狭窄，狭窄远端的大脑半球存在慢性灌注不全，大脑血管扩张以弥补血流灌注不足的影响。严重狭窄解除后，正常或过高的血流灌注进入扩张的、失去收缩调节能力的大脑半球，脑血管持续扩张，引起血浆或血液外渗，导致脑水肿或脑出血。

处理：术后严格控制高血压，最好不用脑血管扩张药，慎用抗凝及抗血小板药物，严密监测神经功能的变化。应常规给予甘露醇以减轻脑水肿。

3. 高血压

CEA 术后高血压可能与手术引起颈动脉压力感受器敏感性异常有关。积极将血压控制在术前水平，收缩压理想值为 110 ~ 150 mmHg，慢性严重高血压者可耐受较高血压。短效药物往往安全有效。

4. 低血压

CEA 术后低血压可能机制在于粥样斑块去除后，完整的颈动脉窦对升高的血压产生的反应。此类患者对液体疗法、血管加压药的反应较好，可以通过在颈动脉窦内注入局部麻醉药来抑制。要排除心源性休克，加大补液量，严重者给予升压药。术后需要持续小心地监测血压、心率和氧供。

5. 血管再狭窄

血管再狭窄是常见远期并发症之一，是动脉内膜切除后的一种损伤反应，涉及平滑肌细胞、血小板、凝血因子、炎症细胞和血浆蛋白之间复杂的相互作用。术后给予小剂量阿司匹林抗凝，同时治疗全身动脉粥样硬化及高血压、糖尿病等并发症有利于再狭窄的预防。

（王新程）

# 第二章　心脏及大血管手术麻醉

## 第一节　缩窄性心包炎手术

### 一、缩窄性心包炎的病情特点与评估

心包由脏层与壁层纤维浆膜构成，两层浆膜之间的腔隙称心包腔，内含 15 ~ 25 mL 浆液。心包可因细菌感染、毒性代谢产物、心肌坏死波及心外膜等原因而发生炎症，偶尔因外伤而引起炎症。①心包感染的主要菌源为结核菌和化脓菌，有的在度过急性感染期后逐渐演变为慢性缩窄性心包炎，其特点是渗出物机化、纤维性变；钙盐沉积于冠状沟、室间沟、右心室和膈面；两层心包粘合成一层坚实盔甲状的纤维膜，逐渐增厚，形成瘢痕和钙化，厚度一般为 0.5 cm，重者可达 1.0 ~ 2.0 cm；②由于心脏长时间受坚硬纤维壳束缚和压迫，跳动受限，心肌可出现不同程度萎缩、纤维变性、脂肪浸润和钙化，收缩力减弱，舒张期心室充盈不全、心室压上升而容量减少，导致心排血量下降，脉压缩小，心脏本身和全身供血障碍，心率代偿加快；③左心室受压可影响肺循环，出现肺淤血而使通气换气功能下降；④心脏腔静脉回血受阻，尤以腔静脉入口和房室环瘢痕狭窄者，回心血量严重受阻，可致上腔静脉压增高，头、面、上肢、上半身血液淤滞和水肿，如果下腔静脉回流严重受阻时，腹腔脏器淤血、肿大，下肢肿胀，胸、腹腔渗液；⑤临床症状因病因不同、发病急缓、心脏受压部位和程度等不同而各异。如结核性缩窄性心包炎往往起病缓慢，但自觉症状进行性加重，同时有低热、食欲缺乏、消瘦等结核病症状，包括劳动时呼吸困难、全身无力、腹胀、下肢水肿，重症者出现腹水、全身情况恶化、消瘦、血浆蛋白减少、贫血、恶病质；⑥体征呈慢性病容或恶病质、面部水肿、黄疸或发绀、吸气时颈静脉怒张，端坐呼吸、腹部膨隆、肝大、压痛，漏出液性腹水、下肢凹陷性水肿，皮肤粗糙、心音遥远但无杂音，心前区无搏动，脉搏细速，出现奇脉（即脉搏在吸气时明显减弱或消失，是心脏舒张受限的特征），血压偏低，脉压缩小，可测出吸气期血压下降，静脉压升高、叩

诊胸部有浊音，漏出液性胸腔积液，呼吸音粗，有啰音；⑦X线检查心脏大小多无异常，心影外形边缘平直，各弓不显，心包钙化（占15%～59%），心脏搏动弱或消失，上腔静脉扩张，肺淤血，胸腔积液约55%；⑧CT可了解心包增厚程度；⑨超声心动图为非特异性改变，可见心包增厚，心室壁活动受限，下腔静脉及肝静脉增宽等征象；⑩心电图T波平坦、电压低或倒置，QRS低电压，可在多导联中出现；T波倒置提示心肌受累，倒置越深者心包剥离手术越困难；常见窦性心动过速，也可见心房颤动，其他检查有心导管、心血管造影、核素心肌灌注显像等。

## 二、术前准备

缩窄性心包炎为慢性病，全身情况差，术前应针对具体情况进行全面性积极纠正，特殊准备包括以下方面。①胸、腹水经药物治疗效果不明显时，为保证术后呼吸功能，可在术前1～2日尽量抽尽胸腔积液；腹水可在术前1～2日抽吸，但抽出量不宜过多，速度应避免过快，否则容易发生血压下降。术前抽出胸腔积液、腹水，除改善通气功能外，还有防止心包缩窄一旦解除后，因胸腔积液、腹水大量回吸入体循环而诱发急性心力衰竭的危险；②对结核性心包炎首先抗结核病治疗，最好经3～6个月治疗待体温及血沉恢复正常后再手术。若为化脓性心包炎，术前应抗感染治疗，以增强术后抗感染能力；③准备呼吸循环辅助治疗设施，特别对病程长、心肌萎缩，估计术后容易发生心脏急性扩大、心力衰竭者，应备妥呼吸机及主动脉球囊反搏（IABP）等设施。术中可能发生严重出血或心室颤动，需准备抢救性体外循环设备；④备妥术中监测设备，包括无创动脉血压、心电图、脉搏血氧饱和度、呼气末$CO_2$等；必要时准备有创动脉血压、中心静脉压等监测。化验监测包括血气分析、血常规、血浆蛋白、电解质等，对围手术期应用利尿剂者尤其重要，对维持血钾水平，预防心律失常和恢复自主呼吸有利，记录尿量，检验尿液，了解血容量和肾功能。

## 三、麻醉方法

缩窄性心包炎患者多数全身虚弱，麻醉前用药以不引起呼吸、循环抑制为准。术前一晚及手术当日晨可给予镇静催眠药以充分休息。麻醉前30分钟一般可用吗啡0.1 mg/kg和东莨菪碱0.2～0.3 mg肌内注射。①麻醉诱导对缩窄性心包炎患者是极其重要的环节，由于血压偏低和代偿性心动过速，循环代偿功能已十分脆弱，处理不当可能猝死。因此，必须在严密监测血压、心电图下施行缓慢诱导方法，备妥多巴胺、去氧肾上腺素等药，根据当时情况随时修正麻醉用药处理方案。诱导前应尽早予以面罩吸氧；诱导必须掌握影响循环最小、剂量最小、注药速度最慢的原则，避免血压下降和心动过缓，可采用羟丁酸钠、依托咪酯或氯胺酮结合芬太尼诱导；肌肉松弛药应选用影响循环轻微而不减慢心率的药物，如泮库溴铵，也可选用影响血压、心率较小的阿曲库铵；②麻醉维持应采用对循环影响轻的芬太尼为主的静吸复合或静脉复合麻醉。对心功能较好的患者可在手术强刺激环节（如切皮、劈开胸骨或撑开肋骨）时，增加低浓度异氟烷、七氟烷或地氟烷吸入；肌肉松弛用泮库溴铵、哌库溴铵或阿曲库铵等维持；③麻醉期管理首先需严格管理液体入量；在心包完全剥离前执行等量输血原则；待剥离开始至完成期间应及时改为限量输血原则，否则可因心包剥脱、心肌受压解除、腔静脉回心血量骤增而引起心脏扩大，甚至诱发急性心脏扩大、肺水肿、心力衰竭。因此，除严格控制液体入量外，有时还需及时应用洋地黄制剂及利尿药治疗。心包剥离过程中手术刺激可诱发心律失常，应立即暂停手术，静脉注射利多卡因治疗。如果血压偏低，采用微量泵持续输注小量正性肌力药，机械通气的潮气量避免过大，以防进一步阻碍回心血量而引起血压下降；④手术结束后应保留气管插管在 ICU 继续机械通气，维持正常血气水平，控制输液及输血量，继续强心、利尿，保护心脏功能，防止低钾、低钠，应用止血药以减少术后出血量。

（郭艳祥）

## 第二节　心脏瓣膜病手术

心脏瓣膜病是多见病，发病原因较多，包括风湿性、非风湿性、先天性、老年性退变以及冠状动脉硬化等，其中以风湿病瓣膜病最为常见，在初发的急性风湿热病例中，有 50% ~ 75%（平均 65%）的患者的心脏受累；余 35% 虽当时未见心脏明显受累，但以后 20 年中约有 44% 仍然发生瓣膜病。在 20 ~ 40 岁患心脏病人群中，约 70% 为风湿性心脏病。成人风湿性心脏病中，1/3 ~ 1/2 病例可无明显风湿病史。风湿热后可累及心脏瓣膜，甚或侵犯其附属结构（包括瓣膜环、腱索、乳头肌），主要病理改变为胶原纤维结缔组织化和基质部非化脓性炎症。

### 一、心脏瓣膜病的病理特点与评估

1. 二尖瓣狭窄

正常二尖瓣瓣口面积 4 ~ 6 cm²，瓣孔长径 3.0 ~ 3.5 cm。①风湿性瓣膜病变包括前后瓣叶交界粘连、融合；瓣膜增厚、粗糙、硬化、钙化、结疤；腱索缩短、黏着；左心房扩大血液潴留。风湿性炎症也可使左心房扩大，左心房壁纤维化及心房肌束排列紊乱，导致传导异常，并发心房颤动和血栓形成。心房颤动使心排血量减少 20%；血栓一般始于心耳尖，沿心房外侧壁蔓延；②瓣口缩小可致左心房压上升，左心房扩张；左心房与肺静脉之间无瓣膜，因此肺静脉压也上升而迫使支气管静脉间交通支扩大，血液从肺静脉转入支气管静脉而引起怒张，可能发生大咯血。同时肺毛细血管扩张淤血及压力上升，导致阻塞性肺淤血、肺顺应性下降、通气血流比例降低，血氧合不全，血氧饱和度下降，肺毛细血管压超过血胶体渗透压（2.6 ~ 3.6 kPa），可致肺间质液淤积而出现肺水肿；③肺静脉高压先引起被动性肺动脉压上升，以后肺小动脉痉挛，属于代偿性机制；但随时间延长，肺小动脉由功能性痉挛演变为器质性改变，包括内膜增生、中层增厚、血管硬化和狭窄、肺血管阻力增加、肺血流量减少，肺循环阻力增高可高达接近体循环压力，右心负荷增加，肺动脉干扩大，右心室肥厚扩大，右心房压上升，甚者可致三尖瓣相对关闭不全而导致右心衰竭及外周静脉淤血；另外由于心肌炎或心肌纤维化，也可导致右心功能不全；④二尖瓣狭窄患者的左心室功能大部分保持正常，但1/3患者的射血分数低于正常；右心室功能不全或室间隔收缩力降低，也影响左心功能，长期的前负荷减少可使左心室心肌萎缩和收缩力减低；⑤二尖瓣狭窄的病理生理特点为左心室充盈不足，心排血量受限，左心房压力及容量超负荷，肺动脉高压，右心室压力超负荷致功能障碍或衰竭，多伴心房颤动，部分有血栓形成。

2. 二尖瓣关闭不全

二尖瓣结构包括瓣叶、瓣环、腱索、乳头肌、左心房和左心室。①二尖瓣任何结构发生病变时，即可引起二尖瓣关闭不全，主要系风湿热引起的瓣膜后遗症，包括瓣叶缩小、僵硬、瘢痕形成；瓣环增厚、僵硬；腱索缩短，融合或断裂；乳头肌结节变和淀粉样变、缩短、融合、功能失调。此外，二尖瓣后叶黏着于二尖瓣环而与左心房相连，导致左心房扩大时可牵引后叶移位而发生关闭不全。左心室扩张使乳头肌向外下移位，导致二尖瓣环受牵拉和扩张，也可发生反流；②二尖瓣关闭不全时，左心室收缩期血液除向主动脉射出外，部分血液反流回左心房，重者可达 100 mL，因此左心房容量和压力增高；最初左心泵功能增强，肌节数量增加，容量和重量增大。左心房扩大时，75% 发生心房颤动。一旦左心室功能下降，每搏量减少，反流剧增、肺淤血，可引起肺动脉高压、右心室过负荷及心力衰竭；③临床症状主要来自肺静脉高压和低心排血量，在慢性二尖瓣关闭不全时，只要维持左心功能，左心房与肺静脉压可有所缓解，临床症状较轻。急性二尖瓣关闭不全时，由于发病急而左心房、左心室尚未代偿性扩大，患者容易出现左心房功能不全、左心室舒张末压增高和左心房压顺应性降低，临床上可早期出现肺水肿，急性二尖瓣关闭不全多因腱索或乳头肌断裂或功能不全引起，腱索断裂可在原有瓣膜病基础上发生，也可因二尖瓣脱垂、外伤及感染性心内膜炎引起，还可因冠心病供血不足、心肌梗死引起；④二尖瓣关闭不全的病理生理特点为左心室容量超负荷，左心房扩大，右心衰竭、肺水肿，左心室低后负荷，多伴有心房颤动。

3. 主动脉瓣狭窄

正常主动脉瓣口面积 $3 \sim 4\ cm^2$，孔径 2.5 cm。主动脉瓣狭窄可因风湿、先天畸形或老年退变而引起。①风湿炎症使瓣叶与结合处融合，瓣沿回缩僵硬，瓣叶两面出现钙化结节，使瓣口呈圆形或三角形，在狭窄的同时多数伴有关闭不全；②瓣口狭窄后，左心室与主动脉压差 > 0.66 kPa（系正常值）；随着狭窄加重，压差也增大，重者可 > 6.6 kPa。由于左心室射血阻力增加，左心室后负荷加大，舒张期充盈量上升，心肌纤维伸展、肥大、增粗，呈向心性肥厚，心脏重量可增达 1 000 g，致心肌耗氧增加，但心肌毛细血管数量并不相应增加，因左心室壁内小血管受到高室压及肥厚心肌纤维的挤压，血流量减少；左心室收缩压增高而舒张压降低，可影响冠状动脉供血，严重者可因心肌缺血而发作心绞痛；③当左心室功能失代偿时，每搏量和心排血量减少，左心室与主动脉间压差减小，左心房压、肺毛细血管压、肺动脉压、右心室压及右心房压均相应升高，临床上可出现低心排综合征；④如果伴发心房颤动，心房收缩力消失，则左心室充盈压下降；⑤主动脉狭窄的病理生理特点为排血受阻，左心室压超负荷，心排血量受限；左心室明显肥厚或轻度扩张；左心室顺应性下降；心室壁肥厚伴有心内膜下缺血；心肌做功增大，心肌需氧增高。

4. 主动脉瓣关闭不全

主动脉瓣或主动脉根部病变均可引起主动脉瓣关闭不全。①慢性主动脉瓣关闭不全的 60% ~ 80% 系风湿病引起，瓣叶因炎症和肉芽形成而增厚、硬化、挛缩、变形；主动脉瓣叶关闭线上有细小疣状赘生物，瓣膜基底部粘连。其他病因有先天性主动脉瓣脱垂、主动脉根壁病变扩张、梅毒、马方综合征、非特异性主动脉炎及升主动脉粥样硬化等；②主动脉瓣关闭不全时，左心室接纳从主动脉反流的血液每分钟可达 2 ~ 5 L，致使舒张期容量增加，左心室腔逐渐增大，肌纤维被动牵长，室壁增厚，左心室收缩力增强，左心室收缩期搏出量较正常高，此时左心室舒张末压可暂时不上升。但一旦左心失代偿，即出现舒张末压上升，左心室收缩力、顺应性及射血分数均下降；左心房压、肺小动脉楔压、右心室压、右心房压均随之上升，最后发生左心衰竭、肺水肿，继而出现右心衰竭，因主动脉舒张压下降可直接影响冠脉供血，可出现心绞痛症状；③急性主动脉瓣关闭不全可因感染性心内膜炎、主动脉根部夹层动脉瘤或外伤引起，由于心脏无慢性关闭不全过程的代偿性左心室心肌扩张和肥厚期，因此首先出现左心室容量超负荷，最初通过增快心率、外周阻力和每搏量取得代偿，但心肌氧耗剧增；随后由于左心室充盈压剧增，左心室舒张压与主动脉压差缩小，收缩压及舒张压均下降，同样冠脉血流量也下降而致心内膜下缺血加重，最后出现心力衰竭；④主动脉关闭不全的病理生理特点为左心室容量超负荷，左心室肥厚、扩张，舒张压下降，冠状动脉血流量减少，左心室做功增加。

5. 三尖瓣狭窄

三尖瓣狭窄多为风湿热后遗症，且多数与二尖瓣或主动脉瓣病变并存，由瓣叶边沿融合，腱索融合或缩短而造成。其他尚有先天性三尖瓣闭锁或下移、埃布斯坦（Ebstein）畸形。①因瓣口狭窄致右心房淤血、右心房扩大和房压增高。由于体静脉系的容量大、阻力低和缓冲大，因此右心房压在一段时间内无明显上升，直至病情加重后，静脉压明显上升，颈静脉怒张、肝大，可出现肝硬化、腹水和水肿等体循环淤血症状；②由于右心室舒张期充盈量减少，肺循环血量、左心房与左心室充盈量均下降，可致心排血量下降而体循环血量不足；③由于右心室搏出量减少，即使并存严重二尖瓣狭窄，也不致发生肺水肿。

### 6. 三尖瓣关闭不全

三尖瓣关闭不全多数属于功能性，左心病变和肺动脉高压引起的右心室肥大和三尖瓣环扩大，由于乳头肌、腱索与瓣叶之间的距离拉大而造成关闭不全；因风湿热引起者较少见。①其瓣膜增厚、缩短，交界处粘连，常合并狭窄；因收缩期血液反流至右心房，使右心房压增高和扩大；②右心室在舒张期尚需接纳右心房反流的血液，因此舒张期容量负荷过重而扩大；③当右心室失代偿时，患者可发生体循环淤血和右心衰竭。

### 7. 肺动脉瓣病变

肺动脉瓣狭窄绝大多数属于先天性或继发于其他疾病，常与其他瓣膜病变并存，且多为功能性改变，而肺动脉瓣本身的器质性病变很少；因风湿热引起者很少见，在风湿性二尖瓣病，肺源性心脏病，先天性心脏病 VSD、PDA，马方综合征，特发性主肺动脉扩张，肺动脉高压或结缔组织病时，肺动脉瓣环扩大和肺动脉主干扩张，可引起功能性或相对性肺动脉瓣关闭不全。因瓣环扩大，右心容量负荷增加，最初出现代偿性扩张，当失代偿时患者可发生全身静脉淤血和右心衰竭。

### 8. 联合瓣膜病

侵犯两个或两个以上瓣膜的疾病，称为联合瓣膜病或多瓣膜病，常见的原因是风湿热或感染性心内膜炎，往往先只有一个瓣膜病，随后影响到其他瓣膜。例如，风湿性二尖瓣狭窄时，因肺动脉高压而致肺动脉明显扩张，患者可出现相对性肺动脉瓣关闭不全；也可因右心室扩张肥大而出现相对性三尖瓣关闭不全，此时肺动脉瓣或三尖瓣本身并无器质病变，仅只是功能及血流动力学发生变化。又如，主动脉瓣关闭不全时，由于射血增多患者可出现主动脉瓣相对性狭窄；由于大量血液反流影响二尖瓣的自由开放患者出现相对性二尖瓣狭窄；也可因大量血反流导致左心室舒张期容量负荷增加，左心室扩张，二尖瓣环扩大，而出现二尖瓣相对性关闭不全。联合瓣膜病发生心功能不全的症状多为综合性的，且往往有前一个瓣膜病的症状部分掩盖或减轻后一个瓣膜病临床症状的特点。例如，二尖瓣狭窄并发主动脉瓣关闭不全比较常见，约占 10%。二尖瓣狭窄时的左心室充盈不足和心排血量减少，当合并严重主动脉瓣关闭不全时，可因心搏出量低而反流减少。又如，二尖瓣狭窄时可因主动脉瓣反流而使左心室肥厚有所减轻，说明二尖瓣狭窄掩盖了主动脉瓣关闭不全的症状，但容易因此而低估主动脉瓣病变的程度。再如，二尖瓣狭窄合并主动脉瓣狭窄时，由于左心室充盈压下降，左心室与主动脉间压差缩小，延缓了左心室肥厚的发展速度，减少了心绞痛发生率，说明二尖瓣狭窄掩盖了主动脉瓣狭窄的临床症状，如果手术仅解除二尖瓣狭窄而不矫正主动脉瓣狭窄，则血流动力学障碍可加重，术后可因左心负担骤增而出现急性肺水肿和心力衰竭。

### 9. 瓣膜病并发冠心病

部分瓣膜患者可并发冠心病，因此增加了单纯瓣膜手术的危险性。有学者采取同期施行二尖瓣手术与冠脉搭桥手术，占 15% ～ 20%，在瓣膜手术前如果未发现冠心病，则十分危险。曾遇 1 例二尖瓣置换术后收缩无力，不能有效维持血压，经再次手术探查证实右冠状动脉呈索条状，当即施行右冠状动脉搭桥，术后心脏收缩恢复有力，顺利康复。为保证术中安全和术后疗效，对瓣膜病患者凡存在下列情况者：心绞痛史、心电图缺血性改变、年龄 50 岁以上，术前均应常规施行冠状动脉造影检查。

10. 瓣膜病并发窦房结功能异常

反复风湿热链球菌感染，可形成慢性心脏瓣膜病，部分可并发心房颤动，有的可合并窦房结功能异常。对体外循环（CPB）瓣膜手术患者在麻醉诱导前，将心电图二级食管电极经鼻腔置入食管，以观察 P 波最大的位置，测定 3 项指标：窦房结恢复时间（SNRT），正常为 < 1 500 毫秒；校正窦房结恢复时间（CSNRT），正常为 < 550 毫秒；窦房结传导时间（SACT），正常为 < 300 毫秒，如果出现上述任何一项异常者，即可判为窦房结功能异常，且这种异常往往在 CPB 手术后仍然保持。风湿性瓣膜患者即使术前为窦性心律，但由于麻醉药物的影响以及手术致心肌损伤等原因，常会出现窦房结功能异常。因此，术中保护窦房结功能具有重要性，可采取下列保护措施：①维持满意的血压，以保证窦房结供血；②手术操作尽量避免牵拉和压迫窦房结组织，特别在处理上腔静脉插管或阻断时尤需谨慎；③缩短阻断心脏循环的时间；④在阻断心肌血流期间要定时充分灌注停跳液，以使心肌均匀降温，可保护窦房结组织。

## 二、术前准备

1. 心理准备

无论是瓣膜成形术还是瓣膜置换术，都使患者经受创伤和痛苦；置换机械瓣的患者还需要终身抗凝。这些都应在术前向患者从积极方面解释清楚，给予鼓励，使其建立信心，精神安定，术前充分休息，做到在平静的心态下接受手术。

2. 术前治疗

除急性心力衰竭或内科久治无效的患者以外，术前都应加强营养，改善全身情况和应用强心利尿药，以使血压、心率维持在满意状态后再接受手术。术前重视呼吸道感染或局灶感染的积极防治，如有感染，手术应延期进行。长期使用利尿药者可能发生电解质紊乱，特别是低血钾，术前应调整至接近正常水平。重症患者在术前 3 ～ 5 日起应静脉输注极化液（含葡萄糖、胰岛素和氯化钾）以提高心功能和手术耐受力。治疗药物可根据病情酌情使用，如洋地黄或正性肌力药及利尿药可用到手术前 1 日，以控制心率、血压和改善心功能。但应注意，不同类型的瓣膜病有其各自的禁用药，如 β 受体阻滞剂能减慢心率，用于主动脉瓣或二尖瓣关闭不全患者，可能反而增加反流量而加重左心负荷；心动过缓可能促使主动脉瓣狭窄患者心搏骤停。二尖瓣狭窄并发心房颤动，要防止心率加快，不应使用阿托品；主动脉瓣狭窄患者不宜使用降低前负荷（如硝酸甘油）及降低后负荷（钙通道阻滞剂）的药物，以防心搏骤停。术前并发严重病窦综合征、窦性心动过缓或严重传导阻滞的患者，为预防麻醉期骤发心脏停搏，麻醉前应先经静脉安置临时心室起搏器。对药物治疗无效的病情危重或重症心力衰竭患者，在施行抢救手术前应先安置主动脉内球囊反搏（IABP），并联合应用正性肌力药和血管扩张药，以改善心功能和维持血压。

### 三、麻醉管理

1. 麻醉前评估

（1）二尖瓣狭窄手术：①防止心动过速，否则舒张期缩短，左心室充盈更少，心排血量将进一步下降；②防止心动过缓，因心排血量需依靠一定的心率来代偿每搏量的不足，若心动过缓，血压将严重下降；③避免右侧压力增高和左侧低心排血量，否则心脏应变能力更小，因此对用药剂量或液体输量的掌握必须格外谨慎；④除非血压显著下降，一般不用正性肌力药，否则反而有害；有时为保证主动脉舒张压以维持冠脉血流，可适量应用血管加压药；⑤心房颤动伴室率过快时，应选用洋地黄控制心率；⑥保持足够的血容量，但又要严控输入量及速度，以防肺水肿；⑦患者对体位的改变十分敏感，应缓慢进行；⑧术后常需继续一段时间呼吸机辅助通气。

（2）二尖瓣关闭不全手术：①防止高血压，否则反流增加，可用扩血管药降低外周阻力；②防止心动过缓，否则舒张期延长，反流增多；③需保证足够的血容量；④可能需要用正性肌力药支持左心室功能。

（3）主动脉瓣狭窄手术：①血压下降时，可用血管收缩药维持安全的血压水平；②除非血压严重下降，避免应用正性肌力药；③避免心动过缓，需维持适当的心率以保证冠脉血流灌注；④避免心动过速，否则增加心肌氧需而形成氧债；⑤保持足够血容量，但忌过量；⑥对心房退化或丧失窦性心律者应安置起搏器。

（4）主动脉瓣关闭不全手术：①防止高血压，因其可增加反流；②防止心动过缓，否则可增加反流和心室容量及压力，同时降低舒张压而减少冠脉供血；③降低周围阻力，以降低反流量；④需保证足够的血容量。

（5）多瓣膜病或再次瓣膜置换手术：①麻醉诱导应缓慢，用芬太尼较安全，需减量并慎用吸入麻醉药；②因粘连重，手术困难，出血较多，需维持有效血容量；③心脏复苏后多数需正性肌力药及血管扩张药支持循环；④注意维持血清钾在正常浓度，预防心律失常；⑤术后约 1/3 的患者需安置心表起搏器。

（6）带起搏器手术患者：对瓣膜病并发窦性心动过缓、房室传导阻滞的患者，术前多已安置起搏器；对部分双瓣置换或再次瓣膜置换手术患者也需安置起搏器；某些先天性心脏病如二尖瓣关闭不全、法洛四联症等手术也需安置起搏器。起搏器可受到外界的干扰和影响，包括非电源及电源因素。非电源因素如血液酸碱度、血氧分压及电解质变化，都影响起搏阈值。电源因素如雷达、遥测装置、高频装置等电磁波的干扰。术中应用电凝是常规止血方法，对已安置起搏器的患者术中原则上应避用电凝止血，以防发生心室颤动或起搏器停止工作，但不易做到，故需加强预防措施：手术全程严密监测心电图，尤其在使用电凝时需提高警惕；开胸过程或安置起搏器前仔细充分止血，以减少以后使用电凝的次数；使用电凝前暂时关闭或移开起搏器，尽量缩短电凝的时间；万一发生心律失常，首先停用电凝，如仍不恢复，则心内注药、按摩心脏、电击除颤。

2. 麻醉前用药

除抢救手术或特殊情况外，应常规应用麻醉前用药，包括术前晚镇静催眠药。手术日晨最好使患者处于嗜睡状态，以消除其对手术恐惧。麻醉前用药不足的患者其交感神经处于兴奋状态，可导致心动过速等心律失常，同时后负荷增加和左心负担加重，严重者可因之诱发急性肺水肿和心绞痛，从而失去手术机会。一般麻醉前可用吗啡 0.2 mg/kg，东莨菪碱 0.3 mg；如若患者心率仍快，麻醉后可再给东莨菪碱。

阿片类镇痛药、镇静药、吸入麻醉药及肌肉松弛药对心脏及血管都产生各自不同的作用。对瓣膜病患者选择麻醉药物应作全面衡量，考虑以下几方面问题。①对心肌收缩力是抑制还是促进；②对心率是加快还是减慢：某些病例因心率适度加快而可增加心排血量；心率减慢对心力衰竭、心动过速或以瓣膜狭窄为主的病例可能起到有利作用，但对以关闭不全为主的瓣膜病则可增加反流量而降低舒张压，增加心室容量和压力，使冠状动脉供血减少；③对心律的影响是否扰乱窦性心律或兴奋异位节律点，心律失常可使心肌收缩力及心室舒张末期容量改变；④对前负荷的影响，如大剂量吗啡因组胺释放使血管扩张，前负荷减轻，对以关闭不全为主的瓣膜病则可能引起低血压；对以狭窄为主的瓣膜病也应维持一定的前负荷，否则也可因左心室充盈不足而减少心排血量；⑤用血管收缩药增加后负荷，对以关闭不全为主的瓣膜病可引起反流增加和冠脉血流减少，从而可加重病情，此时用血管扩张药降低后负荷则有利于血压的维持；⑥对心肌氧耗的影响，如氯胺酮可兴奋循环，促进心脏收缩及血压升高，但增加心肌氧耗，选用前应衡量其利弊。

3. 麻醉诱导

瓣膜患者都有明显的血流动力学改变和心功能受损，麻醉诱导必须谨慎操作，要严密监测桡动脉直接测压、心电图和脉搏血氧饱和度。选择诱导药以不过度抑制循环、不影响原有病情为前提。①对轻及中等病情者可用地西泮、咪达唑仑、依托咪酯、芬太尼诱导；肌肉松弛剂可根据患者心率选择，心率不快者可用泮库溴铵，心率偏快者用阿曲库铵、哌库溴铵等；②对病情重、心功能Ⅲ～Ⅳ级患者，可用羟丁酸钠、芬太尼诱导，不用地西泮，因其可引起血压下降；③对心动过缓或窦房结功能差者，静脉注射芬太尼或羟丁酸钠可能加重心率减慢；对主动脉瓣关闭不全患者可引起血压严重下降，也影响冠状动脉供血而发生心律失常，因此可改用小剂量氯胺酮诱导，对维持血压和心率较容易；④最好应用气相色谱—质谱仪检测血中芬太尼浓度以指导临床用药。曾用诱导剂量芬太尼 20 μg/kg 和泮库溴铵 0.2 mg/kg，即使不用其他辅助药也能满意完成诱导，注入后 1 分钟测得的血芬太尼浓度为 52.6 ng/mL。据报道，血芬太尼浓度 ≥ 15 ng/mL 时，血压升高及心动过速的发生率小于 50%。

4. 麻醉维持

可采用以吸入麻醉为主或以静脉药物为主的静吸复合麻醉。①对心功能差的患者以芬太尼为主，用微量泵持续输注或间断单次静脉注射用药；②对心功能较好者，以吸入麻醉药为主，如合并窦房结功能低下者可加用氯胺酮；③诱导持续吸入 1% 恩氟烷，曾采用 NORMAC 吸入麻醉药浓度监测仪观察，1 小时后呼出气恩氟烷浓度平均 0.61%，吸入 2 小时后平均 0.71%；CPB 前平均 0.77%，CPB 结束时平均仅 0.12%，此时临床麻醉深度明显减浅。如果采用芬太尼 50 μg/kg 复合吸入异氟烷麻醉，并采用膜肺 CPB（45 ± 8.9）分钟，异氟烷的排出浓度低于 0.1%，提示采用膜肺排出异氟烷的速度远较鼓泡式肺者为缓慢；④在静脉注射芬太尼 20 μg/kg 诱导后，血中芬太尼浓度立即达到 52.6 ng/mL，随后用微量泵持续输注芬太尼，劈胸骨前血中芬太尼浓度为 23.6 ~ 24.1 ng/mL，转流后降为（3.6 ± 0.8）ng/mL，较转流前下降 72%，可见无论吸入麻醉药或静脉注射麻醉药，经体外转流后其血内浓度均急剧下降，提示麻醉减浅，因此，在体外转流前、中、后应及时加深麻醉，静脉麻醉药可直接注入 CPB 机或经中心静脉测压管注入；吸入麻醉药可将氧气通过麻醉机挥发罐吹入人工肺。

## 四、减少术中出血的措施

瓣膜置换手术的出血量往往较多，应采取减少术中出血措施，尽量少用库存血。①我们测试单瓣置换手术的库存血输注量平均 860 mL，如果施行自体输血，平均仅需库存血 355 mL；双瓣置换手术需输库存血平均 1 260 mL，如果施行自体输血，平均仅需库存血 405 mL；②如果采用自体输血结合术中回收失血法，则库存血输注量可更减少。我们在麻醉后放出自体血平均每例（540 ± 299）mL，术中回收出血，再加 CPB 机余血经洗涤后回输，平均每例输注自体血（777 ± 262）mL，围手术期输注库存血量可减少 52.5%；③ CPB 前及 CPB 中应用抑肽酶，也可显著减少术中出血，效果十分明显。

## 五、术后急性循环衰竭并发症

复杂心脏 CPB 手术后，容易突发急性心脏功能衰竭或血容量急剧减少，循环难以维持，患者生命难以保证，其中严密监测、尽早发现、抓紧抢救是手术成功的关键。

1. CPB 手术后的临床监测与早期诊断

患者出现下列临床监测情况需高度重视。①精神状态异常，表现为烦躁、躁动、精神恍惚、反应淡漠甚至昏迷；②肢体紧张度异常或瘫痪；③皮肤颜色变暗甚至发绀；④心电图示心率减慢或心律失常，甚至呈等电位直线；⑤尿量减少或无尿；⑥动脉压急剧下降或脉压很小，需首先排除测压管道不通畅、凝血或误差等情况；⑦中心静脉压突然降低或严重升高，需首先排除液体未输入或输入过多、过速；⑧检查心表起搏器或辅助循环装置的工作是否正常，排除其故障；⑨胸腔引流液突然急剧增加，鉴别引流液性质是否与血液接近；⑩血红蛋白浓度明显下降，血清钾很低或很高，血气 pH 下降，呼吸性或代谢性酸中毒、ACT 显著延长等。

2. 急性循环衰竭的抢救措施

心搏骤停或严重低心排综合征的临床表现为无脉搏、无呼吸、无意识状态，提示血液循环已停止，全身器官无灌流，首先大脑受到缺血的严重威胁。因此，必须采取紧急抢救措施。①尽早心肺复苏（CPR），施行有效胸外心脏按压、人工呼吸及应用针对性药物；②主动脉内球囊反搏（IABP），常用于瓣膜术后急性低心排综合征，以支持心脏充盈，减少心肌氧需，增加冠脉灌注，从而改善血流动力学及心肌供血。尽早开始是抢救成功的关键；③急症体外循环再手术，常用于瓣膜术后出血，常见左心房顶破裂，左心室后壁破损，瓣周漏、卡瓣等情况。及时采用 CPB 再手术抢救可明显提高生存率；④在心脏或肺功能严重衰竭时，应用体外膜氧合器（ECMO）抢救具有明显提高生存的效果，可使肺和心脏做功减少，全身供血恢复，改善缺氧，文献有使用 ECMO 长达 1 个多月而获得成功的报道。

（王新程）

# 第三节　先天性心脏病手术

先天性心脏病（简称先心病）是新生儿和儿童期的常见病，其发病率仅次于风湿性心脏病和冠心病。其确切的发病原因目前尚不清楚，可能与胚胎期发育异常、环境或遗传等因素有关。先心病的分类方法很多：① Shaffer 根据解剖病变和临床症状对先天性心脏病进行分类，分为单纯交通型（在心房、心室、动脉或静脉间直接交通）、心脏瓣膜畸形型、血管异常型、心腔位置异常型、心律失常型等10个类型；②根据血流动力学特点和缺氧原因分类，分为心室压力超负荷，心房、心室容量超负荷，肺血流梗阻性低血氧，共同心腔性低血氧，体、肺循环隔离性低血氧等；③根据有无发绀分类，分为发绀型和非发绀型先天性心脏病。发绀型先天性心脏病是指心内血流存在右向左分流或以右向左分流占优势，非发绀型先天性心脏病又可分为左向右分流型或心内无分流型，这种分类方法较为简单常用。在非发绀型先天性心脏病中，以左向右分流型中的室间隔缺损、动脉导管未闭和房间隔缺损最为常见；心内无分流型包括肺动脉狭窄、主动脉狭窄等。

## 一、非发绀型先天性心脏病麻醉

### （一）疾病介绍

非发绀型先心病有室间隔缺损、动脉导管未闭、房间隔缺损、肺动脉狭窄、主动脉缩窄等。

1. 室间隔缺损

室间隔在胚胎期发育不全，形成异常交通，在心室水平产生左向右分流，它可以单独存在，也可以是某种复杂心脏畸形的组成部分。室间隔缺损是最常见的先天性心脏病。室间隔缺损根据缺损的部位和面积又可分为：①室上嵴上缺损，位于右心室流出道，室上嵴上方和主、肺动脉瓣之下；②室上嵴下缺损，位于室间隔膜部，此型最多见，占60%~70%；③隔瓣后缺损，位于右心室流入道，三尖瓣隔瓣后方，约占20%；④肌部缺损，位于心尖部，为肌小梁缺损，收缩期室间隔心肌收缩使缺损变小，所以左向右分流量小；⑤共同心室，室间隔膜部及肌部均未发育或为多个缺损，较少见。

室间隔缺损患者在病程早期左心室压力高于右心室，心内存在左向右分流，左心室做功增加，容积增大，室壁肥厚；由于肺循环血流量增多，肺小动脉收缩，继而发生肺小血管壁肌层肥厚，肺动脉压升高，因此随着病程的进展右心压力逐渐升高，分流量可逐渐减少；随着肺动脉压进一步升高，右心室压力等于甚至超过左心室压力时，心内出现双向分流，甚至右向左分流，即艾森曼格综合征，此期患者会出现发绀、低氧血症及代偿性红细胞增多。

2. 动脉导管未闭

动脉导管是胎儿期生理性血流通路，一般婴儿在出生后10~15小时，动脉导管即开始功能性闭合，出生后2个月至1岁，绝大多数都已经闭合。1岁以后仍未闭合者即为动脉导管未闭。动脉导管未闭根据解剖特点可分为3型。①管型：此型动脉导管长度在1cm以内，直径大小不同，但导管两端粗细一致；②窗型：此型动脉导管几乎没有长度，肺动脉与主动脉紧密相贴，它们之间的沟通有如瘘管或缺损，直径较大；③漏斗型：此型动脉导管的长度与管型相似，但其近主动脉处粗大，近肺动脉处狭小，呈漏斗形，有时甚至发生动脉瘤样改变。

动脉导管的分流血量取决于动脉导管的内径、主肺动脉压差及肺血管阻力。病程早期，心脏收缩期或舒张期的压力始终高于肺动脉压力，因此血液始终是左向右分流，左心室做功增加，左心室容积增大、心肌肥厚。血液大量分流入肺循环，使肺动脉压增高，继而出现肺血管增厚，阻力增大，后负荷增加，使右心室扩张、肥厚；随着病程的进一步发展，肺动脉压不断上升，当肺动脉压接近或超过主动脉压时即出现双向分流或右向左分流，临床可出现发绀，其特征是左上肢发绀比右上肢明显，下半身发绀比上半身明显。

3. 房间隔缺损

房间隔缺损可分原发孔型和继发孔型两类。原发孔型因房间隔未与心内膜垫融合，常伴有二尖瓣、三尖瓣异常；继发孔型为单纯的房间隔缺损，缺损部位包括中央型、上腔型、下腔型等。

房间隔缺损的分流量取决于缺损面积的大小、两心房之间的压力差及两心室充盈阻力。病程早期因左心房压力高于右心房，血液自左向右分流；心内分流使右心房、右心室容量增多，导致右心系统心腔扩大，左心系统容量减少，体循环灌注不足；同时分流使肺循环血流量增加，引起肺小血管痉挛，肺血管内膜逐渐增生，中层肥厚，管腔缩窄，肺循环阻力逐渐升高；右心房压力随着肺循环压力的上升而上升，当右心房压力超过左心房压力时可出现右向左分流，临床表现为发绀。

4. 肺动脉狭窄

肺动脉狭窄可发生于从瓣膜到肺动脉分支的各个部位，常见者为肺动脉瓣狭窄或漏斗部狭窄。肺动脉瓣狭窄占 50% ~ 80%，表现为瓣膜融合、瓣口狭小、瓣膜增厚；漏斗部狭窄为纤维肌性局限性狭窄或为四周肌层广泛肥厚呈管状狭窄；狭窄导致右心室排血受阻，右心室内压增高，心肌肥厚。随着病程进展，心肌细胞肥大融合，肌小梁变粗并纤维化，心腔缩小，心排血量减少，最后出现右心衰竭。

5. 主动脉缩窄

主动脉缩窄指主动脉管腔发生于主动脉峡部的先天性狭窄，偶尔也可发生于左颈总动脉与左锁骨下动脉之间或胸、腹主动脉。①因缩窄以下的下半身缺血致侧支循环丰富，包括锁骨下动脉所属的上肋间动脉、肩胛动脉、乳内动脉支，以及降主动脉所属的肋间动脉、腹壁下动脉、椎前动脉等。肋间动脉显著扩张，可导致肋骨下缘受侵蚀；②主动脉缩窄以上的血量增多，血压上升，缩窄以下的血量减少，血压减低。可引发左心劳损肥厚，负荷加重，终致心力衰竭；③脑血管长期承受高压，可发展为动脉硬化，严重者可发生脑出血；④下半身缺血缺氧，可引发肾性高血压及肾功能障碍等。

### （二）术前准备

1. 术前访视

①麻醉医师要亲自访视患儿，并与患儿交谈，消除患儿对陌生人的恐惧心理；对于年龄较大的患儿还可向其讲述手术室的情况，告知进入手术室后会碰到什么，需要做什么，鼓励其与医生合作，以免患儿进入手术室时哭闹挣扎而加重缺氧；②对病情较重者应保持强心利尿治疗，可维持到手术日；术前应用抗生素；对动脉导管未闭患儿应用前列腺素 E，但应注意其血管扩张作用。

2. 合理禁食

禁食时间需随年龄而不同。出生后 6 个月以内的婴儿麻醉前 4 小时禁奶，前 2 小时禁水；出生后 6 个月至 3 岁的小儿麻醉前 6 小时禁食，前 2 小时禁水；3 岁以上小儿麻醉前 8 小时禁食，前 3 小时禁水。如果手术在下午进行或危重患儿不能耐受禁食者，应给予静脉输液，以防脱水和低血糖，输液速度可按 4 ：2 ：1 原则进行。

3．术前用药

对于不合作的患儿，麻醉前用药需要做到患儿进手术室时安静、无哭闹。术前用药根据患儿的年龄和病情进行个体化选择。6个月以下的患儿一般不用镇静药，仅用阿托品 0.01 mg/kg 或东莨菪碱 0.005～0.006 mg/kg；6个月以上的小儿可用吗啡 0.1～0.2 mg/kg，口服咪达唑仑 0.5 mg/kg 或氯胺酮 5 mg/kg（加阿托品），一般镇静效果较好。给予足量的术前药后必须有护士严密观察，以防呼吸抑制或呼吸道梗阻时无法及时有效地处理。危重患儿镇静药应减量或不用吗啡。

4．麻醉设备的准备

准备小儿专用的各种设备，包括小儿直型和弯型喉镜、导丝、牙垫、气管导管及与之匹配的吸痰管，鼻咽、食管和直肠等细软的测温探头，小儿麻醉机、小儿面罩、螺纹管和呼吸囊，体表变温毯、血液加温器，小儿测压袖带、呼气末二氧化碳监护仪，24G、22G、20G 套管穿刺针及细连接管，5F 双腔或 5.5F 三腔小儿中心静脉导管穿刺包等。

（三）麻醉要点

1．麻醉诱导

诱导方式需根据患儿年龄、病情、合作程度等因素进行恰当的选择。

（1）肌内注射：不合作的患儿可肌内注射氯胺酮（5～8 mg/kg）加阿托品（0.02 mg/kg）以使其入睡。

（2）已经入睡或合作的患儿可采用吸入诱导：吸入诱导常采用氧化亚氮和七氟醚；非发绀型左向右分流的患儿，肺内血流增加，吸入挥发性麻醉药诱导快；患儿入睡后，放置血压袖带，监测血压；脉搏血氧饱和度和心电图监测；开放静脉通道；静脉注射泮库溴铵或维库溴铵。经鼻或经口气管内插管，插管后，调节呼吸机，潮气量 8～10 mL/kg，呼吸频率 14～20 次/分，监测呼气末二氧化碳浓度和血气分析。需体外循环的患儿静脉注射芬太尼 5～15 μg/kg；完成动脉和中心静脉穿刺置管；对小患儿上腔静脉置管不应深达上腔静脉远端或右心房，以免影响体外循环上腔置管或腔静脉回流。

（3）清醒合作的患儿可采用静脉诱导：操作方法是开放静脉后给予丙泊酚加肌肉松弛药进行诱导；但丙泊酚对于心肌的抑制作用较强，因此对于低心排血量的患儿，可采用咪达唑仑（0.01～0.03 mg/kg）、氯胺酮或依托咪酯加芬太尼（5～10 μg/kg）和罗库溴铵（0.5 mg/kg）进行诱导。患儿入室后应注意保暖，维持体温正常。诱导期出现低血压可能会加重分流量，导致组织缺氧加重，此时可静脉注射氯化钙（10～15 mg/kg）或去氧肾上腺素 10～50 μg 纠正低血压。

2．麻醉维持

麻醉维持方法的选择需根据患儿的全身状况、病情程度、诱导期反应、手术时间长短及术后呼吸支持方式而定。

（1）吸入麻醉维持：适用于非发绀型先天性心脏病或病情较轻术后希望早期拔除气管导管的患儿。在强刺激操作前（如切皮、撑开胸骨、体外转流开始前）及时加深麻醉或辅以镇痛、肌肉松弛等静脉麻醉药。体外循环期间，如果体外循环机未配备吸入药物给药设备，则麻醉会明显减浅，鼓泡式人工肺更加明显。因此，体外循环期间需要加用咪达唑仑等麻醉药物维持合适的麻醉深度。如果出现血压上升，首先应考虑麻醉减浅，需及时适当加深麻醉。

（2）静脉麻醉维持：以大剂量阿片类药物为主的静脉麻醉对心肌的抑制程度较轻，能够降低肺血管的反应性，从而提供稳定的血流动力学。但其缺点是术后麻醉恢复慢，通常需要延长呼吸机辅助呼吸的时间。

3. 容量管理

小儿年龄越小，细胞外液所占的比例就越大，肾功能发育也越不完善，容易发生脱水或水分过多。手术期间的液体管理需要细致准确，尽量做到量出而入。对于体重小于 15 kg 的患儿，术中应采用微量泵输注进行补液。从临床指标上看，除了要维持血流动力学稳定外，尿量应维持在 0.5 mL/（kg·h）以上。但尿量并不能全面反映机体的容量情况，当液体冲击治疗或 TEE 等监测证实容量充分的情况下如果仍没有尿量，应考虑使用呋塞米或甘露醇进行利尿治疗。

（1）体外循环前输液的种类通常取决于患儿的年龄：1 岁以上，不合并严重肝功能异常，不存在严重营养不良的患儿即使正规地禁食禁水，手术期间通常也不会发生低血糖。因此 1 岁以上的患儿术中可只用乳酸林格液。1 岁以下的患儿或存在术中低血糖危险因素的患儿，术中可根据生理需要量采用微量泵输注 5% 葡萄糖生理盐水注射液。对于第三间隙液和血液丢失，所有年龄的患儿均可输注乳酸林格液进行补充，必要时补充血浆或浓缩红细胞。患儿的造血功能并不完善，因此输血指征可以比成人更宽松。

（2）输液速度：切开心包前，可根据动静脉压按 100 mL/（kg·h）的速度进行输液。切开心包后直视心脏，根据心脏的收缩性和充盈程度指导静脉补液的速度和量。主动脉插管前，小婴儿要维持比较充足的容量，因为其在插管期间的相对失血量较多。主动脉插管后可由体外循环泵直接向主动脉进行输液以补充血容量的不足。

（3）液体总入量的计算：体外循环前总入量＝输液量 + 主动脉输血量 - 估计失血量 - 尿量，体外循环中总入量＝总预充量 - 尿量 - 滤液量 - 机器余血量 - 体外吸引器吸收的出血量，体外循环后总入量＝输液量 + 静脉输血量 - 尿量 - 估计出血量，此过程中注意观察渗血量以决定输血量。

（4）拔除主动脉插管前经主动脉插管进行缓慢输血，补充血容量至循环基本稳定，避免主动脉插管拔除后出现剧烈的血压波动。体外循环中液体总入量：小于 1 岁患儿为 60 ~ 80 mL/kg；1 ~ 3 岁患儿为 40 ~ 60 mL/kg；3 ~ 6 岁患儿为 30 ~ 40 mL/kg。但对于不同先天性心脏病、不同严重程度的患儿而言，以上数据并非都完全适用，还需根据每例患儿的病理生理特点、心脏充盈情况、心肌收缩力、畸形矫正情况、麻醉和体外循环时间等因素进行适当的调整。

### （四）不同病种的麻醉管理特点

#### 1. 室间隔缺损

术前用药取决于心室的功能。心室功能正常的患儿术前可给予镇静药物使患儿进入手术室时处于睡眠状态，避免哭闹导致气道分泌物增多及循环功能受损；对于存在严重肺动脉高压的患儿，术前应减少或避免镇静药物的使用，因为药物引起的呼吸抑制可使肺动脉压进一步升高，从而导致右心衰竭或右向左分流，加重循环紊乱。

原有肺动脉高压、右心功能不全及需要切开心室进行修补的患儿，脱离体外循环时可能存在一定的困难，需要联合使用正性肌力药和血管扩张药。在脱离体外循环前需要想方设法地降低肺循环阻力，维持最低的右心后负荷，包括维持足够的麻醉深度，适度的过度通气，纯氧吸入，避免酸中毒，使用硝酸甘油、一氧化氮、米力农等舒张肺血管的药物等。

心脏复跳后，房室传导阻滞时有发生。通常与手术操作引起传导系统周围组织水肿、缝合部位不当、不正确的缝合技术有关。一过性的房室传导阻滞可以使用阿托品、异丙肾上腺素进行纠正，必要时可使用临时起搏器。

右心衰竭可选用多巴酚丁胺、多巴胺、米力农等药物支持治疗，必要时可以放置右心辅助装置。

#### 2. 房间隔缺损

尽管房间隔缺损为左向右分流，但麻醉、手术过程中有很多操作可引起一过性的右向左分流，因此输液时需避免静脉气栓，以免导致体循环栓塞。

缺损修补后，心房水平的左向右分流得到纠正，中心静脉压水平和术前相比往往明显降低。此时输液不应过快，以免左心室容量负荷过重导致左心衰竭。

鱼精蛋白拮抗时避免快速静脉推注，否则容易导致严重的低血压。术后出现房性心律失常可采用维拉帕米或地高辛进行治疗。

#### 3. 动脉导管未闭

患儿多数发育不良或合并肺部疾病，麻醉诱导期应充分给氧去氮，限制液体入量，避免缺氧。

有创动脉测压应选择右上肢和（或）下肢，以避免术前漏诊主动脉缩窄或错误操作导致左锁骨下动脉或降主动脉受压。

部分动脉导管结扎术无须体外循环，此类手术的麻醉维持可以选用七氟醚或异氟醚，辅助以控制性降压，以利于术后早期拔管。

常温结扎动脉导管时，可采用硝普钠或硝酸甘油进行控制性降压，平均动脉压可短暂控制在 40 ~ 50 mmHg。实施控制性降压时需严密监测 ECG 和 $SpO_2$，避免体循环压力过低导致心肌缺血或右向左分流导致机体缺氧。

低流量体外循环经肺动脉缝合时，应警惕主动脉进气，采取头低脚高位以利于头部灌注和防止气栓。

### 4. 主动脉缩窄

对于合并左心衰竭的新生儿，输注前列腺素 $E_1$，可以维持远端血流和减少酸中毒。完成气管插管后，要过度通气，给予碳酸氢钠纠正酸中毒，并持续给予血管扩张药。

在右上肢和下肢分别建立有创动脉监测。阻断升主动脉时，阻断水平以上高血压可导致颅内压升高，阻断水平以下低血压可导致外周低灌注、酸中毒、脊髓缺血和肾缺血。阻断前应输注硝普钠等血管扩张药，适度控制高血压，并维持下部的侧支循环。升主动脉开放时，由于外周血管床突然开放，且酸性代谢物质进入体循环，容易发生低血压，因此开放前要停用血管扩张药，开放后根据血压情况加用缩血管药物。

### （五）术后注意事项

#### 1. 循环系统

首先要维持合适的血容量，在血容量充足的基础上再增加容量负荷很少能提高心排血量，反而会导致肝大、腹水等并发症；维持合适的心率，患儿尤其是新生儿心排血量的维持很大程度上依赖于心率的维持，因此术后应避免心率过慢。降低后负荷对于患儿而言十分重要，常用的硝普钠、硝酸甘油、前列腺素类药物都能够降低后负荷，增加心排血量。循环的监测指标有很多种，但对于患儿来说，最好的循环监测指标是医生的临床观察，良好的皮肤颜色、甲床充盈良好、强有力的脉搏、四肢末梢温暖等都是监测循环状况的良好指标。

#### 2. 呼吸系统

首先要确保气管内插管的位置合适，固定牢靠，避免导管打褶、痰液堵塞、支气管插管或导管脱出。其次要保证足够的通气量，避免低氧血症导致机体脏器缺血缺氧，二氧化碳潴留导致肺动脉压力增高加重循环紊乱。

#### 3. 肾

尽管术后血流动力学满意，但因抗利尿激素和醛固酮升高，在手术后前 12 小时，尿量通常会有所下降，约为 0.5 mL/（kg·h），且对利尿剂反应较差。因此，对于体外循环手术后或手术时间较长的非体外循环手术后的患儿，均应留置导尿管监测尿量。术后早期少尿的处理最重要的仍然是维持满意的血流动力学指标，维持足够的心排血量以确保肾脏的灌注；在血流动力学指标平稳且容量充分的情况下，如果患儿仍存在少尿，可使用利尿剂。

#### 4. 镇痛镇静

机械通气期间，镇静镇痛对于减少人机对抗、防止气管插管或其他导管脱出、减轻肺血管反应和肺动脉高压而言十分重要。通常可采用吗啡 0.05 ~ 0.10 mg/（kg·h）或芬太尼 1 μg/（kg·h）静脉输注。必要时可加用肌肉松弛药。拔管后镇痛镇静需要注意避免呼吸抑制，经鼻胃管或直肠内使用水合氯醛效果较好，同时对呼吸和循环的影响较小。

## 二、发绀型先天性心脏病麻醉

### 1. 心内膜垫缺损

心内膜垫缺损又称房室通道缺损，由于房室瓣水平上下的间隔组织发育不全或缺如，同时伴有不同程度的房室瓣异常，使心腔相互交通。可分为部分型、过渡型和完全型 3 型。部分型心内膜垫缺损发生心力衰竭取决于左向右分流量和二尖瓣反流程度。过渡型的症状相对最轻。完全型心内膜垫缺损为非限制性，早期即可出现肺动脉高压或心力衰竭。患者通常合并唐氏综合征。

麻醉要点如下。

（1）体外循环前控制肺血流，限制吸入氧浓度和防止过度通气。避免肺血管阻力急剧升高引起的肺血流进一步增多。

（2）术中放置左心房测压管，指导容量管理和使用正性肌力药等血管活性药。

（3）大部分患儿脱离体外循环时会出现心室功能紊乱、肺血管阻力高和房室瓣反流的可能。应给予正性肌力药支持，并设法降低肺动脉压。房室传导出现问题时需要使用房室起搏器。

（4）体外循环后肺动脉高压的处理：吸入 100% 氧气，过度通气，使用大剂量阿片类药物加深麻醉，吸入一氧化氮。适当给予碳酸氢钠可以降低肺动脉压力。对于吸入一氧化氮无反应的肺动脉高压，可能对硫酸镁有效，初始剂量 20 mg/（kg·h）。

### 2. 法洛四联症

法洛四联症在发绀型先天性心脏病中居首位。主要特点为肺动脉瓣狭窄、室间隔缺损、升主动脉骑跨和右心室肥厚。肺动脉瓣狭窄导致肺血流减少，而漏斗部痉挛可引起急性肺血减少，低氧的静脉血分流至体循环，表现为缺氧发作。此类患者常合并房间隔缺损、动脉导管未闭、完全型心内膜垫缺损及多发室间隔缺损等畸形。可根据患者的具体情况行根治性手术或姑息性手术（体—肺动脉分流术）。手术可能引起的并发症包括室间隔缺损残余漏、房室传导阻滞、右心室流出道残余狭窄、灌注肺和低心排血量综合征。

麻醉要点如下。

（1）术前评估：了解缺氧发作的频率和程度，是否有心力衰竭的症状与体征。

（2）体外循环前：维持血管内有效容量，维持体循环阻力，降低肺循环阻力，预防缺氧发作。

（3）体外循环后：支持右心室功能，降低肺循环阻力。必要时使用正性肌力药（多巴胺、肾上腺素或米力农）。短暂房室传导紊乱时需安置临时起搏器。

3. 大动脉转位（transposition of great arteries，TGA）

大动脉转位的主要特征是主动脉口和肺动脉口同左右心室的连接和（或）两根大动脉之间的位置关系异常。TGA 属复杂型先天性心脏病，在新生儿发绀型心血管畸形中，发病率和病死率居首位。可分为两类：①完全型大动脉转位是指主动脉和肺动脉位置对调；②矫正型大动脉转位是指大动脉和心室同时发生转位，血流的基本生理功能正常。

完全型大动脉转位是指两个循环相互独立，如果两个循环之间没有交通，患儿将不能存活，两个循环间的交通可能存在于心房、心室或动脉水平。由于两大动脉和心室的互换，形成大循环和右心、小循环和左心分别循环的非生理状态。因此，存活的前提条件是存在左向右和右向左的双向分流。缺氧的程度取决于有效分流量和血液混合的状态。

麻醉要点如下。

（1）所有动脉导管依赖型缺损的患者，术前应使用前列腺素 E，维持动脉导管的开放。

（2）麻醉诱导时应避免肺循环阻力的剧烈波动：术中避免使用对心脏功能抑制较强的药物。体外循环后避免高血压，收缩压维持在 50 ~ 75 mmHg。尽量降低左心房压来维持适当的心排血量。维持较快的心率，避免心动过缓。体外循环后需要正性肌力药和血管活性药支持。手术难度大，时间较长，创伤面大，渗血较多，需要输入血小板、凝血酶原复合物和血浆等。

（3）术后一般应维持 24 小时机械通气：监测心肌缺血，出现心肌梗死后应积极治疗（供氧，监测 ECG，使用硝酸甘油，降低后负荷并控制心律失常）。

4. 三尖瓣闭锁（tricuspid atresia，TA）

三尖瓣闭锁的特征为三尖瓣口闭锁、房间隔存在交通口、室间隔缺损及不同程度的右心室发育不良。约 30% 的患者合并大动脉转位。

三尖瓣闭锁导致右心房到右心室的血流受阻，因此体循环静脉血必须通过开放的卵圆孔或房间隔缺损进入左心房。肺循环血流依赖于室间隔缺损或动脉导管未闭的存在。体循环静脉血和肺静脉氧合血在左心房完全混合，造成不同程度的动脉氧饱和度下降。

麻醉要点如下。

（1）术前行胸部 X 线、超声和心导管检查。

（2）麻醉管理的关键是维持合适的血容量，降低肺血管阻力和左心房压，改善肺血流。

（3）保持呼吸道通畅，防止肺血管阻力增加，避免出现低血压。

（4）心功能受损患者，最好使用心肌抑制作用小且能维持体循环阻力的静脉药物诱导（阿片类药物或氯胺酮）。

（5）由于支气管肺动脉侧支循环的存在，在体外循环期间虽然阻断主动脉，血流仍可到达心肌，使心肌温度升高，从而影响低温心肌保护。对已有的心室功能紊乱和修复缺损，需要较长时间的体外循环，在脱离体外循环时，需要使用正性肌力药。

（6）术后维持合适的 CVP（12 ~ 15 mmHg），并使左心房压尽可能低。Glenn 或双向 Glenn 手术常在非体外循环下进行，应通过股静脉和颈内静脉建立上、下腔两条静脉通路。通过下腔静脉输液补血和给予多巴胺输注，同时监测上腔静脉压（术后肺动脉压）和下腔静脉压。术后应尽早停止正压通气，降低肺血流。

（7）术后可能会出现全身静脉压增高、房性心律失常、通过支气管肺动脉侧支残余左向右分流、房水平残余右向左分流，引起全身动脉血氧饱和度下降。

5. 永存动脉干

永存动脉干是指主动脉和肺动脉共干，同时给冠状动脉、肺动脉和体循环动脉供血。根据肺动脉在共干上的发出位置不同分为 4 型。Ⅰ型：动脉干部分分隔，肺动脉主干起源于动脉干的近端，居左侧与右侧的升主动脉处于同一平面，接受两侧心室的血液。此型常见，约占 48%。Ⅱ型：左、右肺动脉共同开口或相互靠近，起源于动脉干中部的后壁，约占 29%。Ⅲ型：左、右肺动脉分别起源于动脉干的两侧，约占 11%。Ⅳ型：肺动脉起源于胸段降主动脉或肺动脉缺失，肺动脉血供来自支气管动脉，约占 12%。新生儿初期，随着肺循环阻力的下降，肺血流逐渐增加，最后导致充血性心力衰竭。应尽早完成手术修复，否则会出现肺血管梗阻性病变。从共干根部离断肺动脉，修补共干；修补室间隔缺损；使用带瓣同种血管重建右心室—肺动脉通道术后可能会出现右心衰竭、瓣膜反流和左心衰竭、传导阻滞、残存室间隔缺损和左向右分流。

麻醉要点如下。

（1）体外循环前期，降低肺血流量，限制吸入氧浓度，维持正常动脉二氧化碳分压和合适的麻醉深度，存在心力衰竭时可使用正性肌力药支持。当平衡难以调整时，术者可通过暂时压迫肺动脉来限制肺血流，以改善体循环和冠状动脉灌注。

（2）脱离体外循环后，设法增加肺血流，使用纯氧吸入，适度过度通气，及时纠正酸中毒。使用正性肌力药增加心肌收缩力，使用血管扩张药降低肺动脉压。

（3）术后要预防肺循环压力增加或外通道梗阻而导致的右心衰竭。使用机械通气，维持较低的二氧化碳分压，以减低肺循环阻力。

6. 肺静脉畸形引流

肺静脉畸形引流是肺静脉不与左心房相连通，而引入右心房或体静脉系统，通常伴有房间隔缺损，使右心房血流进左心房。肺静脉血引流到右心与体循环静脉血充分混合，通过合并的动脉导管或房间隔缺损进入体循环，引起发绀。右心房扩大、右心室容量超负荷和肺血流增加并存。肺动脉压增高而分流量明显减少，发绀加重。手术的目的是重建肺静脉引流，使肺静脉血引入左心房并闭合房间隔。术后并发症包括肺静脉梗阻、肺血管反应性增高。

麻醉要点如下。

（1）术前维持正常的肺循环阻力，支持心室功能。避免过度通气，适当限制吸入氧浓度。

（2）术中麻醉维持通常以阿片类药物为主，脱离体外循环时需要采取降低肺循环阻力的措施（过度通气、纯氧通气、轻度碱血症），继续使用正性肌力药，以支持心脏功能，必要时给予血管扩张药（硝酸甘油、米力农），以降低肺动脉压。

（3）术后需要机械通气，减弱肺血管反应性。

7. 左心发育不良综合征

左心发育不良是指左心室发育不良、主动脉瓣口和（或）二尖瓣口狭窄或闭锁及升主动脉发育不良，常合并心内膜弹力纤维增生，37% 合并心外畸形。新生儿期即出现心力衰竭，若不治疗，6 周内死亡。

由于二尖瓣、左心室和升主动脉发育不良或闭锁，在心房水平存在左向右分流。体循环血流完全依赖于通过动脉导管的右向左分流。冠状动脉血流通过发育不全的降主动脉逆行血流维持。如果动脉导管关闭或动脉导管保持开放但肺循环阻力下降时，体循环灌注会严重受限，导致代谢性酸中毒和器官功能紊乱，左心室做功超负荷可引起心力衰竭。手术治疗为唯一有效的方法。由于新生儿早期肺血管阻力较高，根治性纠治手术病死率很高，故常施行分期手术。

麻醉要点如下。

（1）尽量避免或减少对心肌的抑制作用。

（2）维持肺循环和体循环之间的平衡，保证足够的氧合和体循环灌注。

（3）给予正性肌力药。

（4）术后早期维持适度的过度通气，增加肺血流。

8. 右心室双出口

右心室双出口是指主动脉和肺动脉均起源于右心室或一根大动脉和另一根大动脉的大部分起源于右心室，室间隔缺损为左心室的唯一出口。右心室双出口的血流动力学变化主要取决于室间隔缺损的位置和大小，以及是否合并肺动脉狭窄及其程度。

手术方案因病变类型、室间隔缺损大小、主动脉和肺动脉的关系、肺循环血流量及是否伴有其他心脏畸形而异。此类新生儿未经治疗常早期死亡，出生后 2 个月内行根治术病死率高达 50%，因此常先行姑息性手术，如肺动脉环缩术或体肺动脉分流术，以延长生命。

麻醉要点如下。

根据右心室双出口的血流动力学变化及其临床表现，大致可分为肺动脉高压型和法洛四联症型。

（1）肺动脉高压型：麻醉应维持适当的麻醉深度，避免应激引起的肺循环阻力升高；

畸形纠正前使用 50% ～ 60% 氧浓度，停机后使用 100% 氧气过度通气，尽量避免使用氯胺酮等导致肺循环压力增高的药物，降低后负荷，改善右心室功能，停机前尽早使用血管扩张药，必要时使用多巴酚丁胺、多巴胺等正性肌力药。

（2）法洛四联症型：纠正酸中毒，补充容量，防止脱水和缺氧发作；降低肺循环阻力，增加肺血流，维持体循环阻力，防止低血压引起的右向左分流增加而进一步加重发绀。尽早使用正性肌力药以便顺利脱机。

9. 三尖瓣下移畸形（埃布斯坦畸形）

三尖瓣下移畸形是指三尖瓣瓣叶下移至右心室腔，右心房扩大，右心室房化，右心室腔发育异常，可发生右心功能不全。常有卵圆孔未闭和房间隔缺损，可产生右向左分流。新生儿早期血流动力学不稳定，随着肺动脉阻力的降低，可有改善。血流动力学改变取决于三尖瓣关闭不全的程度、是否合并房间隔缺损及缺损的大小和右心室的功能。

麻醉要点如下。

（1）术前准备：强心、利尿，纠正右心衰竭。存在凝血功能障碍时可用维生素 K 和凝血酶原复合物等治疗。

（2）麻醉诱导和麻醉维持：因血液在右心房内潴留，从而导致静脉给药起效延迟，应避免用药过量。避免一切可以引起肺循环阻力增高的因素。因患者右心室功能受损，必要时应在体外循环前后使用增强心肌收缩力的药物。静脉注射时应避免注入气泡或碎片，以免形成栓塞。因患者通常合并预激综合征，快速性室上性心律失常最常见。应及时纠正电解质异常，慎用 β 受体激动剂。

（3）术后仍应控制心力衰竭和心律失常，纠正电解质紊乱。

（王新程）

# 第四节　大血管手术

## 一、分类及病理生理

### （一）大血管病分类

大血管一般指躯干部位的主流血管，大血管病从发生原因可分为先天性和后天获得性两种。

先天性大血管畸形包括静脉系统和动脉系统畸形。静脉系统畸形有双上腔静脉，双下腔静脉，上腔静脉或下腔静脉缺如，肺静脉异位引流等，动脉系统畸形有肺动脉畸形，包括肺动脉干发育异常和肺动脉瓣狭窄、关闭不全或完全闭锁。主动脉畸形包括主动脉瓣异常、主动脉窦瘤、主动脉缩窄、主动脉弓中断、右位主动脉弓或右位降主动脉、主动脉肺动脉间隔缺损，其他复杂畸形如法洛四联症、大动脉转位等。

后天获得性大血管病主要为主动脉瘤，由于动脉粥样硬化、高血压、主动脉壁退行性病变、外伤、梅毒或细菌感染等原因造成，可发生在主动脉各段，按部位分类有升主动脉瘤、主动脉弓部瘤、胸降主动脉瘤、腹主动脉瘤，严重者累及主动脉全长如Ⅰ型夹层动脉瘤。按病理分类为：①真性动脉瘤，瘤壁由3层动脉壁构成；②假性动脉瘤，血液通过血管破口进入周围组织形成血肿，机化后其内面覆盖内皮，假性动脉瘤实际是由内皮覆盖的血肿；③夹层动脉瘤，从血管血流剪切应力最强处及血压变化最明显处，血流从内膜破裂口钻入病理性疏松的中膜，顺血流方向将中膜纵行劈开，形成一个假血管腔，也可再次破入真血管腔内，形成血流旁道。

先天性大血管畸形由于病情严重，出生后即发病，如主动脉弓中断80%在出生1个月内死亡，存活到1岁者不足10%。完全性肺静脉异位引流（total anomalous pulmonary venous drainage，TAPVD）多数在1岁内死亡，大动脉转位必须在新生儿期内进行手术，因此先天性大血管病临床上主要归属于小儿外科范畴。本章涉及的大血管病主要包括先天主动脉缩窄、后天主动脉瘤。

### （二）主动脉缩窄

1. 分型

主动脉缩窄绝大多数（约95%）缩窄部位在动脉韧带附近，主动脉管壁呈局限而均匀的狭窄，动脉壁中层变形，内膜增厚并向腔内凸出。临床根据缩窄部位分为幼年型及成人型。幼年型约占10%，为动脉导管近心端的主动脉峡部狭窄，程度比较严重，主动脉血液通过量很少，侧支循环不充分，合并动脉导管开放者，肺动脉内静脉血部分进入降主动脉，因此下身动脉血氧明显低于上身，出生后如动脉导管闭锁则婴儿不能存活；成人型约占90%，多见于成人，为动脉导管远心端的主动脉峡部狭窄，程度一般较幼年型轻，动脉导管已闭锁，狭窄前后的主动脉间有巨大压力差，使狭窄以上的动脉如胸廓动脉、乳房内动脉、肋间动脉代偿性扩张，并与狭窄以下的降主动脉分支如肋间动脉、腹壁深动脉等血管之间有丰富而广泛的侧支循环。

2. 病理生理

主动脉缩窄主要病理生理变化为缩窄近心端的高血压和远心端的低血压。高血压的形成一方面来自机械性梗阻，另一方面不能排除肾血流减少的因素。主要病理生理变化有以下几个方面。

（1）对心脏的影响：为克服狭窄带来的外周阻力增加，心脏呈代偿性高功能状态，心肌收缩力加强，心室壁张力增加。心肌细胞蛋白合成加速，心肌肥大，由于心肌肥大，毛细血管与肥大心肌纤维距离加大，氧和营养物质弥散困难，另外，肥大细胞中线粒体减少，使心肌缺氧，长期高血压机械刺激使冠状动脉发生粥样动脉硬化与纤维增生，也使心肌供血不足，心肌肥厚引起冠状动脉阻力增加，血流量减少，耗氧量增加，心肌和心室舒张顺应性降低，僵硬度增加，影响心脏舒张期充盈率，心脏逐渐发生代偿性失调，最终发展为心力衰竭。

（2）对大脑的影响：正常人脑血管有自身调节功能并有一定范围，高血压者调节范围上升，在长期高血压冲击下脑微动脉可发生纤维性坏死和管腔狭窄，脑组织因血流减少发生梗死，高血压严重者可发生小动脉破裂出血。在较大脑血管可促进动脉粥样硬化，管腔狭窄，脑组织缺血，形成脑血栓。

（3）对视力的影响：血压升高可引起视网膜血管痉挛、小血管壁通透性增高和血管内压增高，可发生渗出，如果血管壁损伤可发生出血，脑水肿也可引起视神经盘水肿，严重影响视力。

（4）下身缺血缺氧：在成人型主动脉缩窄中，由于动脉导管已闭锁，狭窄远端的身体部位由于动脉压降低，血流量减少，使组织供氧量减少，为低动力性或循环性缺氧。虽然动脉血氧分压、氧饱和度和氧含量正常，但静脉血氧含量低，动—静脉氧差大于正常，脱氧血红蛋白如果超过 5 g/L，则发生发绀。在幼儿型动脉导管开放者，由于肺动脉内静脉血部分进入降主动脉，使下身动脉血氧含量下降，亦表现为发绀，但发绀较为明显且发生机制与上述不同，如果侧支循环不发达，肝、肾组织缺氧可引起功能障碍。

（5）侧支循环丰富：缩窄程度愈严重者侧支循环愈丰富，上身血管明显扩张，粗大的侧支血管可压迫周围组织和器官，如臂神经丛受压或脊髓受压。

### （三）主动脉瘤

1. 病理特点

正常血管结构为内膜、中膜和外膜。人体动脉分为弹性动脉和肌性动脉，前者为大动脉，具有很大的牵引弹性，使冲击性血流转变为均匀血流，后者为身体周围动脉，它可在极大范围内自动变更血管口径的大小。主动脉属弹性动脉，在中膜有高度发达的弹力结构，呈向心性排列的厚层，在主动脉横断面可看到 50 层，相互由纤维连接，弹力膜纤维相互交叉而呈螺旋，这种结构适合接受纵向及环向的张力，肌肉是弹性结构张力调节器，平滑肌细胞呈毛笔状分支附着在弹力膜上，调节管壁的紧张度。如果中膜弹力层失去正常结构，失去弹性，血流冲击或血压增高必然形成动脉瘤，而且逐渐发展和扩大。

2. 形成原因

（1）动脉粥样硬化：有资料报道，我国 40～49 岁人群尸检中，主动脉粥样硬化病变检出率为 88.31%，冠状动脉为 58.36%，病变多发生在主动脉后壁及分支开口处。血管内见灰黄色纤维斑块，表层胶原纤维逐渐增加及玻璃样变；粥样斑块，中层为粥糜样物，为无定形坏死物质，斑块处可出血、破裂、溃疡、血栓形成、钙化；中膜萎缩、弹力板断裂。

（2）高血压：是促进动脉粥样硬化病变的重要因素。高血压、血清胆固醇水平升高、吸烟是冠心病和缺血性脑病的主要危险因素。高血压血液流变性改变导致对血管的损害。

（3）退行性变化：随着年龄增长出现衰老的退行性变化，动脉内膜因胶原和弹力纤维增多而增厚，管壁的弹力组织失去弹性，主动脉扩张屈曲，弹性下降，动脉中膜变质，发生营养不良性钙化，玻璃样变，有坏死灶，钙化灶周围有纤维组织增生，动脉僵硬。

（4）炎症：包括梅毒性或细菌性、真菌性炎症。升主动脉瘤梅毒性多见，多在感染后 10 余年发病。中膜有粟粒状树胶样肿形成，灶状坏死，弹力板破坏，肉芽及结缔组织增生，血管内膜增厚，内弹力膜断裂或消失并纤维化。

（5）外伤：根据当时具体情况和作用力而异，易出现在主动脉峡部。

（6）先天性：多发生在主动脉弓部和弓降部。

3. 病理生理

主动脉瘤可发生在主动脉不同部位，有不同病理变化，在病情发展中，不同病理生理过程对身体产生不同影响。一旦急性大量出血则后果一样，都危及生命。

（1）升主动脉瘤：升主动脉根部扩张并可波及无名动脉，可伴有主动脉瓣关闭不全及冠状动脉开口上移，主动脉瓣反流使左心室排血量增加，舒张期容量增加，左心室腔增大，室壁增厚，心肌肥大，由于主动脉舒张压下降或冠状动脉开口移位影响心肌供血。一旦左心失代偿，舒张末压上升，左心室收缩及射血分数下降，左心房及右心压随之上升，相继发生左心衰竭、肺水肿及右心衰竭。瘤体也可压迫胸壁、肋骨、气管等组织。

（2）主动脉弓部瘤：主动脉弓起自无名动脉根部到左锁骨下动脉，弓部瘤因膨大而压迫周围组织，如气管、食管、喉返神经、上腔静脉，如果涉及头臂动脉则影响头部、上肢供血或静脉血的回流，产生脑功能障碍及上身、面部缺血或循环淤滞。

（3）降主动脉及胸—腹主动脉瘤：降主动脉自左锁骨下动脉至膈肌主动脉裂孔。胸—腹主动脉是穿过膈肌裂孔一直向下的部分。瘤体可压迫食管、肋骨和前、后胸壁。如果影响脊椎动脉及左锁骨下动脉供血则会影响近心端脊髓血运，如果胸降主动脉的肋间动脉受压则影响脊髓远端的血运，发生神经分布区感觉或运动障碍。胸—腹主动脉供应腹腔脏器和下肢血流，瘤体压迫或血栓形成减少供血时，发生各器官功能紊乱，肾脏缺血时诱发高血压等并发症，使病情复杂和加重。

（4）夹层动脉瘤：主动脉中层弹力纤维平滑肌断裂、纤维化和玻璃样变性或囊性坏死，出现薄弱部分，内膜与中膜附着力降低，内膜的破口使血液进入中层并使之剥离，形成假腔和夹层动脉瘤，近心处可阻塞冠状动脉供血，影响主动脉瓣功能，向远侧发展可使头臂动脉、肋间动脉、腹腔动脉、肠系膜动脉、肾动脉供血障碍或中断，引起相应器官功能紊乱。如果假腔压力高，向外膜穿破则发生内出血。1955 年 DeBakey 将其分为 3 型。Ⅰ型：内膜破口多位于主动脉瓣上 5 cm 内，夹层病变向上、下两端扩张，向下影响主动脉瓣及冠状动脉，向上可达主动脉弓、胸降主动脉、腹主动脉甚至髂动脉。Ⅱ型：内膜破口与

Ⅰ型相同，夹层变化仅限于升主动脉，多见于马方综合征。Ⅲ型：内膜破口位于主动脉峡部，即左锁骨下动脉开口 2 ~ 5 cm 内，夹层向两端扩展，向上波及主动脉弓，向下波及腹主动脉。

## 二、术前评估和准备

### （一）危重病情评估

#### 1. 患者症状

精神烦躁不安或淡漠，昏迷，苍白或发绀，大汗，呼吸困难，主诉背、腹部剧烈疼痛，行走困难或瘫痪。

#### 2. 检查

可发现血压低或休克状态，胸部或腹部闻及血管杂音，主动脉瓣有舒张期杂音，腹部有波动性包块。X 线及超声检查有大动脉病变，计算机断层扫描（CT）、UFCT、磁共振成像（MRI）或血管造影有助于诊断及明确病变部位或有无动脉瘤出血，化验检查有贫血或肾损害。

### （二）影响病情的因素

#### 1. 主动脉缩窄程度

狭窄严重时引起明显头部、上肢高血压，有左心负荷增加和心功能不全，侧支循环丰富，粗大的侧支血管压迫周围器官和组织，产生神经受压，使感觉和运动障碍。如果侧支循环缺乏，术后发生脊髓缺血甚至截瘫的危险性增加。

#### 2. 主动脉瘤大小

瘤体越大，出血的可能性越大，手术越困难。

#### 3. 主动脉瘤部位

弓部主动脉瘤影响头臂血管，手术时脑保护重要而困难；降主动脉或腹主动脉供应脊髓及腹腔脏器血运，包括肾，手术中应关注如何保证其不受损伤，术后恢复正常功能的任务也十分艰巨。

#### 4. 夹层动脉瘤

约 90% 的患者有急性发作历史，病情发展迅速，如果累及主动脉全程为Ⅰ型夹层动脉瘤，手术复杂，危险性大，而且很难根治。

#### 5. 并发高血压

动脉瘤和大动脉炎患者高血压发生率高达 70% ~ 87%，长期血压升高，如果控制不力，使血流动力学恶化，心脏、血管、中枢神经、肾脏功能改变，存在心功能不全，如有脑出血、脑血栓形成，更会增加手术的危险性和术后并发症的发生率。

6. 并发冠心病

动脉粥样硬化性动脉瘤往往并发冠心病，手术前要切实了解冠心病程度、症状及药物治疗效果，能否控制心绞痛及心脏功能如何，必要时进行冠状动脉造影，如果病变严重，应先行冠状动脉手术，避免动脉瘤手术中或手术后发生急性心肌梗死，导致死亡。

### （三）术前准备

（1）稳定情绪，使患者安静，卧床休息，预防动脉瘤破裂出血。

（2）治疗高血压。应用降压药，如果用药时间已长或高血压较明显，则术前不必停药。如果有心功能不全，应强心利尿，调整电解质，改善心脏功能，如果病情允许，手术前停用洋地黄、利尿药或影响心率的 β 受体阻滞剂。

（3）预防心绞痛，应用药物控制发作，必要时应用硝酸类药、β 受体阻滞剂或钙通道阻滞剂。

（4）保护肾功能。胸腹部动脉瘤的患者，术前肾功能不全可高达 14%，手术前应适当补充液体，维持心排血量和排尿量，不用或少用对肾脏有毒性的药物。

（5）麻醉前用药。手术前一晚应用镇静催眠药，减轻精神紧张，保证睡眠和休息。手术当日用较大剂量的术前药，尤其对合并有高血压和冠心病的患者，除常规用吗啡和东莨菪碱类药物外，可加用司可巴比妥、地西泮类药，使患者处于嗜睡状态，对周围环境淡漠，减少应激反应。如有严重主动脉瓣关闭不全和心功能受损者，心率不能太慢，心动过缓和血管扩张可引起血动力学波动而影响血压的维持。

（6）气管插管除常规准备单腔管外，在胸降主动脉手术时需准备双腔支气管插管以及特制接头。

（7）建立足够的静脉通路。必须保证有 3 ～ 4 条静脉通路，穿刺针口径 14 ～ 16 号，包括中心静脉及外周静脉，中心静脉用双腔、三腔管，在升主动脉和弓部主动脉瘤时，要准备特制的长导管，以便从外周静脉送入中心静脉，股静脉置管长度需在 30 cm 以上，肘部静脉置管长度需在 60 cm 以上。

（8）降主动脉及胸—腹主动脉瘤手术，在应用上、下身分别灌注方法时，需在上肢及下肢同时监测动脉压力，术前应准备两套测压装置，包括穿刺针、三通、换能器等物品。

（9）需用体表低温的手术，应准备变温毯、冰帽、冰袋、热水袋、体温计及测温探头，一般在鼻咽部及直肠处测温。

（10）准备血液回收装置。根据各医院条件，如采用全自动或半自动细胞洗涤机，使手术中出血经回收清洗后红细胞再利用，或使用血浆分离装置于手术前进行血浆分离，或利用低温麻醉机吸引血及回收过滤装置，也可自制简易血液回收装置。

（11）准备低温麻醉用品、透析装置。大部分大血管手术需要在低温麻醉下进行，因此，应准备低温麻醉机和氧合器等配套物品及灌注人员。即使手术不需低温麻醉，万一大出血，往往也需用低温麻醉转流进行抢救，维持生命，争取时间止血。胸—腹主动脉瘤手术后肾受损并不少见，一旦出现肾衰竭尽早考虑透析治疗，因此也应当准备透析用设备。方法有多种，常用血液透析、腹膜透析。

## 三、术中监测

### （一）无创监测

**1. 动脉血压**

在有创性动脉压测得前可先用无创方法监测动脉血压，但要注意患者上肢有无大血管狭窄或受压情况，如左锁骨下动脉或无名动脉正常血流受阻而缺血，不但得不到准确的血压，而且可能由于血压带压迫引起肢体缺血加重或神经损伤。

**2. 心电图**

术中多用肢体导联，即左、右上肢及左下肢安放电极，观察心率、心律及 ST-T 段，早期发现心律失常和心肌缺血改变。

**3. 体温**

常用部位有鼻咽、食管、直肠。虽然鼓膜温度比较接近脑部温度，但易引起外伤，应用较少。一般低温麻醉时监测鼻咽温，低温麻醉时还要监测血液及变温水箱温度，如果应用深低温麻醉或上、下身分别灌注时，要同时监测鼻咽部和直肠部温度。鼻咽温探头放入深度为同侧鼻翼到耳垂长度，气管插管有漏气则温度偏低，造成测温不准。鼻咽温接近头部温度，食管温接近心脏温度，直肠温接近腹腔内脏温度。变温速度以食管最快，鼻咽次之，直肠部最慢。

**4. 经皮脉搏血氧饱和度**

根据血红蛋白光吸收原理，通过皮肤电极可监测机体氧合情况，其反应的灵敏度高于血压测定。在心律不齐时测出的脉搏不能代表心率数。血氧饱和度 50% 时精确度下降，低于 50% 则不准确，它还受电力、灯光、电极接触程度以及皮肤血管紧张程度等因素的影响。电极可放在手指、足趾、鼻部等处。大血管病如果上、下身供血有差别，则监测结果只能反映身体局部氧合情况而不能代表整个机体。

**5. 经皮脑氧饱和度**

通过额部皮肤电极测定局部脑组织氧饱和度，反应脑组织动脉及静脉氧饱和度混合值，反应氧供需情况。仪器原理是利用血红蛋白对可见近红外光有特殊吸收光谱特性。有学者提出如低于 55% 为异常。在低血压、低流量灌注、深低温停循环时，此项监测很有价值，可指导麻醉和低温麻醉的管理。

**6. 呼气末 $CO_2$**

监测仪连接气管插管，了解呼出气中 $CO_2$ 含量，判断呼吸、循环功能及呼吸道通畅情况。

7. 脑电图

脑电主要来自大脑皮质表层细胞活动，不同麻醉药物、不同体温有不同的脑电图特征。手术中血流动力学变化如头部血淤滞、低血流量供血不足，甚至无血供应时，脑电图可有不同反应，尤其可作为循环恢复及脑功能恢复的评估和预测参考。

8. 食管听诊

利用空气传导原理，食管听诊管将呼吸音传至医生耳中。气管插管后将食管听诊管送入食管，可清晰地听出肺内情况，如痰鸣音、水泡音、气管痉挛声等，现已发展为多功能，带有温度探头、食管心电图电极以及多普勒超声传感器等。

9. 经食管超声心动图（TEE）

TEE 可监测术中心功能，了解心肌收缩力，对合并高血压、冠心病或左心室扩大、主动脉瓣关闭不全患者有重要作用。大血管手术中了解血容量状况，对夹层瘤的定位、确定范围有极大帮助。

10. 经颅多普勒（TCD）

TCD 利用超声波多普勒效应，对颅内、外血管血流速度进行监测。可用于深低温低流量及停循环时，探头有脉冲多普勒，主要用于监测颅内血管，连续波多普勒则主要用于颈部和外周血管，对了解脑部血流及血流中栓子的判断很有价值。

11. 吸入麻醉气体浓度

浓度监测仪连于呼吸管路，了解吸入气或呼出气中麻醉气体浓度，了解患者对麻醉药的摄取和分布，对麻醉药的耐受力，便于麻醉管理。

### （二）有创监测

1. 动脉血压

一般心血管手术常规经左桡动脉穿刺测动脉血压，但在大血管手术时，需根据手术部位决定，如胸主动脉手术时，术中可能要阻断左锁骨下动脉，此时不能从左桡动脉测压而必须经右桡动脉穿刺测压。当手术需从右锁骨下动脉灌注时则不能用右桡动脉穿刺测压。手术复杂，需采用上、下身分别低温麻醉灌注时，上、下肢都需有动脉压监测，一般上肢采用桡动脉，下肢采用股动脉或足背动脉，测压管路和抗凝装置分别管理。

2. 中心静脉压

一般心血管手术常规经右颈内静脉或右锁骨下静脉穿刺置管监测中心静脉压，但在大血管病，如升主动脉瘤或主动脉弓部瘤时，扩张的动脉或瘤体改变颈部解剖关系，从颈部穿刺十分危险，一旦穿刺出血，后果不堪设想，因此，中心静脉测压管可通过以下两个途径：①肘部静脉穿刺，用特制的 60 cm 长导管和配套导丝，经肘静脉穿刺，沿导丝将导管放入中心静脉；②股静脉穿刺，置入长 30 cm 以上导管，前端达脐水平，监测中心静脉压。

3．漂浮导管

在特殊病情以及降主动脉瘤、胸—腹主动脉瘤手术时，应放置漂浮导管监测心脏功能的变化。

### （三）化验监测

1．血细胞比容（HCT）

HCT 代表血液带氧能力，麻醉下，尤其是低温麻醉中，随着体温变化，对 HCT 要求不同，深低温时 HCT 可低达 15%，但当体温回升时，HCT 也相应提高。手术中应根据出血和 HCT 决定输血量。

2．血气分析

手术中应用机械通气或人工肺，$PaCO_2$ 可较正常为低，吹入纯氧，$PaO_2$ 可较正常为高，易出现呼吸性碱血症，不利于脑保护，要求血气分析接近正常以保持内环境的稳定。

3．电解质

常规查血清钾、钠、氯、钙。低温下血钾易降低，低温麻醉中更易发生波动，维持血钾正常浓度可预防心律失常。大血管手术出血多及输入库存血量大时应注意钙的监测和补充，钙不足除可影响心缩力外，还影响凝血功能。

4．激活全血凝固时间

血标本接触硅藻土后出现凝血块的时间为激活全血凝固时间（ACT），生理值为 60 ~ 130 秒，为了保证低温麻醉中充分抗凝，预防微栓发生，要求 ACT 维持在 480 ~ 600 秒，如果应用抑肽酶，则要求 ACT 维持在 750 秒以上。低温麻醉结束，硫酸鱼精蛋白拮抗后，ACT 应恢复到 ACT 生理值 ±30 秒范围。

5．血糖

麻醉、手术刺激和低温麻醉影响，即使不输入葡萄糖注射液，随着手术进程，患者血糖也会逐渐升高，我们监测成人、儿童均如此，因此术中不应输入葡萄糖注射液。糖尿病患者应定时测血糖，根据结果，必要时输注胰岛素。如果术中发生脑缺血、缺氧，高血糖会加重脑损伤，带来严重后果。

6．尿

尿量是血容量和肾功能指标之一，麻醉下和低温麻醉中受许多因素影响，只要保证肾脏供血，肾组织并未受到损伤，暂时的尿少并不代表功能障碍。但大血管手术时，如在肾动脉远端阻断主动脉，增加肾血管阻力，肾血流量下降，如果在肾动脉近端阻断主动脉，肾血流严重减少，超过一定时限，肾组织受损。严密观察尿量和尿中成分则非常重要。

## 四、麻醉方法

### （一）硬膜外阻滞

麻醉时多采用连续硬膜外阻滞方法。适用于腹部及腹部以下大血管手术，主动脉手术部位在肾动脉以上，阻断腹主动脉时间应限制在 45 分钟以内较安全，如果超过此时限，应考虑采用其他麻醉方法。硬膜外阻滞可降低外周血管阻力，减轻阻断主动脉对后负荷的影响，因阻断肾交感神经，减弱反射性血管收缩，增加下肢和移植血管血流量，术后还可进行镇痛治疗，预防疼痛导致的高血压。虽然可缓解阻断后的高血压，但仍应作好降压准备，降压药从上肢输入，血压维持在接近阻断前水平。开放主动脉前首先停用降压药，加快输血输液，准备好多巴胺或去氧肾上腺素，开放后即时用抗酸药、甘露醇或速尿维护肾功能。如果手术范围较大，出血较多，此麻醉方法存在明显不足。

### （二）常规全身麻醉

本法适用于主动脉间搭桥或其他较简单的胸、腹部大血管手术。优点是全身麻醉下，患者没有精神紧张，较舒适，易于接受，麻醉操作较简单，循环功能易维持稳定。麻醉诱导采用静脉注射，可用咪达唑仑、依托咪酯、硫喷妥钠、异丙酚、芬太尼、羟丁酸钠等。单腔气管插管机械通气。麻醉维持根据手术大小、时间长短、患者状况，选用单纯吸入（如恩氟烷或异氟烷）或静吸复合方法。如合并冠心病，则不宜使用硫喷妥钠、异丙酚、异氟烷等药物。麻醉中应根据失血及时补充血容量，如果手术面积大，手术时间长，大量输入冷血或液体时可引起体温下降，对年老或体弱者易发生心律失常和血压波动，应注意保持患者体温。如果发生大出血，由于常温条件下缺血可能对生命器官造成损害，是本法的不足。

### （三）低温全身麻醉

本法指用体表降温方法轻度降低体温。体表降温方法有使用变温毯在颈部、腋下、腹股沟部或部分血管处放置冰袋，使体温降至 32 ~ 34℃，注意勿降至 32℃以下，以免引起心律失常，此法主要用于胸主动脉瘤、主动脉缩窄等手术，降温目的为减少全身耗氧量，如果手术中发生脊髓或肾血流减少可能缺血缺氧时，低温可增强这些脏器对缺氧的耐受力，减少术后并发症。麻醉用药种类与常温全身麻醉相同，不同之处有以下几点。①由于要进行体表降温，麻醉和肌肉松弛剂用量比常温全身麻醉时要大，这样才能抑制由于低温刺激引起的御寒反应；②在胸主动脉瘤时，为便于手术操作，经常需要双腔支气管插管，手术时对侧肺呼吸，手术侧肺萎陷，有利于手术野清晰，也有利于保护肺；③注意调节和控制体温，在达到需要的温度前停止降温，避免由于体温继续降低而发生体温过低。手术主要步骤完成即开始复温。送回 ICU 时鼻咽温应在 34℃以上。

### （四）低温麻醉和体外循环

大部分大血管手术需在低温麻醉和体外循环条件下才能完成。体外循环为低温麻醉建立了良好基础，也可在低温麻醉基础上用体外循环血液降温方法达到更低的体温，以便于在停循环无血流状态下完成复杂大血管手术，低温麻醉和体外循环相结合，可充分发挥两种方法的优点，增加了手术的安全性。麻醉用药种类与其他麻醉相同，但由于有低温麻醉强大的刺激，所用麻醉药和肌肉松弛药物剂量应增加。降温、复温、低温麻醉开始和结束等时期，都应加深麻醉，用吸入或静脉麻醉药及催眠药使患者无觉醒反应，减轻应激反应。应用激素，如地塞米松或甲泼尼龙增强机体抵抗力，定时监测 ACT、补充肝素以保证安全。

### （五）大血管手术麻醉特点

#### 1. 有创监测困难

颈部、胸部大血管病变，由于形成瘤状扩张或压迫周围组织或器官使之移位，动脉及中心静脉穿刺不能按常规进行，增加了操作难度，还需要特殊导管装置才能获得监测指标。胸、腹主动脉手术时，为监测上、下肢动脉压，需准备两套监测装置。

#### 2. 麻醉方法多样化

大血管病变部位从颈部直到下腹部距离很大，所选择的麻醉方法应既能适应手术要求、又能保证安全，预防术后并发症，因此从局部硬膜外麻醉到低温或深低温麻醉，十分多样化。气管插管可选择常规单腔插管或支气管双腔插管，胸主动脉瘤手术使用双腔支气管插管，手术侧肺萎陷不通气，使手术野扩大，易于切除瘤体，避免术中对肺组织的挤压、摩擦和损伤，如果手术侧肺有破损或出血，也不致流到对侧肺引起窒息和术后感染。曾有病例术中发生急性呼吸功能障碍，一侧肺严重渗液，术后用两台呼吸机分别维持两侧肺通气，最后成功脱机，患者顺利恢复。

## 五、术中重要脏器的保护

### （一）手术对重要脏器的影响

大动脉是供应全身血液的主通道，一旦中断，则严重影响重要脏器的营养来源。首先影响到脑，有的手术需暂时停止循环，脑组织受到严重威胁，脑血液供应丰富，脑重量占全身重量的 2% ~ 3%，但血液供应却占全身的 20%，即每分钟 750 ~ 1 000 mL，脑血液 70% ~ 80% 来自颈内动脉，20% ~ 30% 来自椎动脉，大脑灰质血流量为白质的 4 倍，正常脑每分钟需氧 42 ~ 53 mL，葡萄糖 75 ~ 100 mg，脑组织能量 90% 来自葡萄糖的氧化，但脑组织没有能量储存，需要连续不断地供应血液，提供氧和葡萄糖，如果停止脑血流，氧将在 8 ~ 12 秒内耗尽，30 秒神经元代谢受到影响，2 分钟脑电活动停止，2 ~ 3 分钟内能量物质耗尽，5 分钟皮质细胞开始死亡，10 ~ 15 分钟小脑出现永久损害，20 ~ 30 分钟延脑中枢发生永久性损害。大血管手术时如何减少脑氧消耗和维持血流供应是预防脑并发症的关键。大血管病虽然许多情况心脏本身是健康的，但手术中可因阻断升主动脉远心端，使血压严重升高，增加左心负荷，损伤心功能，也可由于手术需低流量灌注或循环停止同时也停止了心脏血流供应，从而发生心肌缺血缺氧，在体表或血液降温时可诱发心律失常甚至发生心室颤动，因此心功能的维护不容忽视。手术侧肺直接受到创伤，经常发生肺组织破损、出血，非手术侧肺也可由于机械通气不当或通气血流比例失调产生低氧血症和肺血管收缩，如果采用低温麻醉，则触发的炎症反应可导致肺血管和肺实质的病理生理改变，使术后肺顺应性降低，肺泡动脉血氧梯度增大，肺通气血流比例失调，严重时肺毛细血管广泛渗出，发展为灌注肺综合征。手术中，如果在肾动脉开口远端阻断主动脉，肾血流将减少38%，肾血管阻力将增加75%，如果在肾动脉开口近端水平阻断主动脉，则肾血流减少85%～94%，如果采用低温麻醉，转流时间长或灌注不足可引起肾脏损伤，Utley曾报告转流后不同程度肾衰竭发生率为1.2%～13%，术前若已有肾受损时则更易发生。胸—腹主动脉瘤手术时，脊髓损伤发生截瘫为最严重的并发症，可造成终身残疾和痛苦，影响因素有：①疾病本身，夹层动脉瘤急性剥离者发生率高；②主动脉阻断时间大于30分钟；③手术或其他原因破坏了脊髓供血管。

### （二）术中重要脏器的保护

大动脉手术可带来身体重要脏器的严重损伤。为提高手术成功率，减少并发症，一定要采取各种措施，最大限度地减轻或预防并发症。常用措施如下。

1. 低温

不同温度下，需氧和耗氧不同，温度每下降1℃，代谢率约下降7%，随着体温下降，停循环安全时间可相应延长，如16℃时可停循环30分钟，12℃时则可延长至45分钟。国内外均有研究，在脊髓缺血发生前行硬膜外冷却使脑脊液温度降至30℃左右，有保护作用。

2. 应用药物

深低温停循环手术麻醉可选用吸入异氟烷，应用大剂量激素，如甲泼尼龙（30 mg/kg）。停循环前可用硫喷妥钠、利多卡因等保护脑及脊髓。及时应用甘露醇、冬眠药、辅酶等保护脑及肾。大动脉手术常伴有血凝问题，应准备和应用新鲜血浆、血小板，手术中勿用葡萄糖注射液或输液，预防高血糖。部分老年患者术前合并有糖尿病，据欧美国家统计，糖尿病并发动脉血栓性疾病是非糖尿病患者的4～6倍，合并脑梗死是非糖尿病患者的2倍，即使手术患者未合并糖尿病，手术中持续高血糖也十分有害，实验及临床均证实高血糖可加重脑组织损伤的程度。血糖水平与梗死面积呈正相关，其原因认为是脑血流阻断后，脑细胞迅速发生能量代谢障碍，葡萄糖无氧酵解增加，二氧化碳潴留，细胞间乳酸浓度增高，高血糖使上述变化加剧，加重酸中毒，加重脑组织损伤。大动脉手术时，脑血流减少或停止时有发生，为保护脑，不要应用葡萄糖，合并糖尿病者应根据测得的血糖应用胰岛素，使血糖控制在接近正常水平。

3. 避免血流动力学急剧变化

手术中阻断及开放大动脉可引起严重而急剧的血流动力学变化，前者易发生严重高血压，后者易发生严重低血压，处理不当可发生急性心功能不全、脑出血、脑缺氧、脑水肿、心律失常、肾缺血及脊髓缺血等。因此，在阻断大动脉前要进行控制性人工降压，开放前要先输血输液，用抗酸药物，必要时应用去氧肾上腺素减轻血压严重下降的情况。

4. 有计划地应用心脏停搏液及心肌保护液

大血管手术虽然不涉及心脏，但常使心脏处于无血液供应状态，切勿疏忽灌注停跳液或心肌保护液，避免心肌缺血缺氧。

5. 预防气栓

手术中常切开动脉，与大气相通，在无血流时大气压力使空气进入动脉系统造成空气栓塞，使各脏器血流受阻，这种并发症病死率极高。预防措施有：头低位；手术野吹入二氧化碳使开放的血管与大气隔绝；在血管破口处持续不断有血液流出或充满，避免空气进入。

6. 脑灌注

大动脉手术必须采用停循环方法时，为了保护脑组织，可应用停循环期间脑灌注，有脑正灌及逆灌两种途径，正灌是从动脉系统灌注，如无名动脉、左颈总动脉或右锁骨下动脉；逆灌是从上腔静脉灌注。脑灌注的开展延长了停循环时间，有利于手术进行并提高手术安全性。

## 六、低温麻醉在大血管手术的应用

大血管手术涉及部位和范围差异很大，有的手术在常温和普通麻醉下即可完成，较复杂的如主动脉全弓及半弓移植术，20世纪50年代也曾在体表低温下完成，但自从1958年国内开展低温麻醉后，许多复杂或从前不能开展的大血管手术，都能在低温麻醉下取得成功，因此，低温麻醉对血管外科的发展有极大的促进作用。大血管手术时应用的低温麻醉方法综合起来有以下几种。

1. 中度低温麻醉

此法用于单纯升主动脉病变，不涉及主动脉弓，低温麻醉时鼻咽温度维持在28℃左右，动脉灌注流量50～80 mL/（kg·min），由于低温，血红蛋白浓度可在6～8 g/L，血细胞比容维持18%～24%，pH用α稳态管理，手术中注意左心血液的引流以保护肺，动脉灌注管插管部位有升主动脉、股动脉、右锁骨下动脉等处，静脉引流管部位有右心房二极管或股静脉。

2. 深低温停循环

主动脉弓、降主动脉、胸腹主动脉等手术有时需在停循环下完成，用此法时麻醉医师有许多重要工作，首先麻醉后尽早头部降温，加深麻醉，用变温毯进行体表降温，使体温达32℃左右，静脉注射大剂量激素（甲泼尼龙15 mg/kg），输液禁用葡萄糖，并控制血糖水平，为减少手术出血静脉注射抑肽酶，注意低温麻醉中ACT应维持在750秒以上，低温麻醉继续将体温降至12℃左右，体温下降的同时，血红蛋白浓度可相应降至50～60 g/L，停循环前为保护脑组织可从静脉或低温麻醉机内注射硫喷妥钠等药物。停循环时间45分钟以内，时间过长将增加脑的损伤，停循环时间越短越安全。复温过程中要非常注意低温麻醉中水温与身体温差应控制在10℃以内，以免发生气栓危险，复温时灌注流量及血红蛋白浓度相应提高以预防缺氧。机器内加入甲泼尼龙15 mg/kg及甘露醇0.5 g/kg。在降温和复温过程中加深麻醉和肌肉松弛，避免机体应激反应带来的损伤。术后机械呼吸$PaCO_2$维持在4 kPa左右。术后继续脱水治疗，直到患者精神状态恢复正常。

3. 深低温停循环合并脑灌注

1957年，DeBakey报道，在主动脉弓手术时，同时对脑部的分支血管插管灌注，但操作复杂，以后被停循环方法代替，但停循环后脑并发症的威胁，使脑灌注方法再次受到重视，并取得良好效果。现有脑正灌注及逆灌注两种途径。有学者推荐正灌注流量500 ~ 1 000 mL/min或10 mL/（kg·min），压力为5.3 ~ 8.0 kPa；逆灌注流量200 ~ 500 mL/min，压力2.0 ~ 2.7 kPa。应当根据当时体温、血红蛋白浓度、灌注范围确定流量，并控制压力在安全范围。

4. 低温低流量麻醉

降主动脉或胸、腹主动脉手术有时范围很广，涉及许多脏器的血管分支，如肋间动脉、腰动脉、腹腔动脉、肠系膜动脉、肾动脉等，所以手术时间长，出血多，适合采用低流量方法，为避免低灌注量造成的缺血缺氧，必须降低体温，减少脏器的耗氧量，因此，本法关键是掌握与体温相匹配的血流量。以脑氧消耗为例，37℃时，脑氧消耗率为每100 g为1.4 mL/min，最小泵流率为100 mL/（kg·min），30℃时降为每100 g为0.65 mL/min，泵流率只需44 mL/（kg·min），如15℃，则降为每100 g为0.11 mL/min，泵流率仅需8 mL/（kg·min）。安全程度决定于低流量持续时间的长短。应严密监测血内乳酸含量、pH、混合静脉氧分压与氧饱和度，以判断灌注流量是否恰当和有无缺血缺氧发生。

5. 上、下身分别低温麻醉

本法应用于胸降主动脉和腹主动脉手术或合并有肾功能不全者。上、下身同时而分别低温麻醉灌注，以保证脑、上身、腹腔脏器以及下身的血液供应。体温可选择中度低温或深低温。灌注流量的分配，下半身占2/3，上半身占1/3。根据不同体温和流量，血红蛋白维持在5 ~ 10 g/L。监测上肢及下肢动脉血压，上、下身血液的血气，尤其静脉血氧饱和度以判断灌注流量是否合适。上、下身分别用2个人工泵灌注，以保证确切和足够的血流量。如果选用膜肺，则限于泵前型。

6. 左心转流

其适用于胸降主动脉及腹主动脉手术，本法保持患者心跳及良好的心脏排血功能，上半身血液由患者自身供应，下半身血液由低温麻醉人工泵供应，因是动脉血，因此不需用人工肺装置，但为预防体温过低，需安装变温器维持体温在32℃以上，也应安装动脉过滤器及回流室，以便及时回输手术出血。血液可通过左心房、左心室心尖、左下肺静脉或病变未累及的主动脉插管引流，引流血量以能维持满意的桡动脉及足背动脉压为准，引流出的血经过人工泵灌注入下半身动脉，包括股动脉、髂外动脉或病变未累及的主动脉。一般流量可达 2.0 ~ 2.2 L/（$m^2$·min）。血红蛋白维持在 10 g/d。

7．股—股转流

其主要用于腹主动脉瘤手术，由股静脉插管送至右心房引流体静脉血液，经过人工肺氧合后灌注入动脉，动脉插管可选择股动脉，髂外动脉或主动脉。体温应维持在 32℃以上。流量可达 1.5 L/（$m^2$·min）以上，血红蛋白浓度维持在 10 g/L 左右。本法的关键是维持好患者心功能和血容量，无论是患者桡动脉压还是下身动脉灌注压，都应维持在满意水平。

## 七、减少手术出血措施和血液再利用

### （一）减少手术出血措施

#### 1．手术前放出部分自体血

输自体血除可术后补充血容量外，由于富含凝血因子，可促进术后凝血，以及减少用库存血，减少血液传染病。手术前放出自体血方法很多，简述如下。

（1）手术前住院期间放出适量血贮存于血库，放血采用小量多次或蛙跳式，蛙跳式是一次采血不超过血容量的10%，将前次采血量的1/2回输给患者后再采血，每次如此，间隔 7 日重复 1 次，但手术前 3 日停止采血，应加强营养，服用铁剂或促红细胞生成素等药物，往往术前采出的血足够手术时用，很少需用库存血。

（2）手术中血液稀释：此法在麻醉后进行，放出部分自体血，同时用液体补充血容量进行血液稀释。国外有的医院手术不用库存血达 75% 以上，只要严密监测、合理管理是安全可行的。我们的研究包括用 Swan-Ganz 导管监测 MAP、HR、CO、CI、CVP、PCWP、SVR、PVR 等 14 个血流动力学指标。用食管超声心动图观察左心室舒张末容积、收缩末容积、每搏量、每搏指数、心排血量、心排血指数。测血内乳酸含量。用激光多普勒观察头部皮肤微循环。测定血液流变学、脑氧饱和度、脑电图以及颈动脉血流等项目，比较放血前后的变化，在观察过程中临床经过十分平稳，无一例因放血发生意外或需用药物治疗。系列研究结果证明，放出自体血并未出现任何不良反应，不仅如此，由于血液稀释，微循环改善，肺循环阻力降低，反而增强了机体对麻醉和手术的耐受力。

（3）低温麻醉运转前，自静脉血引流管放出部分自体血，同时从动脉灌注管泵入机器预充液维持血压。本法优点为简便易行，比较快捷，缺点是需在低温麻醉中调整血容量、胶体渗透压和血红蛋白浓度，由于机器转流前放血，放出的为肝素化血，再输入时需鱼精蛋白拮抗肝素，并用 ACT 监测拮抗效果。

#### 2．应用止血药物

抑肽酶是近年应用较多的有效止血药物，其减少出血的原因归纳有以下几方面。①保护血小板膜糖蛋白和黏附功能，防止低温麻醉中血小板活化，减少血栓素 $B_2$、β 血小板球蛋白、血小板因子 4 等物质的增加；②抑制纤溶系统激活，抑肽酶与纤溶酶上的丝氨酸活性部分形成抑肽酶—蛋白酶复合物，达到抑制纤溶酶活性作用。抑肽酶还阻止纤溶酶原活化，防止大量纤溶酶生成；③抑肽酶抑制补体系统，抑制激肽释放酶，从而抑制组胺释放和炎症反应。

阜外医院麻醉科曾对抑肽酶用量进行比较观察：①大剂量组（500 万 U），其中 200 万 U 预充低温麻醉机器内，其余 300 万 U 手术全程由麻醉医师经静脉输入，术后引流液量比对照组减少 56.4%；②半量组（250 万 U）方法与上组相同，仅抑肽酶用量减半，结果术后引流液量比对照组减少 35%；③单纯低温麻醉机内预充 200 万 U，结果术后引流液量比对照组减少 37%。可见抑肽酶均可减少手术渗血，大剂量效果更好。抑肽酶是生物制品，有抗原性较强的酪氨酸组分，因此存在变态反应的可能性，属 I 型超敏反应，由 IgE 类抗体介导，据报道第一次出现过敏样反应发生率为 0.5% ~ 0.7%，再次应用时变态反应发生率可高达 9%，为安全起见，应用抑肽酶前，应常规做过敏试验。另外，低温麻醉中如采用硅藻土方法监测 ACT，应用抑肽酶者转中 ACT 应维持在 750 秒以上才安全，否则可能发生抗凝不足的危险。

3. 平稳的麻醉和适当的血压

手术中麻醉要既满足外科要求又用药恰当，麻醉平稳，避免过浅引起血压升高，手术野出血增多，只要能保证机体氧供、氧耗平衡，静脉血氧饱和度正常，适当的血压甚至较低的血压，达到既不损害身体又能减少手术出血。

### （二）血液回收再利用

血液回收再利用有以下方法。

1. 抗凝血装置

利用抗凝血装置及时回收手术中出血。抗凝血装置基本结构是血液吸引管路与肝素液连接，吸引管内血液迅速与肝素液混合，肝素液配制为生理盐水 400 mL 中加肝素 1 万 U，混合后抗凝血液回到贮血器，经去泡、过滤后及时输回体内。术毕用鱼精蛋白拮抗肝素。

2. 全身肝素化

手术中患者全身肝素化，手术中出血立即吸入贮血器内，经去泡、过滤后及时输回体内，术毕用硫酸鱼精蛋白拮抗肝素。

3. 细胞洗涤机清洗

手术中出血吸入细胞洗涤机，用生理盐水洗涤，将血液中的组织碎片、杂质、血浆蛋白、血小板、游离血红蛋白、抗凝剂等成分洗涤后抛弃，仅保留红细胞，洗涤后血细胞比容可高达 70%。某医院麻醉科曾观察 57 例手术，平均每例洗出红细胞为（836.3±360.3）mL，占手术总用血量的 31.5%。我们在大血管手术的同时采用麻醉后放血及 cell saver 技术，围手术期减少库存血用量达 49.2%，临床效果非常显著。

4．血浆分离技术

血浆分离技术用专门器械，在手术前数天或在麻醉后进行。将患者静脉血液引入仪器内，从血液中分离出血小板、富含血小板血浆和乏血小板血浆，而将分离出的红细胞立即输回患者，血小板在低温麻醉后回输给患者，由于保存了血小板功能和凝血因子，可减少术后出血。

5．低温麻醉装置内血液再利用

低温麻醉结束，机器内尚余相当数量的血液，有时多达数千毫升，如果回收并合理利用，可明显减少库存血的用量。机器余血的利用有以下几种方法。

（1）直接回输：低温麻醉结束，根据患者动脉血压及中心静脉压，将机器内余血经主动脉插管或患者周围静脉直接输入，此法简便易行，效果显著。存在的问题是此血血红蛋白含量偏低，影响携氧功能，血内含有游离血红蛋白、组织及细胞碎片、激活的凝血因子、炎性介质等，在心、肾功能差时应慎重，预防带来的术后并发症。因此，应掌握其适应证：①患者心、肾功能较好；②低温麻醉时间不长，无明显血红蛋白尿出现。输入机器血要用鱼精蛋白拮抗血内肝素，一般每 100 mL 肝素血用鱼精蛋白 5 ~ 10 mg，且需用 ACT 监测拮抗效果。

（2）离心后回输：将机器余血经过离心后再输入，与直接回输相比，优点是去除部分水分及血浆中杂质，使血液浓缩。

（3）细胞洗涤机清洗：经清洗后，保留浓缩红细胞，去除血浆及其中成分，对提高机体携氧能力有明显效果。

（4）超滤技术：用超滤器连接在低温麻醉动、静脉管道之间，滤过机器余血，可减少机器内血液的水分，减少机体水负荷，血红蛋白及血浆蛋白浓度明显上升，提高患者术后抵抗力。

## 八、术后并发症早期发现和治疗

### （一）术后出血

低温麻醉后有 10% ~ 20% 的病例出血较多，需输入液体及血液，其中 3% ~ 5% 的出血严重者需再次手术。大血管手术后出血除外科原因外，还因为血管本身病变及组织结构异常。人工血管吻合处易发生渗漏，如果人工血管本身质量不好更易发生出血，最为严重的是吻合口脱开大出血，往往致命。术后对出血的观察和早期发现最为重要，以下几点可供决定再手术时参考。

（1）引流液量：术后 1 小时 > 10 mL/kg，任何 1 小时 > 500 mL，2 小时内达 400 mL。

（2）X 线检查纵隔影增宽，有心脏压塞或循环休克症状。

（3）如果出血凶猛，应当机立断，紧急止血或进行抢救手术。

## （二）意识障碍

手术后除外麻醉药物因素，患者意识恢复缓慢，清醒延迟或清醒后发生再昏迷、谵妄、躁动、癫痫、偏瘫、单瘫、失语、视力障碍、幻觉、认知障碍、定向障碍及记忆力下降等都应怀疑有中枢神经并发症，应尽早确诊，积极治疗，如病情需要，可考虑高压氧治疗。

## （三）脊髓及周围神经损伤

脊髓供血如受到手术影响，将因不同供血区出现不同临床表现，如下肢瘫痪、无力、急性尿潴留、痛觉减退、体温下降、出现病理反射等。周围神经受损伤，临床症状更为多样化，如臂神经丛损伤使手运动无力，感觉异常，三头肌反射减弱。尺神经受损可有手无力。腓神经受损有足下垂等，术后应根据大血管病变部位，采用适宜的手术方法，仔细观察，及时检查，早期发现异常，尽快治疗。

## （四）肺、消化道、肾等脏器损伤

1. 肺

手术中对肺的牵拉、挤压，胸—腹动脉瘤手术要做胸腹联合切口，大切口对术后呼吸的影响应妥善处理。支气管插管对侧肺萎陷、不张及缺氧，术后表现为血痰、呼吸功能下降，机械通气时应考虑这些因素。

2. 消化系统

腹主动脉或夹层动脉瘤手术可累及腹腔动脉、肠系膜动脉，引起消化道出血、坏死，临床表现便血、肠梗阻、腹痛等症状。如果发生肝缺血缺氧，可有发热、恶心、食欲下降、黄疸等症状。

3. 肾

肾功能不全在胸—腹主动脉瘤及低温麻醉阻断主动脉中并不少见，如同脊髓损伤，迄今还不能完全避免。这类并发症除术中、术后原因外，还与术前患者状态有关，如有低心排、肾供血不良、肾血管硬化、慢性肾小球肾炎等。预防应从整个围手术期着手。术后注意通过药物及辅助循环等方法提高心排血量、血压，防止血管收缩或感染。如出现尿少、尿闭、血尿，应立即进行尿及血液化验检查。急性肾衰竭病死率为10%～20%，严重者高达27%～53%。立即用呋塞米、甘露醇等利尿，调整循环功能，提高心排血量和血压，禁用对肾有毒性的药物。如控制无效并出现以下症状，应考虑用血液透析：①尿毒症状；②严重代谢性酸中毒；③高血钾；④血小板功能不全导致出血；⑤血浆尿素氮＞100 mg/L，血浆肌氨酸酐＞10 mg/L。透析方法有多种，除常用血透析和腹膜透析外，还有静脉血液透析等。

（王新程）

# 第三章　胸外科手术麻醉

## 第一节　肺切除术

肺切除术是治疗肺内或支气管疾病的重要外科手段，常应用于肺部肿瘤、药物难以治愈的感染性疾病（肺结核、肺脓肿）、支气管扩张、肺大疱等疾病的治疗。根据不同病情可分为全肺切除术和部分肺切除（包括肺叶切除、肺段切除或楔形切除）。此外，因病变累及范围增大，可能采取支气管或肺动脉袖式切除术、胸膜肺切除等特殊手术方式。

肺切除术对肺隔离技术要求较高，熟练掌握各种肺隔离技术和正确应对各种通气和换气功能异常，减少肺损伤，强调肺保护是肺切除术麻醉管理的关键。

### 一、麻醉前用药

一般无特殊要求。哮喘及喘息性支气管炎患者避免使用吗啡；抗胆碱药可能引起患者的不适，不宜在麻醉前给药，术中需要时应用即可。

### 二、麻醉方式的选择

肺切除术目前基本在支气管内麻醉下完成，全身麻醉方式可选择有全凭静脉麻醉、静吸复合麻醉、静脉或静吸全身麻醉联合硬膜外阻滞或椎旁阻滞麻醉等。

### 三、选择适当的肺隔离技术

双腔支气管导管仍是最常用的选择，在确定不涉及左总支气管的手术，可常规使用左侧双腔支气管导管，因为右总支气管的解剖特点，决定了右侧双腔支气管定位准确率低、术中移位率高。上海市胸科医院基本选用手术对侧双腔支气管导管，即右胸手术选左侧双腔支气管导管，左胸手术选右侧双腔支气管导管，可取得良好的肺隔离效果。Univent 管和支气管阻塞导管，也可以灵活地运用于肺叶手术，但吸引管细，不适用于湿肺患者，现在支气管阻塞导管基本取代了 Univent 管。在特殊情况下，单腔管也可以灵活地延长成为支气管导管，实施单肺通气。

## 四、麻醉中处理的要点

### （一）呼吸功能的维护

**1. 保持对气道的控制**

改变体位、手术牵拉等可使双腔支气管导管位置改变而影响通气，随时进行纤维支气管镜检查是最有效的调整方法，此外也可请手术医师探查气管隆嵴处导管位置，辅助调整定位，简便有效。

**2. 采用个体化的通气模式**

依据患者情况，选择容量控制通气，潮气量 6～8 mL/kg，呼吸频率 12～14 次 / 分，术中必要时通气侧肺用呼气末正压通气（PEEP）5 cmH$_2$O，非通气侧肺用持续气道正压（CPAP）2～5 cmH$_2$O，可减少单肺通气时肺内分流，从而减少低氧血症的发生。单肺通气中高流量纯氧维持氧合并非必须。高流量麻醉或手术时间长时，应当加用人工鼻保持气道的湿化。

**3. 适时气道内吸引**

在改变体位、处理气管后及患肺复张前，应常规进行气道内吸引，注意无菌要求，且吸引健侧肺与患侧肺时应常规更换吸引管。

**4. 及时纠正低氧血症**

基于缺氧的危害及患者对缺氧的耐受能力较差，一旦出现低氧血症，应积极采取应对措施。术中低氧血症最常见的原因是双腔支气管导管位置不当，一般调整位置、适当提高吸入氧浓度均可避免低氧血症，但要注意避免过高气道压或过大潮气量等肺损伤因素。对于原有肺疾患者可采用允许性高碳酸血症的策略，但长时间的高碳酸血症终究为非生理状态，条件允许的情况下可作适当调整，采用个体化通气模式，既满足机体代谢的需求，又避免造成肺损伤。

### （二）维护循环功能的稳定

**1. 保证机体有效循环血量**

术前的禁饮禁食、开胸手术的体液蒸发及创面的失血等均可导致患者有效循环血量的不足，因此，在诱导前应适当补液，避免麻醉中因低容量导致低血压而匆忙以缩血管药物来维持血压。

**2. 控制输液量**

避免输液过多引起肺水过多，甚至肺水肿，在心、肾功能健全的患者单纯输液引起肺水肿罕见，但是在全肺切除时，相当于瞬间缺失了一个低阻高容的容量器官，余肺要承担全身循环血量，故输液量应加以控制。输液量以满足机体最低有效灌注的容量为目标，实施体液平衡管理，避免肺水过多，严密监测中心静脉压，尤其是要注意中心静脉压与动脉压和末梢组织灌注的关系，对指导输液有益。

3. 心律失常的处理

肺切除手术术中及术后心房颤动的发生率较高，多见于高龄、男性患者，尤其是在淋巴结清扫时。术中使用钙通道阻滞剂或 β 受体阻滞剂是否可以减少发生，还有待观察；但对术中心率增快、血压增高或房性期前收缩增多的患者，提示心脏在手术操作过程中易受激惹，推荐在维持适宜麻醉深度的基础上，运用瑞芬太尼降低心脏的应激性。一旦术中发生心房颤动，在不伴有过快心室率和不影响血流动力学稳定性的情况下，暂不做处理，但必须检查血钾等电解质水平；对伴有快心室率、循环受干扰明显者，则可用 β 受体阻滞剂或胺碘酮来控制心室率，同时检查通气效果、氧合状况和麻醉深度并予以调整。如体位方便，也可考虑术中电复律。如进入 PACU 仍处于房颤状态，待调整患者内环境及体温正常后，在麻醉状态下行同步电复律，以减少持续心房颤动所致的不良后果；但对于有严重心脏疾病患者则需慎重考虑，可与心内科共同会诊后处理。在处理肺门，尤其是左侧开胸或心包内肺切除患者，还需注意手术操作可能诱发的心搏骤停。严密观察有创动脉压波形，可以及时发现心电图受干扰时的心搏骤停，一旦出现，即嘱外科医师暂停操作，鉴别心搏骤停的类型，对于心脏停搏或无脉电活动，外科医师行心脏按压的同时，立刻经中心静脉给予阿托品或后续使用肾上腺素；对于心室颤动的患者，在外科医师行心脏按压的同时准备除颤器，依据心电图室颤波形，必要时加用肾上腺素后电击除颤。有创动脉压波形是心脏按压是否有效的良好提示。只要处理得当，均可在短时间（3 分钟）内复苏，对麻醉恢复期无明显影响。

### （三）术中维持适宜的麻醉深度，术后早期避免呛咳

术中适当的麻醉深度十分重要。肺门周围神经丰富，探查操作时心血管反应较大，麻醉过浅时，刺激气管易引起强烈的膈肌抽动，应当避免在处理肺血管时吸痰，必须吸引前亦应适当加深麻醉并告知外科医师。目前 BIS 脑电监测和肌肉松弛监测是较为有效的监测方法。此外，在麻醉恢复期也要注意避免躁动与呛咳，以防血管结扎处脱落造成大出血，有效的镇静、镇痛格外重要。

（武毅鹏）

# 第二节　气管重建术

气管重建术的开展主要归功于外科医师与麻醉医师紧密协作，克服了气管重建手术时难以维持足够的通气这一难关，更多地保留了健康肺组织及肺功能。

## 一、设备准备

为了维持术中的通气，往往需要准备多条无菌气管导管及两台麻醉机。麻醉机应能供应高流量（10 L/min）氧，便于诱导时用于纤维支气管镜，并需有长臂喷喉器或用注射器及细长针套上细塑料管，便于向气管内喷入局部麻醉药。气管导管应准备 20 ~ 30F 各型号备用，适合气道的理想型号为 28F，相当于外直径 9 mm 粗，有利于气管内吸痰，允许外科医师进行气管操作及缝合。还应准备无菌附螺纹管钢条的气管导管，便于在切断气管断端应用。另外，也应准备延长导管，以便插入支气管后续接延长管，所有导管均应附充气套囊，有利于正压通气。如准备高频喷射通气，应另备喷射用细导管或特别的气管袖状切除喷射导管。

## 二、麻醉前评估

首先要了解呼吸困难的程度，特别要了解有无随体位变动而出现气道梗阻的现象，以便在全身麻醉诱导时避免可能导致气道梗阻的体位。颈段气道梗阻可显示高、尖吸气及呼气声，参照胸部 X 线正位、侧位和斜位片及 CT 等影像结果判断病变性质、气道梗阻部位、狭窄程度。麻醉前争取用纤维支气管镜确定狭窄部位及性质，以便准备合适的气管导管。

除了急性气道梗阻之外，术前应做肺功能检查，特别是 1 秒用力呼气量（FEV₁），如呼气流量峰值与 FEV₁ 之比 ≥ 10：1，即显示有气道梗阻。有严重气道障碍者，术前应给以预防性处置，包括吸入高浓度氧治疗、湿化气道及局部雾化吸入肾上腺素或甾醇类，有助于防止气管壁水肿，减少梗阻加剧。如梗阻不缓解，仍需准备紧急气管插管。

## 三、麻醉监测

除了血压外，应监测心电图、脉搏血氧饱和度及经食管测听呼吸音、心音，后者也有助于术者在术野鉴别食管。如应用桡动脉插管测压，应在左桡动脉置管，因无名动脉绕过气管，术中易受压，使右桡动脉测不到血压。呼气末 CO₂ 测定也有很大意义。

## 四、麻醉诱导

气管重建手术的麻醉关键是诱导中解决气道梗阻，维持中要保证气管病变切除及重建过程中的适当氧供及排出 CO₂。

1. 诱导方法

诱导方法取决于气道梗阻程度，梗阻不明显也可常规用静脉快速诱导。如气道高度梗阻，应选用强效吸入麻醉药，如恩氟烷、氟烷或异氟烷平顺地吸入诱导，并先用面罩高浓度氧吸入及排氮，尽量保持自主呼吸，多可维持足够的气体交换。也可静脉注入羟丁酸钠诱导，插管前先用局部麻醉药喷喉及气管，使气管插管时从容不迫，选插合适导管，必要时还可用小儿纤维支气管镜协助，使气管导管插过狭窄口或肿瘤。同时应高度警惕，一旦肿瘤碎片脱落或出血，需立即吸引或用气管镜及钳子钳出，也可减浅麻醉，让患者自行咳出。如颈部气管病变发生严重窒息，也可先行气管造口，再行诱导较为安全。麻醉维持中应采用手法控制，使呼吸较为轻柔。

2. 上段气管重建术

上段气管重建术多取仰卧位，领口切口或加"T"形切口纵劈胸骨。如狭窄在声门下，一般气管插管无法使套囊过声门封闭气道，常需采用 20 ～ 28F 带套囊的细导管通过狭窄处才能密闭气道。中段气管狭窄，有时管径在 5 mm 以下，可在气管镜协助下扩张狭窄处，但有出血及穿孔危险，应立即将套囊充气，以防血液流入肺内，也可用直径 4 mm 的细硅胶管通过气管导管插过狭窄处，可收到良好的效果。如气管导管套囊可以通过声门，虽导管不能通过狭窄处，也常可改善通气，可能与导管对气管的支撑和正压通气增加通气量有关。

术野插入气管导管的方法（图 3-1）：如气管导管越过病变部位，则病变部位切除后，应将气管导管退至吻合口近端，套囊充气后，加压检验缝合口有无漏气。如气管导管不能通过狭窄部位或需做袖状切除，可请术者在狭窄远端气管缝两条支持线，再切断病变远端气管，迅速将无菌气管导管插入远端气管并充气，连接麻醉机维持通气。切除病变气管后，先对端缝合气管后壁后，即拔除手术野气管导管，同时将原来经口的气管导管深插，通过气管切口远端并使套囊充气，继续用麻醉机维持通气及吸入麻醉。待气管前壁缝合后，还应将气管导管退至缝合口近端，并将套囊充气，再加压通气检验缝合口有无漏气，同时使头前屈。

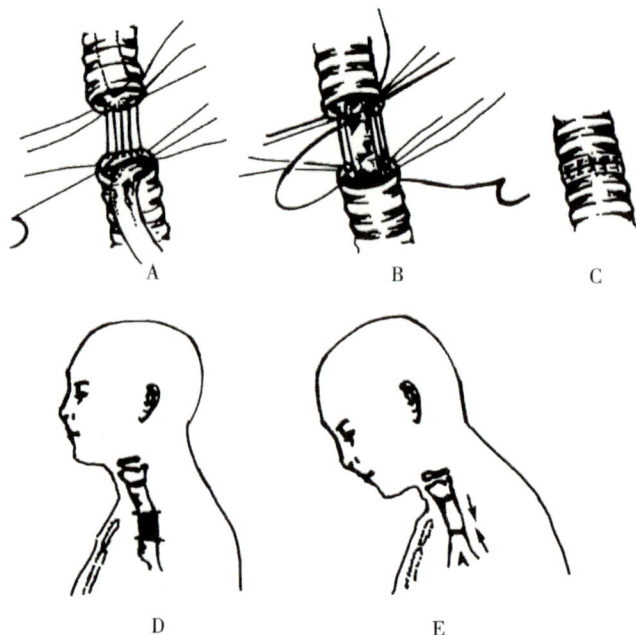

**图 3-1　术野插入气管导管的方法**

### 3. 下段气管重建术

下段气管病变，如能容纳气管导管（图 3-2A），可应用双套囊支气管导管通过病变气管，插入左主支气管进行单肺通气（图 3-2B）。待病变部位切除缝合后，再将支气管导管退至气管缝合口近端并将套囊充气（图 3-2C），加压通气检验缝合口有无漏气。

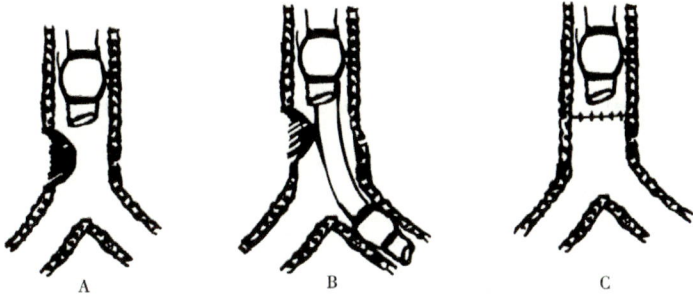

**图 3-2　支气管导管超越病变部位插入左主支气管**

如预计支气管导管不能通过狭窄处，也如上段气管重建术，插入双套囊支气管导管于气管狭窄处上方（图 3-3A），待切断气管病变远端，将另一无菌气管导管插入左主支气管并将套囊充气（图 3-3B），连接麻醉机进行单肺通气。同样在切除病变后，对端缝合气管后壁（图 3-3C），然后拔除经术野插入的气管导管，再将原支气管内导管深插入左主支气管，连接麻醉机，并分别将支气管及气管套囊充气（图 3-3D），维持通气及吸入麻醉。待气管前壁缝合后，再将支气管导管退至气管缝合口近端，加压检验缝合口有无漏气。

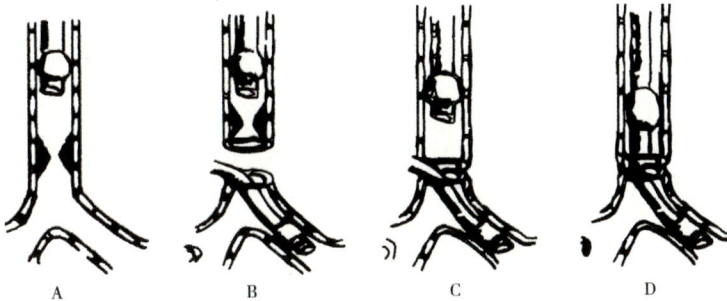

**图 3-3　另一气管导管经术野插入左主支气管**

### 4. 气管隆凸切除术

气管隆凸切除术后需要气管与左、右主支气管分别进行端端吻合及端侧吻合（图 3-4A），如同气管重建术先插入支气管导管至气管内，待切断左主气管后将无菌气管导管插入左主支气管远端（图 3-4B）。连接麻醉机，开始左肺通气后，再行剥离及切除隆凸病变并使右主支气与气管缝合，再将原经口支气管导管插入右支气管口（图 3-4C），再在气管壁造口与左主气管进行端侧缝合，最后将导管退至缝合口近端，加压检验有无漏气。

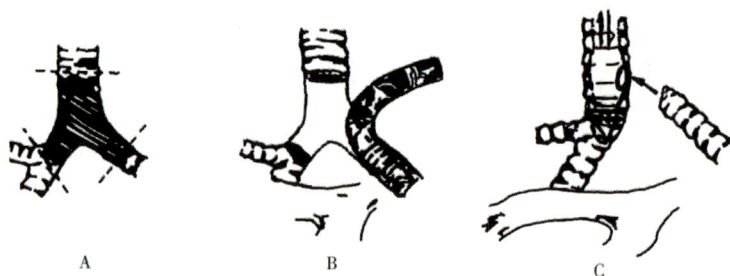

**图 3-4　气管隆凸切除，左、右支气管分别与气管吻合**

### 五、高频通气的应用

气管重建手术时也可应用高频喷射通气（HFJV）代替上述气管插管间歇正压通气。可以用较细喷射导管，便于气管病变切除及缝合。缺点为有时不易使导管通过，呼气时可以溢出空气，导管易被血块堵塞或移位，易误吸血液，很难喷射高压。20 世纪末开始成功应用高频正压通气于气管重建术。可以用较小的潮气量（50～250 mL）、较快频率（50～150 次／分）经较细导管喷射。所以不妨碍手术野，术中不阻断通气。持续气流很少受血液及尘埃污染，肺及纵隔摆动小，以及产生持续气道正压而不使肺萎陷。

### 六、术后处理要点

气管重建术的患者，由于气管部分切除而缩短，术终必须使患者保持头屈位，以减轻气管缝合处张力。如肺实质没有病变，尽早在手术室内平卧位下拔去气管导管，因为拔管后可能出现窒息意外而需再次插管，在手术室中处理较为安全。早期拔管还可减轻套囊对气管壁的压迫而避免缺血。

术后应用多个枕头保持头屈位，胸部 X 线检查确诊无气胸。由于隆凸或气管部分切除，分泌物排出功能障碍。需要很仔细地经鼻吸引分泌物及盲插管内吸痰，有时因痰量过多还使用纤维支气管镜吸痰，可能的并发症如气管缝合口穿孔、水肿及气道梗阻。一旦通气不足，需要再次气管插管时，应用小儿纤维支气管镜协助插管，并应注意尽量用较小气道压及较短时间。争取不超过 3 日。喉水肿很少发生，偶尔发生于高位气管缝合或有喉疾病史者。可用地塞米松及肾上腺素稀释后每 4 小时喷雾 1 次进行预防。如已有喉水肿及声音嘶哑时，应每 2 小时喷雾 1 次，持续 24 小时。

（武毅鹏）

## 第三节　纵隔手术

纵隔是两侧纵隔胸膜之间所有器官的总称。纵隔内的器官主要包括心包、心脏及出入心的大血管、气管、食管、胸导管、神经、胸腺和淋巴结等。现常用纵隔的四分法分区，即以胸骨角平面为界，将纵隔分为上、下纵隔。下纵隔又以心包的前、后面为界分为 3 部分：心包前面与胸骨之间为前纵隔，心包及大血管所占据的区域为中纵隔，心包后面与脊柱之间为后纵隔（图 3-5）。

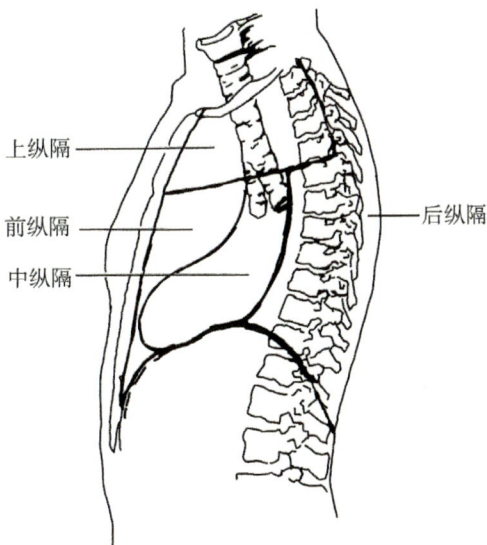

图 3-5　四分法纵隔分区

## 一、常见纵隔疾病及麻醉处理中的注意事项

　　纵隔病变除了创伤外，主要为肿瘤。常见的纵隔肿瘤有神经源性肿瘤、畸胎瘤、皮样囊肿、胸腺瘤、纵隔囊肿、胸骨后甲状腺肿、淋巴源性肿瘤及其他如食管癌及支气管肿瘤等。大多数纵隔肿瘤为良性肿瘤，由于纵隔肿瘤逐渐增大，可产生周围脏器的压迫症状和恶变（如胸腺瘤和畸胎瘤等），因此，一经诊断，应早期手术切除肿瘤。纵隔肿瘤手术麻醉处理的要点见图 3-6。无临床症状的小肿瘤，麻醉处理无特殊；肿瘤增大致气管、支气管、心、肺、血管受压时可危及生命，尤其是气道受压的患者麻醉处理中存在致死性气道梗阻的风险。因为气道压迫阻塞可发生在气管分叉处，此时如果用单腔气管导管，受压部位处于气管导管的远端，自主呼吸消失可导致气道梗阻加剧，因此，远端气道未能受控之前禁用肌肉松弛药，如果手术必需肌肉松弛时则建议选择双腔支气管导管，以确保非受压一侧支气管的通畅，如果双侧支气管都受压，则不宜全身麻醉。对于有气管压迫和扭曲的患者，气管插管时，导管口贴在气管壁上或者导管通过狭窄部分时，管腔可被完全堵塞或形成一锐角，这种情况也可引起气道的完全梗阻，可在纤维支气管镜引导下明视插管，导管需通过气道最狭窄处。尽可能采取患者平时喜爱的体位及姿势，此常为呼吸道受压程度最轻的体位。诱导插管后，由于肌肉松弛药、重力及体位等的影响，部分患者可出现巨大肿瘤压迫肺叶致肺不张、低氧、气道压增高等，需要调节体位达到最佳状态，必要时须手

术医师密切配合，麻醉一旦成功，即进胸托起肿瘤，以解除对肺叶及气道的压迫。对于肿瘤压迫心脏、大血管的患者，应采取最佳体位，使心脏受压最轻，并尽快手术解除压迫。麻醉恢复期提倡在手术后尽早拔除气管导管，首先要完全逆转肌肉松弛药的作用，其次要避免苏醒期患者咳嗽，防止肿瘤切除吻合处或缝扎处缝线脱落、出血。严密监测患者呼吸功能和状态的变化，对原有肺及大血管受压者，拔管前后应做好紧急再插管及气管切开的准备。

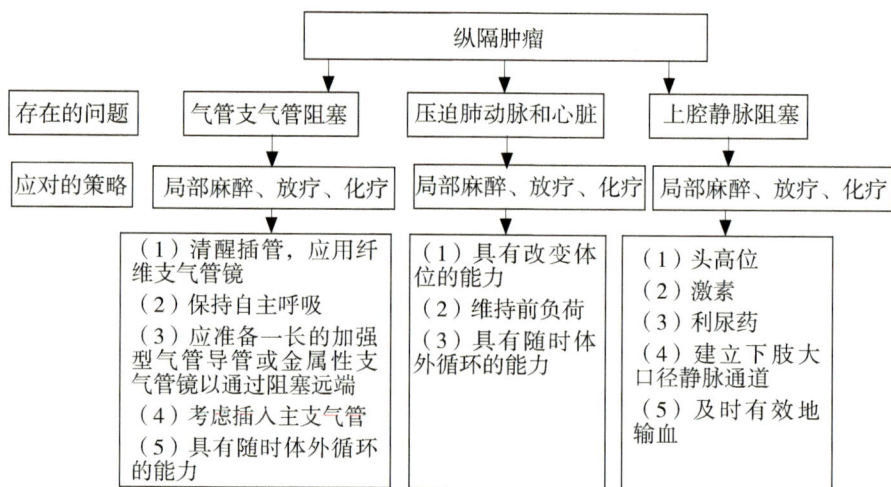

**图 3-6　纵隔肿瘤手术麻醉处理的要点**

除了上述共性问题外，针对不同的纵隔肿瘤，麻醉处理中有些特殊的问题需要注意。

1. 神经源性肿瘤

多发生在后纵隔的交感神经链或肋间神经上，手术范围大，术中出血多，因此，必须建立足够的静脉通路。此外，儿童较易并发有其他畸形（脊柱侧弯、先天性心脏病、气道异常等），术前检查及麻醉中应注意。

2. 胸腺瘤

多发生在前上纵隔，个别可在中、后纵隔。有 30% ～ 40% 的患者并发重症肌无力（myasthenia gravis，MG）。因此，对于胸腺肿瘤患者术前应明确诊断是否存在 MG。MG 根据临床表现按改良 Osserman 分为 5 型。Ⅰ型：单纯眼肌型，脑神经最早受累，表现为上睑下垂、复视；Ⅱa 型：轻度全身型，呼吸肌不受累，延髓肌未受累；Ⅱb 型：中度全身型，呼吸肌不受累，延髓肌受累，出现吞咽障碍，饮水呛咳和口腔清除反应障碍；Ⅲ型：急性暴发型，起病急，数月后延髓肌受累，半年内出现呼吸肌麻痹；Ⅳ型：迟发性全身肌无力型；Ⅴ型：肌无力伴肌萎缩型。如有 MG 症状，术前应药物控制，常用抗胆碱酯酶药溴吡斯的明口服治疗，该药治疗有效剂量的个体差异较大，目前主张术前用最小有效剂量以维持足够的通气功能和吞咽、咳嗽能力，并在术前减量至 1/3 ～ 1/2；有些患者术前可能还应用了肾上腺皮质激素治疗。因此，对于 MG 患者需要注意其体内胆碱酯酶及激素的水平，滴定监测下应用肌肉松弛药，避免用氨基糖苷类抗生素，如果病情严重，在麻醉期间可以补充血浆，降低体循环乙酰胆碱受体抗体。拔管前要充分评估，待呼吸功能及保护性气道反应恢复后拔管。拔管后严密监护，对于术前口服溴吡斯的明治疗的患者，术后 2 小时应恢复术前用药（不能口服，可经胃管给药）。病情严重者（术前延髓性麻痹史、乙酰胆碱受体抗体浓度 > 100 nmol/L、术中失血 > 1 000 mL）容易发生肌无力危象，需注意与胆碱能危象相鉴别（表 3-1）。

**表 3-1　肌无力危象和胆碱能危象的鉴别**

| 鉴别要点 | 肌无力危象 | 胆碱能危象 |
| --- | --- | --- |
| 抗胆碱药 | 有效 | 症状加剧 |
| 分泌物 | 不多 | 多 |
| 出汗 | 正常 | 大汗 |
| 肌肉跳动 | 无 | 明显 |
| 肠蠕动 | 正常 | 增强（肠鸣音亢进） |

3. 畸胎类瘤和囊肿

常见于儿童和年轻患者，可为实质性或皮样囊肿。由于其组成结构复杂，其中任何一种组织都可能发生恶变，故诊断后常选择手术治疗。畸胎瘤还可穿破入肺组织或支气管，从而导致感染，甚至痰液中可排出肿瘤的内容物如毛发等。麻醉的处理取决于肿瘤对周围脏器是否有压迫及是否存在肺部感染、湿肺等，重点是对呼吸道的控制。

4. 淋巴瘤

常发生在前纵隔和中纵隔。淋巴瘤的治疗有赖于病理诊断，故对于不能取得外周浅表淋巴结（如锁骨上、腋下淋巴结）活检的患者，获取纵隔内病理组织成为手术的适应证。但此类患者的麻醉必须权衡利弊，在风险可控的情况下实施麻醉，如果风险达到威胁患者生命的程度，则应考虑 CT 引导下穿刺或先行放疗，使得肿瘤缩小后再实施麻醉。如手术仅为活检，因手术后局部水肿，气道受压情况可能会加重，应注意防范。

5. 胸骨后甲状腺

胸骨后甲状腺可为迷走甲状腺腺瘤，较常见者为甲状腺叶下极腺瘤移入胸内，其特点为肿瘤与气管关系甚为密切。由于主动脉弓及其大分支的走向关系，无论是甲状腺左叶还是右叶下极的腺瘤，移入胸内时，常顺主动脉的斜坡偏向纵隔右侧。巨大胸骨后甲状腺可压迫气管，导致呼吸道阻塞，麻醉管理的重点是气道处理，包括手术结束后拔管前必须确认无气管软化才能拔管。

## 二、前纵隔巨大肿瘤患者麻醉处理的特殊性

前纵隔巨大肿瘤在麻醉诱导时可发生威胁生命甚至致死性呼吸道梗阻或循环虚脱，故对其麻醉处理的某些问题再作强调。

术前注意症状和体征，如仰卧位即呼吸困难或咳嗽，提示呼吸道并发症的发生率增加；晕厥或心外流出道梗阻症状则反映心血管并发症的危险性增加。颈、胸部 CT 检查可显示肿块的位置、范围、气道受累情况；心脏超声检查则用于评估心脏、体血管和肺血管的受压情况。

麻醉风险评估中重要的是考虑患者的诊治方案是为了诊断还是治疗。如果为了诊断性操作，呼吸系统 CT 扫描、肺功能流速—容量环以及超声心动图检查评估肿瘤的解剖位置，如果 3 种检查结果之一为阳性，即使无呼吸困难的症状，采用全身麻醉在儿童或成人均属于高危，建议尽可能采用局部麻醉、清醒、CT 引导下的穿刺活检术，其诊断的精确性在90% 以上。

一旦明确诊断，如果需要手术治疗，则需进一步确定安全的麻醉方案。全身麻醉诱导必须在心电图、脉搏血氧饱和度、呼气末二氧化碳和有创动脉血压监测下进行，保留自主呼吸直至呼吸道得到控制，值得注意的是，即便保留了自主呼吸也有可能是不安全的。如果在诱导前 CT 显示无终末气管受压，可以顺利插入气管导管，清醒气管插管是可能的。如果需要肌肉松弛，第一步必须确认手控正压通气有效，然后应用短效肌肉松弛药。如果发生气道或血管进一步受压，则必须立刻手术显露，故麻醉诱导前外科医师应洗手准备随时手术。术中威胁生命的气道受压可用下列方法应对：重新翻动患者体位（回到诱导前或患者较少出现症状的体位）或应用硬质气管镜经过远端阻塞部位通气。麻醉诱导插管后，由于肌肉松弛药、重力及体位等的影响，部分患者可出现巨大肿瘤压迫肺叶致肺不张、低氧血症、气道压增高等，需要调节体位达到最佳状态，必要时须让手术医师配合，立刻进胸托起肿瘤，以解除对肺叶及气道的压迫。对于麻醉诱导后威胁生命的心脏、血管受压情况减浅麻醉的做法是无效的，只有立刻正中胸骨劈开，术者提升肿瘤，使肿瘤离开大血管方可缓解。对术前评估后认为不能保证诱导后呼吸、循环功能者，可在体外循环下进行手术。麻醉恢复期则排除气管软化后才能拔管，注意术中对受压部位的直视观察，并在拔管前先放气囊后观察，拔管时可在气管导管内先置入较细的交换导管，一旦拔除气管导管后有问题，可以顺着交换导管再次插管；另外也可在拔管时经气管导管置入纤维支气管镜明视观察，如无气管软化则拔除气管导管。巨大纵隔肿瘤如果术中循环波动明显，则可能术后仍需要循环支持。

## 三、上腔静脉综合征患者麻醉的注意事项

上腔静脉综合征是上腔静脉的机械阻塞引起的。其发生原因包括支气管肺癌、恶性淋

巴瘤、良性病变如中心静脉高营养、起搏器导线产生的上腔静脉血栓、特发性纵隔纤维化、纵隔肉芽肿及多结节性甲状腺肿。上腔静脉综合征的典型特征包括上半身表浅静脉怒张、面颈部、上肢水肿，胸壁有侧支循环静脉和发绀。静脉怒张在平卧时最明显，但大多数病例在直立时静脉也不会像正常人一样塌陷。颜面部水肿明显，眼眶周围组织肿胀以至于患者不能睁眼，严重的水肿可掩盖静脉扩张症状。大部分患者呼吸道静脉淤血和黏膜水肿可引起呼吸道梗阻症状（呼吸急促、咳嗽、端坐呼吸）；此外，还可因脑静脉回流障碍引起脑水肿致意识、精神、行为改变。由于上腔静脉综合征患者有时病因不明，有时需要行纵隔镜或小切口下取组织活检明确诊断；有时则可能拟行上腔静脉解压术而需要实施麻醉。

麻醉处理的关键仍是呼吸和循环的管理。呼吸系统主要是气道问题，面颈部的水肿同样可以出现在口腔、口咽部和喉咽部。此外，呼吸道还可能存在外部的压迫和纤维化，正常运动受限或存在喉返神经损害。如果疑有气道受压，按照巨大前纵隔肿瘤的麻醉处理。为减轻气道水肿，患者常以头高位被护送到手术室。在麻醉诱导前，所有患者均行桡动脉穿刺置管。根据患者情况，术前可从股静脉置入中心静脉导管作为补液通道，颈内静脉置管则用于监测及必要时可作为引流以减轻脑水肿。如果诱导前患者必须保持坐位才能维持呼吸，那么应选择使用纤维支气管镜或喉镜清醒插管。

由于中心静脉压过高，加之术野组织的解剖变形，术中出血是主要的问题之一，故应充分备血。

术后特别是纵隔镜、支气管镜检查后，上腔静脉的压迫并没有解除，可能发生急性呼吸衰竭而需气管插管和机械通气。这种急性呼吸衰竭的机制尚不清楚，但最有可能的是，上腔静脉综合征可引起急性喉痉挛和支气管痉挛，呼吸功能受损、肿瘤增大可加重气道的阻塞。因此，这些患者应常规监护。

（孙浩翔）

## 第四节　食管手术

食管起自颈部环状软骨水平，终止于第 11 或第 12 胸椎，直径约 2 cm，长 25 cm。在颈部位于气管后，进胸后微向左侧移位，在主动脉弓水平又回到正中，在弓下再次向左移位并通过膈肌。行程中有 3 个狭窄，分别位于颈部环状软骨水平、邻近左侧支气管水平与穿过膈肌水平。食管外科将食管人为地分为 3 段，即环状软骨水平至近胸廓入口处（$C_6 \sim T_1$）为颈段食管，胸廓内部分（$T_1 \sim T_{10}$）为胸段食管，膈肌水平以下为腹段食管。

食管手术的麻醉管理应考虑患者的病理生理、并存疾患和手术性质，以降低影响食管手术患者预后的两大主要并发症（呼吸系统并发症和吻合口瘘）的发生率。食管疾病本身影响进食，可造成患者营养不良，大部分食管手术操作复杂，对机体的创伤大。食管疾病常伴吞咽困难与胃食管反流，手术操作过程中有可能引起肺部机械性损伤，容易造成术后肺部并发症，故气道保护和肺保护是食管手术麻醉考虑的重点。预防误吸的措施包括避免气管插管时的咽喉部损伤、半卧位插管。食管手术的死亡率已降低至 5% 以下，但高龄、肿瘤分期不良、肺功能、糖尿病、心血管功能不全、全身情况差及肝功能减退与术后发病率及死亡率增加相关。微创食管手术后患者早期获益明显，康复快，但远期效果还有待观察。食管手术吻合口瘘的原因多与手术相关，少数为胃肠缺血。因此，对麻醉医师而言，重要的是维持术中良好的循环功能，保证有效的胃肠血液灌注。

胃肠道接受迷走神经和胸交感神经的调节，胸部硬膜外阻滞可阻滞交感神经，使血管扩张、胃肠血流增加。另外，如果血管扩张引起低血压则可使胃肠血流降低。因此，如果采用硬膜外阻滞必须在血管扩张的同时补充容量、维持血流动力学的稳定，以保证胃肠血供，促进吻合口生长。

## 一、麻醉前评估

食管手术术前访视中应注意的问题主要有以下 3 方面：营养状况、食管反流误吸和肺功能。

食管疾病患者常伴有吞咽困难、摄入减少，加上恶性疾病的消耗，可造成长期的营养不良。营养不良对术后恢复不利，因此术前应改善患者的营养状况。长期摄入减少的患者可能有低血容量。食管癌和食管远端损伤甚至与酗酒有关，患者可有肝功能异常、门静脉高压、贫血、心肌病和出血倾向。术前已行化疗的患者一般情况可能更差。食管功能障碍易引起反流，长期的反流易导致慢性误吸。大多数食管手术患者有误吸的危险，对这类患者的麻醉前评估中要注意是否存在反流的症状。反流的主要症状有胃灼热、胸骨后疼痛或不适。对有误吸可能的患者还应进行肺功能评估并进行合理治疗。食管疾病引起反流误吸的患者多存在肺功能障碍。恶性食管疾患的患者可能还有长期吸烟史。对这些患者应行胸部 X 线检查、肺功能检查与血气分析以了解肺功能状况。术前采用胸部理疗、抗生素治疗、支气管扩张药治疗，必要时可使用激素改善肺功能。

## 二、麻醉前用药

食管手术患者反流误吸的发生率增加，这类患者术前镇静药的用量应酌情减量。气管插管（特别是双腔支气管插管）和手术刺激可造成分泌物的增加，可考虑使用抗胆碱药（阿托品）。对误吸高危患者还应使用抗酸药（西咪替丁或雷尼替丁）与胃动力药。

## 三、麻醉方法

食管手术的麻醉方法选择与手术因素、患者因素、麻醉医师对各种麻醉方法的熟练程度以及所处医院的环境等有关。食管手术采用的手术路径较多，腹段食管手术仅通过腹部正中切口，麻醉原则与腹部手术麻醉相同。大部分食管手术为胸段食管手术，需要开胸，部分手术还需要颈、胸、腹部联合切口（如 Ivor Lewis 手术）。常用的麻醉方法为全身麻醉或全身麻醉联合硬膜外阻滞。麻醉诱导应充分考虑误吸的可能，做好预防措施。对反流的患者麻醉时应进行气道保护，快速诱导时应采用环状软骨压迫的手法或采用清醒插管。对并发严重心血管疾病的患者可在有创动脉压监测下行麻醉诱导。由于该类患者术前可存在长期的摄入减少而引起血容量不足，加上手术前的禁食、禁饮可导致血容量的严重不足，麻醉诱导过程中应重视容量的补充和监测。为创造理想的手术野，减轻手术操作对肺的钝性损伤，宜采用肺隔离和单肺通气技术。常用的肺隔离技术可用双腔支气管导管，也可采用阻塞导管行单肺通气。术中要注意手术操作可使双腔支气管或支气管阻塞导管移位而对通气产生不良影响。对于纵隔的牵拉与压迫可以引起食管术中剧烈的血流动力学变化，麻醉中应注意防治长时间低血压。由于手术创伤大，术中需要足够的镇痛，以抑制手术创伤所致的应激反应。

### 四、麻醉监测

监测项目的选择主要根据患者病情、手术范围、手术方式及手术中发生意外可能性的大小来确定。常规监测应包括心电图、血压（含有创动脉压）、脉搏血氧饱和度、呼气末二氧化碳、体温和中心静脉压。

有创动脉压监测基于以下考虑：①开胸术式游离食管时对后纵隔的刺激与压迫可引起循环功能的剧烈波动；②牵拉或刺激胸内自主神经有潜在心搏骤停的风险，通过有创动脉压波形的变化可在心电图受电刀干扰时迅速发现心搏骤停以便及时抢救；③便于术中、术后血气分析采样。

中心静脉置管宜采用双腔导管。一腔持续监测中心静脉压，维持液体平衡；另一腔作为输注药物的通道，紧急情况时使药物能迅速进入心脏。

食管手术创伤大，手术时间长，术中常发生低体温，常规监测体温并积极进行保温处理有利于患者恢复，有条件应常规采用加热毯覆盖下部躯体。

麻醉医师手术中应了解外科医师的操作步骤和可能带来的影响，并随时与外科医师保持密切交流，术中遇到手术操作严重干扰呼吸、循环时，及时提醒外科医师，双方协作，尽快解决问题。

手术近结束时应将胃管留置准确到位，胃管通过食管吻合口时应轻柔，位置确定后应妥善固定，避免移动造成吻合口创伤。留置胃管的目的不仅在于胃肠减压，保护吻合口，促进吻合口愈合，同时对预防术后反流、误吸致呼吸系统并发症也甚为重要。

### 五、麻醉恢复期

由于存在误吸的可能，术后应保留气管导管直至吞咽、咳嗽反射恢复，完全清醒、可配合时。

拔管时机的选择应考虑患者病情与手术范围。多数患者可在术毕 1 小时内拔管。为促进呼吸功能恢复，拔管前应有良好的术后镇痛。对于不能短时间内拔管的患者应考虑将双腔管换为单腔管。如长时间手术、术中液体出入量大，咽喉部组织容易发生水肿，使气道变窄，再次插管可能存在困难，故换管前要进行气道评估并要求一定的麻醉深度和肌肉松弛。采用交换导管的方法较简便，但也潜在交换失败的风险，可借助可视喉镜作换管前评估与换管。另需注意术中游离食管还可能造成气管撕裂，拔管后如出现呼吸困难、皮下气肿，应立刻重新插管，并检查确诊，按照气道损伤处理。

## 六、术后并发症

食管手术后并发症主要来自 3 方面：术前疾病影响导致的并发症、麻醉相关并发症与手术相关并发症。

术前因反流误吸造成肺部感染、继发性哮喘使肺功能降低的患者术后常拔管困难。营养不良的患者肌力恢复慢，易造成术后脱机困难。

麻醉相关的并发症主要为麻醉诱导与拔管后的误吸，重在预防。可通过严格的拔管指征、拔管时患者的充分清醒、能排出分泌物，并在拔管时采用半坐位利于引流，以减少误吸的发生。

术后疼痛可使呼吸道分泌物的排出受限而造成局部肺不张、肺炎，可能需要再次插管进行呼吸支持。术后应保持患者充分的镇痛。术后硬膜外镇痛的优势是镇痛效果确切可靠，弊端是增加硬膜外操作的并发症及术中、术后液体管理的难度；静脉镇痛对患者的静息疼痛具有良好的镇痛效果，但对咳嗽和活动时的疼痛仍存在抑制不够完全的弊端。随着多模式、持续镇痛技术的开展，静脉镇痛联合椎旁阻滞、多种不同作用机制镇痛药不同时段、联合用药等的逐渐采用，取得了较好的镇痛效果。由于目前采用单肺通气技术和肺的肺保护性通气策略，术后肺功能不全发生率已明显降低。

手术相关的并发症包括术后吻合口瘘、吻合口瘢痕形成引起的食管狭窄等，与手术方式有关。吻合口瘘常并发肺部并发症，重在预防，吻合技术是第一位的，麻醉中保持血流动力学的平稳，避免胃肠血供灌注不足对术后吻合口愈合也有一定的作用。术后吻合口瘢痕形成可导致食管狭窄，可采用扩张治疗。胃镜检查可能导致食管穿孔，食管穿孔引起纵隔炎可危及患者生命，应禁食、禁水并静脉注射抗生素治疗，必要时行食管部分切除。

## 七、内镜食管手术的麻醉

大部分食管手术术前需要接受胃镜检查以明确病变的位置与范围。在食管狭窄的病例，胃镜检查还能起到扩张性治疗的作用。

电子胃镜诊断性检查的麻醉并不复杂，大多数病例仅在表面麻醉下即可接受胃镜检查，对于需要"无痛胃镜"检查的患者，可采用监测下的镇痛管理技术（MAC），应用丙泊酚静脉麻醉。由于患者存在一定程度的吞咽困难，胃镜检查中镇静药的使用应谨慎。使用镇静药一定要保留患者的气道保护性反射。

对胃镜或食管镜下复杂操作的患者，如多次食管异物取出失败再次尝试、严重食管狭窄拟行食管支架植入术建议采用全身麻醉。选择单腔气管导管固定于一侧口角一般不妨碍胃镜检查。根据气管插管的难易程度可选择清醒插管或静脉快速诱导插管。麻醉维持可采用吸入麻醉、静脉麻醉或静脉吸入复合麻醉。为保证患者制动，可采用中短效肌肉松弛药。手术结束后予以拮抗肌肉松弛药，待患者完全清醒后拔管。

（孙浩翔）

# 第五节　肺减容手术

慢性阻塞性肺疾病（chronic obstructive pulmonary disease，COPD）是一种常见的、以气流受限为特征的疾病，临床表现为进行性呼吸困难，晚期影响患者的生活质量，但单纯内科治疗效果不佳。肺减容术（lung volume reduction surgery，LVRS）是用于治疗有明显肺气肿的严重 COPD 的多种外科手术方式的总称，目的是减轻气促等症状和一定程度改善肺功能，是内科治疗效果不佳的中、重度终末期肺气肿的外科治疗方法。

在美国和欧洲，COPD 是患者丧失肺部功能的主要原因。美国胸部疾病协会已有 COPD 诊断和处置的专用指南。肺气肿的病理基础是由于广泛肺泡过度通气，肺泡腔扩大，最终使正常腺泡结构消失，导致肺弹性回缩力明显降低，最大肺通气流速下降，气道阻力增加。严重的肺气肿在呼气时存在明显的过度通气，导致膈肌变平，引起：①肌纤维缩短，低于最初长度，膈肌收缩力下降；②膈与胸膜壁附着并列区消失，削弱了肺的最适充气；③变平的膈肌失去了吸气时的"泵"作用。

目前，对 LVRS 治疗肺气肿的作用机制归纳起来有以下几点。①增加细小支气管壁的弹性回缩力。通过切除过度膨胀的肺泡组织，使残留的相对正常的肺组织对周围细小支气管壁产生牵拉作用，增加细小支气管壁的弹性回缩力，从而减少细小支气管的阻力，增加通气量，改善肺功能；②改善通气血流比例。由于残气量增加，周围肺泡的过度膨胀使这些肺泡的血流明显减少，$CO_2$ 的排出受限，$CO_2$ 水平增高，同时氧气的吸收减少，致使血氧含量下降。手术切除这些过度膨胀的肺泡组织，使原先受压的相对正常的肺组织复张，减少无效腔，改善通气血流比例，增加周围正常肺泡换气功能；③增加呼吸肌的收缩作用。弥漫性肺气肿的患者，由于周围肺扩张，肺容积明显增大，使胸腔明显扩张，主要的呼吸肌肉包括膈肌和肋间肌多处于一种伸张状态，肌肉回缩明显受限，使呼吸肌的作用大大地减弱。LVRS 通过切除部分膨胀的肺泡组织，使肺容积减少 20% ~ 30%，胸腔随之也明显变小，使呼吸肌恢复正常的收缩状态，改善肺顺应性，更好地起到增强呼吸的作用；④改善心血管血流动力学。通过 LVRS 切除过度膨胀的肺组织，相对受压的正常肺组织的血管阻力下降，同时，胸腔容积减少后，使胸腔压力下降，周围静脉回血增多，这些都能增加肺组织血流灌注，改善肺换气功能。

LVRS 最初是作为肺移植的一种过渡手段，但后来发现其优点很多，包括：无须等待供肺，无肺移植的高费用和不良反应；可缓解呼吸困难，改善肺功能；近、远期死亡率均低于肺移植等。因此，LVRS 对某些选择病例成为肺移植的替代手术。无论采取何种术式，包括单侧或双侧开胸或胸腔镜，LVRS 均取得了良好的效果，大多数患者术后运动耐受性增加，且无须吸氧和使用激素，生活质量改善。认真选择病例，进行系统的术前准备和完善的术后处理是 LVRS 成功的保证。

## 一、术前准备

充分的术前准备对于减少手术并发症、提高手术效果十分重要。

1. 药理准备

准备施行 LVRS 的很多患者都需长期服用支气管扩张剂（β 肾上腺素受体激动剂）治疗、类固醇治疗（吸入或全身）和黏液溶解剂治疗。另外，这些患者通常需用抗生素。很多医疗中心推荐在 LVRS 前持续使用支气管扩张剂和黏液溶解剂直至手术当日，患者必须至少在 LVRS 前 3 周就不存在呼吸道感染，术前不再需要抗生素治疗，类固醇治疗在 LVRS 前应逐步减量。

很多患者在 LVRS 前经历了长期（慢性）茶碱治疗，一些患者尽管血液茶碱水平在治疗范围内，但是已有全身毒性反应，主要的不良反应是神经过敏（神经质）、震颤和心动过速，如果患者在 LVRS 前有明显的不良反应或茶碱血浆水平 > 20 ng/mL，则需停用茶碱治疗。

2. 运动程序的术前准备

对于这类患者，几乎所有医疗中心都提倡术前体能训练程序。在特别护士和医师的监督下进行最适宜的训练，训练过程至少应在术前 6 周开始进行，训练包括：① 6 分钟步行试验，希望能超过 200 m；②上臂锻炼；③静止自行车，连续 30 分钟，速度 6.71 m/s；④踏车训练，连续 30 分钟，速度 0.447 m/s；⑤营养支持；⑥锻炼期间监测 $SaO_2$ > 90%。上述③、④锻炼时间可吸氧 6 ~ 8 L。

腿部训练通常较上肢训练更具耐力。术前体能训练具有很多优点：可以评估患者愿意合作的程度；患者的耐受力增加对术后早期康复特别有帮助；对很多患者还可使其最大氧耗增加。

3. 心理上的准备

准备施行 LVRS 的患者，往往会由于既往的呼吸困难和哮喘危象经历而继发忧郁，精神因素常可导致哮喘发作，这是围手术期的一种严重并发症。焦虑常伴呼吸频率增加，通常可导致动力性肺充气过度和呼吸困难。因此，麻醉医师非常重要的一点是术前要与患者建立良好的相互关系。适宜的心理预处理可以在术前准备、术前访视、放置胸部硬膜外导管和施行全身麻醉的过程中完成。抗焦虑治疗不仅应在术前进行，而且在整个围手术期都是必需的，同时也是由了解患者病情的同一组医师施行手术后采取的早期治疗。

## 二、麻醉管理

LVRS 采用低浓度吸入麻醉复合硬膜外阻滞麻醉效果最佳。

1. 麻醉监测

包括六导 ECG、脉搏血氧饱和度、有创血压、体温、CVP、$P_{ET}CO_2$ 等，对心肺功能差者可插入 Swan-Ganz 导管持续监测肺动脉压、右房压和心排血量，经食管超声心动图检查对术中心脏监测也非常有用。值得注意的是，单肺通气（OLV）期间 $SvO_2$ 偏低的发生率达 10% ~ 20%，$SpO_2$ 监测效果时常有误，术中应多次进行血气分析，可早期发现低氧血症并采取措施。

2. 麻醉诱导

避免应用任何诱发支气管痉挛的麻醉药和肌肉松弛药，麻醉诱导力求平稳，充分的肌肉松弛，在经面罩加压供氧时，应避免压力过高。采用表面麻醉下清醒气管插管时，应注意局部麻醉药喷雾时要及时吸净口腔及咽部分泌物，避免呛咳和诱发支气管痉挛。可辅助少量镇静药物如丙泊酚（异丙酚）或咪达唑仑，在不抑制呼吸的基础上，使患者处于一定程度的镇静状态，有利于气管插管的成功。

3. 麻醉维持

以异氟烷或七氟烷维持麻醉，具有麻醉加深快、苏醒迅速、对心肺功能影响小等优点，辅以短效的且无组胺释放效应的神经肌肉阻滞剂如维库溴铵，以利于术后尽可能早地拔除气管导管和避免长期正压通气带来的长期漏气。

4. 麻醉期间呼吸管理

为便于手术操作，需行 OLV。为了避免肺过度充盈和气压伤，应以较小的潮气量，延长呼气时间的模式进行通气，对于 LVRS 而言，理想的机械通气模式应是既能提供充分的动脉氧合，又能确切地避免空气在肺泡内潴留，后者是产生气胸的潜在危险，使用适度的潮气量（双肺通气期间 ≤ 9 mL/kg，单肺通气期间 ≤ 5 mL/kg），低呼吸频率（双肺通气时 ≤ 12 次 / 分，单肺通气时 ≤ 16 次 / 分）和延长呼气时相（I：E = 1：3）可以最大程度地避免空气在肺泡的潴留。非常重要的一点是，一般应将机械通气时的气道压维持在 2.45 kPa（25 cmH₂O）以下。气道峰压和阻力的监测有特殊意义，如突然增高，提示可能发生支气管痉挛或分泌物阻塞。同时，为保证足够的分钟通气量，应增加通气频率，但此种通气方式的肺泡通气量是下降的，因此，为防止低氧血症和 $CO_2$ 潴留的发生，$SpO_2$ 和

$P_{ET}CO_2$ 的监测至关重要，后者是随手术进程不断调整人工或机械呼吸参数（最佳潮气量和频率），避免过度通气或通气不足的重要指标，LVRS 的大部分患者在保证无缺氧的情况下维持较低的肺泡通气，术中和术后以可以容许性高碳酸血症维持低通气。因为慢性呼吸衰竭甚至已代偿的严重的呼吸性酸中毒患者，多能较好地适应和耐受高碳酸血症而无明显的 $CO_2$ 中毒表现，只要避免明显的动脉血氧合不良，$PaCO_2$ 在 10.0 ~ 14.7 kPa 均可很好耐受。

5. LVRS 期间患者保暖

使用保温毯、保温床垫和静脉输液时采用保温措施才能做到为患者充分保暖，患者的外周温度和核心温度都应持续监测并保持在正常范围之内。患者温度降低最终将导致拔管后寒战，同时伴有二氧化碳产生和氧耗都增加，终末期肺气肿的患者，通常没有能力面对由于寒战导致的通气需求增加，可能导致术后再度气管内插管。

6. 术后管理

尽量在手术室内早期拔管。尽管使用了新的外科技术，如用牛心包做垫片等以解决术后漏气问题，但要完全避免漏气仍很困难，另外，正压通气也可使漏气加剧，而自主呼吸时胸腔内负压可使漏气减至最低程度，因此，术后早期拔管是非常重要的。应在手术快要结束前减少或停用一切全身麻醉药，在硬膜外腔预注适量局部麻醉药，以使患者醒前有完善的镇痛效果。

手术结束后严格掌握气管拔管的时机，呼吸道的吸引宜在较深麻醉状态下进行，以防止呛咳和诱发支气管痉挛，在拔管前静脉注射利多卡因 1 ~ 2 mg/kg 有预防拔管时呛咳和支气管痉挛的作用。一般情况下，只要自主呼吸恢复，潮气量满意，$SpO_2$ 在正常范围，允许在较深麻醉下拔管。对呼吸道分泌物多且潮气量小的危重患者，手术结束时可做预防性气管造口，以减少解剖无效腔，便于清理呼吸道及施行呼吸治疗。为预防低氧血症的发生，术后早期可给予高流量吸氧，以后随呼吸功能的改善降为低流量，以低浓度（$FiO_2 < 40\%$）吸氧为宜。

7. 硬膜外镇痛

目前普遍接受的观点是胸部硬膜外镇痛（TEA）可作为理想的 LVRS 术后镇痛处理措施，患者在术前清醒阶段即由 $T_3$ ~ $T_4$ 或 $T_4$ ~ $T_5$ 间隙置入胸部硬膜外导管，在全身麻醉诱导前应细致评估硬膜外麻醉效果和镇痛的分布范围，以免术后镇痛不全，这是至关重要的。因为术后即刻的镇痛不全往往会导致通气抑制，局部麻醉剂如丁哌卡因、罗哌卡因均可用于 TEA，并可联合应用阿片类药物，另外，重要的是在充分行使 TEA 之前，必须有充足的循环容量负荷（1 ~ 2 mL/kg），以避免发生严重低血压，在 TEA 发挥效能前可能需应用强效血管加压剂，如去甲肾上腺素或去氧肾上腺素支持。局部麻醉剂罗哌卡因常优于丁哌卡因，前者较少出现循环抑制和有助于减少低血压的发生率。

TEA 对于减低 LVRS 患者围手术期并发症和病死率尚无严格的对照观察和研究证实。

对肺功能正常而行肺切除的患者，可以证实充分的术后 TEA 镇痛可降低并发症和病死率，然而无论如何，TEA 已经作为 LVRS 患者术中、术后镇痛的主要手段广泛应用。为了保证理想的镇痛，TEA 应一直保持到所有的胸腔引流管全部拔除为止。

## 三、并发症

LVRS 最大的手术并发症是术后肺断面漏气。此外还有心功能不全与心律失常，肺不张与残腔、肺部感染，呼吸衰竭，出血、低血压及胃肠胀气。

## 四、术后康复

臂部锻炼在 ICU 开始，静止自行车训练在术后第 3 日开始，走路练习于术后第 4 日开始，肺康复直到出院。

LVRS 是临床治疗终末期肺气肿的一种新术式，选择合适的病例和手术方式，LVRS 能够改善部分经内科保守治疗无效的中、重度肺气肿患者的肺功能和生活质量。其良好的近期疗效、较低的手术死亡率和肺功能指标的改善受到了胸心外科医师的重视。虽然 LVRS 的疗效不如肺移植的效果显著，但由于肺移植的供体来源、手术并发症、术后长期使用免疫抑制剂及费用等问题，很多患者在等待中死亡。因此，人们对 LVRS 的期望可能会越来越高，这也给麻醉医师提出了更大的挑战。

（王新程）

# 第四章　泌尿外科手术麻醉

## 第一节　肾及输尿管结石手术

泌尿系统结石是泌尿系统的常见疾病之一，与环境因素、全身性病变和泌尿系统疾病有密切关系。泌尿系统结石有一定地区性，例如近东，印度西北部、北部，中欧等地结石病发病率高。在我国结石病也较常见，肾和输尿管结石的发病率地区性差异则不明显。

泌尿系统结石可发生于肾、输尿管、膀胱、尿道等处，但结石主要是在肾和膀胱形成。泌尿系统任何部位的结石都可能是在肾形成的。因此，对泌尿系统结石患者进行检查和治疗不仅限于发现结石的器官，而应该是对全系统的和患者整体的检查。因结石发生的部位不同，临床表现、诊断和治疗方法也不同。

### 一、肾及输尿管的解剖特点

肾位于腹膜后、脊柱两侧，其上极相当于第 11 或第 12 胸椎，下极相当于第 2 或第 3 腰椎平面，右肾较左肾低 1 ~ 2 cm。肾分为肾实质和肾盂。肾实质又分为皮质和髓质。肾小球在皮质，髓质主要是肾小管。在肾的纵切面上可见 8 ~ 15 个锥体，锥体的底是皮质与髓质的分界；锥体的尖端是肾乳头，伸到肾盂的小肾盏中。肾集合管的管口在肾乳头上。肾盂的容量为 3 ~ 15 mL。

输尿管在腹膜后，长 25 ~ 30 cm，上端起自肾盂，下端进入膀胱。全长分为 3 段。腰段：自肾盂输尿管连接处到髂动脉处；骨盆段：自髂动脉处到膀胱壁；膀胱壁段：在膀胱壁内斜行，长 1.5 cm。输尿管的管腔有 3 处较狭窄，结石容易停留。最狭窄处是起始部，即肾盂输尿管连接处，其次是膀胱壁段，最后是跨过髂动脉处。也有部分人最狭窄处是在膀胱壁段。

肾脏的神经分布：交感神经由腹腔神经节和主动脉神经节发出的神经纤维沿着肾动、静脉经肾丛入肾。副交感神经由迷走神经而来。神经纤维多沿血管壁分布，形成神经末梢网。也分布于肾小体及肾小管等。血管外膜有感觉神经末梢。肌层则有运动神经末梢。

输尿管的神经分布：由肾丛、主动脉丛、肠系膜上丛和下丛的神经纤维构成输尿管丛。输尿管丛的纤维来自下 3 个胸髓段，第 1 腰髓段及 2 ~ 4 骶髓段。在神经纤维和输尿管肌层内可见小的神经节和分散的神经节细胞。以输尿管下部最多。

肾的最主要功能是形成尿，经尿排出水分、蛋白质代谢产物和其他有机、无机物质，通过尿在量和成分方面的变化，维持身体内部环境的相对稳定。肾除分泌尿这一主要功能外，还可分泌肾素、前列腺素、促红细胞生成素等。

## 二、病因与病理

### （一）病因

**1. 局部原因**

机械性尿路梗阻，包括尿淤积，感染和异物是局部主要病因，并直接影响尿石症的防治效果。

**2. 新陈代谢紊乱**

①肾小管酸中毒：其特点是肾小管对酸的排出和对碱的保留发生障碍，可并发肾结石；②黄嘌呤尿：与遗传有关，由于体内缺少黄嘌呤氧化酶，黄嘌呤不能转化为尿酸，而发生黄嘌呤尿。患者的尿内黄嘌呤过多，而血和尿的尿酸含量降低，以致形成黄嘌呤结石；③原发性甲状旁腺功能亢进：甲状旁腺分泌增加可提高 1, 25（OH）$_2$D$_3$ 的分泌，从而增加肠管对钙的吸收，使血钙升高；有时此激素作用于骨骼系统，增强骨细胞的裂解，骨骼钙进入血液循环，使血钙升高而导致结石形成；④维生素 D 中毒：维生素 D 中毒可致钙在肾内沉淀，并形成肾结石；⑤甲状腺功能亢进：该病的一些病例可发生骨骼脱钙，形成高血钙，发生肾钙化或肾结石；⑥皮质醇增多：内生性或外源性肾上腺皮质激素过多，都可以造成骨骼脱钙，于是出现高血钙和高尿钙，并可发生肾钙化和肾结石；⑦草酸钙结石：小肠切除或短路手术后，可出现与胆酸代谢紊乱和水分丢失过多有关的高草酸尿，而形成高草酸钙结石。70% ~ 80% 成年人肾结石属于此类。其中的 60% 有原发性高尿钙。

**3. 其他因素**

气候、水质、遗传、性别、年龄、饮食和职业等因素对肾结石的形成均有一定的影响。关于肾结石的形成还有很多学说，如肾钙学说、胶体学说、基质学说、抑制学说、尿晶体过饱和学说等，还需进一步研究和证实。

### （二）病理

**1. 梗阻**

结石在泌尿系统管腔内堵塞都可造成梗阻以上部位的积水。结石的梗阻常是不全梗阻，有的结石表面有小沟，尿液可沿着小沟通过。

2．局部损伤

小的、活动度大的结石，对局部组织的损伤很轻，大面积固定的鹿角样结石由于对局部的压迫、刺激可使肾盂上皮细胞脱落，出现溃疡、纤维组织增生、多核白细胞和圆细胞浸润，以致间质纤维化。

3．感染

结石合并感染时，可加速结石的增长及肾实质的损害，在结石排出或取出前，这种感染很难治愈。肾结石合并感染时，可发生肾盂肾炎、肾积脓、肾周围炎，甚至可发展为肾周围脓肿。

4．肾组织被脂肪组织代替

发生肾结石、肾盂肾炎时，肾组织破坏后可被脂肪组织代替。肾脏维持其原形，但普遍缩小。肾包膜与肾表面紧密粘连，肾组织萎缩而硬化。肾实质与肾盂肾盏间为灰黄色脂肪组织所填充。

5．肾钙质沉淀

各种原因引起的高血钙的患者，可见到肾钙质沉淀。病变严重时，全部肾实质都可有钙沉着，出现慢性间质性肾炎、肾小球和肾小管纤维化。

## 三、临床表现及诊断

### （一）临床表现

1．疼痛

约75%的肾结石患者有腰痛。结石较大、在肾盂中移动度较小时，疼痛多为钝痛、隐痛。结石小、在肾盂内移动度大时，容易引起肾盂输尿管连接部的梗阻而出现肾绞痛。

2．血尿

疼痛和血尿相继出现是肾和输尿管结石的特点，尤其是体力活动较多时，突然发生疼痛及血尿。血尿一般较轻，因此尿的显微镜检查很重要。部分患者在临床上并无结石病典型表现，而因泌尿系统感染的症状就医。肾结石患者偶有排出结石或小砂粒的病史，这更有助于诊断。肾结石患者在体格检查时可有肾区叩击痛。

输尿管结石和肾结石的症状基本相同。输尿管上中段堵塞引起的输尿管绞痛的特点是一侧腰痛和镜下血尿。恶心、呕吐也是常见的症状。输尿管膀胱壁段结石可引起尿频、尿急、尿痛。采用麻醉治疗泌尿系统结石时，经硬膜外阻滞后疼痛缓解，平滑肌松弛，输尿管腔扩张。加之大量饮水、输液同时剧烈活动，促使肾脏利水功能增加，重力作用下及尿液流动的冲击力使结石快速下降而排出体外。麻醉治疗泌尿系统结石可取得较好疗效。

### （二）检查方法

1．体格检查

在肾绞痛发作时，除患侧脊肋角有轻度叩击痛外，大致正常。有时在腹肌放松时可触到肿大而有压痛的肾脏。多数没有梗阻的肾结石，体检可完全正常。

2. 泌尿系统 X 线平片

肾结石 95% 以上在 X 线平片上显影，显影的深浅和结石的化学成分、大小及密度有关。

3. B 超检查

B 超检查为一种简便、易行、准确的诊断方法。

4. 排泄性尿路造影

排泄性尿路造影可了解肾解剖及功能状态和引起肾结石的局部病因，如肾盂输尿管狭窄、多囊肾、蹄铁形肾及海绵肾，以及结石是否已引起肾积水等。阴性结石在显影的肾盂内表现为透明区。

5. 膀胱镜检查和逆行性尿路造影

膀胱镜检查有一定痛苦并偶有可能造成感染，一般不作为常规检查，它适用于以上方法诊断不明的病例，如 X 线阴性结石、肾功能很差或结石引起梗阻时。

6. 尿检查

蛋白阴性或微量，酸碱度随结石成分而异，显微镜检查常可见到红细胞，如合并感染，也可见白细胞、脓细胞。尿培养可能有细菌生长。有时尿中可见到各种结石和结晶团块等。

7. 实验室检查

①化验血清钙、磷、尿酸、血浆蛋白、二氧化碳结合力、钾、钠、氯、肌酐；②尿培养、药物敏感试验常规检查；③ 24 小时尿检查钙、磷、尿酸、胱氨酸、枸橼酸、镁、钠、氯化物、肌酐；④结石的定性分析，通过实验室定性分析可确定结石的化学组成。

8. 特殊的代谢检查

①肾小管酸中毒，禁食 12 小时后的 pH，氯化铵负荷试验；②甲状旁腺功能亢进的检查方法，包括血清钙（空腹）、血清磷（空腹）、血清碱性磷酸酶，24 小时尿钙与尿磷测定，肾小管磷再吸收试验，钙负荷试验。

（三）诊断标准与诊断

（1）有典型的腰痛、血尿等临床表现及反复泌尿系统感染的病史。

（2）体格检查：有明显的患侧腰部叩击痛。

（3）泌尿系统 B 超检查、X 线平片、膀胱镜检查或尿路造影显示结石，以及患者尿中有结石排出者。

具有（1）（2）两项者应高度怀疑泌尿系统结石的可能。如（3）中任何一项发现结石者即可确诊。关于引起泌尿系统结石的原发病的诊断应参考其相应疾病的诊断标准。

（四）鉴别诊断

右侧肾绞痛必须与急性阑尾炎、胆囊炎、胆石症、胆道蛔虫相鉴别，而任何一侧的肾绞痛在女性还须与卵巢囊肿蒂扭转、宫外孕相鉴别。一般急腹症可在系统检查血、尿常规后得到确诊，其他结合 X 线平片可确诊。对不典型的病例，在急诊观察期间，急腹症病情逐渐加重，很少缓解，而肾结石呈间歇性发作，间歇时症状减轻，再结合血尿化验即可鉴别。90% 以上的输尿管结石能在 X 光片上显影。结石有时需与腹内淋巴结钙化、盆腔内静脉结石、阑尾内粪石相鉴别。

## 四、麻醉治疗效果及判断标准

治愈：经 1 个疗程治疗后疼痛消失，结石排出体外。

好转：经 1 个疗程治疗后疼痛消失或减轻，结石位置有变动。

无效：经 1 个疗程治疗后疼痛无改善，结石位置无变动。

## 五、治疗

1．一般治疗方法

（1）一般治疗：大量饮水，尽可能使每日尿量维持在 2 000 mL 以上，在结石多发地区每日尿量少于 1 200 mL 时，尿石生长危险性显著增大，为了保证夜间尿量，睡前饮水，睡眠中起床排尿后再饮水。大量饮水配合利尿解痉药可使小的结石排出。稀释尿可能延缓结石增长的速度和手术后结石的再发。有感染时，尿量多可促进引流，有利于感染的控制。

（2）肾绞痛时可采用肌内注射哌替啶 50 mg 或与异丙嗪 25 mg 并用，或吗啡 10 mg 和阿托品 0.5 mg 合用以解痉止痛。

（3）结石病因治疗：对于已查明的继发于某种原发病的结石应首先进行病因治疗，如原发性甲状旁腺功能亢进、肾小管酸中毒、原发性高尿钙等。控制原发病后再处理结石。

（4）中药治疗：目前中药排石、化石方法很多，以清利行气、化瘀软坚、温肾益气为主。

（5）体外震波碎石：具有无须手术、患者痛苦小、见效快等特点，现已广泛用于临床，体外碎石与神经阻滞相结合，则效果更好。

（6）手术治疗。

2．麻醉治疗方法

根据结石所在的部位选择硬膜外阻滞穿刺点，如肾及输尿管上 1/3 结石，选用 $T_9 \sim T_{11}$ 如结石在输尿管下 1/3 处，可选用 $T_{12} \sim L_3$ 进行穿刺。用 1% 利多卡因 8 mL，注药后给予 5% 葡萄糖注射液 1 500 ~ 2 000 mL 静脉滴注，液体即将输完时，给予呋塞米 20 mg 缓慢静脉推注。经以上治疗后大部分患者尿里有结石排出，疼痛缓解。

3．麻醉治疗中的注意事项

（1）硬膜外阻滞要严格无菌操作，预防感染。

（2）麻醉药物过敏者禁用。

（3）阻滞用药浓度不可过高，以不阻滞运动神经传导为限。

（4）用药后必须大量饮水，并大量运动，以促使结石松动、排出。

（5）对圆形或椭圆形结石可选用麻醉治疗方法，对畸形或较大的结石可选用体外震波碎石或手术治疗。

（郭艳祥）

# 第二节　肾移植手术

对于各种终末期肾衰竭患者，以手术方式植入所需的健康肾替代，称为肾移植。目前其手术方式与麻醉技术均已成熟，因此，肾移植是器官移植存活率最高的一种手术。

## 一、终末期肾衰竭的病理生理

1. 代谢障碍

肾衰竭晚期尿毒症患者已无排尿功能，则出现水中毒，严重者引起心力衰竭、脑水肿、肺水肿等。患者须实施血液透析治疗，若接受手术治疗，应严格控制输液量。

2. 电解质紊乱

肾衰竭时肾小管对钠吸收减少，频繁的透析治疗与呕吐、腹泻可致低钠血症，使神经肌肉兴奋性降低。肾小管泌钾功能障碍及感染引起的组织蛋白分解可产生高钾血症，若血钾浓度达到 6.5 mmol/L 以上，可发生严重心律失常，甚至心室颤动（室颤）。

3. 酸中毒

肾小球滤过率降低则不能正常排出 $H^+$，以及肾小管对 $HCO_3^-$ 吸收障碍，则引起代谢性酸中毒。

4. 贫血

尿毒症期血红蛋白一般在 80 g/L 以下，从而使得术中容易缺氧。

5. 低蛋白血症

患者长期恶心、呕吐，蛋白质摄入不足，可出现低蛋白血症，麻醉期间影响药物与血浆蛋白的结合。

6. 高血糖

尿毒症患者血中存在胰岛素拮抗物质，胰高血糖素升高则引起高血糖。

7. 肾性高血压

由于水盐排泄障碍，血浆容量增加，肾素—血管紧张素系统激活，引起高血压。

## 二、临床表现

需接受肾移植的患者其病程大都较长，经长期保守治疗无明显效果（如血尿素氮持续在 35 mmol/L 以上，血肌酐 884 μmol/L 以上，肌酐清除率低于 10 mL/min），并有长期的血液透析史，原则上肾功能衰竭已不可逆，该类患者临床主要表现为明显的贫血，低蛋白血症，水、电解质、酸碱平衡紊乱与营养不良，常合并有高血压、动脉粥样硬化，严重者可累及心脏、脑或外周血管。

### 三、麻醉处理要点

为使肾移植的患者能耐受麻醉与手术，通常需在术前实施相关治疗，将全身状况调整至最佳状态，以提高术中的安全性。

麻醉前相关准备如下。

（1）接受肾移植术大多为慢性肾衰竭患者，尤其是晚期尿毒症患者，其病情更为复杂，麻醉前应首先对患者全身状况作出评估，并进行 ASA 分级。

（2）术前通过对患者的检查与评估，麻醉医师对病情可有大致的认识，这对麻醉与手术中可能出现的问题已有了充分的估计，从而可提前制定相关防治措施。

（3）术前应常规进行透析治疗，以便纠正高血钾，降低尿素氮和血清肌酐浓度，以利于实施麻醉与术中管理。

（4）晚期尿毒症患者血红蛋白低，术前应改善贫血，必要时间断输注新鲜血液，尽量使血红蛋白提高至 70 g/L 以上为宜。

（5）控制高血压，改善心功能，并控制感染。

（6）硬膜外阻滞穿刺点的选择。①一点穿刺法：其定点为 $T_{12} \sim L_1$ 椎间隙，且向头端置管；②两点穿刺法：上点定为 $T_{11} \sim T_{12}$ 椎间隙，下点则选择 $L_2 \sim L_3$ 或 $L_3 \sim L_4$ 椎间隙，上、下两定点分别向头、尾方向置管。为满足手术要求，所采用的局部麻醉药一般为利多卡因、罗哌卡因与丁哌卡因。通常向头端置管者注入较高浓度，以达到肌肉充分松弛与镇痛完全，而向尾端方向置管者宜用较低浓度，只需满足镇痛，两者结合的目的在于减少局部麻醉药用量，防止局部麻醉药中毒。为避免患者紧张与术中不适，可适量应用镇静催眠药。此外，最好经面罩持续吸氧，以提高血氧浓度，避免患者缺氧。

（7）如选择全身麻醉，一般采用静脉快速诱导，诱导药为"三合一"，即静脉全身麻醉药（如丙泊酚、硫喷妥钠、咪达唑仑等）与镇痛药（芬太尼等）以及肌肉松弛药（如阿曲库铵、罗库溴铵、维库溴铵等）。麻醉维持则以吸入麻醉药与静脉全身麻醉药搭配，前者采用异氟烷或地氟烷为宜，后者则选择丙泊酚或咪达唑仑为好，并加用适量镇痛药，如芬太尼、哌替啶等。

（8）术中血压应维持在较高水平，以便保障移植肾的血液灌注，通常使收缩压不低于 130 mmHg。若因硬膜外阻滞所致的交感神经抑制而引起低血压，可先通过输液（晶体液）扩容来纠正，必要时静脉注射适量多巴胺。

（9）肾移植手术患者术中实施中心静脉监测可指导输血、输液，以加强容量控制。

（10）麻醉与手术期间应高度重视高血钾的发生，尤其对糖尿病患者或术前血钾浓度已增高者，术中应定时监测血钾浓度，并密切观察心电图有无异常，以便及时发现与处理。

（11）移植肾血管吻合开放前，需根据手术方案及时输注甲泼尼龙，血管吻合口开放后应静脉注射呋塞米，并及时观察和记录肾移植后的尿量。

### 四、麻醉与术中注意事项

（1）肾移植禁忌证为顽固性心力衰竭、慢性呼吸衰竭、严重血管病变、全身严重感染、凝血功能紊乱、进行性肝功能不良、活动性结核病灶，以及精神病患者。

（2）尿毒症患者本身免疫力低下，加之围手术期应用免疫抑制药，患者易发生各种感染，故所有麻醉操作必须严格遵守无菌技术，尤其在进行椎管内穿刺时。

（3）对存在出血倾向患者实施椎间隙穿刺过程中动作应轻柔，尽可能避免因反复穿刺导致的椎管内出血、血肿，甚至感染等。

（4）若选择硬膜外阻滞，所使用的局部麻醉药中禁忌加入肾上腺素，以免引起肾血流量减少和严重高血压。

（5）肾衰竭患者机体呈酸性环境，对局部麻醉药的作用时效较正常肾功能者明显缩短，故需使用较高浓度的局部麻醉药，但必须防范或避免局部麻醉药中毒。

（6）慢性肾功能不全患者大都伴有高血压，术中既要控制高血压，又要防止和避免发生低血压。

（7）测血压的袖带和动、静脉留置针，不宜同透析造瘘管合用同一肢体。

（8）患者术中出现代谢性酸中毒时，可输入适量5%碳酸氢钠注射液予以纠正。

（9）患者术前一般血钾较高，术中慎用或禁用氯化钾。

（10）术毕搬运患者时应轻抬轻放，防止发生循环意外。

（姚　娜）

## 第三节　其他常见泌尿外科手术

### 一、肾上腺手术的麻醉

肾上腺可分为功能上和组织学上都完全不同的髓质和皮质两部分。肾上腺髓质中的嗜铬细胞是儿茶酚胺的生成、储备和释放细胞。胎儿时期肾上腺髓质内只含去甲肾上腺素，出生后则肾上腺素的含量即迅速上升。成年时肾上腺髓质中主要分泌肾上腺素、去甲肾上腺素，以及少量的多巴胺。嗜铬细胞增生及嗜铬细胞瘤都使儿茶酚胺的生成增加，严重地影响全身生理功能，需行外科手术治疗。肾上腺皮质则无论其功能或组织学的结构都远较髓质复杂。肾上腺皮质的最外层称为小球区，其分泌的激素对机体电解质的代谢有着极显著的影响，主要是醛固酮。醛固酮的过分增多可引起高血压、低血钾和肌无力，称为原发性醛固酮增多症，需行外科手术治疗。肾上腺皮质最内层称为网状区，它在促肾上腺皮质激素的作用下产生性激素。在内、外两层中间的一层称为束状区，产生糖皮质激素，其中最主要为氢化可的松。糖皮质激素过多则形成库欣综合征或皮质醇增多症，需行手术治疗；糖皮质激素过少则形成艾迪生（Addison）病，此类患者对麻醉或手术的反应皆极为不良，构成麻醉处理的困难。

### （一）皮质醇增多症

糖皮质激素增多时可使血糖增高，高血糖则促使胰岛素分泌增多，胰岛亢奋使脂肪的生成加速。与此同时，蛋白质代谢衰退，患者虽表现肥胖但却衰弱、肌无力、水肿。糖皮质激素并可使脂肪的分布异常，临床表现为向心性肥胖、肢体细弱、满月脸型。由于肾上腺皮质各种激素的相互影响，此类病例并有脱发、性功能减退、电解质紊乱等症状，皮质醇增多症可由于肾上腺肿瘤引起，也可由脑下垂体前叶中的嗜碱性粒细胞增生所致。前者施行肾上腺肿瘤切除后可以治疗，后者则需行双侧肾上腺大部切除术。此类有肾上腺病变的病例经手术切除肾上腺以后，其肥胖、高血压、高血糖、糖尿及性功能减退或丧失等症状，皆可获得恢复。

皮质醇增多症患者的术前准备应以蛋白质代谢、电解质平衡及皮质激素的补充为重点。此类病例除手术前应给以高蛋白饮食外，必要时可同时给以适量的丙种睾酮或其他合成代谢激素，尤以病情严重的患者为然。此类病例中水和钠的潴留以及低钾血症不仅常见，而且有时程度还相当严重。术前较大剂量的氧化钾的摄入及适当地予以一般利尿剂可使病情轻的病例情况得到改善。然而对于病情较重的病例，则必须使用螺内酯才能使摄入的钾保留体内。此种情况时是否有醛固酮的作用参与其中则尚不得而知，然而临床效果确颇予人以较深的印象。皮质醇增多症患者的心血管功能极其脆弱，如果术前未能将其电解质的情况改善，麻醉时心血管的代偿能力将更为削弱。肾上腺肿瘤的患者，其健侧肾上腺常呈萎缩及功能低弱状态，需行双侧肾上腺切除的患者则术中及术后肾上腺皮质激素的分泌皆未必能满足当时所需。因此此类患者于术前 3 ~ 4 日即应给以肾上腺皮质激素的补充。然而临床所见各病例对肾上腺皮质激素的反应可有不同，多数病例给药后可无任何不适，但亦有少数病例于给药后呈现血压剧增、水肿加重等症状，此时宜调整剂量或停药。

此类病例对所有麻醉药的耐力皆低弱。麻醉前给药只宜使用最小量，否则呼吸极易遭受抑制。患者对所有的全身麻醉药的耐量皆减弱，且其减弱的程度与其病情成比例变化，病情越重耐量越弱。蛛网膜下隙麻醉或硬膜外麻醉则对血压影响明显，不宜采用。此类患者由于体型极度肥胖且肌张力变弱，麻醉诱导期呼吸的抑制亦属难免，呼吸道的梗阻（舌下坠）亦经常发生，由于下颌部脂肪厚叠满胀，托起下颌的操作颇难，往往需使用口咽导气管以保持呼吸道的通畅，于浅麻醉时亦然；由于颜面脂肪增生变形，用口罩加压给氧时亦可遭遇困难；胸腹部脂肪对胸廓的重力作用复加肌张力差，麻醉过程中难以保持呼吸交换的满意。由于以上这些情况，目前一般采用静脉硫喷妥钠—肌肉松弛药诱导，气管内插管，继以氧化液氮—肌肉松弛药维持。使用硫喷妥钠时，剂量亦应适当减少，诱导过程中更宜密切观察血压的变化，许多病例虽于较小量的硫喷妥钠注入后，血压即可有较明显的下降，此时虽然其他深麻醉的体征尚未出现，但已不宜再使用大量药物，麻醉诱导目的实际已经满足。此类病例对所有的肌肉松弛药的耐量均有减弱，并不因肌肉松弛药的类别（去极化及非去极化）不同而有所差异。琥珀胆碱于此类病例常无肌肉麻痹的前趋震颤表现，所以不宜以肌肉震颤作为其发生作用的指征。此类病例虽然外形肥胖，然而肌肉张力却极弱，麻醉时肌肉的松弛一般并不构成问题，虽不使用肌肉松弛药，肌肉松弛亦无困难，如需使用肌肉松弛药，所需剂量亦极小。过深的麻醉或过大剂量的肌肉松弛药，都是使循环功能抑制的常见原因。

皮质醇增多症的病例麻醉时的危险性存在于切除肾上腺时。一般于探查肾上腺时虽亦可见血压的波动，但此时除维持麻醉的平稳以外，并无须其他控制血压的特殊处理。但当肾上腺切除时，则血压可能急剧下降，其下降的程度决定于患者原病情的程度、术前激素治疗是否适当以及肾上腺切除的情况等因素。患者原病情虽较严重，但如术前准备适当，血压下降过剧的事故亦发生较少；一侧肾上腺（大部或全部）切除但另一侧的肾上腺仍保留者，亦少发生此类意外，即使发生，其程度亦较缓和。双侧肾上腺切除无论分期或一次施行，当后肾上腺切除时，血压的波动较易发生，其程度亦较剧烈，应事先警惕。此种手术发生血压急剧下降时，纠正血压的措施应以去甲肾上腺素及皮质激素为重点，适当输血、输液，虽亦常属必要，但必须考虑到此类患者的心肌功能未必如其他外科患者，必要时需及早使用洋地黄类药物配合。应用去甲肾上腺激素可发生较迅速的升压作用，但对于术后血压的平稳则主要依靠肾上腺皮质激素的作用，故术后宜以肾上腺皮质激素的治疗为更根本的措施，否则一味追加去甲肾上腺素的剂量及延长滴入时间，反可能因去甲肾上腺素的不良反应而使问题更复杂。患者如对肾上腺激素反应不良时，除应除外易于导致休克的一般因素如失血及手术创伤等之外，更应考虑是否有电解质紊乱（低钠血症、低钾血症或高钾血症）等因素存在。如果麻醉的处理始终平顺而少枝节，即使切除双侧肾上腺亦很少发生严重休克，术中的激素处理常属有备无用；但如麻醉过程中常失主动以致意外丛生，虽仅单侧肾上腺切除，亦有发生血压急剧下降的可能。更由于此时血压下降的原因已属多种因素的综合，其处理更为困难。

双侧肾上腺切除的病例，术后必须给予长期的肾上腺皮质激素治疗。肾上腺大部切除的病例，术后数日除给予肾上腺皮质激素外，宜给予促肾上腺皮质激素，以促进所余留的肾上腺皮质组织的功能。肾上腺肿瘤切除的病例，虽然对侧肾上腺仍保存，但为了预防术后肾上腺皮质功能不全，术后数日仍宜给予适量的肾上腺皮质激素治疗。此类病例的抗感染能力极弱，因此术后预防性地使用抗生素亦属必须。

### （二）原发性醛固酮增多症

原发性醛固酮增多症的病例麻醉上的困难主要来源于高血压及低血钾。此类病例往往已接受过长时间的高血压治疗之后方被确诊为原发性醛固酮增多症。长时间的高血压使心肌不胜负担，低血钾则使心血管组织的营养发生障碍，代偿能力削弱，心肌对洋地黄类强心药的反应不良。也有的病例在未曾获得手术治疗的机会之前即可因心力衰竭或脑血管意外而丧失生命。低血钾对麻醉的意义尤其重要，低血钾合并代谢性碱中毒，表现为 pH 的偏高。低血钾使肾小管细胞的再吸收功能发生紊乱，使水的代谢无法维持平衡。如果患者确诊前服用利尿药，则低血钾的程度当更为严重。因此，术前至少 1 周即应停服克尿噻类利尿药，并给以大量（6 ~ 8 g/d）的钾口服。螺内酯是抗醛固酮利尿药，对原发性醛固酮增多症患者的术前准备有着很重要的作用。在同时使用螺内酯时，低血钾的情况较易纠正，否则有时虽每日摄入钾的剂量已达 10 g，但低血钾仍无好转或甚少改善。如果低血钾（及碱中毒）的情况获得改善，此类病例并不致构成麻醉处理上的困难。安氟醚可使醛固酮的分泌增加，理论上不宜用于此类患者。由于患者已有低血钾及碱中毒存在，机械通气时应防止通气过度。虽然此类病例血压常甚高，但麻醉过程中并无降压的必要，术后则可能出现高钾血症及低钠血症，宜及时进行调整。

### （三）嗜铬细胞瘤

嗜铬细胞瘤是由嗜铬细胞所形成的肿瘤，故主要见于肾上腺髓质，然而交感神经节中也有嗜铬细胞，故脊柱两旁即腹或胸主动脉两旁也可有生长。肾上腺以外的嗜铬细胞瘤则以肠系膜下静脉处好发，也往往易被误诊为腹主动脉瘤或腹膜后肿瘤，膀胱内也可有嗜铬细胞瘤的生长。嗜铬细胞瘤分泌大量的去甲肾上腺素及肾上腺素，但二者的比例却可因不同的患者而各异。因为肾上腺髓质分泌旺盛，所以临床可见阵发性高血压、多汗、头痛、阵发性苍白及高血糖、基础代谢亢进等症状。手术切除肿瘤后，患者即可完全治愈，否则患者不仅可因之丧失其劳动能力，而且终因其高血压而致的心力衰竭、肺水肿或脑出血而死亡，亦可因儿茶酚胺所致的心律不齐或心室颤动而严重威胁其生命。因此，嗜铬细胞瘤虽然解剖上属良性，但功能上则属恶性（少数病例的嗜铬细胞瘤也可以癌变），应争取一切可能，以求手术根治。麻醉或麻醉后突然死亡的病例中，其中亦有一部分属潜在有嗜铬细胞瘤的患者，所以麻醉者对此疾患的认识，其目的不仅在于保证手术摘除肿瘤的成功，也可因此避免或挽救某些致命的意外事故。

虽然外科手术可使嗜铬细胞瘤的患者获得根治机会，然而此种病例施行手术或麻醉又存在着相当大的危险性，根据 20 世纪中叶以前的文献记载，此种手术的死亡率竟高达 20%以上，所以其危险性实不低于如今的心内直视手术。值得注意的是，患有嗜铬细胞瘤但术前未被察觉而行其他部位的手术时，其死亡率却较直接切除肿瘤者高 1 倍以上。此异常现象的解释很可能是，在施行嗜铬细胞瘤切除手术时，不仅已知有此肿瘤存在，而且对于该病例已形成及可能于术中形成的生理扰乱及其程度皆做了周详的分析与估计，且对其术中可能发生的意外均已有了对策，所以严重事故较易避免；至于施行其他手术的患者则事先既未知有嗜铬细胞瘤的存在，术中发生意外时，亦未能针对此种肿瘤的特性采取针对性的措施，所以术前心中无数，术中或术后的措施更未尽到适宜处理，死亡率的增加即不难理解。据此可推论，麻醉或手术的死亡率并非完全取决于患者病理生理上构成的困难，在很大程度上取决于术前的准备是否充分及麻醉过程中的处理是否恰当。此情况不仅符合于嗜铬细胞瘤的患者，同样也符合于任何需行其他手术及麻醉的病例。

　　嗜铬细胞瘤的患者一方面受高浓度去甲肾上腺素及肾上腺素的威胁，另一方面其机体亦已较习惯于较高浓度的去甲肾上腺素及肾上腺素。此种病理生理情况增加了手术及麻醉危险性。此类患者的去甲肾上腺素及肾上腺素释放量不仅并非恒定，而且波动极其显著。凡精神紧张、肿物受压、缺氧、$CO_2$潴留、体力劳动等因素，皆可使去甲肾上腺素及肾上腺素的分泌显著增加，所以患者于麻醉及手术尚未开始时血压即可能发生波动，麻醉期中血压的波动更属必然，探查及剥离肿瘤时，血压的波动（上升）即达最高潮。然而一旦肾上腺的主要血管被钳闭后，血内去甲肾上腺素及肾上腺素的浓度骤然下降，血压亦随之剧降，此时常需输入适量的去甲肾上腺素和（或）肾上腺素以提升并维持血压，且由于患者尚未能立即适应正常浓度的去甲肾上腺素及肾上腺素，故去甲肾上腺素的输入常需数小时乃至数日，直待患者能够适应为止。

　　针对上述情况，可知此类病例的处理关键在于预防及控制切除肾上腺以前的高血压危象及避免或处理切除嗜铬细胞瘤以后所可能发生的反循环虚脱。迄今对于术前降压药物的应用，文献中已不乏过分强调的报道，实际临床工作中亦不难遇到过分依靠降压药的现象，然而值得注意的是，嗜铬细胞瘤患者手术死亡的原因，主要还是肿瘤切除后血压不能恢复并维持，很少是由于高血压的不利影响。术前及术中的大量降压药的作用，其术后的效果如何，不能不予重视。我们的体会是，处理此类病例的原则仍以术中维持相对较高的血压水平为宜，术后也无必要过分依靠血管加压药的长期使用。

　　一般而言，嗜铬细胞瘤的功能常与其大小互成正比，肿瘤越大则功能越亢进。但其中也不无例外。肿瘤囊性变则可使其功能减退。囊性变可发生于肿瘤内的某一或某些局部，引起部分的功能减退，囊性变于极少数病例也可以遍及整个肿瘤，使原来症状极其显著的病例逐渐好转，终至症状完全消失。也有的患者虽有嗜铬细胞瘤但始终并无明显的临床症状，称为无功能的嗜铬细胞瘤。此类无功能的嗜铬细胞瘤只分泌多巴胺，多巴胺是去甲肾上腺素的前身，经羟化后成为去甲肾上腺素。此类肿瘤细胞可能缺乏羟化能力，无法生成去甲肾上腺素或肾上腺素，而多巴胺的肾上腺素效应甚微，因此临床症状可不明显。多数的嗜铬细胞瘤则仍以分泌去甲肾上腺素为主，对此类病例降压则以 α 受体阻滞剂较易收效，升压则以去甲肾上腺素的效果较好。也有部分病例以分泌肾上腺素为主，对此类病例则以 β 受体阻滞剂较易获得降压和减缓心率的作用，升压则以肾上腺素的效果较好。临床可根据尿中去甲肾上腺素和肾上腺素的比例推测出该具体病例的肿瘤究竟以分泌何种为主。

　　嗜铬细胞瘤患者的血压虽以阵发性高血压为主，但成年病例病程较长久时，也可呈现持续性的高血压，在此持续性高血压的基础上再发生阵发性的更高的血压波动。小儿虽病程不长，但易出现持续性的高血压。长时期持续性高血压，成人易继发心肌损伤、冠状血管供血不全、心血管系统代偿能力减退、肾功能减退、视网膜炎（视力障碍）及糖尿病。这些病理改变都可使手术危险性增加。有的患者于阵发性高血压之后可继发低血压。有的病例高血压的持续时间非常短暂，以致待测定血压的准备工作就绪时，血压已恢复正常，症状也已经消失。也有一些病例的症状以低血压和虚脱状态为主或以心动过速及心律不齐为主。推论这些临床症状的表现可能是肌肉及内脏血管扩张合并心肌抑制所致，也有可能是心律不齐而致心排血量减少的结果。嗜铬细胞瘤患者合并心律不齐时，纠正心律不齐常可使血压回升。肾上腺素使磷氧基酶的活性加强，使肝糖原释放而致血糖增高，与此同时，肝细胞亦释出大量钾离子，形成中央循环血液中的高钾血症（外周血钾仍正常）。此种高钾血症可能为心律不齐的原因之一。严重时可达到心肌抑制甚至心室颤动的程度。嗜铬细胞瘤患者亦可表现为基础代谢亢进、体重减轻、心动过速等甲状腺功能亢进的症状。临床将嗜铬细胞瘤误诊为甲状腺功能亢进者亦有发生。由于儿茶酚胺的长期作用，血容量减少。近来的研究指出，不仅血容量减少，而且血细胞比容也下降。此种慢性低血容量症可能是造成术后血压难以恢复的重要原因之一。

　　近年来，对于儿茶酚胺代谢的理论阐明、儿茶酚胺受体学说的发展以及受体阻滞剂的多样化，都给嗜铬细胞瘤患者的麻醉处理提供了可靠的理论基础，增进了麻醉处理的效果。在 α 受体阻滞剂中，麦角碱由于有中枢兴奋作用，不宜使用。双苯胺可谓最早使用于嗜铬细胞瘤的 α 受体阻滞剂，但由于其作用发挥缓慢但持续时间过久（数日），很难符合现今治疗的要求。苯氧苄胺又称酚苄明，其作用较双苯胺强 6 ~ 10 倍，作用时间约 24 小时，主要用于未行手术而拟较长时期控制高血压阵发的病例，可连续使用数月而无抗药性。也有学者建议将其用作术中控制血压，但未获普遍的赞同。酚妥拉明则作用发挥迅速（注入后即时），持续时间短暂（20 ~ 30 分钟），现已成为最普遍采用的术中（或术前）用药。其他的 α 受体阻滞剂则皆由于不良反应过多，已不复使用。酚妥拉明于人体既引起体循环及肺循环的阻力血管的舒张，同时也使容量血管舒张，其作用远较其 α 受体阻滞所能发生的作用为强，因此推论其亦可能具有直接使平滑肌松弛的作用。酚妥拉明使体循环的血管较肺循环血管更易舒张，从而可使肺循环内的血液向体循环转移，有利于缓解肺高压症。β 受体阻滞剂中以普萘洛尔的使用较广。普萘洛尔的作用在于使心率减缓，并具有抗心律不齐的作用。用于抗心律不齐时，并无使 β 受体充分阻滞的必要，因此用小剂量

（1～2 mg）即可。普萘洛尔的缺点在于对心肌的抑制作用过强，使用后心排血量常有较明显的下降，尤以全身麻醉时为然，因此普萘洛尔不宜用于心力衰竭的患者。患者如有显著的酸中毒，普萘洛尔对心排血量的削弱更为明显。普萘洛尔使气管、支气管的 β 受体阻滞后，可引起支气管痉挛，因此不宜用于支气管喘息的患者。近年来新的 β 受体阻滞剂相继出现，这些阻滞药均因对心肌和气管支的影响较少为其优点。虽然 β 受体阻滞剂也用于高血压的治疗，但用于嗜铬细胞瘤手术时，β 受体阻滞剂只宜用以改善心律不齐或缓解（由于 α 受体阻滞后出现的）心率过速，不宜期望 β 受体阻滞剂于此时产生降压作用。因为此时的高血压为外周阻力过高的结果。β 受体阻滞剂如使血压下降，主要是使心肌抑制以致心排血量下降的结果。虽也有将 β 受体阻滞剂用于嗜铬细胞瘤手术并获得良好效果的文献，但也不乏使用后血压未能下降、血压下降过剧、血压下降后未能恢复正常、严重心律失常甚至心室颤动的经验。

大多数的嗜铬细胞瘤以分泌去甲肾上腺素为主。对于此类病例，β 受体阻滞剂很少有适用的机会，只当 α 受体阻滞剂充分发挥作用以后，β 受体可能相对地处于兴奋状态，表现为心动过速和（或）心律失常，此时只需给以极小剂量的 β 受体阻滞剂（如普萘洛尔1～2 mg）即可使情况改善。少数病例的肿瘤以分泌肾上腺素为主，术前检验肾上腺素浓度（比例上）较去甲肾上腺素水平的增高更为突出，临床症状亦以心率过速和（或）心律不齐为其特点，术前如给以小剂量的 β 受体阻滞剂治疗，不仅对术前及术中的心律有益，而且术中降压也较易满意。

嗜铬细胞瘤分泌儿茶酚胺的量可有显著的不同，不同时间或不同条件时分泌量的差异则更大，因此使用 α 受体阻滞剂降压时，有时剂量的掌握会有困难。有时虽应用较大剂量仍未能获得预期的效果。但亦有时虽仅使用"常规"的最小剂量亦可引起致命的低血压，亦有实验认为，大量酚妥拉明的作用可使心肌释出大量的儿茶酚胺（主要是肾上腺素），以致引起严重的心律不齐，甚至导致心室颤动。为了克服剂量掌握的困难，近年来多主张将酚妥拉明的给药方式改为静脉连续滴注，以求其控制灵活。一般以 50 mg 酚妥拉明溶于 500 mL 等渗葡萄糖注射液中待用，当血压升高时即以一定速率滴入，待血压降达一定水平时即停止给药。

利用肾上腺素受体阻滞剂以控制因嗜铬细胞瘤而致的高血压的方式，可谓纯粹由药理学的理论指导下的方式或可称为药理学方式。然而对于临床麻醉观点而言，嗜铬细胞瘤手术时麻醉者所面临的问题实际是在此特殊情况下如何进行控制性降压的问题，因此其处理方式不仅限于药理学方式，用于控制性降压的各种药物、措施和理论都曾用于嗜铬细胞瘤的麻醉处理。

如上所述，嗜铬细胞瘤患者的临床表现各异，肿瘤功能也可有很大差别，肿瘤分泌的儿茶酚胺的成分比例也不一致，患者全身体格情况以及继发于肿瘤的病理生理改变则可因人而异，因此对于此类病例的术前准备、术中麻醉处理以及术后护理都应针对各个病例的具体情况，做相应的考虑。下面根据我们的一些临床体会，结合文献中的一些观点和理论探讨，提出以下临床麻醉处理原则的建议，供作参考。

高血压是嗜铬细胞瘤的突出症状，因此一切术前准备、术中处理及术后治疗都以此为重点。对此不能有何非议，只是不宜认为术前必须将血压降达正常水平，术中必须使用最强效的降压药物或措施。实际此类病例术中或术后死于高血压者并不多，死于低血压者却不少。因此，术前及术中仍以保持相当的交感活性为宜。除无临床症状的嗜铬细胞瘤患者外，可根据临床及检验结果分做3类进行考虑。第一类为只有阵发性高血压，但阵发时间持续较短，血压峰值亦未能引起显著的不适者。此类轻症除于阵发时需要给予降压药物（α受体阻滞剂）外，不必给以酚苄明之类的强效、长作用的降压药物治疗。术中则根据血压的变化采取短效、灵活的降压措施即可。第二类患者则病情较重，肿瘤功能旺盛，临床表现为持续性合并极显著的阵发性高血压，不仅阵发时交感过激的症状（情绪紧张、头晕头痛、全身冷厥、手足震颤、怕热烦躁等）极其显著，即便于非阵发时，这些交感过激的症状也有不同程度的存在。此类病例如手术前未能使其交感过激的症状以及阵发时过高的血压妥善控制，麻醉及手术时将更易失控，因此，此类病例应术前给予酚苄明治疗，待其病情稳定后方宜进行手术。第三类患者则是肿瘤功能极其旺盛及其病史长久的患者，此类病例不仅高血压和交感过激的症状经常存在，而且由于长期交感过度兴奋、代谢亢进（负氮平衡）的结果，患者表现消瘦、衰弱甚至卧床不起，心率快速，脉搏细弱，严重者可呈现水肿。其中少数病例（多为儿童）由于心血管（消耗）症状突出，易被误诊为"心力衰竭"而予以洋地黄和β受体阻滞剂，但并不能使病情改善，反可使病情进一步恶化。对于此类病例，术前除应予以较长时间（数周）的酚苄明以控制其过激的交感反应之外，更重要的还在于改善患者的营养，使其氮代谢恢复正常以后，不仅一般情况可以显著改观，"心力衰竭"也可"不治自愈"。此时进行手术，其风险未必较其他病例更大。

麻醉的选择并不起决定作用，麻醉管理是否妥善则很重要。平顺的麻醉和恰当的降压是取得良好效果的关键所在。复习文献可知，几乎所有的麻醉药都曾用于嗜铬细胞瘤的手术麻醉，而且也曾被认为可取得满意的效果。例如，将氟烷应用于临床麻醉的初期，也曾有过不少采用氟烷而取得优良效果的报道，至于氟烷不宜与肾上腺素配伍的禁忌似乎已不足信，直到临床确已发生氟烷麻醉时严重心律失常甚或心室颤动的事故之后，对氟烷的推崇才宣告结束。现今比较一致的意见则是，除不宜与儿茶酚胺配伍的全身麻醉药（包括氯胺酮）外，任何足以维持平顺的浅全身麻醉皆适于嗜铬细胞瘤的手术。

肌肉松弛药中，泮库溴铵的拟交感作用虽不致引起严重高血压危象的后果，但终非所宜。琥珀胆碱也有使血压增高的可能，但非禁忌。其他非去极化肌肉松弛药之间无优劣之别，虽然原则上以选用不释放或少释放组胺的肌肉松弛药为佳，但实际临床工作中则主要取决于临床习惯，采用自己熟悉、能掌握的药物往往可以取得最佳的临床效果。

蛛网膜下隙或连续硬膜外阻滞也可应用于嗜铬细胞瘤的麻醉。这些神经阻滞的特点是既能提供手术麻醉又能发挥降压作用。蛛网膜下隙或硬膜外阻滞的特点是不仅收缩压的下降明显，而且舒张压也能满意下降。由于肾上腺神经被阻滞，手术刺激所致的肾上腺分泌可有一定程度的减少。国内应用硬膜外阻滞而取得较佳效果的经验已经不少。然而单纯应用硬膜外（或蛛网膜下）阻滞的不足在于手术牵引痛难以处理（虽然并非不可能）；血压的控制也欠灵活，有时可构成肿瘤切除后的升压困难；万一手术损伤横膈，呼吸的管理亦较不便。针对此种情况，如果将浅全身麻醉复合连续硬膜外阻滞，可能是更佳的处理。患者可于全身麻醉诱导后置入硬膜外导管。在较广泛的硬膜外神经阻滞的基础上，虽只给以氧化亚氮并复合以小剂量的镇静或镇痛药即能维持平顺的浅全身麻醉。硬膜外阻滞能提供降压的基础，除注入剂量（阻滞平面）对血压可有一定的调整外，在此基础之上，其他降压药的药效也较易发挥。如有必要，肿瘤血液循环钳断前即可终止硬膜外注药，升压困难的问题也可以避免。

硝普钠和酚妥拉明较适用于嗜铬细胞瘤手术降压，主要取其短效、灵活的特点。硝普钠作用于血管平滑肌而产生降压作用，酚妥拉明则是通过肾上腺素受体阻滞而降压，由于降压机制不同，临床工作中也有其中某一药物降压效果不够时，改用另一药即能使降压效果改善的情况。术中降压的程度不宜以正常血压水平为准，只需保持血压不超过该病例阵发时的水平即可（保持适当的交感活性），因此，于肿瘤切除后可免除血压回升的困难。肿瘤切除后可能需予以肾上腺受体兴奋药使血压恢复并维持，主要是由于患者长期适应高浓度儿茶酚胺的缘故，但并非每一病例都是如此。术中血压波动过于剧烈、频繁，术中降压过度等也都可以构成术后必须使用肾上腺能受体兴奋药的原因。长时期高浓度儿茶酚胺作用的结果，嗜铬细胞瘤患者皆有不同程度的低血容量，术中不宜因有高血压的存在而不予扩容，否则不仅术中血压不易维持平稳，术后血压也将更难维持。

心律失常是术中易发的并发症，因此，术中心电图的监测是必须的。动脉压的监测宜采用直接测压，因为有时血管痉挛的程度可使间接测压无法生效。中心静脉压可作为扩容的参考，但不宜完全依靠中心静脉压，因为血内儿茶酚胺的浓度可以对中心静脉压产生很多干扰。如能置入漂浮导管，对病情的掌握可更有利，尤其对于重症患者。

嗜铬细胞瘤一般粘连不多，术中不致过多失血，但也不无例外。肿瘤巨大或恶性病变者，一般有较多的粘连。更由于肿瘤靠近下腔静脉，术中下腔静脉的意外损伤也较易发生。因此，术前仍需有充分的血液准备，术中输血务必及时。下腔静脉损伤而必须钳闭修补时，下肢输入的血液不易即时生效，应改做上肢输入。

肿瘤切除（或血管钳闭）后血压应有明显的下降。如果肿瘤切除后血压毫无改变，应提请术者考虑是否有多发肿瘤的问题存在。因为嗜铬细胞瘤患者中约有 10% 的患者属于双侧或多发者，儿童则多发者更多。多发性肿瘤仍以一次手术切除为宜，以免术后残留肿瘤导致高血压危象，可以危及患者的安全。

肾上腺皮质激素的应用各家意见不一，一般认为术前并无应用肾上腺皮质激素的必要，术后则视切除情况及患者的反应而定。双侧肾上腺切除者术后应予肾上腺皮质激素的补充，单侧切除者除非血压难以维持，否则不宜给予皮质激素。如果术后仍有肿瘤残留，皮质激素反可诱发高血压危象。

血糖增高为嗜铬细胞瘤患者固有的症状之一，不宜因此而认为患者合并有糖尿病。即使已诊断为合并糖尿病的患者，麻醉前及麻醉过程中胰岛素的应用也必须慎重，以免术后发生低血糖而使情况更复杂。由于此时血糖的增高，一部分（往往大部分）是由于肿瘤的作用，如果胰岛素的剂量系根据血糖水平而做"常规"计算，则肿瘤摘除后很容易发生低血糖。所以糖尿病如未能确诊，胰岛素即可省略。糖尿病如已确诊，麻醉时的胰岛素以不超过常规剂量一半为宜，且术后即时或病情有所疑虑时应立即测定血糖，以便确定处理方针。患者出现低血糖时，临床可见多汗、外周循环迟滞及低血压等症状，其低血压对常用的升压处理皆无反应或反应微弱，但经静脉注入高张葡萄糖注射液后，所有的症状立见改善。术中及术后虽不断滴入等渗（5%）葡萄糖注射液，并不能避免此种低血糖症的发生，不宜因此而除外低血糖的可能。

嗜铬细胞瘤虽是一种较少见的疾病，但其对麻醉的影响却极其重大。其所以少见的原因之一，是在诊断上尚存在一定困难，以致有的病例未能及时发现。根据统计，70% 的嗜铬细胞瘤只在尸检中发现。这些临床未能及时发现的患者，如经手术、麻醉及分娩时，其病死率极其惊人（50%）。亦有报道指出，嗜铬细胞瘤也是患者于手术时突然死亡的主要原因之一。所以由临床麻醉观点而言，对此问题不可忽视，此种隐蔽的嗜铬细胞瘤所引起的手术死亡，绝大多数发生于术后，且其死前出现的症状亦能显示一定规律或症状群，包括：①体温骤升，一般可达 40℃以上；②室上性心动过速；③原因不明的高血压；④全身多汗但皮肤冰凉、发绀；⑤死前低血压。这些症状出现的先后一般尚符合上述程序，其发展之缓急可有显著的差异。体温上升虽可较早出现，但一般发觉可能较晚，甚至完全被忽视。如果在高血压阶段即能将病情控制，尤其已考虑嗜铬细胞瘤的可能，并针对此病理机制进行处理，病情仍可易于截止，不至恶化。如果病情已达皮肤冰凉及发绀阶段，说明病情已达外周循环衰竭阶段，抢救困难，但并非毫无希望。但如病情已达低血压阶段，说明已施行的处理未获效果，未能截断病情恶化，故首先必须检查已行的处理中有何缺点或不足，否则不可能挽回残局；但即使此时一切措施已调整适宜，然而往往因休克程度及时间可能已逾极限，抢救极难成功。

嗜铬细胞瘤患者麻醉时血压波动之剧烈，常非其他病情所能解释。因此，对此稍有经验体会之后，对于术前未确诊的隐蔽的嗜铬细胞瘤亦能据其血压曲线作出诊断，并可据此按嗜铬细胞瘤患者的麻醉原则处理，保证患者的安全。在我们所处理的 20 余例嗜铬细胞瘤患者中，其中 3 例未于术前确诊（术前诊断 1 例腹主动脉瘤，1 例腹膜后肿物，1 例肾性高血压）。此 3 例于麻醉后均出现较典型的血压变化曲线，按嗜铬细胞瘤患者的麻醉原则处理后，患者术中及术后情况平稳，未发生危象。术后病理切片证实为嗜铬细胞瘤。

嗜铬细胞瘤的症状可能潜伏至妊娠期中比较明显。据统计，嗜铬细胞瘤的女性患者中几乎有 30% 的患者于妊娠期中发现此病情。对于此类病例，绝不应与妊娠毒血症相混淆，否则即可能贻误患者的治疗机会。如果嗜铬细胞瘤的诊断已属可靠，必须早期切除肿瘤后方能让其分娩，否则分娩时母体的病死率仍可高达 50%，因此分娩前切除肿瘤具有保护母体生命的重大意义，不可忽视。

### （四）嗜铬细胞增生

此类患者的临床症状极类似嗜铬细胞瘤者，但不典型。手术所见则并无肾上腺肿瘤，但肾上腺（单侧或双侧）可较正常者为大，手术切除异常的肾上腺后，患者也可治愈。此类患者的麻醉处理原则基本上与嗜铬细胞瘤者相同，但患者术中血液动力的紊乱一般均不如嗜铬细胞瘤的患者显著，以致降压措施常属备而不用。根据体会，此类病例较适用肾上腺皮质激素，术中肾上腺皮质激素的应用（虽无血管加压剂）也可见血压的上升。单侧肾上腺切除后有可能于术后出现肾上腺皮质功能不全，故以给予适量的激素治疗为宜。术后发生肾上腺皮质功能不全时，其临床表现为低血压、脉压狭窄、心动过速、心律不齐、高热、外周循环迟滞等，此时处理的原则应以肾上腺皮质激素的补充为主，并辅以小量的 β 受体阻滞剂以改善心律，小量的肾上腺能受体兴奋药以改善血压，并宜做血液电解质的实验室检查，及时纠正。如果发现及时并处理得当，仍可保证患者的安全。

## 二、回肠膀胱成形术

回肠膀胱成形术是泌尿科中相当大且复杂的手术，故对麻醉的要求亦有一定的特殊性。多为恶性肿瘤需做膀胱全切除或结核性膀胱挛缩的患者，一般病情差异较大。遇有一般情况极差的患者，可采取分期手术（第一期做膀胱全切除及输尿管外置，第二期做膀胱成型），每次手术时间可较短，这样手术创伤较少，因而麻醉的处理也较简易，一般采用硬膜外阻滞即可得到满意的效果。如果膀胱全切除术及回肠膀胱成形术需于一次完成，则麻醉的处理即较复杂。由于手术时间较长（可长达 7 ~ 8 小时），麻醉时间必须符合手术要求。膀胱手术时要求盆腔内神经得到充分的阻滞，然而回肠手术时内脏的翻转又非较高平面不易保证患者的舒适；长时间维持麻醉范围如此广泛的阻滞，技术处理有一定困难。使用全身麻醉且长时间保持肌肉松弛，术后恢复也有一定顾虑。由于手术范围较广，失血难免较多，内脏显露时间过久，液体蒸发多，皆为促成休克发展的因素。术中对输血、输液的重视及掌握恰当，对术中休克的预防颇有意义，根据我们的经验，此种手术以两点穿刺的连续硬膜外阻滞较为满意。一般可在 $T_{12}$ ~ $L_1$，向头置管及 $L_4$ ~ $L_5$ 或 $L_3$ ~ $L_4$ 向骶置管。当手术限于盆腔内时，主要经下管注药，当手术涉及腹腔时，可经上管注药，使麻醉的控制灵活有效，对患者的影响亦可较少。至于不适于神经麻醉的病例，手术亦只能于全身麻醉下施行，则应尽可能避免吸入麻醉的不良影响，肌肉松弛药、辅助或控制呼吸等即常属必须，但亦应掌握得当。

## 三、前列腺切除术

前列腺肥大或前列腺肿瘤的患者多为老年患者，一般多在 60 岁以上，70～90 岁者亦非罕见。这些患者除年老外，往往合并有不同程度的高血压及血管硬化，冠状循环供血不足者也常遇到。这些特征对于麻醉的选择及处理造成一定的困难，再加手术中常有较大量的失血，因此对于此类病例的处理，实际是处理老年、病情复杂且手术失血的问题。

为了衡量这类患者的情况及选择麻醉的方法，应了解患者的心脏情况，如冠状血管有病变存在时，应按麻醉心脏疾患患者的原则处理。对于老年及病情复杂的患者，麻醉的考虑不仅应顾及术中的安全，而且术后的并发症亦应预防。显然，全身麻醉在掌握上较多进退余地，对术中安全较为有利；神经阻滞则除对术中血液循环功能较有影响之外，术后恢复较少顾虑，故采用全身麻醉时应多为术后着想，采用神经阻滞时则应多为术中安全策划。对于一般情况过差，尤以心血管功能极为不良的病例，有选用全身麻醉的必要。但此类患者终属少数，多数患者虽具有一定的并发症，但仍能耐受低位的蛛网膜下隙阻滞或硬膜外阻滞，此类阻滞麻醉的优点不仅在于术后并发症少，而且由于骶部副交感神经亦被阻滞，前列腺部血管收缩，失血得以减少。但对此类患者施行蛛网膜下隙阻滞时，麻醉平面应严格控制在 $T_8$ 以下，再则血液动力难免遭受严重紊乱。为了便于控制，连续硬脊膜外阻滞即属较符合要求的方法。使用连续硬脊膜外阻滞时，仍以双管法易取得较好的效果。导管可于 $T_{12} \sim L_1$ 及 $T_3 \sim T_4$ 分别向头及向骶置入，使阻滞范围包括 $T_8 \sim T_{10}$ 及骶神经即可满足手术要求。单管法虽亦能达到同样阻滞范围，但一般常需注入较大容积的局部麻醉药，因此不如双管法较易控制。

失血是前列腺切除的特点之一。术中失血主要发生于前列腺剥出时，由于失血较为集中，可对病情有不同程度的影响。采用的手术方式不同，失血量也可有明显的差别，例如采用缝合前列腺被膜的术式时，失血量常较不缝合者显著减少。术后创面的渗血亦系必然，但其程度可有显著的不同。创面血管即便已有血栓形成，但由于尿激酶有使纤维蛋白溶解系统激活的能力，从而使已形成的凝血块重新溶解，以致形成术后大量的渗血。防止术中或术后出血，关键仍在于术中认真止血。药物止血的理论很有吸引力，但实际掌握常难理想。

## 四、肾切除术

肾切除主要施用于肾结核的病例，也可用于多囊肾、肾盂积水、肾肿瘤。多发性肾结石也是肾切除的对象。结核粘连不多者及肾肿瘤，肾盂积水不太大者，手术时间不至过长，手术时对膈肌也不至过分牵扯刺激，对于此类患者，麻醉的选择以蛛网膜下隙阻滞为简单、方便，效果亦佳，其中尤以轻比重溶液蛛网膜下隙阻滞为恰当，轻比重溶液蛛网膜下隙阻滞所需体位与手术完全一致，可免去两次更换体位之烦，但当探查或显露肾时，患者仍可能发生若干牵引痛，牵引痛的程度依患者类型的不同而各有差异，必要时可由静脉注射辅助药使患者安定。精神过分紧张的患者则仍应行全身麻醉或于蛛网膜下隙阻滞时加用辅助药，使患者在手术过程中入睡。然于高位蛛网膜下隙阻滞时使用强效辅助药，血压急剧下降不无顾虑，肾积水、肿瘤或肾结核粘连过多或巨大者，术前应有充分估计，往往术中需要切除两根肋骨，多数病例需施行气管内麻醉。一方面手术时间较长，另一方面则气管内麻醉可使手术必要时施行经胸腔切口，万一分离粘连时遭遇膈肌破裂，患者亦不至于因手术气胸而受任何威胁。手术困难时膈肌破裂并非不可能发生的事故，对此类手术，手术者和麻醉者皆应了解其可能性而加以注意。麻醉过程或手术后患者如有继增的呼吸紧迫感时，应检查是否有张力性人工气胸存在。在蛛网膜下隙阻滞下，虽有气胸也不至表现呼吸困难，但麻醉作用消失后呼吸困难即可出现。肾结核及输尿管结核需做肾切除及输尿管全长切除的病例，单次蛛网膜下隙阻滞未必能满足手术所需的时间，可考虑采用全身麻醉、连续蛛网膜下隙阻滞或连续硬膜外阻滞，一般适于采用蛛网膜下隙阻滞的病例，亦皆适应于硬膜外阻滞，且往往效果更为满意。硬膜外阻滞施用于肾脏手术时，一般以间隙穿刺为宜，阻滞平面需达胸，否则牵引痛将使麻醉的管理陷于被动。在分离肾上腺之前 10 ~ 15 分钟如给以辅助药物静脉滴入，显然可以减轻或消除探查、分离的不适感觉。肾切除术一般失血不至过多，但亦视病变的复杂程度而差别显著。粘连不多、手术顺利的病例，适当输液即可，无须输血；粘连过多、肾巨大的病例，失血量大，有时由于手术困难，下腔静脉意外撕裂者亦有可能，故术中输血、输液的工作颇为重要，对于估计有下腔静脉损伤可能的病例，应采用上肢血管进行输液。意外发生下腔静脉损伤同时只有下肢静脉开放者，应迅速更换为由上肢输入，否则经下肢输入的血液不能及时供应上半身重要器官的灌注。

## 五、半肾切除术

此种手术必须切断肾实质，因此失血较多，术中必须重视输血的工作。由于手术较复杂，手术时间也较长，往往单次蛛网膜下隙阻滞无法满足手术要求，一般采用连续硬膜外阻滞或气管内全身麻醉。半肾切除后肾脏创面止血较为困难，术后如恶心、呕吐较频繁，有术后再出血的可能。据此考虑，神经阻滞的效果可较全身麻醉者为佳。全身麻醉药的选择亦以不易引起恶心、呕吐者为佳。

## 六、肾血管成形术

采用血管成形术治疗肾性高血压时，因需较长时间阻断患肾血流，肾缺血时间过久则易引起如肾衰竭、肾血管栓塞等术后并发症。肾循环间断需达 20 分钟以上者，必须采取保护肾功能的措施。虽然全身或局部降温都可达此目的，但肾局部降温可以避免全身降温的缺点，较实用的肾局部降温的方法可用塑料薄膜包裹肾，然后在膜外以冰水降温。此法较符合临床的要求，又可避免肾表面组织的冻伤。也有一些特制的肾脏降温专用设计，但较烦琐，使用并不广泛，肾脏局部降温时，以能使肾组织温度降达 5 ~ 10℃为宜。

## 七、经腹腔镜肾囊肿切除术及精索静脉结扎术

经腹腔镜手术时，需要在患者腹腔内注入 $CO_2$ 以造成 1.6 ~ 2.0 kPa（12 ~ 15 mmHg）的（正压）气腹，以利腹腔镜的观察，便于手术操作。$CO_2$ 弥散入血液后可引起 $PaCO_2$ 的升高。手术时间短、创面小者可无明显症状；创面大、时间长者 $PaCO_2$ 可急剧升高，术中除应适当加强通气外，必须反复监测 $ETCO_2$ 及 $PaCO_2$。气腹不仅使腹内压升高，同时也使胸内压随之升高。胸（腹）内压的升高使肺膨胀受限，严重者可致通气不足。原有慢性阻塞性肺疾病的患者甚至可因此而致肺不张及通气血流比例失调，分流量增加。胸内压过高则回心血量减少，心排血量随之下降，表现为动脉均压降低。因气腹影响以致患者难以代偿时，必须暂停手术，放气减压以保证患者的安全。必要时可更换为开腹手术。原有心、肺疾患者更应慎重，为降低 $PaCO_2$ 而进行过度通气时，只应增加呼吸频率而不应增加潮气量，否则胸（肺）内压的不利影响反可加剧。为了便于呼吸的管理，经腹腔镜手术通常选用气管内全身麻醉。无论是术中还是术后，当 $CO_2$ 气腹的压力过大，超过 2.67 kPa（20 mmHg）时，腹腔内的气体可自食管裂孔进入纵隔并扩散至胸腔，导致纵隔气肿和张力性气胸。继之则易发展为颈部皮下气肿。出现此并发症时，患者呈现血压下降、发绀、听诊呼吸音微弱等症状。胸腔穿刺排气后病情即可好转。此时如取胸腔气样进行分析，胸腔气样 $CO_2$ 高于正常（可高过正常值以上达 20%）者，证明气体是源自腹腔。也有认为皮下气肿是由于气腹针穿刺的位置不当而引致者。但无论如何，经腹腔镜手术时发现通气困难并有皮下气肿时，应考虑到张力性气胸存在的可能，应及时检查处理，不应延误。

经腹腔镜精索静脉曲张结扎术所需时间较短，创面较小，多为年轻患者，故较能代偿 $CO_2$ 气腹对呼吸、循环的影响。虽然 $CO_2$ 气腹所致的 $PaCO_2$ 升高不可避免，但在蛛网膜下隙或硬膜外阻滞下通过面罩进行过度通气可防止 $PaCO_2$ 的过分升高，术毕减压后 $PaCO_2$ 更易恢复正常。术毕减压不够则术后患者坐起或直立时肩部可感不适甚或胀痛，需待 $CO_2$ 吸收后症状方才消失，为预防起见，术毕减压务必充分。

（郭艳祥）

# 第五章　骨科手术麻醉

## 第一节　四肢骨折和关节脱臼手术

### 一、四肢创伤的特点

四肢创伤包括开放性损伤和闭合性损伤。累及组织结构包括骨、关节、神经、血管、肌肉、肌腱及其他软组织。骨折和关节脱位是常见的创伤，关节脱位和开放性损伤均需紧急复位、手术处理。闭合性损伤除非合并重要的血管、神经损伤，一般可视患者全身情况决定处理时机。但近年来有学者认为四肢长骨骨折尽早手术内固定，可避免患者长期卧床牵引，减轻伤后疼痛，为后期功能康复创造条件，也有利于减少严重并发症，降低病死率，但早期急症手术无疑增加了麻醉医师对患者的处理难度。

单纯四肢创伤手术范围多较局限，但若伤及血管、神经，修复手术要求精细，尤其是断肢再植手术需时较长，对麻醉也有特殊要求。四肢创伤常合并有胸腹内脏及颅脑等多器官损伤，手术处理宜分轻重缓急，先处理致命伤，待患者生命体征相对稳定以后，再择机处理四肢损伤，若病情允许，也可同期处理四肢损伤。

低血容量、饱胃也是四肢创伤患者常见的问题，应该根据具体情况采取相应处理措施。

患者受伤前可能患有各种影响手术麻醉的内科疾病，伤情紧急常使麻醉医师没有足够的时间充分了解患者情况，也没有充分的时间来调整患者全身情况。有资料表明，急性创伤患者 36% 未能及时补充血 7 容量，20% 诊断有疏漏，13% 对伤情处理不及时，10% 气道处理不当。提高对急性创伤患者的处理水平，需要有效的急症组织，正确及时的急诊处理（包括合理的院前处置），麻醉医师也应学会快速评价、处理创伤患者的特殊问题。

## 二、麻醉前准备与麻醉选择

### （一）麻醉前评估和麻醉前准备

1. 既往病史

详细了解患者病史，尤其应了解既往有无明显心血管、呼吸系统及与麻醉相关的其他疾病，如有合并病症应问清治疗情况，如糖尿病患者胰岛素使用情况，冠心患者发作时对药物治疗的反应情况，高血压患者抗高血压药物使用情况，近期有无呼吸道感染等。问清是否接受过麻醉及麻醉中有无异常情况等。

2. 进食情况

急症手术应了解末次进食时间、进食内容、伤后有无呕吐。对饱胃患者尽量选择神经阻滞或椎管内麻醉，术中慎用镇静药。手术必须在全身麻醉下进行时，应选择气管内麻醉，可在充分表面麻醉下清醒插管，也可在压迫环状软骨同时快速诱导气管插管，避免胃内容物反流误吸。术后应清醒后再拔除气管导管。

3. 合并损伤

检查是否合并有其他部位损伤，尤其注意有无气道梗阻，有无气胸、血胸和腹腔脏器损伤。如需同时手术，应综合考虑手术需要决定适宜麻醉方法。

4. 失血量

尽可能准确评估失血量。对开放伤口或骨折周围血肿大量失血、机体处于低血容量状态者应在麻醉前初步纠正。血细胞比容和血红蛋白含量可大致提示失血纠正情况，血压改善、心率减慢、皮肤颜色和毛细血管充盈时间是失血纠正满意的可靠临床指标。大量失血需快速输血补液患者应留置中心静脉导管监测中心静脉压，用以指导输血、输液治疗。

5. 实验室检查

必要的实验室检查和心电图、X 线检查有助于综合了解患者全身情况，对决定麻醉方法和麻醉中处理也有一定参考和指导作用。

6. 术前准备

向患者适当解释手术麻醉过程，提醒患者手术前后注意事项，如臂神经丛阻滞后患者可有短时肢体无力等。解除紧张患者的精神焦虑，必要时给予适量苯巴比妥、地西泮等镇静药物。

7. 监测

术中常规监测心电图、脉搏血氧饱和度、无创动脉血压，全身麻醉患者监测呼气末二氧化碳浓度。危重患者最好动脉穿刺置管连续监测动脉血压变化，以便及时发现血压变化并可间断采集血样进行血气分析。麻醉开始前建立可靠的静脉通路，用以输血、补液并为药物治疗提供给药途径，必要时应该建立两条以上静脉通路。

## （二）麻醉选择

### 1. 上肢手术

多数能在臂神经丛阻滞下完成。肘部以下手术选用腋入法，上臂或肩部手术选用锁骨上法或肌间沟法。臂神经丛阻滞是上肢手术最常用的麻醉方法。

神经阻滞麻醉可提供满意的镇痛、肌肉松弛和制动作用，同时对呼吸循环影响很少，术后可保持一定时间镇痛作用，伴发的缩血管神经麻痹还可增进肢体血液循环，尤其适用于断肢再植和血管修复手术，缺点是局部麻醉药用量较大，药物误入血管内时可产生严重局部麻醉药中毒反应。阻滞成功率受术者操作熟练程度影响较大，要求术者熟练掌握相关神经解剖和支配区域及阻滞方法，穿刺操作有出现气胸和血管神经损伤的可能。单次注射时麻醉作用时间受药物性能的限制。

### 2. 下肢及腰椎手术

（1）蛛网膜下隙阻滞：蛛网膜下隙阻滞后头痛可通过应用细针穿刺或使用改良的笔尖式测孔穿刺针，由于减轻或避免了硬膜被针尖切割损伤，蛛网膜下隙阻滞术后头痛发生率明显减少。

（2）连续硬膜外阻滞：虽然起效时间慢，但是时间可控性强，是长时间手术的合适麻醉方式。

（3）腰硬联合麻醉（combined spinal-epidural anesthesia，CSEA）：CSEA综合了蛛网膜下隙阻滞起效快、用药量小、药物不良反应少和硬膜外阻滞麻醉时间可控性强的优点，是长时间手术麻醉方式的理想选择。

### 3. 全身麻醉

对于手术时间长、手术复杂及创伤大或破坏性手术，宜在全身麻醉下实施。一般情况下，以下情况选择全身麻醉：①儿童或不合作患者；②术前存在严重低血容量状态或有败血症及凝血功能障碍患者；③不适宜局部麻醉或严重创伤强迫体位难以完成椎管内麻醉或神经阻滞操作的患者；④合并其他部位损伤需同时手术或估计术中难以保持气道通畅的患者；⑤长时间、操作复杂手术。

全身麻醉中是否需要气管插管决定于手术时患者的体位、术中能否维持满意的气道控制、是否需要应用肌肉松弛剂及手术时间。一般小儿短小手术不需肌肉松弛者，可不实施气管插管，可在静脉或吸入麻醉下完成手术。也有些短时间操作如闭合性骨折复位可在吸入麻醉下完成，优点是苏醒迅速，可提供一定程度的肌肉松弛，但不宜常规应用，且应由有经验的麻醉医师实施。对于手术体位为仰卧，术中不变动体位的手术，也可以置入喉罩通气道实施全身麻醉，也是比较理想的选择。对重度软组织挤压伤患者行快诱导气管插管时，由于可能存在高血钾状态，应用琥珀胆碱有诱发心搏骤停的危险。

4. 静脉内局部麻醉

静脉内局部麻醉适用于肘部以下短小手术，可提供满意的手和前臂无痛、肌肉松弛。优点是操作简单，麻醉作用消失快，适用于门诊手术，在肌腱缝合或松解术中，手术医师还可随时观察肌腱活动和手指动作情况，保证手术效果。缺点是止血带加压时间过长后患者有不适感觉，局部感染患者有使感染扩散的危险，较大组织裂伤患者注药后由于部分药物可经伤口流失而影响麻醉效果。

主要并发症是麻醉药中毒反应，常因方法不当或袖带漏气导致。正确操作时也可有少量患者出现轻度中毒症状，可能由于快速注药产生较高的静脉压力和阻断前驱血不充分导致局部麻醉药通过止血带渗漏至体循环内，肘前静脉注药时较易发生。手术结束放松加压袖带后部分患者可出现耳鸣、口唇麻木等轻微局部麻醉药全身反应，无须特殊处理，术前应用地西泮有一定预防作用。局部麻醉药中不可加用肾上腺素，避免出现缺血等不良反应。

本法应用中阻断时间过长患者多有不适感觉，推荐用于 1 小时内短小手术。下肢简单手术偶尔也可应用。

## 三、四肢骨折和关节复位术的麻醉管理

### （一）神经阻滞的注意事项

1. 局部麻醉药

局部麻醉药毒性反应肌痉挛的发生率在臂神经丛阻滞腋路占 1.0‰ ~ 2.8‰，肌间沟和锁骨上入路占 7‰ ~ 8‰，因而使用局部麻醉药后应注意监测，一旦发现毒性反应征象出现，即刻对症处理。使用高浓度局部麻醉药容易发生毒性反应，所以神经阻滞时尽量避免使用高浓度局部麻醉药。

某些局部麻醉药可通过改变药液浓度而产生感觉和运动神经分离阻滞，如丁哌卡因在硬膜外阻滞时应用 0.125% ~ 0.250% 浓度阻滞交感神经而较少阻滞感觉神经，0.25% ~ 0.50% 浓度产生最大感觉阻滞而运动神经阻滞欠佳，0.75% 浓度则产生完善的运动阻滞。麻醉作用恢复时同样先运动后感觉。运动和感觉恢复的时间差利多卡因约需 5 分钟，丁哌卡因约需 20 分钟，临床可根据需要选用适宜的局部麻醉药浓度。应注意，阻滞部位不同，局部麻醉药作用时效也不同，如丁哌卡因周围神经阻滞时效可达 10 小时以上，但用于腰部硬膜外阻滞时效约 2 小时左右。

2. 缩血管药

肾上腺素与局部麻醉药混合应用可延长后者作用时间，同时因减慢药物吸收速度，降低注药后血药峰值浓度，还可减轻药物的全身反应。加入肾上腺素可使利多卡因臂神经丛阻滞时的峰值血药浓度下降 30%，但对丁哌卡因效果甚微，因此丁哌卡因麻醉可不加肾上腺素。加入肾上腺素还有助于早期发现局部麻醉药误入血管内。肾上腺素注入静脉后 1 分钟内可使心率加快 30% 以上，神经阻滞注药期间如发现患者突然心率加快，应高度警惕血

管内注射。指（趾）根阻滞时不能用血管收缩药。

3. 异感

所有神经阻滞均会遇有异感，但对异感的体验描述各不相同，有刺痛感觉，有放射性过电感，少数可能以痒为主要表现。发生异感提示麻醉医师注射针已接近、接触或刺入神经，后者临床常有温热感觉。有学者认为出现异感即提示神经损伤已经发生，但异感可为麻醉医师提供神经阻滞的可信性定位指标，临床实践中一般掌握异感可以寻找，但反复刺激或加重异感不可取。注射前应向患者讲清楚异感表现，嘱其感知后立即告知医师，以便将针保持在引出异感部位，回吸试验无气、无血即可缓慢注入局部麻醉药，注药期间出现严重疼痛提示神经内注药，应退针少许以避免神经损伤。

### （二）手术过程中注意事项

1. 镇静药

总的应用原则是适量。作为术前药或麻醉前静脉注射适量镇静药有助于缓解患者紧张情绪，减轻局部麻醉药中毒反应，但应以使患者不丧失合作能力为度。目前尚没有任何药物可以完全预防局部麻醉药的全身毒性反应。镇静药使用过量可使患者在意识消失状态下进行神经阻滞操作时增加神经损伤的危险，麻醉医师也因不能及时得知患者有无异感而造成判断困难。待确认麻醉效果完善，手术开始后适量应用镇静镇痛药物令紧张患者进入浅睡状态，有助于术中血流动力学稳定。但应给予面罩吸氧，保持患者气道通畅和有效通气量，术中应监测脉搏血氧饱和度。

2. 补充血容量

对于开放性损伤的患者，术前的失血量难以估计，对其他闭合性损伤术前的体液不足及术中失血量应该准确判断，及时补充血容量，纠正麻醉期间易发生的低血压。

3. 加快补液速度

在预计松开止血带之前，应该适当加快补液速度，以适应止血带突然松开引起的暂时性血容量不足。

4. 术中检测

紧密关注手术进程，在涉及长骨骨髓操作、使用骨水泥等过程中要严密监测患者生命体征，警惕、预防、及时发现并处理患者所发生的改变，尤其要注意肺栓塞、脂肪栓塞等严重并发症。

### （三）股骨颈骨折内固定术的麻醉

1. 特点

（1）多发生于老年人，60岁以上者约占80%。

（2）因创伤引起的血肿、局部水肿及入量不足，是导致术前低血容量的主要原因。

（3）对创伤的应激反应可引起血液流变学的改变，血液多呈高凝状态。

2．注意事项

（1）多主张在连续硬膜外阻滞或腰硬联合麻醉下手术，镇痛好，失血量少，并减少术后深静脉血栓的发生率。全身麻醉术后发生低氧血症及肺部并发症者较多。

（2）对术前的体液不足及术中失血量的估计较困难，麻醉期间易发生低血压，应及时补充容量。必要时监测 CVP、HCT 及尿量，指导术中液体治疗措施。

（3）术前血液高凝状态是引起血栓形成和肺栓塞的重要原因，术中应行适当血液稀释，避免过多输入全血。

（孙浩翔）

# 第二节　关节置换术

人工关节的材料和工艺越来越先进，接受人工关节置换的患者也越来越多。此类手术确实使患者解除了疼痛，改善了关节活动功能，提高了生活质量。人工关节置换术的不断发展给麻醉带来了新的课题，提出了更高的要求，因为该类患者往往有许多特殊的方面，对此麻醉医师需要有较深的认识，做好充分的术前准备、严密的术中监测和良好管理以及术后并发症的防治工作。

## 一、关节置换术麻醉的特殊问题

1．气管插管困难和气道管理困难

类风湿关节炎和强直性脊柱炎的患者常有全身多个关节受累，前者可累及寰枢关节、环杓关节及颞下颌关节等，可使寰枢关节脱位、声带活动受限、声门狭窄、呼吸困难及张口困难等；后者主要累及脊柱周围的结缔组织，使其发生骨化，脊柱强直呈板块状，颈屈曲前倾，不能后仰，颞下颌关节强直，不能张口。患者平卧时常呈"元宝状"，去枕头仍保持前屈，如果头部着床，下身会翘起。这两种患者行气管插管非常困难，因为声门完全不能暴露，且患者骨质疏松，有的患者还有寰枢关节半脱位，如果插管用力不当，可造成颈椎骨折，反复插管会造成喉头水肿和咽喉部黏膜损伤、出血，气道管理更加困难。一些患者合并有肺纤维化病变，胸壁僵硬，致肺顺应性下降，通气和弥散能力均降低，可致 $SpO_2$ 下降。对此类患者，麻醉医师在术前访视时，如估计气管插管会有困难者，应事先准备好纤维支气管镜以便帮助插管。合并肺部感染致呼吸道分泌物增多，且易发生支气管痉挛，给呼吸道的管理更增加了难度。

2．骨黏合剂

为了提高人工关节的稳定性，避免松动和松动引起的疼痛，利于患者早期活动和功能恢复，在人工关节置换术中常需应用骨黏合剂（骨水泥），通常是在骨髓腔内填入骨水泥，再将人工假体插入。骨黏合剂为高分子聚合物，又称丙烯酸类黏合剂，包括聚甲基丙烯酸甲酯粉剂和甲基丙烯酸甲酯液态单体两种成分，使用时将粉剂和液态单体混合成面团状，然后置入髓腔，自凝成固体而起作用。在聚合过程中可引起产热反应，温度可高达80～90℃，这一产热反应使骨水泥更牢固。单体具有挥发性，易燃，有刺激性气味和毒性，因此，房间内空气流通要好。未被聚合的单体对皮肤有刺激和毒性，可被局部组织吸收引起"骨水泥综合征"。单体被吸收后大约3分钟达峰值血液浓度，在血中达到一定浓度后可致血管扩张并对心脏有直接毒性，体循环阻力下降，组织释放血栓素致血小板聚集，肺微血栓形成，因而患者可感胸闷、心悸，心电图可显示有心肌损害和心律失常（包括传导阻滞和窦性停搏），还可有肺分流增加而致低氧血症、肺动脉高压、低血压及心排血量减少等，单体进入血液后可以从患者的呼气中闻到刺激性气味。肺是单体的清除器官，清除速度很快，故一般不会受到损害，只有当单体的量达到全髋关节置换时所释放的单体量的35倍以上时，肺功能才会受到损害。因此，对肺功能而言，骨水泥的使用一般是安全的。为减少单体的吸收量，混合物必须做充分搅拌。

除单体吸收引起的对心脏、血管和肺的毒性反应外，当骨黏合剂填入骨髓腔时，髓腔内压急剧上升，使髓腔内容物包括脂肪、空气微栓子及骨髓颗粒进入肺循环，引起肺栓塞，致肺血管收缩，肺循环阻力增加和通气血流比例失调，导致肺分流增加、心排血量减少和低氧血症。为了减少髓腔内压上升所致的并发症，用骨水泥枪高压冲洗以去除碎屑，从底层开始分层填满髓腔，这可使空气从髓腔内逸出以减少空气栓塞的发病率，也可从下位的骨皮质钻孔，并插入塑料管以解除髓内压的上升。

针对骨黏合剂使用时对心肺可能造成的影响，必须高度重视，采取预防措施。应当在用骨水泥时严密监测 $PaO_2$、$PaCO_2$、$ETCO_2$、$SpO_2$、血压、心律及心电图等，补足血容量，必要时给予升压药，保证气道通畅，并予充分吸氧。下肢关节置换的手术，在松止血带时，要注意松止血带后所致的局部单体吸收，骨髓、空气微栓子或脂肪栓等进入肺循环而引起的心血管反应，甚至有可能出现心搏骤停的意外。

3. 止血带

四肢手术一般都需在止血带下进行，以达到术野无血的目的。但是止血带使用不当时也会出现一些并发症。

4. 激素的应用

行人工关节置换的患者常因其原发病而长期服用激素，因此，可有肾上腺皮质萎缩和功能减退，在围手术期如不及时补充皮质激素，会造成急性肾上腺皮质功能不全（危象）。对此类患者应详细询问服用激素的时间、剂量和停用时间，必要时做 ACTH 试验检查肾上腺皮质功能。对考虑可能发生肾上腺皮质功能不全的患者，可在术前补充激素，可以提前3日起口服泼尼松，5 mg，每日3次或于术前1日上午和下午各肌内注射醋酸可的松100 mg，在诱导之前及术后给予氢化可的松 100 mg 静脉滴注。

急性肾上腺皮质功能不全的判定：如果麻醉和手术中出现下列情况，则应考虑发生了急性肾上腺皮质功能不全。①原因不明的低血压休克，脉搏增快，指（趾）、颜面苍白；②在补充血容量后仍持续低血压，甚至对升压药物也不敏感；③不明原因的高热或低体温；④全身麻醉患者苏醒异常；⑤异常出汗、口渴；⑥血清钾升高或钠、氯降低；⑦肾区痛和胀感、蛋白尿；⑧在存在上述症状的同时，可出现精神不安或意识淡漠，继而昏迷。

如果考虑为肾上腺皮质功能不全，立即给予氢化可的松 100 mg 静脉推注，然后用氢化可的松 200 mg 静脉滴注。

5. 深静脉血栓和肺栓塞

骨关节手术有许多患者为长期卧床或老年人，静脉血流淤滞，而手术创伤或肿瘤又使凝血功能改变，皆为静脉血栓的高危因素，在手术操作时有可能致深静脉血栓进入循环。长骨骨干骨折患者有发生脂肪栓塞的危险性，使用骨水泥时有可能发生空气栓塞。对麻醉医师来说，对术中发生的肺栓塞有足够的警惕非常重要，因为术中肺栓塞发病极其凶险，患者病死率高，而且容易与其他原因引起的心搏骤停相混淆。因此，术中应密切观察手术操作步骤及患者的反应，严密监测心率、血压、$SpO_2$、$P_{ET}CO_2$ 等，心前区或经食管超声心动对肺栓塞诊断有一定帮助。如果患者术中突然出现不明原因的气促、胸骨后疼痛、$ETCO_2$ 下降、$PaO_2$ 下降、肺动脉高压、血压下降而用缩血管药纠正效果不好等表现时，应考虑有肺栓塞的可能。

为了预防和及时发现因静脉血栓脱落而致肺栓塞，术中须维持血流动力学稳定，补充适当的血容量，并在放骨水泥和松止血带时需严密监测生命体征的变化。

对严重肺栓塞的治疗是进行有效的呼吸支持及循环衰竭的纠正与维持。主要方法包括吸氧、镇痛、纠正心力衰竭和心律失常及抗休克，空气栓塞时，应立即置患者于左侧卧头低位，使空气滞留于右心房内，防止气栓阻塞肺动脉及肺毛细血管，也可通过经上肢或颈内静脉插入右心导管来抽吸右心内空气。对血栓性肺栓塞，如无应用抗凝药的禁忌，可用肝素抗凝治疗或给予链激酶、尿激酶进行溶栓治疗。高压氧舱可促进气体尽快吸收并改善症状。

## 二、术前准备及麻醉选择与管理

虽然有许多青壮年患者需行关节置换术，但以老年人多见。老年人常伴有各系统器官的功能减退和许多并存疾病，致围手术期和麻醉中并发症增多，其病死率也比年轻人为高。术前需对高龄患者并存的疾病及麻醉的危险因素进行正确评估，对并存疾病应给予积极的治疗。如对于高血压和冠心病患者，术前应给予有效的控制血压及改善心肌缺血，维持心肌氧供需平衡，以减少围手术期心脑血管的并发症；慢性气管炎患者应积极治疗，训练深呼吸及咳嗽，以减少术后肺部感染，老年人心、肺、肝、肾功能减退，药物代谢慢，诱导和术中用药应尽量选用短效、代谢快及对循环影响小的药物，如用依托咪酯诱导，以异氟醚、七氟醚、地氟醚等吸入麻醉药为主维持麻醉，尽量减少静脉用药。

### （一）术前准备

**1. 麻醉前访视与病情评估**

关节置换的患者，老年人较多，他们常合并有心血管疾病、肺部疾病、高血压及糖尿病等。类风湿关节炎和强直性脊柱炎患者累及心脏瓣膜、心包及心脏传导系统者，需详细检查及对症处理。术前一定要了解高血压的程度，是否规律用药（抗高血压药可用至手术日早晨），是否累及其他器官，有无合并心功能不全。对合并房室传导阻滞和病态窦房结综合征的患者应详细询问病史、必要时安置临时起搏器。慢性肺疾病患者，要注意有无合并肺部感染，术前需做肺功能和血气检查。类风湿关节炎和强直性脊柱炎要检查脊柱活动受限程度，判断气管插管是否困难，胸廓活动受限的程度如何。合并糖尿病的患者，要详细询问病史、服药的类型，检测术前血糖和尿糖值，必要时给予短效胰岛素控制血糖。有服用激素病史的患者，应根据服药史及术前的临床表现、化验结果决定围手术期是否需要补充激素。

**2. 麻醉前用药**

一般患者术前常规用药，有严重的循环和呼吸功能障碍的患者，镇静药或镇痛药慎用或不用。有肾上腺皮质功能不全倾向的患者，诱导前给予氢化可的松 100 mg，加入 100 mL 注射液中滴注。

**3. 术前备血**

估计术中出血较多的患者，术前要准备好充分的血源。为了节约血源和防止血源性疾病传播和输血并发症，可采用术中血液回收技术或术前备自体血在术中使用。血红蛋白在 10 g 或血细胞比容在 30% 以下者，不宜采集自体血，最后一次采血至少在术前 72 小时前，以允许血容量的恢复。拟做纤维支气管镜引导下气管插管时，要准备好必备用品，如喷雾器、支气管镜等。

**4. 维持气道困难的预测与气管插管困难的评估**

对类风湿关节炎和强直性脊柱炎影响到颈椎寰枢关节、颞下颌关节致头不能后仰和（或）张口困难的患者，应当仔细检查，估计气管插管的难易程度，以决定麻醉诱导和插管方式。目前，预测气道困难的方法很多，现介绍 4 种常用方法。

（1）张口度：指最大张口时上下门牙间的距离，正常应 ≥ 3 指（患者的示指、中指和无名指并拢）；2 ~ 3 指，有插管困难的可能；< 2 指，插管困难。不能张口或张口受限的患者，多置入喉镜困难，即使能够置入喉镜，声门暴露也不佳，可造成插管困难。

（2）甲颏间距：指患者颈部后仰至最大限度时甲状软骨切迹至下颏间的距离，以此间距来预测插管的难度。甲颏间距 ≥ 3 指（患者的示指、中指及无名指），插管无困难，在 2 ~ 3 指间，插管可能有困难，但可在喉镜暴露下插管；< 2 指，则无法在喉镜暴露下插管。

（3）颈部活动度：指仰卧位下做最大限度仰颈，上门牙前端至枕骨粗隆的连线与身体纵轴相交的角度，正常值＞ 90°；< 80° 为颈部活动受限，直接喉镜下插管可能遇到困难。

（4）寰枕关节伸展度：当颈部向前中度屈曲（25° ~ 35°），而头部后仰，寰枕关节伸展最佳。口、咽和喉 3 条轴线最接近为一直线（又称"嗅花位"或 Magill 位），在此位置，舌遮住咽部较少，喉镜上提舌根所需用力也较小，寰枕关节正常时，可以伸展 35°。寰枕关节伸展度检查方法：患者端坐，两眼向前平视，上牙的咬颌面与地面平行，然后患者尽力头后仰，伸展寰枕关节，测量上牙咬颌面旋转的角度。上牙旋转角度可用量角器准确地测量，也可用目测法进行估计分级：1 级为寰枕关节伸展度无降低；2 级为降低 1/3；3 级为降低 2/3；4 级为完全降低。

### （二）麻醉方法的选择

1. 蛛网膜下隙麻醉和硬膜外麻醉

只要患者无明显的蛛网膜下隙麻醉或硬膜外麻醉禁忌证及强直性脊柱炎导致椎间隙骨化而使穿刺困难，都可选用蛛网膜下隙麻醉或硬膜外麻醉，我院近年来在蛛网膜下隙麻醉或硬膜外麻醉下进行了大量的髋、膝关节置换术，包括＞ 80 岁的高龄患者，均取得了良好效果。而且有研究表明，选用蛛网膜下隙麻醉和硬膜外麻醉对下肢关节置换术有如下优点。

（1）深静脉血栓发生率降低，因硬膜外麻醉引起的交感神经阻滞导致下肢动、静脉扩张，血流灌注增加。

（2）血压和 CVP 轻度降低，可减少手术野出血。

（3）可减轻机体应激反应，从而减轻患者因应激反应所引起的心肺负荷增加和血小板激活导致的高凝状态等。

（4）局部麻醉药可降低血小板在微血管损伤后的聚集和黏附能力，对血栓形成不利。

（5）可通过硬膜外导管行术后椎管内镇痛。

2. 全身麻醉

对有严重心肺并发症的患者、硬膜外或蛛网膜下隙穿刺困难者以及其他禁忌证的患者，宜采用气管插管全身麻醉。

（1）注意要点：①选用对心血管功能影响小的诱导和维持药物；②尽量选用中、短效肌肉松弛药，术中严密监测生命体征，术后严格掌握拔管指征；③强直性脊柱炎等气管插管困难者，应在纤维支气管镜帮助下插管，以免造成不必要的插管损伤；④必要时可行控制性降压，以减少出血。总之，在满足手术要求和保证患者安全的前提条件下，根据患者的病情、手术的范围、设备条件和麻醉医师自身的经验与技术条件来决定麻醉方法。

（2）全身麻醉诱导：对年老体弱者，全身麻醉诱导时给药速度要慢，并密切观察患者的反应，如心血管反应、药物过敏反应等。常用静脉药物及其诱导剂量如下。①异丙酚：成人 2 ~ 2.5 mg/kg，在 30 秒内给完，年老体弱者宜减量和减慢给药速度；②咪达唑仑，未用术前药的患者：年龄 < 55 岁，0.30 ~ 0.35 mg/kg；年龄 > 55 岁，0.30 mg/kg，ASA Ⅲ ~ Ⅳ 级，0.20 ~ 0.25 mg/kg。已用术前药的患者，适当减量；③依托咪酯：0.2 ~ 0.6 mg/kg，常用量 0.3 mg/kg，小儿、老弱、重危患者应减量，注药时间在 30 秒以上；④硫喷妥钠：4 ~ 8 mg/kg，常用量 6 mg/kg；⑤常用肌肉松弛药及插管剂量：琥珀胆碱 1 ~ 2 mg/kg，泮库溴铵 0.10 ~ 0.15 mg/kg，维库溴铵 0.08 ~ 0.10 mg/kg，哌库溴铵 0.1 mg/kg。

（3）麻醉维持：一般用静吸复合全身麻醉，特别是以异氟醚、七氟醚为主的静吸复合全身麻醉，对患者心血管功能抑制小，苏醒快，是理想的麻醉维持方法，因此，尽量减少静脉用药，而以吸入麻醉为主。

（4）预知气道困难患者的插管处理：预知气道困难的患者，应根据患者情况选择插管方式，切忌粗暴强行插管，特别是有颈椎半脱位、骨质疏松、全身脱钙的患者。气管插管技术的选择如下。①直接喉镜：一般插管无困难的患者，可快速诱导、直接喉镜下气管插管。估计可能有困难，不宜快速诱导，而应咽喉表面麻醉和环甲膜穿刺气管内表面麻醉或强化麻醉下行清醒气管插管；②盲探经鼻插管：用于插管困难的患者。患者清醒，多采用头部后仰、肩部垫高的体位，并可根据管口外气流的强弱进行适当的头位调整，气流最大时，表明导管正对声门，待患者吸气时将导管送入气管内；③纤维光导喉镜引导下气管插管患者有明显困难插管指征时，应直接选择在纤维支气管镜的帮助下插管；④喉罩：有条件者可选用喉罩处理气道困难和插管困难。

### （三）术中麻醉管理

（1）术中严密监测患者的生命体征，维持循环功能的稳定和充分供氧。监测项目包括血压、心率、ECG、$SpO_2$、$ETCO_2$ 等。

（2）对术前有冠心病或可疑冠心病的患者，应予充分给氧，以保证心肌的氧供需平衡。

（3）硬膜外麻醉要注意掌握好阻滞平面，特别是用止血带的患者，如果阻滞范围不够，时间长则会使患者不易耐受。

（4）对老年或高血压患者，局部麻醉药用量要酌减，掌握少量分次注药原则，防止阻滞平面过广导致血压过低，要及时补充血容量。

（5）注意体位摆放，避免皮肤压伤，搬动体位时要轻柔，要注意保持患者的体温。

（6）在一些重要步骤如体位变动、放骨水泥、松止血带前要补足血容量，密切观察这些步骤对机体的影响并做好记录。

（7）体液平衡很重要，既要补足禁食、禁水及手术中的丢失，满足生理需要量，又要注意不可过多、过快而造成肺水肿。

（8）心血管功能代偿差的患者，在总量控制的前提下，胶体液比例可适当加大，可用琥珀明胶、海脉素、中分子羟乙基淀粉及血浆等。

术中失血量要精确计算，给予适量补充，备有自体血的患者需要输血时，先输自体血，有条件者可采用自体血回收技术回收术中失血。

### （四）特殊手术的麻醉

**1. 强直性脊柱炎和类风湿关节炎患者的麻醉**

（1）病情估计：术前患者访视应注意如下事项。①了解病情进展情况，是否合并心脏瓣膜、传导系统、心包等病变，应做心电图检查及判断心功能分级；②判断胸廓活动受限情况，决定是否做肺功能和血气检查；③了解颈、腰椎有无强直，颈部活动度及张口度，依此考虑诱导和气管插管以何种方式进行；④水、电解质平衡情况，是否有脱钙；⑤是否有激素服用史，服用时间长短、剂量，何时停用，考虑是否用激素准备；⑥术前用药剂量宜小，呼吸受限者术前可免用镇静镇痛药，入室后再酌情给予。

（2）麻醉方式和术中管理：此类患者的蛛网膜下隙麻醉和硬膜外麻醉穿刺常有困难，而且硬脊膜与蛛网膜常有粘连，易误入蛛网膜下隙，且椎管硬化，容积变小，硬膜外隙很窄，剂量不易掌握，过大致平面意外升高，有时又因硬膜外腔有粘连致局部麻醉药扩散差，麻醉效果不好，追加镇静药又顾虑呼吸和循环抑制，颇为棘手。因此，从患者安全出发，一般采用全身麻醉更为合适。全身麻醉可根据患者颈部活动度和张口程度决定诱导和插管方式。估计有困难者，行清醒经鼻盲探气管插管。对脊柱前屈 $> 60°$、颈屈曲 $> 20°$ 的患者，行快速诱导全身麻醉是危险的。此外，反复不成功的插管可发生咽喉软组织损伤、出血、水肿，以致气道难以保持通畅，而出现缺氧、$CO_2$ 潴留，甚至心搏骤停等严重后果。因此，行纤维支气管镜引导下气管插管是安全可靠的方式。如果条件不具备，可考虑逆行插管术，也可考虑使用喉罩。

有近期或长期服用激素病史者，诱导前给予 100 mg 氢化可的松溶于 100 mL 注射液中，输入后开始诱导。全身麻醉忌过深，因此类患者对麻醉药耐量低，用药量应减少，尤其是静脉麻醉药。术中充分供氧，避免低氧血症，并注意液体量和失血量的补充。颈椎强直者，术后需完全清醒后再拔管。

**2. 髋关节置换术的麻醉**

人工髋关节置换术的主要问题是患者多为老年人，长期卧床的强直性脊柱炎、类风湿关节炎及创伤骨折患者，手术创伤大，失血多，易发生骨黏合剂综合征及肺栓塞。

术前访视患者时，要注意其全身并发症及重要脏器功能情况，如高血压、心脏病、慢性阻塞性肺疾病、糖尿病等，术前应控制血压，改善心肺功能，控制血糖。术前应检查心肺功能，要询问过敏史、服药史、服用激素史等。长期卧床患者要注意心血管代偿功能和警惕深静脉血栓和肺栓塞的危险，术前需准备充分的血源，如备自体血。术前用药需选用对呼吸和循环无抑制的药物。

麻醉方式可根据患者情况和麻醉条件及麻醉医师自身经验来决定。有的医院多采用蛛网膜下隙麻醉或硬膜外麻醉。

当手术截除股骨头颈部、扩大股骨髓腔和修整髋臼时，出血较多。为减少大量输血的并发症，减少输血性疾病的危险，可采用以下措施。

（1）术前备自体血。

（2）术中失血回收。

（3）术前进行血液稀释。

（4）术中控制性降压。

（5）注意体位摆放，避免静脉回流不畅而增加出血。

（6）术前、术中用抑肽酶可减少出血。

在用骨黏合剂时应警惕骨水泥综合征的发生，充分供氧，保持血容量正常，减浅麻醉，必要时给予升压药。同时要警惕脂肪栓塞综合征，以防意外发生。

3．膝关节置换术的麻醉

膝关节置换术主要注意松止血带后呼吸、血压的变化，骨水泥问题及术后镇痛，膝关节手术一般用止血带减少出血，但要注意由此带来的并发症。少数高血压、心脏病患者在驱血充气后可产生高血压，甚至心力衰竭。在松止血带时可产生"止血带休克"及肺栓塞综合征。在双膝关节同时置换时，要先放松一侧后，观察生命体征的变化，使循环对血液重新分布有一个代偿的时间，再放松另一侧止血带。

膝关节置换术后疼痛可能比髋关节置换术后更明显，可行各种方法的术后镇痛，以利于早期活动和功能锻炼。

（孙浩翔）

# 第三节　脊柱手术

临床上脊柱手术常用于治疗颈椎病、腰椎间盘突出、椎管狭窄、椎体结核、椎管内肿瘤、脊髓损伤与脊柱畸形等脊柱疾病。

## 一、脊柱疾病的病理生理及临床表现

1．颈椎病变

中老年人多见，病变有椎管狭窄、颈椎损伤、肿瘤、结核、骨折与脱位等，都有其相对应的病理生理改变，其共性大都有神经压迫症状而引起的功能障碍。通常患者可表现为颈痛、上肢无力或麻木、手部精细运动功能减弱、下肢踩棉花感等。

2．胸椎病变

主要有胸椎骨折、畸形（如脊柱侧弯等）、肿瘤等，有着脊柱共同的病理生理改变，即感觉、运动障碍。

3．腰椎病变

（1）腰椎病变以椎间盘突出多见，中青年居多，其病理改变为椎间盘某一区域的纤维环破裂，髓核变性突出，对脊髓产生压迫症状。

（2）腰椎管狭窄症多见于老年人，病理改变起始于椎间盘退变，腰椎因椎间盘退变、椎间隙变窄，出现了椎板、椎体、黄韧带等退变，组织肥厚，中央椎管、神经根管椎间孔有效容积减少，出现了腰骶神经根和马尾神经相应的压迫症状和体征。

（3）椎体结核是骨与关节结核中最常见的一种，腰椎是好发部位，胸椎次之。这与椎体负重大、易于劳损、肌肉附着少和血液供应差有关。

4．脊髓损伤

脊髓损伤多由脊柱骨折、脱位所致，交通事故、运动及坠落伤、暴力损伤是常见原因，常发生在颈中段和胸腰段部位，青壮年男性多见。完全脊髓损伤后患者呈现松弛性瘫痪，损伤平面以下的感觉、运动及脊髓反射完全丧失，同时伴有血压下降、心动过缓及心电图异常，往往需急诊行骨折手术复位，以解除脊髓压迫，改善和恢复脊髓功能和保持脊柱的稳定。

5．临床表现

（1）脊柱外伤：骨折多为闭合性，有时可引起血胸、腹膜后血肿等。

（2）脊髓损伤：低位损伤常致截瘫。高位损伤轻者呼吸肌麻痹、呼吸困难，重者导致死亡。

（3）椎管狭窄：一般相应椎体节段出现前屈、后伸、旋转时神经系统症状。

（4）椎间盘突出：患者多表现为腰痛伴单侧或双侧下肢至膝以下的放射痛、麻木感等。

（5）椎体结核：患者可出现病变部位疼痛及食欲不振、消瘦、午后潮热、盗汗等全身症状，椎体破坏塌陷后可形成角状后突畸形。

## 二、麻醉处理要点

1．麻醉前准备

（1）由于患者的年龄不同，个体间差异也较大，故麻醉前应详细询问病史，注意并发症的治疗。

（2）强直性脊柱炎、颈椎病、颈椎损伤等患者头颈部活动受限，可导致全身麻醉气管内插管困难，术前访视应仔细评估患者情况并做好应对方案。

（3）长期卧床患者应了解是否存在肺部感染，是否有深静脉血栓等。

（4）对截瘫患者麻醉诱导药应避免使用琥珀胆碱。

（5）椎体及椎管内肿瘤、脊柱侧弯矫正手术可能会导致大量出血，应考虑采用术前自体血储备、术中血液稀释、控制性降压及红细胞回收等血液保护措施，手术开始前应做好有创动脉压和中心静脉压监测。

2. 麻醉方式的选择

根据患者自身情况及手术需要选择麻醉方式。

（1）颈椎前路手术患者若全身情况较好，且能够合作者，可选择颈神经丛阻滞，在意识清醒、镇静状态下则可完成手术。

（2）颈椎后路手术若俯卧位操作，为便于呼吸管理，以全身麻醉气管内插管控制呼吸为宜。

（3）颈椎骨折、颈髓损伤患者则应在保护好颈椎的情况下，选择呼吸道充分表面麻醉，保持自主呼吸与意识清醒条件下完成气管内插管。

（4）胸椎手术创伤大、出血多，且大多处于俯卧位，故应采取全身麻醉气管内插管，以利于呼吸管理。需要开胸实施手术操作者，应选择双腔支气管导管插管。

（5）实施腰椎手术时，若手术时间较短，患者一般情况较好，可选择硬膜外阻滞。如手术时间较长，且为老年人或肥胖者，以及不能耐受较长时间俯卧位的患者，也应选择全身麻醉。

（6）脊柱侧弯矫形手术创伤大，手术时间长，选择全身麻醉方安全。

## 三、麻醉与术中注意事项

1. 颈神经丛阻滞

该麻醉方法主要并发症包括穿刺针误入蛛网膜下隙、局部麻醉药中毒、膈神经阻滞、喉返神经阻滞、霍纳综合征、出血及血肿形成等。由于颈神经丛阻滞位置较高，局部麻醉药一旦误入蛛网膜下隙即可发生严重后果。膈神经、喉返神经阻滞可影响呼吸，故同时行双侧颈深神经丛阻滞属禁忌。颈神经丛阻滞多用于颈椎前路手术，术中患者意识清醒，此方法需要患者合作。由于颈神经丛阻滞可抑制颈动脉窦及迷走神经的活性，常致交感神经兴奋，可导致血压升高、心率增快等不良反应，高血压患者尤为明显，应列为相对禁忌。辅助药应尽量不用或少用，使患者保持清醒、镇静的状态，有利于上呼吸道的通畅及管理。需要提醒的是避免应用苯二氮䓬类药物（咪达唑仑与地西泮），因该类药具有中枢性肌肉松弛作用，可引起舌后坠，容易导致上呼吸道梗阻，致使呼吸管理困难。

2. 气管内插管困难

多见于颈椎疾病、强直性脊柱炎、脊柱外伤、脊柱畸形等患者。主要为患者颈部后仰受限，致使喉镜暴露声门困难，从而易导致气管内插管失败。对于术前评估气管内插管困难的患者，应采用呼吸道表面麻醉，保持意识清醒，经口腔或经鼻腔盲探气管内插管。如借助纤维支气管镜引导插管更佳。此外，可视喉镜的使用可增加插管成功率。在处理插管困难患者时，确保患者的自主呼吸非常重要，目的是防止呼吸道危象。对于颈部活动受限的患者，不能强行搬动颈椎，应在患者颈部安置颈托，以便保护颈椎。

3. 椎管内穿刺困难

脊柱侧弯畸形与骨折造成的体位受限，均有可能导致椎管内穿刺困难，甚至穿刺失败。尤其曾有过脊柱手术史的患者再次进行脊柱手术时，相应部位椎管内麻醉应属于禁忌，由于患者的椎管结构已发生改变，除穿刺困难外，其损伤脊髓的危险也同步增加，即使穿刺成功，效果也难以保证，因此，该手术患者应选择全身麻醉为妥。

4. 俯卧体位影响呼吸功能问题

腰椎或胸椎手术操作多采取俯卧体位，俯卧位可使胸廓及肺的顺应性下降，患者通气量明显减少，选择椎管内麻醉时若平面过高还可干扰通气功能，手术时间过长则影响更为显著，伴有呼吸系统疾病者甚至可导致缺氧及二氧化碳潴留，故手术前应详细评估患者的全身情况及手术持续时间，以便采取相关解决的措施。此外，为减轻该体位所致的不良影响，体位摆放应体现头高足低位，以改善胸廓及肺的顺应性，必要时选择全身麻醉气管内插管。近些年来全身麻醉在骨科手术患者中的应用明显增多。

5. 失血量

椎体及椎管内血运丰富，术中创面渗血、出血较多，且难以止血，术前应了解手术方法和评估患者血液质与量的状况，并做好充分相关准备。如胸椎肿瘤、脊柱侧弯矫正等手术失血量较多，应提前做好血液保护措施，备好充足血源，保障输液途径通畅，术中连续监测动脉血压、CVP 和尿量，以指导输血、输液。

6. 脊髓功能监测

脊髓损伤是脊柱手术严重并发症之一，其发生原因主要为手术过程中脊髓牵拉过度造成的机械性或缺血性损伤，严重者可以造成患者下肢瘫痪。尽管这一并发症的发生率不高，但造成的后果却非常严重。为避免或及时发现术中脊髓损伤，多采用唤醒试验或应用诱发电位监测神经功能的变化，以减少脊髓损伤风险。但这些手段均存在一定局限性。唤醒试验因不需要特殊设备，结果相对可靠。短效静脉全身麻醉药与肌肉松弛药有助于唤醒试验的实施，如停止静脉用药，可使患者在较短时间内恢复意识，并能使其在清醒无躁动的情况下接受指令，做出动作，手术医师可判断是否脊髓受损。但唤醒试验也存在一定局限性，当脊髓损伤未累及与运动功能有关的传导路径时，唤醒试验可能无异常发现。对迟发性神经损伤在术中也不能及时识别。另外，该试验实施过程中存在术中知晓的可能。诱发电位监测技术灵敏度高，操作简便，近年来在脊柱外科手术中的应用日渐增多，包括体感诱发电位（SEP）和运动诱发电位（MEP），其中以体感诱发电位最为常用，但其影响因素较多，对脊髓功能进行判定时可能会出现假阴性或假阳性结果。如吸入麻醉药就可降低诱发电位的幅度，严重的低血压和休克也会明显抑制体感诱发电位，使其可靠性受到影响。此外，由于体感诱发电位是基于躯体感觉系统的检测指标，对于脊髓运动功能的反映并不敏感。而运动诱发电位可以对运动通道进行监测，在观察脊髓损伤时较体感诱发电位更为敏感，但需要在硬膜外安置电极，操作较为烦琐，其结果受全身麻醉和肌肉松弛药的影响比体感诱发电位大，故有学者建议二者联用，以提高准确率。

7. 胸椎手术

双腔支气管导管的使用为胸椎手术提供了便利的条件。开胸术、胸腔镜和胸腔外侧入路等手术往往需采用双腔支气管导管插管实施单肺通气。实施该麻醉方法前应详细评估患者的呼吸功能，判断患者是否耐受单肺通气。另外，除手术进行到关键步骤时应减少潮气或暂停呼吸以满足手术要求外，手术过程中尽量减少单肺通气的时间。

8. 脊髓损伤患者

脊髓损伤患者心血管代偿能力明显下降，全身麻醉诱导药应根据病情适当减少，麻醉开始前可适当扩容，以避免诱导后出现低血压。预先给予阿托品可提高交感神经张力，防止心动过缓。脊髓损伤引起感觉、运动缺失的患者甚至可以在无麻醉的状态下接受手术，若实施全身麻醉，诱导后可不必追加麻醉性镇痛药，因无疼痛刺激，术中不能激发心血管反应，此阶段患者血压往往偏低，如全身状况较佳者，不必使用升压药，可适当加快输液速度，继续观察，短时间内血压可逐渐恢复正常。

（武毅鹏）

# 第四节　骨癌手术

原发性骨骼与软组织肿瘤并不常见，而最为常见的大多是骨转移瘤。每年全美国恶性骨癌与软组织肿瘤的新发病例每百万人口不到 20 例。由此估计，每年的新发骨癌与软组织肿瘤病例全国还不到 6 000 例，而转移的骨癌病例则要比原发性骨癌高 2 倍。原发性骨癌与软组织肿瘤多种多样，可发生于人体的任何部位，但原发性骨癌常好发于下肢及骶骨，而转移性骨癌常好发于肋骨、骨盆、脊椎及下肢的长骨干。一些已发生骨转移的肿瘤患者，经常因转移部位的疼痛或活动受限或病理性骨折而求助于骨科医师，经检查才发现原发肿瘤。

过去，人们认为骨癌患者实施手术意味着必然会截肢，从而给患者及其家属带来巨大的心理恐惧，并给患者日后的生活和行动带来极大的不便。如今，随着辅助治疗方式如放疗、化疗以及骨科技术水平的提高，在切除骨癌的同时，更注重保留患者的肢体或骨盆的功能，如肢体骨癌切除、瘤细胞灭活再移植术和半骨盆肿瘤切除，肿瘤细胞灭活再移植术或者在切除骨癌后实施假体植入，这种假体可以是整块类似长骨干型的假体植入，也可以是简单的部分假体植入。大部分假体均采用金属合金假体,部分假体则采用骨水泥与金属杆的再塑体,从而大大改善了患者的肢体功能与生活质量。对于软组织肿瘤,则根据肿瘤组织的恶性特点,采用局部或局部扩大切除,而对于脊椎的原发或转移瘤以及骶骨瘤,多采用瘤细胞刮除术,如果瘤细胞刮除损害了脊柱的稳定性,则还需实施椎体内固定术。

　　骨癌手术由过去简单的手术操作,向提高患者术后生活质量发展,在过去被视为手术禁区的部位开展高难度手术,以及手术所引起的巨大创伤与大量出血对患者生命造成的威胁,这些都给麻醉的实施与管理带来了很多的困难,麻醉医师在实施骨癌手术前应有充分的准备并对术中可能出现的各种问题作出充分的估计和提出相应的处理措施。

　　骨癌患者术前已存在的血液高凝状态,使得术中因大量输血而导致的凝血功能紊乱以及使其诊断与治疗复杂化。在骨癌手术中,70%以上的患者均需输血,部分手术如骶骨与半骨盆部位的骨癌手术,由于出血迅猛且止血困难,常因大量出血导致严重的失血性休克,即使输血、输液充分,顽固性低血压也在所难免,从而给麻醉医师在持久性低血压期间对全身脏器的保护提出了新的挑战。

　　针对骨癌手术的这一特点,应加强患者的术前准备和对术中易发生凝血功能障碍或DIC的高危患者的筛选及术中采用适当深度的麻醉以降低巨大的外科创伤所引起的应激反应。使用控制性降压技术,特别是新型钙通道阻滞剂尼卡地平控制性降压用于骨癌手术,不但能减少术中的出血量,而且还具有保护全身脏器特别是心肾的作用以及抑制血小板聚集和血栓素($TXA_2$)分泌的特点,将其用于易发生失血性休克的骨癌患者有其特殊的适应证。

## 一、病理生理

　　骨癌的患者因局部包块及疼痛,甚至发生病理性骨折才去求治。难以忍受的疼痛常驱使患者使用大量的镇痛药,其中包括阿片类镇痛药,这些镇痛药长期使用,患者可产生耐受性或成瘾性。外科手术治疗是解决患者病痛的有效措施。短期使用大量镇痛药,会导致患者的意识恍惚,正常的饮食习惯紊乱,摄水及摄食减少,导致身体的过度消耗及体液负平衡,部分患者在术前可有明显的发热现象,体温可超过39℃,常给麻醉的实施带来许多困难,因此可增加麻醉药的毒性反应以及对循环系统的干扰。另外,长期服用阿片类的镇痛药,增加了患者对此类药物的耐受性,从而使实施手术时所使用的阿片类药物和其他麻醉药的用量增加,因此会造成患者在术毕时的拔管困难。无论是原发性的脊椎骨癌或转移瘤,均会造成患者的活动困难,一些患者甚至有神经系统的功能障碍,此类患者由于长期卧床,会导致全身血管张力的下降以及疼痛导致的长期摄水不足,在实施全身麻醉或局部麻醉时,应注意由于严重的低血压可导致循环衰竭,以及由于原发肿瘤和并存的骨转移瘤所致的全身应激力下降,使术中循环紊乱(低血压、心律失常、止血带休克等)的发生率增加。

骨癌的全身转移，以肺部转移为多见，这种转移大多为周围性，初期对患者的肺功能及氧合功能不会造成太大影响。一旦发生肺转移，实施开胸手术切除转移的肺叶，可以改善患者的生活质量并提高患者的近期存活率。

研究发现，肿瘤患者，特别是实体肿瘤如骨癌和白血病，患者血浆中的组织因子有明显升高，组织因子作为一种凝血系统的启动剂，它的表达将导致凝血酶的产生和纤维蛋白形成，从而导致血液的内稳态异常以及凝血系统紊乱，使患者的凝血系统术前就处于高凝状态，加上外科创伤性治疗与大量出血，极易导致术中 DIC 的发生。

高钙血症多见于骨转移癌，其发生的机制并不是由于癌灶对骨质的破坏，而是由原发癌分泌的类甲状旁腺激素介质介导的。伴有高钙血症的骨转移癌，多由乳腺癌所致，当疼痛性骨损害导致患者活动能力减低时，高钙血症可能发生较早或加重。如果患者应用阿片类强止痛药消除癌性疼痛，患者可因不能活动、呕吐或脱水等，进一步加重高钙血症。高钙血症的结果是骨质的吸收增加，使全身骨质疏松，导致术中肿瘤切除后植入假体困难；而且在高钙血症下，受血液 pH 的影响，钙离子极易在肾小管内沉积，导致潜在的肾功能损害，进而影响经肾代谢和排泄的麻醉药，易引起麻醉药的作用延迟。

## 二、骨癌手术麻醉的特殊问题

1. 骨癌手术的特点

（1）创伤大、组织损伤严重是骨癌手术一大特点。骨癌的好发部位大多在富含肌肉、血管及神经的骨骼，切除癌瘤常需剥离和切断骨骼部位的肌肉，导致大量的软组织和小血管的严重损伤；特别是需要实施骨癌切除，瘤细胞灭活再移植术，这种手术常需将大块骨骼从肌肉、血管及神经组织中剥离出来，并将肿瘤组织从该骨骼上剔除，在特制的溶液中浸泡以灭活残余的肿瘤细胞，然后将骨骼植入原来部位。因此，这种损伤不但造成大量肌肉和小血管的撕裂，而且耗时长，使机体在长时间内处于过高的应激状态下，导致凝血系统、神经内分泌系统和循环系统的严重失调，进而引发一系列的术中及术后并发症。

（2）出血量大、迅猛且失血性休克发生率高是骨癌手术的又一特点。出血量多的骨癌手术包括骶骨癌刮除术、半骨盆肿瘤切除、脊椎肿瘤刮除术及股骨和肱骨部位的骨癌切除等。这些手术的出血量一般在 2 000 mL 以上，特别是骶骨癌刮除术，出血量可高达 4 000 mL，最多的可高达 10 000 mL 以上，而且这种手术的出血迅猛，在肿瘤刮除时，常在短短的 5 分钟内，出血量可高达 2 000 ~ 4 000 mL，造成严重的低血压，大部分患者的平均动脉压可降至 4.0 kPa（30 mmHg），如果不及时、快速大量输血和补充体液，由于较长时间的低血压，可导致全身脏器低灌注，进而造成脏器功能损害甚至衰竭。

2. 凝血功能障碍与 DIC 的发生

骨癌手术中易出现凝血功能障碍和 DIC，造成严重的大范围的组织细胞缺血、缺氧性损害。因此，DIC 不仅是术中的严重并发症，而且是多系统器官功能衰竭的重要发病环节。

这是麻醉医师在围手术期要非常重视的一个问题。

（1）癌瘤所致的凝血功能障碍：许多肿瘤包括骨癌，由于细胞内含有大量类似组织凝血活酶物质，当受到术前化疗药物、放疗或手术治疗的影响时，细胞常被破坏而致此类物质释放入血液循环，引起体内凝血系统的激活。此外，恶性肿瘤晚期可合并各种感染，而感染本身又可通过许多途径促发 DIC。肿瘤侵犯血管系统引起内皮损伤，激活内源性凝血系统等，都可以使患者处于高凝状态，通过术前的血凝分析，可筛选出此类患者。

（2）手术创伤所致的凝血功能异常：骨癌手术本身对大量的肌肉及血管系统造成的严重创伤，导致广泛血管内皮损伤。大量组织凝血活酶由损伤的细胞内质网释放入血液循环并导致外源性凝血系统激活。手术损伤破坏血管完整性，使基底膜的胶原纤维暴露，激活内源性凝血系统，同时损伤的内皮细胞也可释放组织凝血活酶而引起外源性凝血系统的反应。

手术及创伤时，机体出现反应性血小板增多和多种凝血因子含量增加，血液呈暂时性高凝状态，在手术后 1～3 日尤为明显。Boisclair 等的研究表明，外科手术可使血液的凝血酶原片段（$F_{1+2}$）和凝血因子Ⅸ激活肽的水平明显增加。因此，手术创伤可能也是血液处于高凝状态的原因之一，手术创伤越大，其引起的血液内稳态失衡越严重。

如何减轻外科创伤所致的血液高凝状态和凝血因子的消耗，保持手术期间血液内稳态稳定是麻醉医师需要解决的问题之一。

（3）大量失血、输血造成的凝血功能异常：研究表明，在癌瘤患者中，外科手术创伤所致的大量失血是严重的血凝与抗凝系统紊乱并导致恶性凝血病性出血的主要因素。凝血病性出血最常见于急性大量失血的患者，临床表现为急性 DIC 早期的消耗性凝血病，有大量凝血因子消耗造成的凝血障碍或者手术创伤后大量输入晶体液和库存血引起的血液稀释性凝血病，凝血因子浓度降低。急性大量失血严重损害了维持血液凝血系统的血小板组分，使血小板数目减少，凝聚力降低，这些因素均可促进广泛而严重出血倾向的发生。

骨癌手术出血迅猛造成的血小板及凝血因子的丢失，以及急性大量失血时组织间液向血管内转移以补充血容量的丢失与大量输血补液后造成的凝血因子的稀释作用（输血量超过 4 000 mL），使临床上持续时间甚短的 DIC 的高凝血期之后，DIC 进入消耗性低凝血期或继发性纤溶亢进期，临床上出现广泛而严重的渗血或出血不止，骶骨癌患者发生 DIC 的临床表现只是到手术后期或接近结束时，才发现手术部位广泛渗血和引流袋内血量的迅速增加及出血不止，此时查血凝分析，证实已发生了 DIC。这类患者出血量可高达 15 000 mL，连同术后出血，输血量可超过 20 000 mL。所以，骨癌患者一旦出现 DIC，病情极其凶险，应引起麻醉医师的高度警惕，要及时作出诊断和处理。

3. 术前放疗、化疗对机体的影响

术前应用骨癌的化疗药物包括阿霉素、长春新碱、环磷酰胺及氨甲蝶呤等，这些药物会对骨髓、心、肺、肝、肾功能造成不同程度的毒性损害，使心、肺储备能力低下，肝、肾功能欠佳。术前使用化疗药常对麻醉药的代谢造成影响，从而导致麻醉药的使用超量以及麻醉药作用延迟的机会增加。

阿霉素在使用早期即可出现各种心律失常，积累量大时可致心肌损害，产生严重的心肌病变，导致充血性心力衰竭，它引起的急性心脏毒性的主要表现为 ECG 急性改变，如非特异性 ST-T 改变、QRS 低电压、房性或室性期前收缩，发生率超过 30%，与剂量相关，大多数为暂时性、可逆性；也可引起亚急性心脏毒性，表现为心肌炎和心包炎，多于用药后数日或数周后发生，慢性心脏毒性的表现为渐进性心肌细胞损伤、心肌病变，最终可发展为充血性心力衰竭，给麻醉的实施与管理带来很大困难。而长春新碱主要引起骨髓抑制、白细胞及血小板减少，另外该药还具有中枢和外周神经系统毒性作用，早期的征象是外周感觉异常，继而发展为肌无力和（或）四肢麻痹。术前化疗后出现心脑毒性的患者，吸入麻醉药可能对心肌收缩力的抑制更加严重，术中应注意患者心功能的保护，选用对心功能抑制轻的麻醉药，并合理选用肌肉松弛药。

环磷酰胺经过肝转化后才具有抗癌活性，长时间用药对肝会产生一定影响。因此术前使用此类药物的患者，可能对麻醉药或镇静镇痛药特别敏感，麻醉过程中即使应用常规剂量也可能发生严重反应，所以术前用药及术中用药要减量，以确保患者的安全。另外，它可引起慢性肺炎伴进行性肺纤维性变，应充分评估呼吸功能减损的程度。

许多抗癌药化疗后会导致患者的血清胆碱酯酶的活性减低，骨癌患者也不例外。因此，对术前使用化疗的患者，麻醉中慎用去极化肌肉松弛药。环磷酰胺和氨甲蝶呤主要经肾排泄，有引起肾毒性的可能，所以非去极化肌肉松弛药最好选择不经肾排泄的药物，即使选择，其用量也需减量，以防止其作用延迟影响术毕拔管。

几乎所有的化疗药物都具有骨髓抑制作用，因此可加重癌瘤患者原已存在的血液不良情况。化疗后，血小板减少出现较早，于用药后 6 ~ 7 日即可发生；白细胞减少的出现则更早，可于用药后 4 ~ 6 小时发生。其常见的血液学障碍包括 DIC、纤维蛋白溶解及血小板功能障碍。DIC 出现于癌症晚期，特别易见于肝转移患者，血小板功能障碍可因化疗药物引起，但也可能是骨髓癌肿伴发的原发性改变，大多数出血是化疗药引起骨髓消融导致血小板减少的继发结果。

术前化疗药的消化道反应常造成患者食欲下降与腹泻，导致患者的抵抗力下降和水、电解质平衡紊乱，在术前应给予足够的重视并应及时纠治。

放疗可使血小板生成减少，特别是有活力的骨髓暴露在照射野之内时。另外，术前放疗虽然使肿瘤的体积缩小和瘤细胞的活性减弱，但是照射时放射性损伤造成照射野内组织的纤维性粘连、毛细血管增生和脆性增加，将会增加手术的出血量以及止血困难，还会造成术后伤口的愈合延迟。麻醉医师术前应了解放疗的部位、照射野的大小及照射量。

胸椎部位原发性或转移性骨癌，经常会因术前胸部的放疗导致急性放射性肺损伤（80%），这种肺损伤尽管较少出现症状，但却会使肺的储备功能下降，肺间质血管内皮细胞的通透性改变，术中易发生低氧血症、肺水增多以及术后的肺感染率上升。麻醉医师应注意对此类患者呼吸的监测，同时应给予抗生素预防肺部及伤口感染。

总之，术前接受化疗或放疗的骨癌患者，面临化疗药物的代谢毒性和细胞破坏，器官结构及其功能可能已受变性损害。麻醉医师必须注意化疗药物与麻醉药之间的相互不良影响，围手术期尽量避免重要器官的再损害和生命器官的保护。

4. 大量输血与体液补充

手术期间急性大量失血是骨癌手术的特点之一。术中急性大量失血后必然有细胞外液（ECF）的转移和丢失，此时机体有一个代偿过程，中等量失血时 ECF 能以每 10 分钟 500 mL 的速度转移到血管内以补充有效的循环容量而不产生休克症状。此外，骨癌手术的严重、大面积的组织损伤使大量的功能性 ECF 转移到第三间隙，成为非功能性 ECF，由于 ECF 是毛细血管和细胞间运送氧气和养料的媒介，是维持细胞功能的保证，所以在大量输血的同时必须大量补液以弥补 ECF 的转移和第三间隙体液的丢失，尤其长时间、严重低血容量时应大量补充功能性细胞外液，是保证细胞功能的重要措施。因此，在急性大量失血时，可输入平衡液和浓缩红细胞，也可输入平衡液和胶体液与浓缩红细胞。在失血性休克或术中大出血时，输入平衡液与失血量的比例为 3∶1。血容量丢失更多时，还需适当增加液量。

5. 骨黏合剂（骨水泥）

（1）骨黏合剂的不良反应：由于骨黏合剂植入骨髓腔后，髓腔内压急剧升高，可使髓腔内容包括脂肪颗粒、骨髓颗粒和气体挤入静脉而到达肺循环，可导致肺栓塞；骨水泥经静脉吸收入血后会引起血管扩张和心肌抑制，导致低血压和心律失常。若肺栓塞和骨水泥造成严重心血管反应，轻者可导致肺内分流增加，心排血量减少和严重低血压以及低氧血症，重者可致心搏骤停，须提高警惕，采取预防措施。

（2）骨黏合剂与抗生素的联合使用：过去一直认为抗生素与肌肉松弛药具有协同作用，可引起肌肉松弛作用延迟，影响患者术毕拔管。现骨科医师在实施假体植入时，通常在骨水泥中添加庆大霉素粉剂，以预防假体植入后髓腔感染和导致假体的松动，临床观察到这些患者虽然加用庆大霉素粉剂，但未发现肌肉松弛药的作用延迟现象。其原因可能与加入骨水泥中的抗生素与骨质的接触面积较小，吸收入血的剂量很少，使与肌肉松弛药的协同作用不甚明显，所以将庆大霉素粉剂加入骨黏合剂中是否安全，仍需进一步观察。

### 三、骨癌手术的麻醉

1. 麻醉前准备与麻醉前用药

（1）麻醉前准备：骨癌患者术前疼痛并由此导致的体液和电解质紊乱及术前发热是部

分患者的常见表现。此类患者，住院后应给予足够的镇痛药，必要时经静脉通路补液、输血，改善患者的全身状况。

估计术中出血量大的患者，术前需准备足够量的库存血，一般骶骨瘤刮除术需准备5 000 ～ 10 000 mL 血，半骨盆切除需准备 3 000 ～ 5 000 mL 血，股骨和脑骨骨癌切除并实施假体植入的手术需准备 2 000 ～ 4 000 mL 血。椎体肿瘤切除需准备 2 000 ～ 3 000 mL 血，输血量超过 3 000 ～ 4 000 mL 的还应准备血小板、新鲜冷冻血浆（FFP）、纤维蛋白原以及凝血酶原复合物，以防凝血功能障碍，出现 DIC。

除常规的实验室检查外，血凝分析是骨癌患者的特殊检查，通过此项检查可筛选部分处于高凝血状态且有可能术中发生 DIC 的高危患者，以便为麻醉管理提供指导。

术前接受化疗和放疗的患者，应特别重视了解化疗或放疗是否已经引起生命器官毒性改变及改变程度，以便对器官采取保护性措施。对此类患者需行血常规和生化检查。如果发现血小板计数少于 $10 \times 10^9$/L，对术中出血量大的骨癌手术，术前需准备血小板；血红蛋白低于 80 g/L 的患者，术前需输入库存血，使血红蛋白至少达到 100 g/L；若生化检查发现多项肝功能异常，应考虑化疗药对肝功能已造成损害，此类患者麻醉时，应尽量选择不经肝代谢的麻醉药，若使用，应减少剂量。

至少开放 2 条粗大周围静脉和中心静脉通路，以保证术中急性大量失血时快速加压输血和大量补液，维持有效循环血容量和血流动力学的稳定。3 条开放静脉分别用于输血、输液和静脉给药，因为不能通过输血通路往血中加入任何药物和液体，以防溶血和产生不良反应。准备加压输血器和血液加温装置，以便快速加压输血和血液加温。

骨癌手术麻醉前，除准备常规的麻醉器械、监护仪器外，还应准备微量泵，以持续输注药物。对出血量巨大、高龄以及全身应激功能减退有可能发生心搏骤停的患者，还应做好心肺复苏的准备。

（2）麻醉前用药：成人术前用药与其他全身麻醉患者无异，但应注意患骨转移癌的患者，机体对术前用药的耐受性降低，因而术前用药应适当减量或只给东莨菪碱。因癌性疼痛不能平卧但应激功能减退的患者，除给予东莨菪碱外，可肌内注射赖氨比林 0.9 ～ 1.8 g，以减轻患者麻醉前的痛苦。

部分患者特别是儿童，术前体温常升高，这可能与骨癌坏死、液化、瘤细胞释放毒性物质有关，以及患者心理性伤害造成下丘脑温度调节功能紊乱所致。对此类患者，术前可不用阿托品，只给东莨菪碱或给予解热镇痛药赖氨比林，一次肌内注射 10 ～ 25 mg/kg，成人 0.9 ～ 1.8 g 肌内注射或静脉注射，以缓解癌性发热和疼痛。

2. 麻醉选择

（1）肢体手术的麻醉选择：上肢骨癌手术，如果瘤体较小，臂丛阻滞是比较理想的麻醉方式。如果肿瘤体积较大或者肿瘤位于肩部且可能与深层组织粘连，选择全身麻醉为宜。

对于实施肿瘤切除、瘤细胞灭活再移植术及需要行假体植入的手术，应选择全身麻醉。

实施部位麻醉，会减少术野的血液丢失。Modig 和 Karlstrom 测定不同麻醉方法对血液丢失的影响，发现硬膜外麻醉组的血液丢失量较机械通气组少 38%。有学者将这种血液丢失量的减少归结于较低的动脉压、较低的中心静脉压和外周静脉压，因此，使用硬膜外麻醉可减少患者的出血量，对机体的生理干扰小，麻醉费用低，所以对手术范围不大、手术时间较短、出血量少的下肢骨癌手术，硬膜外麻醉是较佳的选择。

对于创伤大、耗时长而且出血量大或者需植入假体的下肢骨癌手术，考虑到止血带与骨黏合剂的并发症以及截肢或假体植入对患者造成的心理创伤和对患者循环和呼吸的管理，全身麻醉应是较合理的选择，从麻醉方式与假体植入后的稳定性和术后深静脉血栓的发生率及失血量的关系看，选择部位阻滞（硬膜外麻醉或蛛网膜下隙麻醉）有其优点，而且与全身麻醉相比，硬膜外麻醉在减轻机体的分解代谢和抑制机体应激反应方面，均优于全身麻醉。基于这方面的考虑，采用全身麻醉结合控制性降压或全身麻醉复合硬膜外阻滞较为合理。

（2）脊柱与骨盆骨癌手术的麻醉选择：骨盆和肩胛骨部位的骨癌手术，手术范围大，组织损伤严重，出血量和输血量都很多，为了便于循环管理和减少出血量，选择全身麻醉加控制性降压是比较理想的麻醉方法；肩胛部位的骨癌手术，如果肿瘤侵犯胸壁，甚至侵入胸腔，此时为减轻开胸对呼吸和循环的生理影响，应加强呼吸、循环的监测与管理。

脊柱部位的骨癌包括椎体与骶骨的手术，均应选择全身麻醉并实行控制性降压，胸椎手术有可能损伤胸膜，造成气胸，应及时发现并做好呼吸管理。骶骨癌是出血最多的手术，应采用全身麻醉，可行一侧髂内动脉阻断和控制性降压，以减少术中出血。

3. 麻醉监测

（1）麻醉实施。

1）硬膜外麻醉：下肢骨癌手术采用硬膜外麻醉及其管理和一般手术基本是一致的。但在实施时应注意以下问题。①硬膜外穿刺间隙的选择应考虑是否使用止血带，如使用止血带，麻醉阻滞范围应包括到 $T_{10} \sim S_5$，否则如穿刺间隙过低、麻醉平面低于 $T_{10}$ 或不到 $S_5$，会使止血带疼痛的发生率增加，导致患者术中不配合而影响手术的完成。对上止血带的患者，一般选择 $L_1 \sim L_2$ 或 $L_2 \sim L_3$ 间隙，向上置管；②在松止血带后，有发生低血压的可能，对心肺功能正常的患者，这种低血压多为一过性，只需在松止血带前补足液体即可避免，但对高龄、恶病质以及心功能异常的患者，松止血带有导致严重低血压甚至发生止血带休克的可能，对此类患者，术前应准备好抢救药品，同时准备麻醉机和气管插管盘，并保证其处于可用状态。

硬膜外麻醉常选用的局部麻醉药为 2% 盐酸利多卡因或碳酸利多卡因，后者起效快、作用强，可以选用，但应注意剂量。局部麻醉药首次用量应根据患者的年龄、体质及所要达到的麻醉平面而定，一般成人 15 mL 左右。以后每次给药，给首次剂量的一半，或根据患者对药物的反应作适当调整，既维持一定的麻醉平面与效果，又使血流动力学稳定。

2）全身麻醉：骨癌患者的麻醉诱导与一般类型手术的麻醉诱导方法没有多少差异。但对于原发或转移的脊柱肿瘤和由于肢体的病理性骨折卧床较久和肿瘤本身引起的剧烈疼痛使交感神经系统处于亢进状态同时存在液体摄入不足的患者，在麻醉诱导时必须选用对循环影响较轻的静脉麻醉药，如咪达唑仑（0.15 ~ 0.35 mg/kg）、依托咪酯（0.15 ~ 0.30 mg/kg）等，应坚持小量、分次、缓慢给药的原则，麻醉诱导时还要密切观察患者对药物的反应，否则会导致意外发生。阿片类镇痛药可能需要量较大，因为这类患者术前已使用过大量镇痛药，可能对此类药物已产生了耐受性，但考虑到术后的拔管问题，诱导时芬太尼用量为 2 ~ 5 μg/kg；肌肉松弛药最好选用非去极化类肌肉松弛药维库溴铵或哌库溴铵。

部分患者可由于癌性剧痛不能平卧，会给麻醉诱导带来一些麻烦，对此类患者，可先给镇静药，待其入睡后，可将患者放平，再给肌肉松弛药和镇痛药。

麻醉维持：骨癌手术采用静吸复合麻醉是最佳选择，这种方法可减少单纯使用某一种麻醉药的剂量，同时减轻对心血管功能的抑制。因为大部分骨癌手术患者的应激力均较低，而且术中出血量也较大，单纯使用吸入麻醉维持或单纯静脉麻醉药维持，都会在产生有效的麻醉作用时对患者的循环功能造成明显抑制，不利于对患者循环功能的维护以及大量失血后低血压的防治。但对体质状况较好的患者，也可使用单纯吸入麻醉维持。吸入麻醉药对循环功能抑制的轻重依次为地氟醚、七氟醚、异氟醚、安氟醚，静脉麻醉药依次为依托咪酯、咪达唑仑、异丙酚等，为不影响术毕清醒与拔管，麻醉性镇痛药的用量应减少，如果患者术后要回 ICU，则麻醉性镇痛药的用量可增加，以保持麻醉的平稳。具体做法是：经微量泵输注或间断多次推注静脉麻醉药，同时给予吸入麻醉药，并根据手术刺激的强度以及术中的出血情况调整麻醉药的用量。

考虑到巨大的手术创伤及大量输血引起的输血性免疫抑制，在切皮前给予抗生素可预防患者术中、术后感染。是否给予地塞米松，需根据手术创伤的大小及术中的输血量来决定，术中出血量大的骨癌手术，可预先给予氟美松 10 ~ 20 mg，以预防输血引起的变态反应及由此导致的输血后低血压。

麻醉医师与骨科医师术中的密切配合是保证患者生命安全的重要措施，特别是出血量迅猛的骨癌手术，外科医师在切除或刮除肿瘤以前，必需告知麻醉医师，以便提前做好取血、输血的准备，同时加强对循环指标的监测。在刮除肿瘤过程中，如果循环指标变化剧烈，麻醉医师应及时告知外科医师或暂停手术操作并压迫止血或阻断血管，待循环稳定后再继续手术。

（2）术中患者的管理。

1）减少术中出血：控制性降压，目前控制性降压是在全身麻醉状态下，并用血管扩张药达到控制性降低血压的方法。控制性降压确实可以减少手术失血量，有学者认为可减少约50%，而且比术中血液稀释更为有效。硝酸酯类药物如硝普钠和硝酸甘油是目前常用的降压药物，研究表明，这类药物在体内通过与半胱氨酸发生非酶促反应而生成的一氧化氮（NO）来发挥其扩张血管的作用。钙通道阻滞剂，特别是第二代二羟吡啶类钙通道阻滞剂如尼卡地平，对外周阻力血管具有高度亲和力（与维拉帕米相比，其对外周阻力血管与心肌作用的效能比为11.1，而异搏定仅为0.1），而且对心脏无变时性与变力性作用，停药后无血压反跳，因而近年来被用于急重症高血压的控制与控制性降压。钙通道阻滞剂不但具有降压的特性，而且还具有脏器的保护作用，特别是对心、肾的保护作用，用于有发生失血性休克可能以及术前有心肾功能障碍的患者，尤具有适应证。有学者将钙通道阻滞剂尼卡地平用于40余例的骨癌手术，发现其降压迅速，可控性强，停药后没有血压反跳现象；在部分患者，尽管遭受急性大量失血所致的严重低血压而引起全身脏器的低血流灌注，但术后这些患者均恢复良好，无脏器并发症。尼卡地平控制性降压的具体方法是：手术开始后经中心静脉通路连续泵入，初始输注速率为 $4 \sim 10$ μg/（kg·min），当平均动脉压降至8.0 kPa（60 mmHg）时，将输注速率降至 $1 \sim 2$ μg/（kg·min）或停用尼卡地平，以利于输血后血压恢复和重要脏器的保护。

应当强调，控制性降压时平均动脉压不应低于7.33 kPa（55 mmHg），高血压患者的降压幅度（收缩压）不应超过降压前的30%。同时应根据心电图、心率、脉压、中心静脉压、动脉压、失血量、尿量等监测做全面评估，来调节降压幅度。在满足手术要求的前提下尽可能维持较高水平的血压，不可一味追求低血压，而使血压失去控制，并应注意防止降压速度过快，以便使机体有一个调整适应过程。降压过程中若发现心电图有心肌缺血性改变，应立即停止降压，并使血压提升，以保证患者安全。适当的麻醉深度和维持足够的血容量是保证控制性降压可控及平稳的前提。

2）血液稀释法：包括手术前血液稀释（等量血液稀释）与血液稀释性扩容。等量血液稀释是指在麻醉诱导完成后，经动脉或静脉系统放血，同时按一定比例输入晶体液和（或）胶体液，其目的是降低HCT而不是血管内容量。待术中大出血控制后再将所采血液输还给患者。对术前心肺功能正常的患者，放血量可按 $10 \sim 15$ mL/kg 或者以血细胞比容不低于30%为标准，采血量也可参照以下公式。

$$采血量 = BV \times （Hi-He）/Hdv$$

式中，BV为患者血容量，Hi为患者原来的HCT，He为要求达到的HCT，Hdv为Hi和He的平均值。放血的速度以5分钟内不超过200 mL为宜。在放血的同时，若输入晶体液，可按3∶1的比例输入；若输入胶体液，可按1∶1的比例输入；或输入晶体液和胶体液，其比例为2∶1，其效果可能更好。晶体液以平衡液为最佳选择，其电解质成分近似于血浆，输注后既可补充血容量，又可补充功能性细胞外液。胶体液宜选择琥珀明胶和脲联明胶，二者是较理想的胶体溶液，已广泛应用于临床。琥珀明胶输注后，血胶体渗透压峰值可达 4.6 kPa（34.5 mmHg），血管内消除半衰期为 4 小时，主要经肾小球滤过排出，输入后 24 小时大部分从尿中排出。琥珀明胶无剂量限制，对交叉配血、凝血机制和肾功能均无不良影响；大剂量（24 小时输 10 ~ 15 L）输入也不影响手术止血功能。脲联明胶扩容性能与琥珀明胶相似，唯其含钙离子、钾离子较高，应用时需加以注意。

血液稀释性扩容是指在麻醉诱导后，经静脉系统输入一定量的晶体液与胶体液（1：1），使中心静脉压（CVP）达到正常值的高限（10 ~ 12 cmH$_2$O），提高全身血管内与细胞外液的容量，并可通过稀释血液，HCT 以不低于 30% 为限，以减少失血时血液有形成分的丢失，从而增强机体在大量失血时抵御失血性休克的能力。在临床上使用这种方法，既减少了等量血液稀释法带来的许多麻烦，同时又简便易行。

3）外科减少出血：具体方法如下。

充分止血：减少外科出血的有效方法是充分止血。但在出血量大且迅猛的骨癌手术，有的患者出血是来自撕裂的肌肉小血管的渗血，有的患者出血来自肿瘤刮除时静脉丛的出血，因而给实施有效止血带来了很大困难。所以，在实施出血量大的骨癌手术时，加快肿瘤切除或刮除的速度以及有效的压迫止血是减少骨癌手术时出血的最有效措施。对骶骨癌以及骨盆肿瘤的手术，切除或刮除肿瘤前，经盆腔内暂时阻断一侧的髂内动脉，也是降低术野出血的有效方法。

维持血流动力学稳定，防治失血性休克。术中应根据外科手术创伤的大小、部位以及出血量的多少对输血、输液的类型作出合理的选择，以保持血流动力学的稳定。对失血量 ≤ 20%、HCT > 35% 的患者，只需输入平衡液即可，对失血量 ≤ 20%、HCT < 35% 的患者，可在输入平衡液的同时，输入胶体液；对失血量超过 30%（1 500 ~ 2 500 mL）的患者，在输入平衡液与胶体液的同时，需输入浓缩红细胞与全血，平衡液与失血量的比例可按 3：1 给予，输血后的最终目标至少应保持 HCT 在 30%、血红蛋白在 80 g/L 以上，以保证全身组织有充分的氧供及细胞功能的正常，为全身血流动力学的稳定提供保证。

另外，手术创伤导致大量功能性细胞外液进入新形成的急性分隔性水肿间隙，又称第三间隙，功能性细胞外液转为非功能性细胞外液，这部分细胞外液被封存起来，形成新的水肿区，因此围手术期必须考虑第三间隙体液丢失的补充。补充第三间隙丢失的体液宜用近似血浆电解质成分的平衡液，以保证机体内环境的稳定。严重手术、创伤的第三间隙体液丢失的补液量为 8 mL/（kg·h）或更多。

急性大量出血的骨癌手术，术中发生失血性休克在所难免，防治失血性休克是围手术期的一项重要任务。治疗失血性休克的措施，一方面要快速加压输血、大量补液，另一方面要求骨科医师及时有效地止血。因为骨癌手术的台上止血只能用纱垫或纱布压迫出血部位，常给有效止血带来一定困难。如骶骨癌刮除术在几分钟之内出血量可达 2 000 mL 以上，使血压和 CVP 急剧下降，即使快速输血、输液也不能在短时间内输入这么多的容量，此时即使肿瘤仍未完全刮除，也常需让外科医师行局部压迫，暂停手术操作，待平均动脉压回升至 8.0 kPa 以上时再行刮除。由于出血量大，除大量的血纱布和血纱垫以及手术部位手术单以外，地上以及手术者的身上均是患者的血液，给对失血量的准确估计带来困难，往往估计的失血量均低于实际的出血量，因而在大量输血的过程中，应多次检测动脉血气分析、血红蛋白、HCT，以指导输血、补液，使血红蛋白不低于 80 g/L 和 HCT 不低于 30% 为宜。

为了保证输血的有效及快速，除了麻醉前建立粗大静脉通路（3 路外周静脉）以外，在大量出血前，应用加压输血器（进口）是行之有效的方法，因为此装置可将 200 mL 的血液在 1 分钟内输入患者体内。在输血的同时，也必须输入晶体液及胶体液，以迅速补充丢失的血容量和细胞外液，以保持内环境的稳定和恢复血容量，提高血压，满足全身脏器的灌注。

当骨癌手术急性大量失血时，在快速大量输血和补液治疗过程中，要注意心脏功能评估，维持血流动力学的稳定。此时大部分患者 CVP 已恢复正常，而血压仍然较低，在此情况下，需考虑到心肌功能障碍的问题，其原因如下。

酸碱平衡失调：ACD 血库存 10 ~ 14 日，pH 可下降至 6.77，主要由于葡萄糖分解和红细胞代谢产生乳酸和丙酮酸所致，当大量快速输库存血给严重低血压患者时，必将加重代谢性酸中毒。pH 的降低直接影响心肌有效收缩，所以当大量输血或存在长时间低血压、枸橼酸和乳酸代谢降低时，可用碱性药物来纠正酸中毒，并依血气分析调整剂量，以改善心肌功能。

高钾血症：骨癌手术急性大量失血定会导致失血性休克，休克可引起肾上腺皮质功能亢进，肝糖原分解增加，使钾离子从肝内释出，可使血钾增高。而库存血保存 7 日后，血钾为 12 mmol/L，21 日可达 35 mmol/L，因此大量输入库存血后，会引起高血钾的危险。高血钾可加重低血钙对心肌的抑制，引起心律失常，甚至心脏停搏。此时要密切监测血气分析、血电解质及 ECG 的变化，并适当补充钙剂，以恢复血钾、血钙的正常比例；给予胰岛素治疗。有研究者观察到大量输血后有 12% 的患者出现低血钾，这是因为机体对钾代谢能力很强，库存血输入后血钾可迅速返回红细胞内，如患者有代谢性或呼吸性碱中毒，更可促进血清钾的下降，而出现低血钾。

枸橼酸中毒：枸橼酸中毒并不是枸橼酸本身引起的中毒，而是枸橼酸与血清游离钙结合，使血钙浓度下降，出现低血钙症体征，如心肌乏力、低血压、脉压变窄、左室舒张末压及 CVP 升高，甚而心脏停搏。ECG 出现 QT 间期延长。正常机体对枸橼酸的代谢能力很强，枸橼酸入血后迅速被肝脏和肌肉代谢，少量分布至细胞外液，还有 20% 左右从尿排出，不会出现枸橼酸在体内的蓄积，同时机体还能有效地动员体内储存的钙以补充血钙的不足。大量输 ACD 血通常并不引起低钙血症的发生，但当大量输血后出现心肌抑制、低血压或 ECG 有低血钙表现时才补钙；骨癌急性大量失血需以 100 mL/min 的速度快速输血时，应同时补钙剂为妥，以维护心功能的稳定。

低体温：大量输入冷藏库存血可引起体温的下降。体温低于 30% 时，容易造成心功能紊乱，可出现血压下降或心室颤动、心动过缓甚至心脏停搏。低温还使氧解离曲线左移，促进低血钙症和酸中毒，并对钾离子敏感性增加，易引起心律失常。因此，大量输血时应通过输血管道加温的方法使输入血加温，避免上述并发症的发生。

（3）术中维护凝血功能和 DIC 的防治。

1）术中凝血功能异常的预测与预防：骨癌患者，术前应把血凝分析作为常规检查项目，包括凝血酶原时间（PT）及其活动度（AT）、部分凝血酶原时间（APTT）、纤维蛋白原（FIB）、纤维蛋白（原）降解产物（FDP）、D- 二聚体（D-dimer）及血小板计数（BPC）等。通过这些检查来筛选术前已有凝血功能异常的患者或诊断术中 DIC 的发生。对术前已有凝血功能障碍或术中可能发生 DIC 的高危患者，术前应充分准备血小板、新鲜冷冻血浆（FFP）以及凝血酶原复合物和纤维蛋白原及凝血因子等。术中应维持适当的麻醉深度，以避免增加纤溶活性，同时应避免因缺氧、酸中毒使微循环淤血而增加创面渗血。术中大量输入库存血时，应输一定比例的新鲜血，输入库存血要加温，为防止枸橼酸中毒致低血钙症，应补钙剂；输注大量的晶体液或胶体液会导致血液过度稀释而引起稀释性凝血病，此时，要补充浓缩红细胞和凝血因子，以维持血液的携氧能力和凝血功能，减少创面的广泛渗血和减轻组织缺氧。此外，应用具有降压作用同时对血小板聚集和血栓形成具有抑制作用的钙通道阻滞剂尼卡地平，以保护凝血功能。及时纠正低血压和防治失血性休克。

2）术中凝血功能异常或 DIC 的诊断与治疗：骨癌手术的出血量大，需大量输血、输液，导致严重的凝血因子和血小板的稀释，造成渗血增加，给凝血异常和 DIC 的临床诊断带来一定的困难。若术中手术部位渗血不止，血不凝，注射部位或穿刺部位持续渗血，首先应考虑 DIC 的可能；随之行血凝分析检查，若血小板计数低于 $100 \times 10^9$/L 或进行性下降，PT（正常 13 秒左右）延长 3 秒以上，FIB 低于 1.5 g/L 或进行性下降，以及 FDP 高于 $20 \mu g/mL$（正常值 $< 6 \mu g/mL$）即可诊断为 DIC。此时应及时去除病因，纠正诱发因素，积极治疗 DIC，输新鲜血，输注血小板、新鲜血浆、凝血酶原复合物或纤维蛋白原。大手术中发生的 DIC 应慎用肝素。

（4）保护重要脏器，预防多系统器官衰竭：急性大量失血的骨癌手术，常引起严重低血压，导致全身脏器低灌注。因此，低血压期间，全身重要脏器的保护是麻醉医师的又一项重要任务。

在急性大量失血过程中，迅速而有效的输血、补液，及早纠正血容量的丢失和体液的补充，是防治持续性低血压和改善组织低灌注与缺氧状态的根本措施。①利用新型钙通道阻滞剂尼卡地平控制性降压，在控制性降压的同时，该药还具有脏器保护的药理作用，能增强脏器抵抗缺血能力，避免低血压期间的脏器损害。实践表明，这一措施可明显减轻低血压后的全身脏器损害以及并发症的发生；②骨癌手术中通过等容血液稀释和血液稀释性预扩容以及失血后血液代偿性稀释，使血液黏滞性明显下降，红细胞在血液中保持混悬，不易发生聚集，使血液更容易通过微循环；血液稀释后血液黏度降低，使外周血管阻力下降，在同样灌注压力下，血流速度增加，有利于组织营养、血流增加和代谢产物的排出，血流分布趋于均衡，便于组织对氧的摄取和利用。同时失血后血液稀释可以明显改善由于大量输入 2，3-DPG 含量低的库存血，使氧解离曲线左移，血红蛋白和氧的亲和力增加而引起的严重组织缺氧现象。因此，血液稀释后外周血管阻力降低，微循环血流增加，心排血量增加，组织氧摄取和利用增加，必然使组织器官的血流灌注得以改善；③ ACD 保存 5 日后即开始有血小板聚集物，保存 10 日后才形成纤维蛋白原—白细胞—血小板聚集物，这种聚集物可通过普通滤网于大量输血时进入患者血液循环，到达重要器官如脑、肺、肾等，影响其功能。最易受累的器官是肺，可引起肺毛细血管阻塞和肺栓塞，进而导致肺功能不全或成人呼吸窘迫综合征（ARDS）。为避免或减少聚集物引起的重要器官功能障碍，于大量输血时使用微孔滤网，以阻止聚集物的滤过。

骨癌手术的严重创伤、大量失血，导致失血性休克，持续低血压，又大量输血，使肾血流灌注明显减少，并有肾小动脉的收缩，因而使肾小球滤过率减少，患者出现少尿。此时绝不要一开始即作为肾衰竭而限制补液来处理，可通过中心静脉压和动脉血压监测来判断血容量不足，及时纠正低血容量、低血压以防止肾由功能性损害而转变为器质性病变。平均动脉压在 6.67 kPa（50 mmHg）以上时，肾实质血流可满足肾代谢需要，同时保持充分供氧和肾血管充分扩张，一般不致引起肾小球和肾小管上皮细胞永久性损害。只有当血容量确已补足而尿量仍不增加时才有使用利尿药的指征。因此必须警惕急性肾衰竭的发生。保护肾功能，预防肾缺血至关重要。积极预防脑损害，在骨癌手术急性大量失血时，如低血容量、低血压得不到及时纠正，持续时间过久，将会损害脑血管的自身调节功能，而出现脑缺血缺氧，为此，应选用降低脑代谢率的麻醉药，同时充分提供高浓度氧，以增加脑组织氧的摄取；亦可头部用冰袋降温行脑保护。

（5）麻醉监测。

1）呼吸监测：除常规的呼吸监测项目如气道压（Paw）、潮气量、分钟通气量、呼吸次数、吸入氧浓度以外，$ETCO_2$ 监测和麻醉气体监测对早期发现呼吸异常、合理追加肌肉松弛药以及较为准确地判断麻醉深度将起到重要作用。

2）血流动力学监测：对于手术损伤小、出血量不多的骨癌手术，监测 ECG、心率、无创血压（NIBP）以及 $SpO_2$ 即可满足要求。对创伤范围广、出血量大、手术时间长、容量不易调控的骨癌手术，还需行有创的桡动脉测压、CVP 监测，以利于准确、及时地反映血流动力学的变化。对术前有心血管疾病，特别是冠心病的患者以及创伤巨大的骨癌手术患者，也可考虑经右颈内静脉插入 Swan–Ganz 漂浮导管，进行 PCWP、CO、CI、SV、SVI、SVRI、PVRI 以及 $SvO_2$ 等监测，以便合理地对患者的血流动力学状态作出准确判断和给予正确的处理。

有创监测下，应将压力传感器正确放置在零点水平。平卧位患者，零点水平应在左侧腋中线与第 4 肋间的交叉点；侧卧位患者的零点水平则在胸骨右缘第 4 肋间。准确的零点放置与校准对保证数值的准确与可靠十分重要。

3）凝血功能监测：凝血功能监测的主要项目是血凝分析，其中包括血小板计数、PT、APTT、FIB、FDP 等，通过血凝分析可以准确判断凝血功能异常和诊断 DIC，并对治疗起指导作用。

4）血气与血乳酸监测：血气与血乳酸监测对于易发生失血性休克的骨癌患者特别重要。因为血乳酸含量和血气结果不但可反映全身组织是否发生缺血性的无氧代谢、是否存在全身氧债，而且可以结合 CI、$SvO_2$ 判断造成全身氧债的原因，依此拟定出合理的治疗方案，并对治疗效果作出判断，以指导麻醉医师在围手术期对患者进行适合的处理。动脉血乳酸正常值为 0.3 ~ 1.5 mmol/dL，静脉血可稍高，约为 1.8 mmol/dL。

5）肾功能监测：尿量是反映肾血流灌注的重要指标，亦可反映生命器官的血流灌注情况。围手术期宜保持尿量不少于每小时 1.0 mL/kg，如果尿量少于每小时 0.5 mL/kg，提示有显著的低血容量和（或）低血压，而且组织器官灌流不足，或有显著体液负平衡存在。对于血压恢复正常、血容量已补足的患者，若尿量仍少，应考虑以下几方面原因。①由于术前患者的过度紧张，抗利尿激素分泌过多，导致肾小管对原尿的重吸收增多引起少尿。对此类患者，只需给予小量呋塞米 5 mg（静脉注射），即可在 10 分钟后尿量有明显增加；②机械因素，骨科手术大多在不同的体位下进行，易造成尿管的压迫、打折，甚至尿管插入位置异常。所以在给予呋塞米之前，应首先检查尿管是否通畅，否则会因给予大量呋塞米后导致大量尿液潴留在膀胱内，引起逼尿肌麻痹；③若尿量仍少，比重降低，则有可能引发生急性肾衰竭。

输液利尿试验：对少尿或无尿患者，静脉滴注甘露醇 12.5 ~ 25.0 g，并在 3 ~ 5 分钟内注完，如尿量增加到 400 mL/h 以上，表示肾功能良好，属于肾前性少尿；如无反应，可再静脉滴注 25 g 甘露醇加呋塞米 80 mg，如仍无反应，可考虑已有肾衰竭。

6）电解质监测：血钾和血钙是术中常用的电解质指标，特别是对于大量输血的骨癌手术，更是必不可少。虽然从理论上看，输入大量库存血易致高血钾，但临床观察发现，低血钾在大量输血后亦较为多见，因此在大量输血后，不可过于强调高血钾而忽视低血钾的存在，导致处理失误。输血后低血钙比较少见，但在短时间内大量快速输血，仍应注意到有发生低血钙的可能，应根据电解质的检测结果给予及时纠正与合理治疗。

（武毅鹏）

# 第六章  妇产科手术麻醉

## 第一节  常见妇科手术

妇科手术以盆腔内器官为对象，操作部位大多在下腹部与盆腔，故麻醉方法以椎管内阻滞为主。妇科手术并不要求过高的麻醉平面，因而对呼吸、循环功能的影响相对较小，且术后并发症少。但对于盆腔巨大肿瘤或大量腹水患者，椎管内阻滞可能影响呼吸、循环功能，应改选全身麻醉为宜。近年来妇科手术选择全身麻醉的比例逐年增多。

### 一、子宫及附件切除术麻醉

子宫及附件切除术是妇科常规手术之一，操作并不复杂，故麻醉大都采取硬膜外阻滞方法。手术患者以中老年居多，而此年龄段常合并多种疾病，如糖尿病、高血压、冠心病、贫血等，故麻醉前应对患者全身情况作出评估，以利于围麻醉期的平稳过渡。

1. 主要病理生理

该类手术患者除与疾病相关病理生理变化外，还可继发贫血、低蛋白血症或电解质紊乱，术前应关注全身情况与麻醉的关系。

2. 麻醉处理要点

（1）麻醉方法可采用连续硬膜外阻滞或蛛网膜下隙—硬膜外隙联合阻滞，连续硬膜外阻滞可经 $L_1 \sim L_2$ 或 $L_3 \sim L_4$ 椎间隙穿刺，向头侧置管，手术阻滞平面一般可达 $T_8 \sim S_4$。特殊情况（如硬膜外阻滞不全或阻滞失败等）或对硬膜外阻滞有禁忌者，可选全身麻醉。

（2）采用硬膜外阻滞需选点准确、穿刺到位、用药合理方能麻醉完善。老年且伴有慢性呼吸系统疾病或心血管疾病者应加强术中监测，防止意外情况出现。贫血患者且术中失血较多者，应及时输血、补液，并用面罩持续给氧。

3. 实施麻醉注意事项

（1）若选用蛛网膜下隙—硬膜外隙联合阻滞，仍须防范意外性全脊髓麻醉。对于年老体弱并伴有心血管疾病者，蛛网膜下隙用药量应减少，并在用药前先开放静脉通路，适当输液扩容。

（2）为避免手术中的牵拉反应，可用静脉辅助氟—哌合剂（氟哌利多与哌替啶）或氟—芬合剂（氟哌利多与芬太尼）。

（3）全身麻醉采用全凭静脉全身麻醉或静—吸复合全身麻醉均可，术中保持足够的通气量，以维持正常的 $PaO_2$ 和 $PaCO_2$ 含量。

## 二、巨大卵巢肿瘤麻醉

巨大卵巢肿瘤无论是良性还是恶性，均可引起一系列病理生理改变，既给实施麻醉带来难度，又增加麻醉风险，术前除做好麻醉评估外，麻醉方法的选择也至关重要。

1. 临床表现

（1）膈肌上移，胸腔容积明显缩小，肺扩张活动受限，患者通气量受影响，机体长期处于低氧和二氧化碳潴留状态。

（2）又因肺扩张、回缩受限，易引发呼吸道感染和慢性支气管炎。

（3）肿瘤还可压迫下腔静脉、腹主动脉，致使回心血量减少，易引起循环剧烈波动。

（4）巨大肿瘤压迫胃肠道，可致患者营养不良、消瘦虚弱，继发贫血、低蛋白血症和水、电解质紊乱。

2. 麻醉处理要点

（1）麻醉方法和药物的选择应根据患者心、肺功能代偿能力全面权衡，凡有呼吸、循环功能代偿不全，而手术切口在脐部以下的中等大小肿瘤，可采用连续硬膜外阻滞，穿刺点可选择 $L_2 \sim L_3$ 椎间隙，并向头侧置管，阻滞平面可达 $T_8 \sim S_4$，一般可满足手术要求。

（2）对硬膜外阻滞有禁忌或巨大肿瘤使患者难以平卧，以及手术较有难度者，可选用全身麻醉。通常临床所用的静脉全身麻醉药、麻醉性镇痛药，以及吸入性麻醉药和肌肉松弛药均可用于该手术，但需根据全身情况及手术特点合理选择，尤其注意对呼吸、循环的抑制。

3. 实施麻醉注意事项

（1）麻醉起效后肌肉松弛，可引起肿瘤压迫加重，可能出现仰卧位低血压综合征。

（2）麻醉与手术期间应准确判断心脏前、后负荷的变化，及时调整血容量平衡，既要防止腹内压骤然消失、右心回心血量突然增加，导致前负荷增高而诱发肺水肿，又要防止可能引起的腹主动脉压迫突然解除，后负荷突然降低而导致的血压骤降。

（3）选用硬膜外阻滞者，由于硬膜外间隙血管丛扩张淤血，硬膜外穿刺、置管应谨防血管损伤，用药量应减少 1/3 ~ 1/2，以防局部麻醉药中毒。也应注意麻醉平面过高所致的呼吸、循环抑制。

（4）全身麻醉要选择对呼吸、循环抑制较轻的药物，避免呼吸、循环功能异常改变。

（5）术中探查与搬动肿瘤或开放囊内液体等操作过程中，要严密监测患者变化，提示手术医师开放囊内液体速度应缓慢，从腹腔搬出肿瘤后应立即给予腹部加压，防止血流动力学剧烈变化，同时注意有效循环容量的补充。

（6）病情严重者行颈内静脉或锁骨下静脉穿刺置管，实施中心静脉压监测，以指导输血、补液。

### 三、异位妊娠破裂麻醉

异位妊娠破裂是妇科常见急症，由于异位妊娠的部位不同，其临床表现也存在明显差异，尤其输卵管妊娠破裂可导致致命性内出血，麻醉医师应密切关注循环与呼吸功能的变化。

1. 病理生理及临床表现

异位妊娠破裂的病理生理主要为失血引起相关改变。休克前期通常估计失血量为 400 ~ 600 mL。如已达轻度休克，失血量一般为 800 ~ 1 000 mL；中度休克失血量在 1 200 ~ 1 600 mL；而重度休克可达 2 000 mL 左右。出血严重患者接诊时呈休克面容。

2. 麻醉处理要点

部分异位妊娠破裂患者虽出现失血性休克，但可能意识仍清醒，常影响麻醉医师对病情的判断，一般麻醉选择主要取决于失血程度。

（1）对休克前期或轻度休克患者，可在充分输血、输液基础上，选择硬膜外阻滞，但局部麻醉药用量应减少。

（2）中度或重度休克患者，经综合治疗无好转者，继续输血、补液，并做好循环、呼吸功能监测和抗休克措施，以及酌情选用局部麻醉或全身麻醉气管内插管，但麻醉药量必须控制。如选择硬膜外阻滞或局部麻醉，患者必须面罩纯氧持续吸入。此外，术中根据情况予以对症处理。

3. 实施麻醉注意事项

（1）硬膜外阻滞时要小剂量用药，避免阻滞平面过高引起呼吸抑制与血压骤降。

（2）如选择气管内插管全身麻醉，宜选用对心血管抑制较轻的依托咪酯、羟丁酸钠、氯胺酮与琥珀胆碱或维库溴铵复合麻醉。诱导时要严防呕吐、误吸，麻醉中要根据失血量补充全血、羧甲淀粉与平衡液，并纠正代谢性酸中毒，保护肾功能。

### 四、宫腔镜手术麻醉

宫腔镜能直接检查宫腔形态与宫内病变，故许多妇科疾病可行宫腔镜检查与治疗。

1. 宫腔镜手术特点

（1）子宫腔充分膨胀、扩大，且清澈无血的视野是宫腔镜检查的必备条件。

（2）切割器电极产生的高热必须迅速降温，这就需要大量灌注液冲洗。

（3）如果手术时间较长，子宫内膜损伤较重，灌注液则有可能经破损的静脉进入体循环，严重者可增加心、肺负担，甚至水中毒、肺水肿及低钠血症，因而麻醉医师务必关注此问题。

2．实施麻醉要点及注意事项

（1）宫腔镜手术疼痛刺激小、操作时间较短，而且患者全身情况大都较好，故通常实施较浅的静脉复合全身麻醉即可。该手术虽可采用蛛网膜下隙阻滞或硬膜外阻滞，但在非气管内插管静脉全身麻醉下进行手术更为理想，可避免椎管内麻醉的有创性操作，因此，上述麻醉方法应根据麻醉医师自身操作熟练程度而选择，无论采用何种方法，术中均须面罩给氧吸入。

（2）该手术通常选择超短效静脉全身麻醉药丙泊酚与麻醉性镇痛药芬太尼复合诱导，然后以丙泊酚 5 ~ 7 mg/kg 持续泵入（微量泵注射）即可（芬太尼总量为 0.1 ~ 0.2 mg）。此麻醉需保留自主呼吸，无须气管内插管，因此，必须保障上呼吸道的通畅，且给予面罩供氧持续吸入，监测 $SpO_2$，防止呼吸抑制与不测。

（姚　娜）

# 第二节　常见产科手术

产科麻醉与其他病种的麻醉有区别，主要有以下特点。①妊娠妇女生理上已有一系列变化，机体各系统器官功能也发生相应改变，必须针对这些变化考虑麻醉处理，既要保证母子安全，又要满足手术要求；②妊娠妇女较易合并心脏病、糖尿病等其他疾病或已并发病理妊娠，如子痫等，分娩过程中这些合并病症易趋恶化而威胁母子安全，同时常给麻醉管理带来困难；③必须全面考虑麻醉前用药和麻醉药对母子的影响，要正确选择和应用，麻醉方法力求安全、简捷，适应手术需要；④对急症手术，麻醉医师应了解病理产程的经过，全面估计母子情况。呕吐、误吸是产妇死亡的原因之一，应强调做好麻醉前准备和各种急救措施，因胎儿窘迫、早产、双胎等需施行剖宫产者，应尽可能避免使用抑制性药物。对宫内死胎、内倒转或毁胎术等，麻醉时必须尽全力保护产妇安全。

## 一、麻醉药对母体、胎儿及新生儿的影响

自 19 世纪 Simpson 将乙醚应用于产科麻醉以来，产科麻醉一直存在争论。争论的焦点在于麻醉对产妇的安全性和麻醉药及辅助用药对胎儿、新生儿的影响。用于产科麻醉的方法和药物，影响母体和胎儿的关键是药物向胎盘的移行和药物对子宫收缩的影响。

### （一）胎盘的运输功能

根据物质的性质与胎儿的需要，有不同的运输方式，可概括为以下 4 种。

1. 单纯弥散

这是胎盘物质交换中最重要的方式之一。物质分子从高浓度区域移向低浓度区域，直至平衡。通过单纯弥散从母体进入胎体的物质有两类：一类是维持体内生化平衡的物质，如水、电解质、氧、二氧化碳等，其运输速度以 mg/s 计算；另一类大部分为外来物质，除抗代谢药物外，均以单纯弥散方式由母体进入胎体。

单纯弥散受多种因素的影响，弥散的速度与胎盘膜两侧的物质浓度差大小及交换面积大小呈正比，与膜厚度成反比。有的药物在一般剂量下转运率极低，但用药量过大而形成浓度差加大时，有可能大量通过胎盘进入胎体，产生意外的药物效应，给胎儿造成危害。物质分子量小于 600（即葡萄糖分子量 3 倍以内）的物质，容易通过胎盘，相对分子质量大于 1 000 的物质较难通过；脂溶性高低、油水分配系数也影响通过胎盘的难易。

目前认为，胎盘膜犹如血脑屏障一样为脂质屏障，由磷脂构成，具蛋白质性质。凡脂溶性高、电离度小的物质均易透过胎盘，有许多麻醉药及镇痛药即属此类，如易溶于脂肪的硫喷妥钠，能很快透过胎盘，2 分钟后母胎浓度即相等；吸入麻醉药，由于分子量小，脂溶性高，也能够迅速进入胎体。难溶于脂肪、电离度强的物质如 THAM、琥珀胆碱、筒箭毒碱、戈拉碘铵等则较难透过胎盘。

2. 易化弥散

有些物质的运输率如以分子量计算超过单纯弥散所能达到的速度，目前认为有另一种运载系统，对某些重要物质起加速弥散作用，如天然糖、氨基酸、大多数水溶性维生素等。运输速度以 mg/min 计算。

3. 主动传递

胎体内的某些物质浓度较母体高，故不能用弥散规律解释，目前认为由主动传递运输，后者需消耗一定的能量，通过胎盘膜细胞线粒体内有高度活力的 ATP 酶进行，如抗代谢药、无机铁、氨基酸等都属此类。速度以 mg/h 计算。

4. 特殊方式

其主要为免疫物质的运输，有下列两种方式。①细胞吞饮：运输极少量大分子物质，如免疫活性物质及球蛋白等。胎盘微绒毛的"刷状缘"通过阿米巴式运动，能将极小的母血浆微滴包裹而吞入，并以相当慢的速度（以 mg/d 计算）送入胎儿的毛细血管；②渗漏：通过胎盘绒毛上比较大的微孔或小缺口，完整的母血细胞能进入胎血。

（二）胎儿及新生儿药物代谢的特点

从胎盘经脐静脉进入胎体的药物，约 50% 进入肝脏被逐渐代谢，其余部分则从静脉导管经下腔静脉进入体循环，待到达脑循环时药物已经稀释，因此，脑组织中麻醉药浓度已相当低。但胎儿与新生儿血脑屏障的通透性高，药物较易通过，尤其在呼吸抑制，出现 $CO_2$ 潴留和低氧血症时，膜通透性更会增大。

胎儿与新生儿的肾滤过率差，对药物排泄能力比成人低，并相对缓慢，肾小球滤过率为成人的 30%~40%，肾小管排泄量比成人低 20%~30%，尤其对巴比妥类药排泄缓慢。胎儿肝的重量为体重的 4%（成人为 2%），研究发现，胎儿肝内的细胞色素 P450 与 NADPH—细胞色素 C 还原酶、葡糖醛酸转移酶的活性等与成人无显著差异，因此肝对药物的解毒功能在胎儿与成人间无明显差别。

### （三）麻醉药对母体与胎儿的作用

麻醉药和麻醉性镇痛药都有程度不同的中枢抑制作用，且均有一定数量通过胎盘进入胎儿血液循环。因此，在用药时必须慎重考虑用药方式、剂量、用药时间以及胎儿和母体的全身情况。如果胎儿在药物抑制高峰时刻娩出，则有可能发生新生儿窒息，特别对早产儿更应慎重。

1. 麻醉性镇痛药

哌替啶、吗啡、芬太尼等都极易透过胎盘，且对胎儿产生一定的抑制。

（1）哌替啶：母体静脉注射 50 mg 后，2 分钟内胎儿血即可检出，6 分钟后母血与胎血内的哌替啶浓度可达平衡；改用肌内注射，脐静脉的哌替啶出现较延迟，浓度也较低，于分娩前 1 小时肌内注射 50~100 mg，娩出的新生儿与未用药者无明显差异。但如果在娩出前 2 小时肌内注射，新生儿呼吸抑制率明显增高，4 小时内娩出者，呼吸性酸中毒的程度增加。近年证实哌替啶抑制新生儿的呼吸中枢是通过其分解产物去甲哌替啶、哌替啶酸及去甲哌替啶醇醛所产生，此类产物在胎儿肝内形成。哌替啶生物降解需 2~3 小时，因此可以解释在胎儿娩出前 1 小时用药，娩出的新生儿情况正常，于娩出前 2~3 小时用同样剂量，则新生儿都有呼吸抑制现象。这说明哌替啶以在娩出前 1 小时内或 4 小时以上使用为宜。临床对胎儿娩出的时间不易准确估计，所以用药以越接近娩出越好。哌替啶有促进宫缩作用，但子宫肌张力不降，宫缩频率及强度增加，故可使第一产程缩短，可能与其镇痛以及加强皮质对自主神经调整功能等作用有关。新生儿一旦出现呼吸抑制，可用烯丙吗啡 0.10~0.25 mg 经脐静脉注入以对抗。

（2）吗啡：该药透过早产儿血脑屏障的浓度大于哌替啶，故禁用于早产。又因对母体易引起恶心、呕吐、头晕等不良反应，故目前在产科已基本弃用，而被哌替啶替代。

（3）芬太尼：可在分娩第二期经硬膜外间隙注入 0.1 mg 而获得良好镇痛，并使宫缩加强。有作用出现快、维持时间短的特点。

（4）喷他佐辛：其作用时间为 2~4 小时，肌内注射 30 mg/h 内或静脉注射 15~20 mg 后 15 分钟内可发挥最强镇痛作用。较大量静脉注射可使血压轻度上升、心率增快。喷他佐辛 0.2 mg/kg，产生的呼吸抑制与哌替啶 0.7 mg/kg 相等。该药可加强宫缩，缩短第二产程。胎儿对该药的摄取能力较对哌替啶强。

2. 非巴比妥类镇痛药

（1）地西泮：容易通过胎盘，静脉注射 10 mg 在 30 ~ 60 秒内或肌内注射 10 ~ 20 mg 在 3 ~ 5 分钟内即可进入胎儿，母体肌内注射 10 mg，26 ~ 40 分钟后，脐静脉血平均浓度为 70 ng/mL，而母体血浆浓度仅 38 ng/mL，40 分钟后母、胎血内的浓度方达平衡，其后胎血浓度又复增加，与胎儿血浆蛋白对地西泮有较强亲和力有关。地西泮在新生儿体内的半衰期为 30.0 ± 2.2 小时，但 8 日后仍可检出其代谢产物（去甲西泮）。地西泮可引起新生儿血内游离胆红素浓度增高，易诱发核黄疸。有学者报告，用于产钳和臀位分娩，地西泮比吸入麻醉引起的并发症少，故适用于产科。

（2）咪达唑仑：高度亲脂性，微溶于水，在体内释出亲脂性碱基，可迅速透过胎盘，但透过量少于地西泮，对胎儿的影响尚不清楚。抗焦虑、催眠及抗惊厥的效力为地西泮的 1.5 ~ 2 倍，本身无镇痛作用，但可降低吸入全身麻醉药的 MAC，与麻醉性镇痛药有协同作用；有一定的呼吸抑制，对血流动力也有影响。在产科麻醉方面只宜用作不适用硫喷妥钠患者的全身麻醉诱导用药。

（3）氯丙嗪：其主要用于先兆子痫和子痫患者，以达到解痉、镇静、镇吐及降压作用。肌内注射 12.5 ~ 25.0 mg 后 1.5 ~ 2.0 分钟可通过胎盘，对子宫无明显影响，过量则可引起中枢抑制，少数敏感者可出现一过性黄疸，患有严重肝损害者慎用。有学者认为氯丙嗪的抗应激作用可提高新生儿复苏率，临床多与哌替啶、异丙嗪合用。

（4）异丙嗪：母体静脉注射 1.5 分钟后即可在脐静脉血中检出，对子宫肌张力无影响。个别产妇用药后出现躁动。近年来神经安定药如氟哌利多已被逐渐采用，异丙嗪及氯丙嗪已罕用。

3. 巴比妥类药

该类药物都可迅速透过胎盘。药物在胎盘移行中受 pKa 的影响比脂溶性因素更大，如戊巴比妥的 pKa 为 8.02，异戊巴比妥的 pKa 为 7.78，两者脂溶性相同，但前者的胎盘移行速度比后者为快，硫喷妥钠静脉注射用于剖宫产时很少出现初生儿睡眠，这是因为硫喷妥钠静脉注射后，移行到脑内的硫喷妥钠浓度低，故不引起初生儿睡眠，戊巴比妥钠 0.1 g 肌内注射或口服，5 ~ 20 分钟内透过胎盘，但治疗量无明显呼吸抑制作用，对子宫也无明显影响。

4. 全身麻醉药

（1）氯胺酮：20 世纪末用于产科，具有催产、消除阵痛、增强子宫肌张力和收缩力的作用，对新生儿无抑制，偶可引起新生儿肌张力增强和激动不安。氯胺酮静脉注射 1.5 mg/kg，可作为全身麻醉诱导，或在胎头娩出时静脉注射 0.25 mg/kg，或在会阴侧切时静脉注射 0.6 ~ 0.7 mg/kg。氯胺酮禁用于有精神病史、妊娠中毒症或先兆子宫破裂的孕妇。

（2）异丙酚：其水溶性乳剂是新型的静脉催眠药，催眠效能较硫喷妥钠强 1.8 倍。起效快，维持时间短，苏醒迅速。该药可透过胎盘，大剂量使用（用量超过 2.5 mg/kg）可抑制新生儿呼吸，该药说明书强调：妊娠期异丙酚除用作终止妊娠外，不宜用于产科麻醉。也有学者报道，异丙酚用于剖宫产有许多优点，患者迅速苏醒，不引起新生儿长时间抑制。但异丙酚无论用于全身麻醉诱导或维持，很多产妇发生低血压，故应慎重。哺乳期母亲用后对新生儿安全尚有顾虑。

（3）γ-羟丁酸钠：用于难产和胎儿窒息，具有增加宫缩频率和速度、强化催产药作用和促进宫缩的作用。可透过胎盘预防胎儿缺氧性脑并发症。一次静脉注射 60 mg/kg，使脑血流量减少，改善脑代谢的抑制，降低耗氧量，减少葡萄糖消耗量，使乳酸盐和丙酮酸盐产量下降。剖宫产时，如果胎儿出现代谢性酸中毒而需要快诱导，可以先注入 γ-羟丁酸钠 40 ~ 60 mg/kg，然后注入 2.5% 硫喷妥钠 3 mg/kg 与琥珀胆碱 1 mg/kg，进行诱导插管，并以氧化亚氮及肌肉松弛药维持，从而改善非机械性原因引起的胎儿心率变化。本药禁用于严重妊娠高血压综合征（简称妊高征）、先兆子痫或低钾血症产妇。

（4）硫喷妥钠：迄今仍用于分娩第二期，不影响子宫收缩，可迅速通过胎盘，但胎儿的摄取量与母体所用剂量不成正比。本药用于妊娠期的半衰期比非妊娠期者长 2 ~ 3 倍。健康新生儿的 Apgar 评分与所用剂量及脐静脉血中的药物浓度无直接相关，大剂量硫喷妥钠可能抑制新生儿呼吸，故应限制剂量不超过 7 mg/kg。因胎儿窒息而需行急症剖宫产时由于巴比妥类药对脑可能有保护作用，故仍可考虑用本药作麻醉诱导。

（5）安泰酮和丙泮尼地：可在胎儿娩出时作短时间使用。本药可透过胎盘，对呼吸、循环产生不同程度的影响，但不影响宫缩，对妊娠高血压综合征、癫痫、心脏病或低血容量患者，以及过敏体质者禁用。

（6）氧化亚氮：可迅速透过胎盘，母、胎间的血浓度差为 55% ~ 91%，且随吸入时间延长而成比例增加，氧化亚氮对母体的呼吸、循环、子宫收缩力有增强作用，使宫缩力与频率增加，用于产科多取半紧闭法作间歇吸入，可在分娩第一期末宫缩前 20 ~ 30 秒吸入。氧化亚氮用 3 L/min，$O_2$ 用 3 L/min，氧化亚氮浓度最高不超过 70%。

（7）恩氟烷与异氟烷：其镇痛作用比氟烷稍强，低浓度吸入对子宫收缩的抑制较轻，麻醉诱导则较氟烷慢。异氟烷与前述强效麻醉药一样，引起与剂量相关的子宫收缩抑制，浅麻醉时对子宫抑制不明显，对胎儿也无明显影响；深麻醉对子宫有较强的抑制，容易引起分娩子宫出血，同时对胎儿不利。

（8）七氟烷与地氟烷：七氟烷较氟烷更易通透胎盘，对子宫收缩的抑制强于氟烷；地氟烷对血流动力学影响弱于异氟烷，肌肉松弛效应在相同 MAC 条件下强于异氟烷和氟烷，故对子宫肌的抑制强于异氟烷，地氟醚可迅速通透胎盘。

5. 肌肉松弛药

（1）琥珀胆碱：其脂溶性低，且可被胆碱酯酶迅速分解，故在常用剂量时，极少向胎儿移行，新生儿体内亦无此药。但用量在 300 mg 以上或一次大量使用，仍会移行至胎儿，3.5 分钟时可与母血浓度相平衡。动物实验表明，琥珀胆碱可向胎儿移行。如果孕妇胆碱酯酶活性异常，使用琥珀胆碱后，偶可引起母子呼吸抑制。

（2）筒箭毒碱：在剖宫产麻醉中的研究表明，静脉注入后 2 分钟脐血中即可出现，6 分钟后，脐血浓度为母血浓度的 10%，临床反复大量使用筒箭毒碱可引起母子均无呼吸，但可用抗胆碱酯酶药拮抗。

（3）加拉碘铵：其分子量小，通过胎盘较筒箭毒碱快。静脉注射 80 mg 后 3 分钟即可透过胎盘，抑制胎儿呼吸，故不适用于剖宫产手术。

（4）泮库溴铵：分子量较大，临床研究表明也可透过胎盘，但临床上未见有异常情况。

近年来新的非去极化肌肉松弛药逐年增加，其中以阿曲库铵和维库溴铵或可作为"标准"药。哌库溴铵和多库氯铵为较新的肌肉松弛药。此后开发的以短效见长的米库氯铵美维松和中效的罗库溴铵，使临床用药有更多的选择。上述药物都是高度水溶性药，故不易（并非完全不能）通过脂质膜屏障，如胎盘屏障。产科使用的理想肌肉松弛药应具有起效快、持续时间短、很少通过胎盘屏障、新生儿体内清除该药迅速等特点。阿曲库铵的理化特点接近上述条件，它是大分子量的季铵离子，脂溶性低，50% 与蛋白结合，所以通透胎盘屏障受限。有的学者观察，给剖宫产的产妇使用阿曲库铵 0.3 mg/kg，肌肉松弛满意，作用持续时间短，仅微量通过胎盘，胎—母间比值为 12%，娩出新生儿 Apgar 评分正常，只有出生后 15 分钟 NACS 评分（神经学和适应能力计分）55% 正常，45% 较差，说明使用阿曲库铵后的新生儿自主肌肉张力较差，表现为颈部屈肌和伸肌主动收缩力较差，出生后 15 分钟仍有残存肌肉松弛现象，这对不足月的早产儿应予以注意。

6. 局部麻醉药

局部麻醉药注入硬膜外间隙，母体静脉血局部麻醉药浓度可在 20 ~ 30 分钟时达最高值，脐静脉血中浓度在 30 分钟时达最高值。不同的局部麻醉药进入胎盘的移行速度也不同，影响因素如下。

（1）局部麻醉药的蛋白结合度：与母体血浆蛋白的结合度，丁哌卡因为 88% ~ 95%，利多卡因为 45% ~ 55%；与胎儿血浆蛋白的结合度，丁哌卡因为 51% ~ 66%，利多卡因为 14% ~ 24%。局部麻醉药与血浆蛋白结合度高者，通过胎盘量少，进入胎儿血的量也小。

（2）局部麻醉药的分子量：分子量在 450 以下的物质容易通过胎盘，常用的局部麻醉药的分子量都在 400 以下，故均较易通过胎盘。

（3）局部麻醉药的脂质溶解度：局部麻醉药中，脂质溶解度较高者，均较易于进入胎盘，后者决定于局部麻醉药的 pH 和油 / 水溶解系数，如利多卡因 pH 为 7.20，溶解度为

30.2，较易通过胎盘。

（4）局部麻醉药在胎盘中的分解代谢：酰胺类局部麻醉药如利多卡因、甲哌卡因、布吡卡因，大部分在肝经酶的作用而失活，不被胎盘分解；其代谢过程也远较酯类局部麻醉药缓慢。因此大量用酰胺类局部麻醉药的不良反应较酯类者多，但由于前者作用可靠，渗透性强，作用时间较长，不良反应尚不多，故仍被普遍用于产科。

酯类局部麻醉药如普鲁卡因、氯普鲁卡因、丁卡因等，大多经血浆或肝内假性胆碱酯酶水解，也在胎盘内水解，因此移行至胎体的量少，故较安全。

局部浸润普鲁卡因时，3 ～ 5 分钟即可通过胎盘，但对胎儿呼吸及子宫收缩均无影响。利多卡因注入硬膜外间隙 3 分钟后，胎儿血内的浓度约为母血浓度的 1/2，加用肾上腺素可降低母胎血内浓度，但不能延缓透过胎盘的速率。

丙胺卡因：有仅用丙胺卡因 290 mg 而引起新生儿血红蛋白血症的报道，故应控制其使用剂量。因其肌肉松弛作用较差，虽可用于产科麻醉，但并不理想。

丁哌卡因：化学结构和药理作用与丙胺卡因类似，作用维持时间长，胎儿娩出时脐血内浓度相当于母血的 30% ～ 40%。

甲哌卡因：较利多卡因更易透过胎盘，胎儿娩出时脐血内浓度约为母血浓度的 65%。随母体用药次数增加，可产生蓄积，毒性作用的持续时间也较长，故不是产科理想的局部麻醉药。

罗哌卡因：作用强度大于丁哌卡因，对运动神经阻滞弱于丁哌卡因，蛋白结合率 95%，不良反应特别是心脏毒性作用小，0.125% 以下的浓度可产生感觉阻滞而不产生运动神经阻滞，是产科镇痛较理想的局部麻醉药。

总之，产科常用局部麻醉药除在胎儿窘迫、宫内窒息或酸中毒情况外，只要子宫、胎盘和脐带血流正常，pH 维持在生理范围，氧合良好，在麻醉和镇痛时，并未见到临床应用剂量的局部麻醉药对新生儿有危害。

## 二、产科手术的麻醉

现代产科最显著的进展是在分娩前运用新技术进行监测，建立"产前检查正常值图表"，预先了解和估计胎儿情况。观察胎儿心率和胎动情况，可掌握有无胎儿宫内窘迫。产前通过超声检查、X 线检查、胎儿心电图及各种激素测定（如尿雌三醇、血雌三醇与胎盘催乳素、甲胎蛋白和羊水分析等），可对胎盘功能和胎儿情况作出全面估计，制订分娩计划，为紧急产科处理创造条件。在分娩过程中，使用胎心—宫缩监护仪，测定胎儿头及血酸、碱值和血气分析等，可做到尽早了解和处理产程及麻醉中的异常情况。这样不仅可降低围产期新生儿病死率，且可对各种麻醉方法在产科中的地位作出科学评价。

### （一）术前准备及注意事项

大多数产科手术属于急症性质，麻醉医师应详细了解产程经过，对母胎情况作出全面估计；了解既往病史、药物过敏史及术前进食、进饮情况。产妇一旦呕吐而发生误吸，将给母、胎造成致命后果，故必须重视预防。呕吐误吸最好发的阶段在：全身麻醉诱导期；镇痛药或镇静药过量或椎管内麻醉阻滞范围过广。麻醉前严格进食至少 6 小时有一定预防功效。因此，产妇入院后，对估计有手术可能者尽早开始禁食、禁饮，并以葡萄糖注射液静脉滴注维持能量。临产前给予胃酸中和药，对饱胃者，应设法排空胃内容物，如有困难，应避免采用全身麻醉；必须施行者，应首先施行清醒气管内插管，充气导管套囊以防止呕吐误吸。对妊娠高血压综合征、先兆子痫、子痫及引产期产妇或有大出血可能的产妇，麻醉前应总结术前用药情况，包括药物种类、剂量和给药时间，以避免重复用药的错误，并做好新生儿急救及异常出血处理的准备。

　　麻醉方法的选择应依据母体和胎儿情况、设备条件以及麻醉者技术掌握情况而定，为保证安全，麻醉前麻醉医师必须亲自检查麻醉机、氧气、吸引器、急救设备和药物，以便随手取用。麻醉前要常规静脉补液，做好输血准备。麻醉时必须充分供氧，并尽力维持循环稳定，注意并纠正仰卧位低血压综合征。应用升压药时要注意升压药与麦角碱之间的相互协同的升压作用。

### （二）剖宫产术

参见本章第三节。

### （三）高危妊娠产科麻醉

　　妊娠期有某些病理因素可能危害孕产妇、胎儿、新生儿或导致难产者，称为高危妊娠。高危妊娠几乎包括了所有的病理产科。而与麻醉关系密切的高危妊娠，主要为各种妊娠并发症和并存症。为了早期识别和预防高危因素的发生和发展，目前，产期保健多以 Nesbitt 改良评分法，对各种危险因素进行评分，可供麻醉医师参考。对高危妊娠妇女产科医师多已针对各种不同病因进行了相应的治疗。当继续妊娠将严重威胁母体安全或影响胎儿生存时，需适时终止妊娠，终止妊娠的方法不外引产或剖宫产。妊娠继发疾患，如妊娠晚期出血、妊娠高血压综合征和子痫，多为急诊手术麻醉；而妊娠并存疾患，如妊娠合并高血压、心脏病、糖尿病以及特殊的多胎妊娠等，多为择期手术麻醉。

　　1. 前置胎盘与胎盘早剥的麻醉

　　妊娠晚期出血又称产前出血，见于前置胎盘、胎盘早剥、前置血管和轮廓状胎盘等。对母体和胎儿的影响主要为产前和产后出血及继发病理生理性损害；植入性胎盘产后大出血及产褥感染。产妇失血过多可致胎儿宫内缺氧，甚至死亡。若大量出血或保守疗法效果不佳，必须紧急终止妊娠。

　　（1）麻醉前准备：妊娠晚期出血发生出血性休克；妊娠 37 周后反复出血或一次性出血量大于 200 mL；临产后出血较多，均需立即终止妊娠，大部分需行剖宫产。该类患者麻醉前应注意评估循环功能状态和贫血程度。除检查血、尿常规，进行生化检查外，应重视血小板计数、纤维蛋白原定量、凝血酶原时间和凝血酶原激活时间检查，并做 DIC 过筛试验。警惕 DIC 和急性肾衰竭的发生，并予以防治。胎盘早剥是妊娠期发生凝血障碍最常见的原因，尤其是胎死宫内后，很可能发生 DIC 与凝血功能障碍。DIC 可在发病后几小时内，甚至几分钟内发生，应注意密切监测。

（2）麻醉选择的原则：妊娠晚期出血多属急诊麻醉，准备时间有限，病情轻重不一，禁食、禁饮时间不定。胎盘早剥的症状与体征变异很大，有的外出血量很大，胎盘剥离，面积不大；有的毫无外出血，胎盘几乎已完全剥离，直接导致胎儿死亡。麻醉选择应依病情轻重、胎心情况等综合考虑，凡母体有活动性出血、低血容量休克、明确的凝血功能异常或 DIC，全身麻醉是唯一安全的选择，如母体和胎儿的安全要求在 10 分钟内进行剖宫产，全身麻醉也是最佳选择。母体情况尚好而胎儿宫内窘迫时，应将产妇迅速送入手术室，经吸纯氧行胎儿监护，如胎心恢复稳定，可选用椎管内阻滞；如胎心更加恶化，应选择全身麻醉。

2. 麻醉操作和管理

一项调查研究报道，80% 的麻醉死亡发生于产科急诊术中，52% 发生在全身麻醉中，且其中 73% 与气道有关。母亲死亡的发生率，全身麻醉是局部麻醉的 16.7 倍，几乎所有与麻醉有关的死亡都存在通气和气管插管问题。产科困难气管插管率远高于非妊娠妇女，有学者报告，在 5 804 例剖宫产全身麻醉中有 23 例气管插管失败，气管插管失败率有逐年增加的趋势，而与此发生率升高相一致的是剖宫产的全身麻醉率由 83% 下降至 33%，这样使从事麻醉的医师对产妇的插管机会减少，操作熟练程度下降，另外择期剖宫产全身麻醉比例比急诊剖宫产更少，插管失败的风险更高。我国的妇产专科医院中全身麻醉剖宫产的比例更低，插管的熟练程度更差。麻醉处理注意事项如下。

（1）全身麻醉诱导注意事项：产妇气管插管困难或失败的原因为对气管插管困难程度的估计不足，对产妇气道解剖改变如短颈、下颌短等缺乏处理经验，以及产妇体位不当等，临床上应采取必要的措施，如有效的器械准备，包括口咽通气道、不同型的喉镜片、纤维支气管镜，以及用枕垫高产妇头和肩部，使不易插管的气道变为易插管气道，避免头部过度后仰位，保持气道通畅。调整好压迫环状软骨的力度，使导管易于通过。遇有困难时应请有经验的医师帮助，盲探插管可做一次尝试，但不可多次试用，注意插管误入食管。预防反流误吸，急诊剖宫产均应按饱胃患者处理，胃液反流误吸引起的化学性肺炎后果严重。

（2）做好凝血异常和大出血的准备：高危剖宫产应开放两条静脉或行深静脉穿刺置入单腔或双腔导管，监测中心静脉压。

（3）预防急性肾衰竭：记录尿量，如每小时少于 30 mL，应补充血容量，如少于 17 mL/h，应考虑有肾衰竭的可能。除给予呋塞米外，应即时检查尿素氮和肌酐，以便于相应处理。

（4）防治 DIC：胎盘早剥时剥离处的坏死组织、胎盘绒毛和蜕膜组织可大量释放组织凝血活酶进入母体循环，激活凝血系统，导致 DIC。麻醉前、中、后应严密监测，积极预防处理。

（5）其他：如果麻醉前产妇出血较少，无休克表现，胎儿心率正常，可选择椎管内麻醉或蛛网膜下隙—硬膜外隙联合阻滞。麻醉管理应预防一过性低血压和下腔静脉压迫综合征。麻醉前产妇无休克，但胎儿有宫内窒息可选用局部麻醉或蛛网膜下隙麻醉。麻醉管理应充分吸氧，预防子宫血流量下降及胎儿氧供需平衡失调。

3. 妊娠高血压综合征的麻醉

妊娠高血压综合征是妊娠期特有的疾病，发生于妊娠 20 周以后，发病率约为 10%。由于病因不明，无有效的预防方法，尤其是重度妊高征对母婴危害极大，是孕产妇和围生儿死亡的主要原因之一，先兆子痫引起孕产妇死亡的原因包括脑血管意外、肺水肿和肝坏死。

妊高征的基本病理生理改变为全身小动脉痉挛，特别是直径 200 μm 以下的小动脉易发生痉挛。血管内皮素、血管紧张素均可直接作用于血管使其收缩，导致血管内物质如血小板、纤维蛋白等通过损伤的血管内皮而沉积，进一步使小动脉管腔狭小，外周血管阻力增加。另外，钠离子可促使钙离子向血管平滑肌细胞内渗透，故钙离子增多，亦为血管阻力增加的重要因素。小动脉痉挛必导致心、脑、肾、肝重要脏器相应变化和凝血活性的改变。妊高征常有血液浓缩、血容量不足、全血及血浆黏度增高及高脂血症，可明显影响微循环灌流，促使血管内凝血的发生。妊高征可导致胎盘早剥、胎死宫内、脑出血、肝损害和 HELLP 综合征等，麻醉医师应充分了解，并作为治疗依据。

（1）妊高征并发心力衰竭的麻醉：重度妊高征多伴有贫血，心脏处于低排高阻状态，当有严重高血压或上呼吸道感染时，极易发生心力衰竭。麻醉前应积极治疗急性左心衰竭与肺水肿，快速洋地黄化，脱水利尿，酌情使用吗啡和降压，使心力衰竭控制 24 ~ 48 小时，待机选择剖宫产，麻醉选择和麻醉管理如下。

1）麻醉选择：硬膜外阻滞为首选，因为该麻醉可降低外周血管阻力和心脏后负荷，改善心功能。全身麻醉应选用对心脏无明显抑制作用的药物，麻醉诱导平稳，预防强烈的应激反应，同时选用药物时应避免对胎儿具有抑制作用的药物。

2）麻醉管理：麻醉前根据心力衰竭控制程度，给予毛花苷 C 0.2 ~ 0.4 mg 的维持量，呋塞米 20 ~ 40 mg 静脉注射以减轻心脏负荷。同时常规吸氧，维护呼吸和循环功能平稳。注意检查肾功能，预防感染，促使病情好转。

（2）重度妊高征的麻醉：重度妊高征一经诊断均应住院，给予解痉、镇静、降压，以及适度扩容和利尿等综合治疗。先兆子痫经积极治疗 48 ~ 72 小时不见好转者或妊娠已达 36 周经治疗好转者，子痫已控制 12 小时者，才考虑剖宫产终止妊娠。

1）麻醉前准备：①详细了解治疗用药，包括药物种类和剂量，最后一次应用镇痛药和降压药的时间，以掌握药物对母体和胎儿的作用和不良反应，便于麻醉方法的选择和对可能发生不良反应的处理；②硫酸镁治疗，硫酸镁是重度妊高征的首选药，应常规观察用药后的尿量，有无呼吸抑制，检查膝反射、心率和心电图，有无房室传导阻滞，如有异常，应查血镁离子浓度；一旦有中毒表现，应给予钙剂拮抗治疗；③术前停用降压药，应用 α、β 受体拮抗药；血管紧张素转换酶抑制剂应在麻醉前 24 ~ 48 小时停药。该类药与麻醉药多有协同作用，易导致术中低血压；④了解麻醉前患者 24 小时的出血量，便于调控麻醉手术期间的液体平衡。

2）麻醉选择：终止妊娠是治疗重症妊高征的极重要的措施，凡病情严重，特别是 MAP 高于 18.7 kPa（140 mmHg）；短期内不能经阴道分娩或引产失败，胎盘功能明显低下，胎儿缺氧严重者，子痫抽搐经治疗控制后 2 ~ 4 小时或不能控制者均为终止妊娠的适应证。妊高征并发心力衰竭和肺水肿经治疗好转后，麻醉医师均应积极准备，抓住麻醉手术时机尽力配合终止妊娠。临床麻醉经常遇到重度妊高征并发心力衰竭、脑出血、胎盘早剥、凝血异常，以及溶血、转氨酶升高、血小板减少，称为 HELLP 综合征和急性肾衰竭等。麻醉选择的原则应按相关脏器损害的情况而定，依妊高征的病理生理改变及母婴安全的考虑，对无凝血异常、DIC、休克和昏迷的产妇应首选连续硬膜外阻滞，硬膜外阻滞禁忌者，在保障母体安全为主、胎儿安全为次的情况下，考虑选择全身麻醉，有利于受损脏器功能保护，积极治疗原发病，尽快去除病因，使患者转危为安。

3）麻醉管理：麻醉力求平稳，减轻应激反应，全身麻醉插管前应用小剂量芬太尼，以减少插管引起的血压波动。避免使用氯胺酮。麻醉期间发生高血压可采用吸入麻醉药。对呼吸、循环功能尽力调控在生理安全范围，血压不应降至过低，控制在（18.6 ~ 20.0）/12.0 kPa 对母婴最有利。预防发生仰卧位低血压综合征，如监测有高血压者，也可应用神经节阻滞药和硝酸甘油降压。维护心、肾、肺功能，适度扩容，以血红蛋白、血细胞比容、中心静脉压、尿量、血气分析、电解质检查为依据，调整血容量，维持电解质和酸碱平衡。积极处理并发症，凡并发心力衰竭、肺水肿、脑出血、DIC、肾衰竭、HELLP 综合征时，应按相关疾病的治疗原则积极处理。麻醉的基本监护包括 ECG、$SpO_2$、NIBP、CVP、尿量、血气分析，保证及时发现和处理问题。做好新生儿窒息的抢救准备。麻醉手术后送入 ICU 病房，继续予以监护、治疗，直至患者脱离危险期。病情允许条件下应给予术后镇痛。

4. 妊娠并发心血管疾病的麻醉

在中国，妊娠合并心脏病以风湿性心脏病和先天性心脏病为主，前者约占妊娠合并心脏病的 28.32%；后者约占 36.16%。动脉硬化性心脏病、二尖瓣脱垂和贫血性心脏病均少见。妊娠期特有围产期心肌病亦少见。妊娠合并心脏病的发生率为 1% ~ 2%，但却是围麻醉手术期死亡的第二、第三位原因。

（1）妊娠、分娩期对心脏病的影响：妊娠期循环血量增加 30% ~ 40%，32 ~ 34 周达高峰，心排血量亦相应增加，心率增快较非妊娠期平均每分钟 10 次，妊娠期水钠潴留，胎盘循环建立，体重增加，随子宫增大、膈肌上升，心脏呈横位，因而妊娠期心脏负荷加重。已有心脏病的妇女对上述变化可导致心力衰竭，分娩期由于强而规律的宫缩，增加了氧和能量的消耗；宫缩时外周阻力增加，回心血量增加，心排血量也增加，使心脏前、后负荷进一步加重；产程时间长进一步加重患者的风险。胎儿娩出子宫，血窦关闭，胎盘血液循环停止，子宫内血液进入循环，腹压骤降，回心血流增加，而后负荷骤减，对心功能影响较大，产褥期体内蓄积的液体经体循环排出，加重心脏负担，是发生心力衰竭和肺水肿最危险的时期，产后 1 ~ 2 日仍是发生心力衰竭的危险期，死亡病例多发生在产褥期。

（2）心脏病对妊娠的影响：因母体妊娠期活动受限与遗传基因的影响。长期低氧，故早产、宫内生长迟缓、先天畸形、胎死宫内、胎儿窘迫、新生儿窒息等的发生率均高于正常孕妇。

（3）妊娠与先天性心脏病的相互影响：妊娠期母体循环发生明显变化，包括血容量、心排血量和心率增加，不同程度的水钠潴留，周围静脉压升高，新陈代谢和氧耗增加。在孕 32 ~ 34 周血容量平均增加 50% 左右，子宫增大、膈肌抬高、心脏移位、大血管扭曲等，进一步加重患有先天性心脏病孕妇的心脏负担。分娩第一产程子宫收缩均有 500 mL 血挤入体循环，每次子宫收缩心排血量约增加 20%，动脉压升高 1.3 ~ 2.6 kPa（10 ~ 20 mmHg）。第二产程子宫收缩，腹内压增加，内脏血液涌向心脏，产妇屏气使外周阻力和肺循环阻力增加；胎盘娩出后，胎盘循环中断，子宫收缩，大量血液突然进入循环，对心功能造成极大危险，故先天性心脏病心功能良好者在严密监护下可行无痛分娩或剖宫产，而心功能Ⅲ、Ⅳ级，有肺动脉高压、发绀和细菌性心内膜炎者，病死率极高，应禁忌妊娠。

（4）妊娠并发心律失常：大多数生育年龄者无心血管疾病，故多数为短暂的心律失常，且程度较轻，对产妇不构成危害，多无须特殊治疗，妊娠可诱发和加重心律失常，妊娠合并心律失常多见于原有心脏疾病，可发生严重心律失常，发作时间较长，并可造成胎儿宫内缺血、缺氧，应积极和及时防治。分娩时应采用镇痛，达到无痛分娩，避免各种诱发因素。

（5）围产期心肌病：确切的发病率不明，但近年来检出率有增加。临床虽不常见，但可直接影响母婴生命安全，成为目前产科危象中备受关注的问题之一，临床表现特殊，最常发生在产褥期（产后 3 个月内占 80%，3 个月后占 10%，妊娠末期占 10%）。起病突然，主要表现为左心室心力衰竭，多有心悸、呼吸困难和端坐呼吸，约 1/3 的患者有咯血、胸痛和腹痛症状。有时伴心律失常，25% ~ 40% 的患者出现相应器官栓塞，如肺动脉栓塞可突发胸痛、呼吸困难、咯血、剧咳和缺氧等。大面积肺栓塞可引起急性右心衰竭、休克或猝死。脑栓塞引起偏瘫、昏迷。心脏普遍扩大，相对二尖瓣和三尖瓣关闭不全，出现反流性杂音，双肺有湿啰音、颈静脉怒张、肝大、下肢水肿。麻醉风险大，麻醉手术前应及时控制心力衰竭，及时行剖宫产术。麻醉宜选硬膜外阻滞。应注意控制麻醉阻滞范围，能满足切口要求即可。麻醉过程中应密切监测心电图、血压、心率、呼吸、SpO₂等，严密调控心脏前后负荷，尽力维持循环功能，做好新生儿急救复苏准备。术后送入 ICU 病房继续治疗。

5. 心脏病术后剖宫产麻醉

随着医学科学的发展，绝大多数先天性心脏病均在幼年或出生后进行了手术。诸多后天性心脏病凡需手术治疗者亦多在学龄前进行了手术或介入治疗，故现今临床遇有严重畸形的先天性心脏病孕妇或严重风湿性心脏病的孕妇已日益减少，而心脏病术后的孕产妇却相对多见或比往年增加，现就麻醉前准备与麻醉有关问题总结如下。

（1）先天性心脏病术后：室间隔缺损、房间隔缺损、动脉导管未闭、肺动脉瓣狭窄和主动脉瓣狭窄等，在幼年成功地进行了手术，术后生活和体力劳动正常都可安全地妊娠、分娩，均可耐受麻醉，法洛四联症术后已无右向左分流，体力活动时无气急、发绀，对麻醉的耐受性取决于心脏做功与储备能力，故麻醉前应做全面的心功能检查，评价其代偿功能状态，请心内科医师会诊或共同处理该产妇的麻醉。如妊娠后有气急和发绀症状，麻醉风险极大，病死率甚高。

（2）后天性心脏病术后：其多为风湿性心脏病换瓣术后的孕妇。剖宫产麻醉与手术的危险性，取决于以下因素。①心功能改善程度，换瓣术后心功能如为 I～II 级，其心脏储备能力可耐受分娩麻醉。术后心功能仍为 III～IV 级者，随时都可发生心力衰竭或血栓栓塞。据文献报道，该类孕产妇的病死率为 5%～6%，其中包括麻醉期死亡；②术后有无并发症，换瓣术后并发症如血栓栓塞、感染性心内膜炎和心功能不全等，其妊娠分娩和麻醉风险较大；③换瓣时年龄与妊娠至换瓣的时间尚无定论，主要取决于术后心功能代偿程度、心脏大小。心胸比在 0.65 以上，且术后并无缩小者，一般认为分娩、麻醉较佳时机为换生物瓣术后 2 年左右；换机械瓣在术后 3～4 年。

（3）心脏移植术后：国内尚无报道，国外有自然分娩和剖宫产、分娩镇痛与麻醉的报道，问题在于去神经心脏虽然有正常的心肌收缩力和储备力，但在体力活动时变时反应能力异常。另外，长期服用免疫抑制剂头孢素可使血流动力学发生改变，如血压升高等。妊娠后血容量增加、心率增快、血管阻力改变，易使移植心脏的心室功能受损。因此，从医学和伦理学的观点上，该类孕龄妇女是否应妊娠存在分歧。

（4）麻醉注意事项：心脏病术后的产妇对低血压、缺氧的耐受性差，麻醉时应注意心功能状态与维护，血栓栓塞的发生率仍高；瓣周漏可出现血红蛋白尿、溶血性贫血、感染性心内膜炎和充血性心力衰竭。长期应用抗凝剂，分娩、手术可发生大出血。换机械瓣患者终身需抗凝，主要用药有抗血小板凝集的阿司匹林、双嘧达莫，该类药对母婴无影响，也可选用硬膜外阻滞，肝素类药主要为抗凝血酶作用，由于不通透胎盘，不进入乳汁，故围产期有的患者应用。近年来通过百例以上孕期用肝素抗凝的总结指出，其中 1/3 孕妇发生死产、早产、流产，有 1 例畸形，认为肝素对胎儿的有害作用可能是通过螯合作用，间接引起胎盘或胎儿钙离子缺乏而造成；香豆素类药如华法林及新抗凝，其作用为抑制维生素 K 在肝内合成凝血因子 Ⅱ、Ⅶ、Ⅵ、Ⅹ，该类药可通透胎盘进入胎体，引起母体和胎儿凝血机制异常，引起流产、早产、死胎、胎盘早剥、产后出血，特别是胎儿畸形，称为华法林综合征，以上药物应在麻醉前 24 ~ 48 小时停药；择期剖宫产 72 小时停药。麻醉前应查凝血酶原时间，如有延长，则在麻醉前 4 ~ 6 小时静脉注射维生素 $K_1$ 20 mg，术毕 24 小时后再恢复抗凝治疗。抗凝剂调整不好，宫缩乏力等均可发生术中大出血，该种患者不应使用宫缩剂麦角新碱与前列腺素类药，以免引起心血管收缩减弱和心排血量减少，可选用缩宫素静脉注射以加强宫缩。血栓栓塞是换瓣术后应重视的问题。心力衰竭的预防和处理：风湿性心脏病换瓣术后心肌病变是心力衰竭的基础病因，加之妊娠后心脏负荷加重，心力衰竭发生率仍较正常人高。麻醉时应严密监测，发现症状变化需及时处理。心脏移植术后患者强调硬膜外阻滞无痛分娩，以防疼痛刺激产生内源性儿茶酚胺升高。移植心脏对肾上腺素极敏感，应用 1 : 200 000 浓度的肾上腺素加入局部麻醉药中即可引起心动过速，故应禁用肾上腺素。全身麻醉时禁用硫喷妥钠和丙泊酚以防心肌抑制。氯胺酮会导致心动过速，均不宜选用。

6. 羊水栓塞及其急救处理

羊水栓塞是指在分娩过程中，羊水进入母体血液循环后引起的肺栓塞、休克、DIC、肾衰竭或呼吸循环骤停等一系列严重临床表现的综合征；为严重的分娩并发症，是孕产妇死亡的主因之一。羊水中的内容物有胎儿角化上皮细胞、毳毛、胎脂、胎粪、黏液等颗粒物，进入母体循环后，引起肺动脉栓塞。羊水中富有促凝物质（有凝血活酶作用），进入母体后可引起 DIC。上述有些物质对母体是一种致敏原，可导致母体过敏性休克。羊水栓塞发生率报道不一，美国的报道为 1 : （40 000 ~ 60 000）；日本有的报道约为 1 : 30 000 000；中国报道约为 1 : 14 000，其中北京报道约为 1 : 4 800 000。病死率可高达 70%。羊水栓塞发病急剧，必须迅速组织有力的抢救。

（1）纠正呼吸、循环衰竭：心搏骤停者立即进行心肺脑复苏。纠正缺氧：遇有呼吸困难与发绀者，立即加压给氧。昏迷者立即气管插管行人工呼吸治疗。纠正肺动脉高压：可用以下药物。①盐酸罂粟碱，可直接作用于平滑肌，解除肺血管痉挛，与阿托品同时应用可阻断迷走神经反射，扩张肺小动脉，首次用量 30 ~ 90 mg，加入 5% 葡萄糖注射液 250 mL 内静脉滴注；②山莨菪碱或阿托品，解除肺血管痉挛，松弛支气管平滑肌；③ α 受体阻滞剂，酚妥拉明（酚胺唑啉）1 次 5 ~ 10 mg。防治心力衰竭，使用强心利尿剂。

（2）抗过敏治疗：使用地塞米松、氢化可的松、钙剂等。

（3）综合治疗休克：补足有效血容量，使用血管活性药，维持酸碱与电解质平衡。

（4）DIC 与继发纤溶的治疗：DIC 高凝期尽早使用肝素，症状发生 10 分钟内使用效果最好。用量为 0.5 ~ 1.0 mg/kg（1 mg=125 U），每 4 小时静脉注射 1 次。凝血时间在 15 ~ 30 分钟，一旦出血停止，病情好转，可逐步停药。禁用于继发纤溶期。输新鲜血、新鲜冰冻血浆：适用于消耗性低凝期，输纤维蛋白原 2 g 可提高血纤维蛋白原 1 g/L，一般输用 6 g。如输注凝血酶原复合物，以不少于 400 U 为宜；输血小板：当血小板降至 $50 \times 10^9$/L，应输血小板；冷沉淀物：含凝血因子 I、V、Ⅷ、ⅩⅢ，每单位可增加纤维蛋白原 100 mg/L，可提高第Ⅷ因子水平；抗纤溶期的治疗：可用抑肽酶、氨甲环酸、6- 氨基己酸等。

（5）肾衰竭的防治：少尿期未发生尿毒症前应使用利尿剂如速尿、甘露醇，补充有效循环血量。肾衰竭时如病情允许，可采用透析治疗。

（姚 娜）

# 第三节 剖宫产

剖宫产麻醉是产科麻醉的主要组成部分。麻醉医师既要保证母婴安全，又要满足手术要求，减少手术刺激引起的有害反应和术后并发症，这是剖宫产手术麻醉的基本原则。剖宫产麻醉的特点：其手术与其他专科手术比较相对简单，时间短，如果不出现并发症则恢复较顺利，但由于麻醉医师面对的是产妇特殊的病理生理改变以及孕妇、胎儿的双重安危，不恰当的麻醉处理可导致严重的甚至致死性的后果，因此，剖宫产手术对麻醉的要求很高，应高度重视围麻醉期的每一个环节。采用的技术方法和药物在使用前应反复权衡，避免或减少使用可能透过胎盘屏障的药物，麻醉方法的选择应力求做到个体化。

剖宫产麻醉要点如下。①麻醉医师应有足够的经验和预防、处理并发症的能力与条件，以最大限度地保证母婴安全；②在妊娠期间孕妇的病理生理发生了一系列明显的变化，必须针对这些变化考虑麻醉处理，做好紧急处理失血、栓塞、呼吸循环骤停等严重并发症的应对措施；③一些妊娠并发症如先兆子痫、子痫、产前与产后出血等增加了麻醉风险，麻醉医师应拓宽知识面，能事先考虑到并有效处理围产期的各种问题。因此，做好剖宫产麻醉的关键是必须通晓产妇的病理生理改变，掌握各种麻醉技术，了解麻醉药物对胎儿的影响，合理选择麻醉方法，并注重围手术期麻醉医师、产科医师及相关人员及时有效的沟通与协作，这样才能最大限度地保证母婴安全。

## 一、择期剖宫产麻醉

### （一）麻醉特点

目前，造成择期剖宫产率升高的原因是多方面的。①选择性剖宫产比率的上升是使剖宫产率增高的原因之一。国外把以社会因素为指征的剖宫产称为选择性剖宫产，即指母体无并发症、缺乏明显的医学指征而患者积极要求的剖宫产；②母婴有异常者，为了确保母婴安全，临床工作中经常放宽剖宫产的指征，如头位难产，包括骨盆狭窄、畸形、头盆不称、巨大胎儿、胎头位置异常等；瘢痕子宫；胎位异常，包括臀位、横位等；中、重度妊娠高血压综合征；前置胎盘；妊娠并发症；③剖宫产手术技术和麻醉安全性的提高，使剖宫产率有了不断上升的趋势。其麻醉特点为麻醉医师、产科医师、患者三方都有充足的准备时间，利于术前准备，包括满意的禁食、水，良好的术前评估、合理的麻醉选择等；没有发动宫缩的产妇剖宫产后易出现宫缩乏力，应备好促进子宫收缩的药物及做好补液、输血的准备。

### （二）麻醉前准备及注意事项

麻醉医师必须深刻地认识到产科麻醉的风险，高度的警惕性与合理的防范措施可确保产科麻醉的安全。

### 1. 术前评估

麻醉医师应全面了解孕产妇有关病史，包括既往史、药物过敏史、实验室检查结果，同时在麻醉前产科医师应监测胎心，预测手术的紧迫程度及胎儿的风险，并同麻醉医师积极沟通母胎的情况，产妇是否合并有严重并发症，如妊娠高血压综合征、先兆子痫、心肝肾功能不良等，并了解术前多学科会诊结果、术前用药的效果以指导术中用药，对凝血功能障碍或估计有大出血的产妇应做好补充血容量和纠正凝血障碍的各种准备。麻醉前必须评估凝血功能状态，对凝血功能的评估以及麻醉方法的选择可能是年轻麻醉医师的难点。许多行剖宫产的产妇往往合并凝血功能异常，如妊娠期高血压疾病、子痫、HELLP 综合征（妊娠高血压综合征患者并发溶血、转氨酶升高和血小板减少，称为 HELLP 综合征）、预防性抗凝治疗等。评估凝血功能的方法包括实验室检查及临床观察是否有出血倾向的表现，其中实验室检查方法主要有出血时间（BT）、凝血酶原时间（PT）、部分凝血酶原激活时间（APTT）、血小板计数（PC）、国际标准化比率（PT-INR）、血栓弹性图描记法等。只有通过对多种检查结果的综合分析，才能全面评估产妇的凝血功能情况。产妇的血小板由于高凝状态的耗损往往较低，美国麻醉学会（ASA）曾建议血小板 $< 100 \times 10^9/L$ 的产妇尽量避免椎管内麻醉而选择全身麻醉。但国内学者认为血小板 $< 50 \times 10^9/L$ 或出血时间 $>$ 12 分钟应禁忌椎管内麻醉。血小板在（$50 \sim 100$）$\times 10^9/L$ 且出血时间接近正常者应属相对禁忌，预计全身麻醉插管困难者可谨慎选用椎管内麻醉，但需注意操作轻柔。另外，如果各项凝血功能的实验室检查结果都正常而且临床上无任何易出血倾向表现者，只要血小板 $> 50 \times 10^9/L$，也可谨慎选用椎管内麻醉。当然，麻醉方法的选择还与麻醉医师的熟练程度密切相关。

### 2. 术前禁食禁饮

由于产妇胃排空延迟、不完全，对于择期剖宫产产妇必须禁食固体食物 6 ~ 8 小时，对于无并发症的产妇在麻醉前 2 小时可以进清液体。由于产妇糖耐量下降，考虑到胎儿的糖供应，术前可补充适量的 5% 葡萄糖注射液。

3. 术前用药

目前，剖宫产术前镇静药的应用并不常见，但对于某些具有并发症的产妇，如先兆子痫或其他原因引起的癫痫样发作、抽搐等，必须给予镇静剂加以控制。对于合并精神亢奋、焦虑过度的产妇在耐心劝解效果不良时可以在严密监测母胎情况下静脉注射咪达唑仑 1.0 ～ 2.5 mg。

对于可以选择椎管内麻醉的产妇，不常规给予抗酸剂，选择全身麻醉的产妇为了降低胃内容物的酸度，可在麻醉前给予抗酸剂，临床常用 $H_2$ 受体拮抗剂如西咪替丁、雷米替丁以减少胃酸的分泌，需要注意的是 $H_2$ 受体拮抗剂不能影响胃内容物本来的酸度，需在麻醉前 2 小时前应用才有效。或者术前 30 分钟内口服枸橼酸钠液 30 mL，效果更佳。

对于易恶心、呕吐的产妇可以在麻醉前静脉注射 5-HT 受体拮抗剂如格雷司琼、恩丹西酮等，以预防术中各种原因导致的恶心、呕吐，减少反流、误吸的发生率。

4. 麻醉方法的选择及准备

择期剖宫产术的麻醉选择主要取决于产妇的情况，大多数可以选择椎管内麻醉，包括硬膜外麻醉、蛛网膜下隙麻醉或蛛网膜下隙—硬膜外隙联合麻醉。对于椎管内麻醉有禁忌证或合并精神病不能合作的患者，可选择全身麻醉。

麻醉前，麻醉医师必须亲自检查麻醉机、氧气、吸引器、产妇及新生儿的急救设备、药物，以便随时取用。根据术前的评估状况，向巡台护士口头医嘱患者所需的套管针型号及穿刺部位，以便输血、补液。备好各项监测手段，包括血压、心电图、脉搏血氧饱和度。对于心肺功能障碍、凝血功能障碍等高危产妇应进行有创监测，动态观察动脉压及中心静脉压，以指导术中容量补充，并可以及时进行血气分析，合理调节产妇的内环境稳态。

5. 术前知情同意

麻醉医师经过认真的术前评估后，拟定麻醉方案，向产妇简述麻醉过程，以征得其信任与配合，并客观地向患者及其家属交代麻醉风险，以获得理解与同意并签署麻醉同意书。对于选择性剖宫产者，要特别注意意外情况的告知，如麻醉的严重并发症、围产期大出血等。

6. 关于预防性扩容

剖宫产麻醉大多数选择椎管内麻醉，椎管内麻醉后，由于交感神经阻滞，血管扩张，相对血容量不足而引起低血压；加之产妇仰卧位时下腔静脉受压，使回心血量下降而发生仰卧位低血压综合征。产妇低血压又会导致子宫血流量下降，引起胎儿缺氧，所以为了减少椎管内麻醉所致低血压的发生，在实施椎管内麻醉前进行预防性扩容治疗十分必要。

（1）晶体液的选择：生理盐水虽为等张液，但除含钠离子和氯离子外不含其他电解质，且氯离子含量高于血浆，大量输入可造成高钠血症和高氯血症，现已被乳酸钠林格液取代。

1）乳酸钠林格液：林格液是在生理盐水的基础上增加了 $Ca^{2+}$、$K^+$ 等电解质，属等张溶液。乳酸钠林格液在此基础上又增加了乳酸钠 28 mmol/L，更接近于细胞外液的组成，但为低钠、低渗液。乳酸钠林格液主要用于补充细胞外液容量。输入后在血管内存留时间很短，且还有稀释血液，对红细胞的解聚作用，妊娠晚期，产妇自身血容量增多，常合并有稀释性血细胞减少，因此，椎管内麻醉引起的低血压不能完全通过乳酸钠林格液来纠正，相反，大量输注可以降低携氧能力，使剖宫产后肺水肿与外周水肿的危险性增加。

2）葡萄糖注射液：是临床上常用的不含电解质的晶体液，然而，麻醉与手术期间由于应激反应会使血糖增高，若术中输入葡萄糖注射液，产妇和胎儿都可能发生高血糖，并且出现相关的不良反应，可降低脐动、静脉血的 pH 和胎儿的血氧饱和度，出现新生儿反应性低血糖和大脑缺血引起的神经系统功能损伤。因此，剖宫产术中基本不用葡萄糖注射液扩容。

（2）胶体液的应用：剖宫产麻醉前应用胶体液主要是预防低血压，在 Ueyama 的研究中用晶体液（乳酸林格液）与胶体液（中分子羟乙基淀粉）做了扩容效应的比较：当快速输注 1 500 mL 晶体液后 30 分钟，仅 28% 的输注量留在血管内，只增加血容量 8%，而心排血量无显著变化；输注胶体液后，100% 留在血管腔内，输入 500 mL 和 1 000 mL 胶体液可分别增加心排血量 15% 和 43%，同时降低蛛网膜下隙麻醉引起的低血压发生率达到 17% 和 58%。这一研究结果表明，若想有效降低低血压的发生率，预防性扩容必须足量到使心排血量增加，选择胶体液可以达到事半功倍的效果。

在剖宫产术中目前常用的胶体液有羟乙基淀粉、琥珀酰明胶。临床一般选择晶体液与胶体液的容量比为 2∶1 至 3∶1，既可有效减少低血压的发生，又不会对产妇和新生儿带来任何不良影响，但研究显示，明胶的类过敏反应发生率较羟乙基淀粉明显增高。

7. 围手术期的用药

（1）术前应用地塞米松：择期剖宫产，尤其是选择性剖宫产，多数是在产程未发动、无宫缩情况下进行，容易引起新生儿湿肺等并发症，应用地塞米松预防可减少并发症的发生。地塞米松为糖皮质激素类药物，能刺激肺表面活性物质基因的转录，上调肺表面活性物质 mRNA（SPmRNA）的表达，并维持其稳定性，从而增加肺表面活性物质产生。此外应用地塞米松可以增加 SPmRNA 的水平，提高肺泡 Ⅱ 型细胞对表面活性物质激动剂如 ATP 的敏感性，且随地塞米松浓度升高，敏感性亦升高。另外它还可通过多种途径促进肺成熟，如通过增加肺组织抗氧化酶活性，增加肺组织抗氧化损伤的能力，上调肺内皮型一氧化氮合成酶表达，增加上皮细胞钠离子通道活性等。而且静脉注射地塞米松有预防恶心、呕吐的作用，研究显示，此作用的最低有效剂量为 5 mg。

（2）预防性应用葡萄糖酸钙：妊娠时子宫肌组织尤其是子宫体胎盘附着部的肌细胞变

肥大，胞浆内充满具有收缩活性的肌动蛋白和肌球蛋白，进入肌内的钙离子与肌动蛋白、肌球蛋白的结合，引起子宫收缩与缩复，对宫壁上的血管起压迫结扎止血作用，同时由于肌肉缩复，使血管迂回曲折、血流阻滞，有利于血栓形成、血窦关闭。另外钙离子是凝血因子Ⅳ，在多个凝血环节上起促凝血作用。尤其对于术前没发动宫缩但要行选择性剖宫产的患者，由于术后部分患者子宫平滑肌细胞不能及时收缩致产后出血量增多，有研究报道，妊娠晚期选择性剖宫产术前静脉滴注葡萄糖酸钙能有效预防产后出血，降低产后出血发生率。

（3）预防性应用抗生素：关于预防性应用抗生素的问题一直有争议。提倡应用者认为，正常孕妇阴道和宫颈内存在着大量细菌，各种菌群保持着相对稳定性，当剖宫产时子宫切口的创伤、手术干扰和出血等可使机体免疫力下降，为阴道内细菌上行入侵和繁殖创造了机会。细菌一旦入侵后即大量繁殖，其倍增时间为 15 ~ 20 分钟。因此，选择性剖宫产术后感染实为阴道内潜在病原菌的内源性感染。鉴于选择性剖宫产术前患者并无感染存在，抗生素的使用完全是预防手术创伤而引起的感染，故抗生素应在细菌污染或入侵组织前后很短时间内达到局部组织。术前 30 分钟应用抗生素能把大量的细菌消灭在手术前，当手术时药效在血液中已达到高峰。麻醉医师须了解抗生素与麻醉药物的关系，避免围手术期药物的相互作用对母婴安全造成影响。

总之，应高度重视剖宫产麻醉的术前评估与准备工作，产科医师、接产护士、麻醉医师必须训练有素，各负其责并能积极配合，从而避免人为因素、设备因素等造成严重并发症。

### （三）麻醉方法的选择

择期剖宫产最常用的麻醉方法为椎管内麻醉（蛛网膜下隙麻醉、连续硬膜外麻醉、蛛网膜下隙—硬膜外隙联合麻醉）和全身麻醉，只有在极特殊的情况下，选用局部浸润麻醉，每种麻醉方法都有其优缺点，麻醉方法的选择应根据产妇的身体状况、预计剖宫产手术时间、麻醉医师对麻醉技术的熟练程度等来决定。尽可能做到因人施麻，在保证母婴安全的前提下个体化地选择麻醉方法、麻醉药物的种类和剂量。

1. 椎管内麻醉

因具有镇痛完善、肌肉松弛满意、便于术后镇痛、对胎儿影响小等特点，适用于大多数择期剖宫产手术患者。

（1）连续硬膜外麻醉（continuous epidural anesthesia，CEA）。

1）连续硬膜外麻醉的特点：①硬膜外麻醉在剖宫产术中镇痛效果可靠，麻醉平面易于控制，一般不超过 $T_6$；②局部麻醉药起效缓慢，血压下降缓慢，易于调节，仰卧位低血压综合征的发作率明显低于蛛网膜下隙麻醉；③并发症少，便于术后镇痛；④对母婴不良影响小，由于阻滞区的血管扩张，动静脉阻力下降，可减轻心脏前后负荷，对心功能不全的产妇有利；区域阻滞后可增加脐血流而不增加其血管阻力，对胎儿有利；⑤与全身麻醉相比，降低了静脉血栓的发生率。

2）连续硬膜外麻醉的方法：硬膜外隙穿刺采取左侧卧位（或右侧），常用的 CEA 有两种。①一点法，$L_1 \sim L_2$ 或 $L_2 \sim L_3$ 穿刺置管的连续硬膜外麻醉，麻醉平面上界控制在 $T_6 \sim T_8$，优点是减少多点穿刺所造成的穿刺损伤；不足之处在于麻醉诱导潜伏期较长，延长了胎儿娩出时间，对急需娩出胎儿者不利；②两点法：$T_{12} \sim L_1$，$L_2 \sim L_3$ 或 $L_3 \sim L_4$ 穿刺分别向头尾侧置管进行双管持续硬膜外麻醉。优点在于用药量小，阻滞作用出现快于一点法，但 $L_2 \sim L_3$ 或 $L_3 \sim L_4$ 易置管困难，可在备好急救药品、静脉通路的前提下行 $T_{12} \sim L_1$ 穿刺向头侧置管，$L_2 \sim L_3$ 或 $L_3 \sim L_4$ 不置管，单次推入适量局部麻醉药，平卧后了解麻醉平面情况后于 $T_{12} \sim L_1$，再注入适量局部麻醉药。其优点是用药量小，麻醉阻滞作用出现快，无置管困难发生。通过大样本的临床研究显示，硬膜外导管置入的顺畅程度、注入试验量以后导管内是否有回流均与硬膜外麻醉效果有显著的相关性。

3）常用局部麻醉药的选择：酰胺类局部麻醉药渗透性强，作用时间较长，不良反应较少，普遍用于产科麻醉。常用的局部麻醉药为利多卡因、丁哌卡因、罗哌卡因。①利多卡因：为酰胺类中效局部麻醉药。剖宫产硬膜外阻滞常用 1.5% ~ 2.0% 溶液，起效时间平均 5 ~ 7 分钟，达到完善的节段扩散需 15 ~ 20 分钟，时效可维持 30 ~ 40 分钟，试验量后应分次注药，总量因身高、肥胖程度不同而应有所差异。可与丁哌卡因或罗哌卡因合用，增强麻醉效果，延长麻醉时间。1.73% 碳酸利多卡因制剂渗透性强，起效快于盐酸利多卡因，适于产科硬膜外麻醉，但其维持时间亦短于盐酸利多卡因；②丁哌卡因：为酰胺类长效局部麻醉药。0.5% 以上浓度腹部肌肉松弛尚可，起效时间约 18 分钟，镇痛作用时间比利多卡因长 2 ~ 3 倍，由于其与母体血浆蛋白的结合度高于利多卡因等因素，相比之下丁哌卡因不易透过胎盘屏障，对新生儿无明显的抑制作用，但丁哌卡因的心脏毒性较强，一旦入血会出现循环虚脱，若出现严重的室性心律失常或心搏骤停，复苏非常困难。因此，剖宫产硬膜外麻醉时很少单独使用丁哌卡因，可与利多卡因合用，增强麻醉效果，减少毒性反应；③罗哌卡因：是一种新型的长效酰胺类局部麻醉药，神经阻滞效能大于利多卡因，小于丁哌卡因。起效时间 5 ~ 15 分钟，作用时间与丁哌卡因相似，感觉阻滞时间可达 4 ~ 6 小时，与丁哌卡因相当浓度、相同容量对比，罗哌卡因起效快、麻醉平面扩散广、运动阻滞作用消退快、感觉阻滞消退慢、肌肉松弛效果略弱，但神经毒性、心脏毒性均小于丁哌卡因。在剖宫产硬膜外麻醉中其常用浓度为 0.50% ~ 0.75% 的溶液，总量不超过 150 mg，可与盐酸利多卡因合用，但不可以与碳酸利多卡因合用（避免结晶物的产生）。

4）常见并发症及处理：具体如下。①低血压：硬膜外麻醉后引起交感神经阻滞，其支配的外周静脉扩张，导致血容量相对不足，易发生低血压；如平面高达 $T_1 \sim T_5$，则阻滞心交感神经，迷走神经相对亢进，出现心动过缓，分钟心排血量下降，进一步引起血压下降；约 90% 临产妇在仰卧位时下腔静脉被子宫压迫，使回心血量减少，即出现仰卧位低血压综合征，表现为血压降低、心动过速或过缓，并伴恶心、呕吐、大汗。如不及时处理，重者会虚脱和晕厥，甚至意识消失。持续低血压将影响产妇肾与子宫胎盘的灌注，对母胎都会带来不良影响，应高度重视，积极防治。预防性的扩容会减低硬膜外麻醉下低血压的发生率。由于子宫压迫下腔静脉，其回流受限，下肢静脉血通过椎管内和椎旁丛及奇静脉等回流至上腔静脉，使椎管内静脉扩张，硬膜外间隙相对变窄，因此临产妇硬膜外腔局部麻醉药的用量应少于非产妇，且应根据身高、体重做到个体化，少量、分次注入，直到满意的阻滞平面，可降低低血压的发生率。产妇在硬膜外穿刺后向左倾斜 30° 体位可避免仰卧位低血压综合征的发生。在扩容的基础上如血压下降大于基础值的 20%，可使用血管活性药物，目前常用静脉注射麻黄碱 5 ~ 10 mg，但研究显示，麻黄碱在维持血流动力学稳定的同时却减少了子宫胎盘的血流。对于不存在心动过缓的患者可以优先使用去氧肾上腺素（每次 0.1 mg），因为它可以改善胎儿的基础酸状态。如出现心动过缓，可静脉注射阿托品 0.3 ~ 0.5 mg。麻醉中除连续监测心率、血压外，产妇应持续面罩吸氧；②恶心、呕吐：硬膜外麻醉下剖宫产时的恶心、呕吐主要源于血压骤降，脑供氧减少，兴奋呕吐中枢；另外，迷走神经功能亢进，胃肠蠕动增加也增加了此并发症的风险。处理：首先，测定麻醉平面和确定是否有血压降低，并采取相应措施；其次，暂停手术，以减少迷走神经刺激，一般多能收到良好效果。若不能控制呕吐，可考虑使用止吐药氟哌利多、甲氧氯普胺或 5-HT$_3$ 受体拮抗剂，如恩丹西酮、格雷司琼、阿扎司琼、托烷司琼等；③呼吸抑制：硬膜外麻醉下剖宫产时的呼吸抑制多数是由于局部麻醉药误入蛛网膜下隙，或局部麻醉药相对容量过大，使药物扩散广泛引起，由此导致麻醉平面过高，胸段脊神经阻滞，引起肋间神经麻痹、呼吸抑制，表现为胸式呼吸减弱，腹式呼吸增强，严重时产妇潮气量不足，咳嗽无力，不能发声，甚至发绀。因此，再次强调注入局部麻醉药时应少量、多次给予到满意平面，严密观察心率、血压变化及麻醉平面的扩散范围，能及时避免此并发症的发生。一旦出现呼吸困难，处理原则同全脊髓麻醉，应迅速面罩辅助或控制通气，直至肋间肌张力恢复为止，必要时行气管内插管机械通气。同时静脉注射血管活性药来维持循环的稳定；④寒战：与其他手术相比，剖宫产产妇的寒战发生率较高，可高达 62%。其机制可能为：a. 妊娠晚期基础代谢率增高，循环加快，阻滞区血管扩张散热增加；b. 在胎儿娩出后，因腹内压骤降，内脏血管扩张而散热增多；c. 羊水和出血带走了大量的热量；d. 注射催产素后，血管扩张等因素而使寒战更为易发。寒战使产妇耗氧量增加，引起产妇不适，重者可导致胎儿宫内窘迫。目前，尚未发现决定寒战反应的特定解剖学结构或生理药理作用部位，可能与神经内分泌及运动等系统共同调节寒战的发生、发展过程有关。建议椎管内麻醉下剖宫产产妇应采取保温措施，维持适当的室温，尽可能使用温液体输注，最大程度地减少产妇寒战的发生。寒战发生后，应当常规面罩吸氧，避免因产妇缺氧而导致胎儿宫内窒息的发生，并且及时采取有效的治疗措施。有研究表明，μ受体激动剂对术后寒战有一定的治疗效应，其中镇痛剂量的哌替啶具有独特的抗寒战效应；有研究证实，硬膜外麻醉前静脉注射 1 mg/kg 曲马朵可防治剖宫产产妇的寒战，而曲马朵的镇静作用较弱且极少透过胎盘，对新生儿基本上无影响，现已有静脉注射曲马朵施行分娩镇痛的报道；⑤硬膜外阻滞不充分：剖宫产麻醉在置管时发生异常感觉及阻滞效果不全的发生率显著高于一般人及同龄女性。硬膜外麻醉后，阻滞范围达不到手术要求，产妇可有痛感，肌肉松弛不良，牵拉反应明显，其原因有：硬膜外导管位置不良，包括进入椎间孔、偏于一侧、弯曲等；产妇进行过多次硬膜外阻滞致间隙出现粘连，使局部麻醉药扩散受阻；局部麻醉药的浓度与容量不足。对于局部麻醉药的浓度与容量不足，可追加局部麻醉药量，静脉使用阿片类药最好在胎儿娩出后给予。Milon 等发现，硬膜外使用 1 μg/kg 或 0.1 mg 芬太尼，可以使产妇疼痛有所改善，芬太尼剂量 < 100 μg 时对母婴未见不良影响。经以上处理后产妇仍感觉疼痛时可视母胎状况改换间隙重新穿刺或改成蛛网膜下隙阻滞或全身麻醉完成手术；⑥局部麻醉药中毒：临产产妇由于下腔静脉受压、回流受限，硬膜外间隙内静脉血管怒张，穿刺针与导管易误入血管，一旦局部麻醉药注入血管，会引发全身毒性反应。早期神经系统表现为头晕、耳鸣、舌麻、多语，心血管系统表现为心率加快、血压增高，呼吸系统表现为深或快速呼吸。血浆内局部麻醉药浓度达到一定水平会出现面肌颤动、抽搐、意识丧失、深昏迷；心血管毒性反应：血压下降、心率减慢、心律失常，甚至心脏停搏。硬膜外穿刺置管后、给药前应常规回抽注射器，看有无血液回流；给局部麻醉药开始就密切观察产妇以早期发现中毒反应。一旦可疑毒性反应，立即停止给药，面罩吸氧的同时注意观察产妇或试验性地再次给予并观察产妇的反应，如确定为全身毒性反应，应拔管重新穿刺。若没有及时发现，出现抽搐与惊厥，应立即面罩加压给氧，静脉注入硫喷妥钠、咪达唑仑或地西泮中止抽搐与惊厥。同时边准备心肺复苏边继续行剖宫产术立刻终止妊娠，并做好新生儿复苏准备；⑦全脊髓麻醉：全脊髓麻醉是硬膜外麻醉中最严重的并发症，若大量麻醉药误入蛛网膜下隙，可迅速麻痹全部脊神经与脑神经，使循环与呼吸中枢迅速衰竭，若处理不及时，则为产妇致死的主要原因。临床表现为注药后出现迅速且广泛的感觉与运动神经阻滞，意识丧失、呼吸衰竭、循环衰竭。预防措施：麻醉医师熟练操作技巧，按常规细心操作，以免刺破硬膜，一旦穿破，可向上改换间隙，但需注意注入局部麻醉药用量减少，必要时改全身麻醉完成手术。同时要求规范操作程序，如试验剂量 3 ~ 5 mL 后的细心观察，置管、给药前的常规回抽，以及少量间断注药。处理：一旦发现全脊髓麻醉，应当立即按照心肺脑复苏（CPCR）程序实施抢救处理，维持产妇呼吸及循环功能的稳定，若能维持稳定，对产妇及胎儿没有明显不利影响。争取同时实施剖宫产术，尽快终止妊娠娩出胎儿。如果心搏骤停发生，施救者最多有 4 ~ 5 分钟来决定是否可以通过基础生命支持和进一步心脏生命支持干预使心脏复跳。娩出胎儿可能通过缓解对主动脉、腔静脉的压迫来改善心肺复苏

产妇的效果。

（2）蛛网膜下隙麻醉。

1）蛛网膜下隙麻醉的特点：①起效快，肌肉松弛良好，效果确切；②与硬膜外麻醉相比，用药量小，对母胎的药物毒性作用小。

2）蛛网膜下隙麻醉的方法：左侧（或右侧）卧位，选择 $L_3 \sim L_4$ 为穿刺部位。

3）常用局部麻醉药及浓度的选择：①轻比重液，0.125% 丁哌卡因 7.5 ~ 10.0 mg（6 ~ 8 mL）0.125% 罗哌卡因 7.5 ~ 10.0 mg（6 ~ 8 mL）；②等比重液，5% 丁哌卡因 ≤ 10 mg，0.5% 罗哌卡因 ≤ 10 mg；③重比重液，0.75% 丁哌卡因 2 mL（15 mg）+10% 葡萄糖注射液 1 mL=3 mL，注药 1.0 ~ 1.5 mL（5.0 ~ 7.5 mg），0.75% 罗哌卡因 2 mL（15 mg）+10% 葡萄糖注射液 1 mL=3 mL，注药 2.0 ~ 2.5 mL（10.0 ~ 12.5 mg），临床中轻比重与重比重液常用。

4）常见并发症及处理：具体如下。①头痛：是蛛网膜下隙麻醉常见的并发症，由于脑脊液通过硬脊膜穿刺孔不断丢失，使脑脊液压力降低、脑血管扩张所致。蛛网膜下隙麻醉后头痛与很多因素有关：穿刺针的直径、穿刺方法以及局部麻醉药中加入辅助剂的种类均会影响到头痛的发生率，如加入葡萄糖，可使头痛发生率增高，而加入芬太尼（10 μg），头痛发生率则降低。典型的症状为直立位头痛，而平卧后则好转。疼痛多为枕部、顶部，偶尔也伴有耳鸣、畏光。预防措施：尽可能采用细穿刺针（25G、26G 或 27G）以减轻此并发症；新型笔尖式穿刺针较斜面式穿刺针占有优势；直入法引起的脑脊液漏出多于旁入法，所以直入法引起的头痛发生率也高于旁入法。治疗方法主要有：去枕平卧；充分扩容，避免应用高渗液体，使脑脊液生成量多于漏出量，其压力可逐渐恢复正常；静脉或口服咖啡因可以收缩脑血管，从而用于治疗蛛网膜下隙麻醉后头痛；硬膜外持续输注生理盐水（15 ~ 25 mL/h）也可用于治疗蛛网膜下隙麻醉后头痛；硬膜外充填血（blood patch）法，经上述保守治疗后仍无效，可使用硬膜外充填血疗法。80% ~ 85% 的蛛网膜下隙麻醉后头痛患者 5 日内可自愈；②低血压：单纯蛛网膜下隙麻醉后并发低血压的发生率高于硬膜外麻醉，其机制与处理原则同前所述，麻醉前进行预扩容，麻醉后调整患者的体位可能改善静脉回流，从而增加心排血量，防止低血压。进行扩容和调整体位后血压仍不升，应使用血管加压药，麻黄碱是常用的药物，它兼有 α 及 β 受体兴奋作用，可收缩动脉血管以升高血压，也能加快心率，一次常用量为 5 ~ 10 mg；③平面过广：蛛网膜下隙麻醉中任何患者都可能出现平面过广，通常出现于蛛网膜下隙麻醉诱导后不久。平面过广的症状和体征包括恐惧、忧虑、恶心、呕吐、低血压、呼吸困难，甚至呼吸暂停、意识不清，治疗包括给氧、辅助呼吸及维持循环稳定；④穿刺损伤：比较少见。在同一部位多次腰椎穿刺容易损伤，尤其当进针方向偏外侧时，可刺伤脊神经根。脊神经根被刺伤后表现为 1 根或 2 根脊神经根炎的症状；⑤化学或细菌性污染：局部麻醉药被细菌、清洁剂或其他化学物质污染可引起神经损伤。用清洁剂或消毒液清洗蛛网膜下隙麻醉针头，可导致无菌性脑膜炎。使用一次性蛛网膜下隙麻醉用具既可避免无菌性脑膜炎，也可避免细菌性脑膜炎。而且局部麻醉药的抽取、配制应注意无菌原则；⑥马尾综合征：通常用于蛛网膜下隙麻醉的局部麻醉药无神经损伤作用，但是目前临床有蛛网膜下隙麻醉后截瘫的报道。表现为蛛网膜下隙麻醉后下肢感觉及运动功能长时间不恢复，神经系统检查发现鞍骶神经受累、大便失禁及尿道括约肌麻痹，恢复异常缓慢。由于蛛网膜下隙麻醉的并发症多且严重，近年来单独蛛网膜下隙麻醉应用得较少。

（3）连续蛛网膜下隙麻醉：随着微导管技术的出现，使得连续蛛网膜下隙麻醉成为可能。连续蛛网膜下隙麻醉的优点主要是使传统的蛛网膜下隙麻醉时间任意延长。但是连续蛛网膜下隙麻醉不仅操作不方便，而且导管置入蛛网膜下隙较费时，蛛网膜下隙麻醉后头痛的发生率也随之增加，目前在临床上很少应用。

（4）蛛网膜下隙—硬膜外隙联合麻醉（CSEA）。

1）CSEA 的优点：①起效快，肌肉松弛满意，阻滞效果好，镇痛作用完善；②麻醉药用量小，降低了药物对母体和胎儿的不良影响；③可控性好，灵活性强，可任意延长麻醉时间，并可提供术后镇痛；④笔尖式穿刺针对组织损伤小，脑脊液外漏少，头痛发生率低。

2）CSEA 常用的方法有两种。①单点法（针内针法），左侧（或右侧）卧位，选择进行穿刺，穿刺针进入硬膜外隙后，将麻醉针经硬膜外针内腔向前推进，直到出现穿破硬脊膜的落空感，拔出蛛网膜下隙麻醉针芯，见脑脊液流出，将局部麻醉药注入蛛网膜下隙，然后拔出麻醉针，再经硬膜外针置入导管。其不足之处是当发生置管困难时，可能在置管时其麻醉固定于一侧或放弃置管则会出现麻醉平面不够；②双点法，常用 $T_{12} \sim L_1$ 间隙行硬膜外穿刺置管，$L_3 \sim L_4$ 间隙进行蛛网膜下隙麻醉。优点在于麻醉平面易控性好，硬膜外穿刺和腰椎穿刺不在同一椎间隙，减少了硬膜外注入的局部麻醉药进入蛛网膜下隙的量及导管进入蛛网膜下隙的机会。

3）常用局部麻醉药及浓度选择：常用局部麻醉药的比重、浓度与药量同蛛网膜下隙麻醉所述。

4）蛛网膜下隙—硬膜外隙联合麻醉在临床应用中的地位及注意事项：①由于其阻滞快速及肌肉松弛完善等特点，CSEA 优于 CEA，尤其在紧急剖宫产时；②由于其头痛发生率、局部麻醉药的用量、低血压发生率均低于 SA，使 CSEA 的临床应用多于 SA；③CSEA 在临床中应用的比例越来越高，但应注意硬膜外导管可经蛛网膜下隙麻醉针穿破的硬脊膜孔误入蛛网膜下隙，硬膜外给药进行补充阻滞范围或进行术后镇痛时均应先注入试验量；④鉴于 CSEA 的患者有截瘫等神经损伤的发生率，建议选择 $L_3 \sim L_4$ 间隙实施腰椎穿刺。

2. 全身麻醉

（1）全身麻醉的特点：剖宫产全身麻醉最大的优点是诱导迅速，低血压发生率低，能保持良好的通气，便于产妇气道和循环的管理。另外，全身麻醉效果确切，能完全消除产妇的紧张和恐惧感，可产生理想的肌肉松弛等都是区域麻醉无法比拟的，尤其适用于精神高度紧张与椎管内麻醉有禁忌的产妇。其不足之处在于母体容易呕吐或反流而致误吸，甚至死亡，此外，全身麻醉的操作管理较为复杂，要求麻醉者有较全面的技术水平和设备条件，麻醉用药不当或维持过深有造成新生儿呼吸循环抑制的危险。在我国，全身麻醉在产科剖宫产术中应用不多，但近几年随着重症产妇的增多，为确保产妇与胎儿的安全，在全身麻醉比例上升的同时，全身麻醉的质量也在逐渐提高。择期剖宫产采用全身麻醉的适应证：①凝血功能障碍者；②某些特殊心脏病患者，因心脏疾患不能耐受急性交感神经阻滞，如肥厚型心肌病、法洛四联症、单心室、艾森曼格综合征、二尖瓣狭窄、扩张型心肌病等；③严重脊柱畸形者；④背部皮肤炎症等不宜行椎管内麻醉者；⑤拒绝区域麻醉者。

全身麻醉对胎儿的影响主要通过 3 条途径。①全身麻醉药物对胎儿的直接作用：全身麻醉药物几乎都会对胎儿产生不同程度的抑制作用，其中镇静、镇痛药的作用最明显。决定全身麻醉药物对胎儿影响程度的关键因素除了用药种类和剂量外，主要是麻醉诱导至胎儿娩出（I–D）时间的长度。Datta 等认为，全身麻醉下 I–D 时间 > 8 分钟时就极有可能发生低 Apgar 评分，因此，应尽量缩短麻醉诱导至胎儿娩出时间，提高手术者的操作水平以缩短切皮至胎儿娩出时间，降低全身麻醉对胎儿的影响；②全身麻醉引起的血流动力学变化特别是子宫胎盘血流的改变对胎儿氧供的影响：在全身麻醉时，尽管低血压发生率较低，但也应该意识到约 90% 的临产产妇平卧时子宫会对腹主动脉、下腔静脉造成压迫，在手术前应考虑到体位的问题，避免仰卧位低血压综合征的发生，减少血管活性药物的使用，因为这些药物虽然可以维持血流动力学的稳定，但是却减少了子宫胎盘的血流；③全身麻醉过程中通气、换气情况的改变所致的酸碱变化及心排血量的变化对胎儿的影响：因产妇的耗氧量增加，功能残气量减少，氧储备量下降，在麻醉诱导前先用面罩吸纯氧或深吸气 5 分钟，以避免产妇及胎儿低氧血症的发生。而且在全身麻醉中应维持动脉二氧化碳分压在 4.27 ~ 4.53 kPa（32 ~ 34 mmHg），在胎儿娩出前避免过度通气，因由此产生的碱血症会使胎盘和脐带的血流变迟缓，并使母体的氧解离曲线左移，减少氧的释放，影响母体向胎儿的氧转运。

（2）麻醉方法：产妇进入手术室后，采取左侧卧位或垫高右侧臀部 30°，使之稍向左侧倾斜。连续监测血压、心电图、脉搏血氧饱和度，开放静脉通路，准备吸引器，选择偏细（ID 6.5 ~ 7.0 mm）的气管导管、软导丝、粗吸痰管及合适的喉镜，做好困难插管的准备。同时手术医师进行消毒、铺巾等工作准备，开始诱导前，充分吸氧去氮 3 ~ 5 分钟。静脉快速诱导，硫喷妥钠（4 ~ 6 mg/kg）或异丙酸（1.0 ~ 2.0 mg/kg）、氯琥珀胆碱

（1.0 ～ 1.5 mg/kg）静脉注射，待产妇意识消失后由助手进行环状软骨压迫（用拇指和中指固定环状软骨，示指进行压迫），待咽喉肌松弛后放置喉镜行气管内插管。证实导管位置正确并使气管导管套囊充气后才可松开环状软骨压迫，此法可有效减少呕吐的发生。麻醉维持在胎儿娩出前后有所不同，胎儿娩出前需要浅麻醉，为满足产妇与胎儿的氧供，可以吸入 1 ∶ 1 的氧气和氧化亚氮，并辅以适量吸入麻醉药（安氟烷、异氟烷、七氟烷），以不超过 1% 为佳，肌肉松弛剂选用非去极化类（罗库溴铵、维库溴铵、顺阿曲库铵），这些药通过胎盘量少。阿片类药对胎儿异常敏感，宜取出胎儿、断脐后应用以及时加深麻醉。娩出胎儿后静脉注射芬太尼（100 μg）或舒芬太尼（10 μg），同时氧化亚氮浓度可增至 70%。手术结束前 5 ～ 10 分钟停用吸入药，用高流量氧"冲洗"肺泡以加速苏醒。待产妇吞咽反射、呛咳反射和意识完全恢复后才可以拔除气管内导管。

　　总之，剖宫产全身麻醉应注意的环节有：①仔细选择全身麻醉药物及剂量；②有效防治仰卧位低血压综合征；③断脐前避免过度通气，以防止子宫动脉收缩后继发胎盘血流降低，对胎儿造成不利影响；④认真选择全身麻醉诱导时机（待消毒、铺巾等手术准备就绪后再诱导），以尽力缩短 I–D 时间。通过注意各环节，全身麻醉对胎儿的抑制是可以避免的。

　　（3）全身麻醉的并发症及处理。

　　1）插管困难：由于足月妊娠后产妇毛细血管充血，体内水分潴留，致舌、口底及咽喉等部位水肿；另外，脂肪堆积于乳房及面部。这些产妇特有的病生理特点使困难气管插管的发生率大为提高。产妇困难插管的发生率约为 0.8%，较一般人群高 10 倍，Mallampati 气道评分Ⅳ级和上颌前突被认为是产妇困难气道的最大危险因素。产妇死亡病例中有 10% 没有进行适当的气道评估，随着椎管内麻醉比例的增加，产妇总的病死率有所下降，但全身麻醉病死率几乎没有改变。产妇因气道问题死亡是全身麻醉死亡的主要原因。问题在于：没有足够时间评估气道，意料外的气道水肿，急诊手术，操作者水平所限，对插管后位置确认不够重视等。对策：根据实际情况尽可能全面地评估气道；除常规备齐各型导管、吸引器械等设施外，还需备气道食管联合导管、喉罩等气道应急设施，并做好困难插管的人员等准备，气管插管失败后，使用面罩正压通气，或采用能使口咽通畅的仪器保证通气，如果仍不能通气或不能使患者清醒，建议实施紧急气管切开。

　　2）反流误吸：也是全身麻醉产妇死亡的主要原因之一，急诊手术和困难插管时更容易出现。不做预防处理时，误吸综合征的发生率为 0.064%。在美国，大多数医院碱化胃液已作为术前常规。尽管没有一种药物能杜绝反流，但 30 mL 的非颗粒型抗酸剂可显著降低反流后的风险。$H_2$ 受体拮抗剂（如雷尼替丁）虽能碱化胃液，但不能立即起效，需提前 2 小时服用。其余对策包括：术前严格禁食水；麻醉前肌内注射阿托品 0.5 mg；快速诱导插管时先给小剂量非去极化型肌肉松弛药如维库溴铵 1 mg 以消除琥珀胆碱引起的肌颤，避免胃内压的显著升高；诱导期避免过度正压通气，并施行环状软骨压迫闭锁食管；给予 5-HT 受体拮抗剂如格雷司琼预防呕吐。

3）术中知晓：是产科全身麻醉关注的另一个问题，部分全身麻醉剖宫产者主诉术中做梦或能回忆起术中的声音，但全身麻醉剖宫产术中知晓的确切发生率目前尚无统计。术中知晓并不一定导致显性记忆，但即便是在没有显性记忆的情况下，隐性记忆也可产生不良影响，甚至是创伤后应激反应综合征（PTSD）。有研究发现，单纯 50% 的氧化亚氮并不能提供足够的麻醉深度，术中知晓的发生率可高达 26%。有学者对 3 000 例孕妇辅以低浓度的强效挥发性麻醉药（如 0.5% 的氟烷、0.75% 的异氟烷或 1% 的安氟烷或七氟烷），可使知晓发生率降至 0.9%，同时不增加新生儿抑制。娩出后适当增加氧化亚氮和挥发性麻醉药的浓度，给予阿片类或苯二氮䓬类药物以维持足够的麻醉深度也可降低知晓的发生率。

4）新生儿抑制：除某些产前急症外，很多原因都可导致新生儿抑制，已证实，臀位和 I-D 时间延长是导致全身麻醉下剖宫产新生儿抑制和窒息的重要因素。有研究显示，全身麻醉和椎管内麻醉下行择期剖宫产时，新生儿酸碱状态、Apgar 评分、血浆 P- 内啡肽水平、术后 24 小时和 7 日行为学均无明显差异，但全身麻醉下 I-D 时间与 1 分钟 Apgar 评分存在显著相关。I-D 时间 < 8 分钟，对新生儿的抑制作用有限；I-D 时间延长，可减少 Apgar 评分，但只要防止产妇低氧和过度通气、主动脉压迫和低血压或是控制 I-D 时间 < 3 分钟，新生儿的酸碱状态可不受影响。

5）宫缩乏力：挥发性吸入麻醉药呈浓度相关性抑制宫缩，这在娩出前是有益的，但术后可能导致出血。有学者分别用 0.5 MAC 的异氟烷和 8 mg/（kg·d）异丙酚持续输注维持麻醉（两组都合用 67%N_2O 和 33%O_2），结果异氟烷组产妇宫缩不良比例较高。如果能将挥发性吸入麻醉药浓度控制在 0.8 ~ 1.0 MAC 以下，子宫仍能对催产素有良好的反应。氧化亚氮对子宫张力无直接影响。氯胺酮对宫缩的影响各家报道不一。

6）产妇死亡和胎儿死亡：尽管全身麻醉下剖宫产的相对危险度较高，但考虑到全身麻醉在高危剖宫产术中的地位，全身麻醉剖宫产母婴病死率居高不下也不足为奇。

## 二、紧急剖宫产麻醉

紧急剖宫产是指分娩过程中母体或胎儿出现异常紧急情况需快速结束分娩而进行的手术，是产科抢救母胎生命的有效措施之一。常见原因为胎儿宫内窘迫、前置胎盘、胎盘早剥、脐带脱垂、忽略性横位、肩难产、子宫先兆破裂、产时子痫等，以急性胎儿宫内窘迫因素手术者为多见。手术是非常时刻临时决定的，以最快的速度结束产程、减少手术并发症、降低新生儿窒息率、保证母婴安全、高质量地完成手术是最终目的，故急诊剖宫产麻醉的选择非常重要。

紧急剖宫产时通常选择全身麻醉或静脉麻醉辅助下的局部麻醉，也可通过原先行分娩镇痛的硬膜外导管施行硬膜外麻醉。美国妇产科学会（ACOG）指出，对于因胎心出现不确定节律变化而行剖宫产者,不必要将椎管内麻醉作为禁忌,蛛网膜下隙—硬膜外隙联合麻醉使麻醉诱导时间缩短,镇痛及肌肉松弛作用完全,内脏牵拉反应少,避免了应用镇静镇痛药对胎儿造成的不良影响,减少新生儿窒息和手术后并发症,提高了剖宫产抢救胎儿的成功率,对减少手术后并发症起到很大的作用,是多数胎儿宫内窘迫可选择的麻醉方式。而且如果事先已置入硬膜外导管,通过给予速效的局部麻醉药足以应付大多数紧急情况。如遇到子宫破裂、脐带脱垂伴显著心动过缓和产前大出血致休克等情况仍需实施全身麻醉。

注意要点如下。①对急诊或子痫昏迷患者需行全身麻醉时,宜按饱胃处理,留置胃管抽吸,尽可能排空胃内容物。术前给予 $H_2$ 受体拮抗剂,如西咪替丁以减少胃液分泌量和提高胃液的 pH,给予 5-HT 受体拮抗剂,如格雷司琼预防呕吐;②快速诱导插管时先给小剂量非去极化型肌肉松弛药以消除琥珀胆碱引起的肌颤,避免胃内压的显著升高,插管时施行环状软骨压迫闭锁食管,以防反流误吸;③常规备好应对困难气道的器具,如小号气管导管、管芯、喉罩、纤维支气管镜等;④由于氯胺酮的全身麻醉效应及其固有的交感神经兴奋作用,故对妊娠高血压综合征、有精神病史或饱胃产妇禁用,以免发生脑血管意外、呕吐误吸等严重后果。

## 三、特殊剖宫产麻醉

### (一)多胎妊娠

一次妊娠有两个或两个以上的胎儿,称为多胎妊娠。多胎妊娠属高危妊娠,与单胎妊娠相比较,具有妊娠并发症发生率高、病情严重等特点,并易导致胎儿生长受限,低体重儿发生率高,其围产儿病死率是单胎妊娠的 3 ~ 7 倍。随着辅助生育技术的提高和广泛开展,多胎妊娠发生率近年来有上升趋势,故做好多胎妊娠的分娩期处理十分重要。多胎妊娠的分娩方式选择与新生儿窒息密切相关,所以选择正确的分娩方式尤为重要。研究表明,第一胎儿出生后新生儿评分在剖宫产与阴道分娩两组间并无差异,而第二、第三胎经阴道分娩组新生儿窒息率显著高于剖宫产组。因此,对于手术前已明确胎位不正、胎儿较大、产道狭窄或阴道顺产可能性不大的多胎妊娠及前置胎盘、妊娠高血压综合征、瘢痕子宫及有母体并发症的产妇等应以剖宫产为宜。

1. 妊娠期和分娩期的病理生理

(1)心肺功能易受损:多胎患者,宫底高,可引起腹腔和胸腔脏器受压,心肺功能受到影响,血流异常分布。胎儿取出后腹压骤减,受压的腹部脏器静脉扩张,双下肢血流增加,循环血容量不足,引起血压下降;或胎儿取出后腹压骤减,使下肢淤血回流,血压上升,加重心力衰竭。因此,在取胎儿时需严密观察血压、心率、呼吸的变化,进行补液和使用缩血管药或扩血管药维持循环稳定。

(2)易并发妊娠高血压综合征:由于子宫腔过大,子宫胎盘循环受阻造成胎盘缺氧,如合并羊水过多,使胎盘缺血更甚,更易发生妊娠高血压综合征,比单胎妊娠明显增多,发生时间更早，而且严重并发症如胎盘早剥、肺水肿、心力衰竭多见。

（3）易并发贫血：多胎妊娠孕妇为供给多个胎儿生长发育，从母体中摄取的铁、叶酸等营养物质的量就更多，容易引起缺铁性贫血和巨幼红细胞性贫血；另外，多胎妊娠孕妇的血容量平均增加50%～60%，较单胎妊娠血容量增加10%，致使血浆稀释，血红蛋白和血细胞比容低，贫血发生程度严重，使胎儿发育受限。贫血不及时纠正，母体易发贫血性心脏病。

（4）易并发早产：多胎妊娠子宫过度膨胀，宫腔内压力增高，易发生胎膜早破，常不能维持到足月，早产儿及低体重儿是围产儿死亡的最主要因素，也是多胎妊娠最常见的并发症之一。

（5）易并发产后出血：多胎妊娠由于子宫腔容积增大，压力增高，子宫平滑肌纤维持续过度伸展导致其失去正常收缩功能，且多胎妊娠有较多的产前并发症。妊娠高血压综合征者因子宫肌层水肿及长期使用硫酸镁解痉，易引起宫缩乏力，导致产后出血。此外，多胎妊娠子宫肌纤维缺血缺氧、贫血和凝血功能的变化、胎盘附着面大，使其更容易发生产后出血。准备好常用的缩宫剂，如缩宫素、卡前列甲酯栓等，以及母婴急救物品、药品；术中建立两条静脉通道，做好输血、输液的准备。

2. 多胎妊娠的麻醉处理要点

（1）重视术前准备：合并心力衰竭者一般需经内科强心、利尿、扩血管、营养心肌等综合治疗以改善心功能。妊娠高血压综合征轻、中度者一般不予处理，重度者给予硫酸镁注射液等解痉、控制血压，以提高麻醉和手术耐受性。

（2）椎管内麻醉是首选方法：因其止痛效果可靠，麻醉平面和血压较易控制。宫缩痛可获解除，对胎儿呼吸、循环几乎无抑制。

（3）充分给氧：妊娠晚期由于多胎子宫过度膨胀，膈肌上抬，可出现呼吸困难等压迫症状。贫血发生率达40%，还有严重并发症如心力衰竭。氧疗能提高动脉血氧分压，对孕妇和胎儿均有利，故应常规面罩吸氧。

（4）合适体位：仰卧位时手术床应左倾20°～30°，以防仰卧位低血压综合征的发生。有报道，约90%产妇于临产期取平卧位时出现仰卧位低血压综合征。多胎妊娠发生率更高。

（5）加强术中监护：常规监测心电图、血压、脉搏血氧饱和度、尿量，维持术中生命体征平稳。血压过低、心率过缓者，给麻黄碱、阿托品等心血管活性药。心力衰竭、妊娠高血压综合征者，随着硬膜外麻醉起效，血管扩张，血压一般会有所下降，只有少数患者需降压处理。注意补液及输血速度，特别是重度妊娠高血压综合征者，往往已使用大量镇静解痉药及降压利尿药，注意预防术中、术后循环衰竭的发生。

（6）促进子宫收缩，减少产时出血：多胎妊娠剖宫产中最常见的并发症是产后出血，主要原因是子宫收缩力差。子宫肌层注射缩宫素 10 U，静脉滴注缩宫素 20 U，多能获得理想的宫缩力量，促进子宫收缩，减少产后出血。

（7）重视新生儿急救处理：由于双胎妊娠子宫过度膨胀，发生早产的可能性明显增加，平均孕期 260 日，有一半胎儿体重 < 2 500 g。多胎妊娠的新生儿中，低体重儿、早产儿比例多，应做好新生儿抢救及保暖准备，尽快清除呼吸道异物。重度窒息者尽早气管插管，及时建立有效通气。心率过缓者同时进行胸外心脏按压，并注射血管活性药物和纠酸药等。

（8）术后镇痛：适当的术后镇痛可缓解高血压、心力衰竭，有利于产妇康复。

### （二）畸形子宫

畸形子宫类型有双子宫、纵隔子宫、双角子宫、单角子宫、弓形子宫等。畸形子宫合并妊娠后，在分娩时可发生产程延长、胎儿猝死及胎盘滞留等。为挽救胎儿，畸形子宫妊娠的分娩方式多采用剖宫产。麻醉时，无须特殊处理，采用椎管内麻醉一般可满足手术。

### （三）宫内死胎

宫内死胎指与妊娠期无关，胎儿在完全排出或取出前死亡。尽管围产期病死率下降，宫内死胎的发生率一直持续在 0.32%，宫内死胎稽留可引起严重的并发症——"死胎综合征"，这会引起潜在的、渐进的凝血障碍，纤维蛋白原浓度下降 < 120 mg/dL，血小板减少 < $100 \times 10^9$/L，aPTT 延长大多在纤维蛋白原浓度下降 < 100 mg/dL 时才出现。凝血障碍发生率（平均 10% ~ 20%）首先取决于死胎稽留的时间：胎儿在宫内死亡最初 10 日内这种并发症很少出现，时间若超过 5 周，25% ~ 40% 的病例预计发生凝血障碍病。因为从胎儿死亡到开始治疗的时间大多不明，确诊死胎后，为排除凝血障碍的诊断，必须立即进行全套凝血检查，包括纤维蛋白原浓度、抗凝血酶 I 浓度、血小板计数、aPTT、凝血活酶值及 D- 二聚体。对血管内凝血因子消耗有诊断意义的是纤维蛋白原浓度下降至 120 mg/dL 以下，抗凝血酶浓度明显下降，血小板减少至 $100 \times 10^9$/L 以下，aPTT 延长以及 D- 二聚体浓度升高。治疗应在止血能力降低时（如纤维蛋白原 < 100 mg/dL），及时给予新鲜冰冻血浆，给予浓缩血小板的绝对适应证是血小板降至 $20 \times 10^9$/L 以下。凝血障碍严重者均采用全身麻醉完成手术。

### （四）产妇脊柱畸形

产妇脊柱畸形，伴随不同程度的胸腔容量减小，加上妊娠中、晚期膈肌上抬，严重者可出现肺纤维化、肺不张、肺血管闭塞或弯曲等，引起肺活量降低和肺循环阻力增加，导致肺动脉高压和肺源性心脏病。如发生肺部感染，更增加通气困难，易致心肺功能不全。此外，妊娠期血容量比非妊娠时血容量增加约 35%，至妊娠 32 ~ 34 周达高峰，心排血量亦增加 20% ~ 30%，心脏负荷明显加重。因此，脊柱畸形合并妊娠常引起呼吸、循环衰竭，严重者威胁母儿生命。脊柱畸形孕妇对自然分娩的耐受力极低，一旦胎儿成熟，应择期行剖宫产终止妊娠，以妊娠 36 ~ 37 周为宜。临床麻醉医师应依据脊柱畸形部位、严重程度以及自身的麻醉技术水平来选择麻醉方式。

（蔡俊岭）

# 第四节　产科重症手术

此节重点讨论因妊娠或分娩导致的母胎危险性增加的病理产科，如先兆子痫、早产、围产期的出血所致的母体心血管功能障碍、子宫胎盘血流不良等。

## 一、先兆子痫

先兆子痫是在世界范围内引起母亲严重并发症甚至死亡和胎儿死亡的主要原因。引起孕产妇死亡的原因包括脑血管意外、肺水肿和肝坏死。

先兆子痫最重要的特征是在妊娠 20 周后初次发生的高血压和蛋白尿，可进一步分为轻度、中度和重度。轻度先兆子痫的定义是既往血压正常的女性其舒张压超过 90 mmHg，24 小时尿蛋白 < 0.3 g。重度先兆子痫是指满足如下条件中至少 1 项者：①间隔 6 小时以上的两次测压，收缩压 > 160 mmHg 或舒张压 > 110 mmHg；②迅速升高的蛋白尿（24 小时尿蛋白 > 3 g）；③ 24 小时尿量少于 400 mL；④脑激惹或视觉障碍症状；⑤肺水肿或发绀。此外，无论高血压的程度如何，只要有惊厥发生就应诊断为子痫。

先兆子痫的潜在机制目前仍未作出定论。一个主要理论是母体对胎儿组织出现了免疫排斥，最终引起子宫胎盘缺血。

### （一）病理生理

研究表明，先兆子痫中缺血胎盘释放的子宫肾素、血管紧张素能广泛地影响全身小动脉，这将导致其闭塞性痉挛，特别是直径 200 μm 以下的小动脉更易发生痉挛，从而引起高血压、组织缺氧、内皮受损。同时血管内物质，如血小板、纤维蛋白等通过损伤的血管内皮而沉积，进一步使小动脉管腔狭小，外周血管阻力增加，使血液浓缩，血容量不足，全血及血浆黏度增高及高脂血症，可明显影响微循环灌流，促使血管内凝血的发生。血管紧张素介导的醛固酮分泌增加可增加钠的重吸收与水肿。这些病理变化必将导致重要脏器相应变化和凝血活性的改变。

1. 中枢神经系统

中枢神经系统激惹可表现为头痛、视觉障碍、反射亢进，甚至惊厥。其病因学更倾向于建立在血管痉挛和缺氧的基础上，而非原先认为的脑水肿。与高血压脑病不同的是，惊厥并非与血压的升高直接相关。

2. 心血管系统

尽管先兆子痫常伴有水钠潴留，但液体与蛋白从血管内转移至血管外可导致血容量不足。先兆子痫产妇平均血容量较正常产妇血容量低9%，在重度病例中可低至30%～40%。外周血管收缩导致的体循环阻力增高和左室每搏功指数升高，易导致左室劳损，由此可能出现与中心静脉压和肺毛细血管楔压无甚关联的左室舒张功能障碍。因此，容量治疗时应在 MAP、CVP 的监测下，并在合理应用扩血管的药物下小心进行。

3. 凝血系统

血小板附着于内皮损伤处导致消耗性凝血病，使约 1/3 的患者罹患血小板减少症，某些严重病例其血小板计数可急剧下降。此外还可能存在血小板功能的异常。严重病例可能进展为先兆子痫的特殊类型——HELLP 综合征，即溶血、转氨酶升高、血小板数降低，而高血压和蛋白尿反而是轻微的。

4. 呼吸系统

可表现为肺水肿和上呼吸道（特别是喉）水肿，它可造成呼吸窘迫和气管插管困难，临床中应特别注意，但在病程末期以前很少出现肺的受累。肺水肿最常见于分娩之后，多是由于循环负荷过重、心力衰竭或惊厥时吸入胃内容物造成。

5. 肝

肝功能实验室检查显示转氨酶水平升高而活性降低，在 HELLP 综合征中尤为突出，这可能是由肝血流降低导致不同程度和范围的缺血或坏死引起。肝破裂是一项罕见但常可致死的并发症。

6. 肾

肾小球内皮细胞水肿和纤维素沉积，造成毛细血管收缩，肾血流和肾小球滤过率降低，出现少尿和蛋白尿的特征性症状。在伴有低血压和 HELLP 综合征时，疾病常进展到急性肾衰竭，但肾的预后通常良好。

7. 胎儿胎盘单位

胎盘灌注减少普遍会导致胎儿宫内发育迟缓，胎盘早剥和早产也有很高的发生率。通常需要提早分娩，从而导致胎儿不成熟。

（二）围手术期处理

先兆子痫的处理包括手术和非手术两方面。因为重症监护技术特别是心血管监控以及疼痛管理领域的专门技术均会起到重要的作用，所以严重先兆子痫病例的两方面处理都应有麻醉医师的参与。

减少母体和胎儿并发症的目标：处理高血压、预防与控制惊厥、提高组织灌注、液体疗法与少尿的处理、决定何时分娩、凝血功能异常的处理。对严重病例的治疗应持续至分娩后 24～48 小时。

1. 高血压的控制

先兆子痫患者在降低血压的同时维持甚至提高组织灌注很重要，因此把高血压降至正常水平低限并不恰当，将平均动脉压控制在 100 ～ 140 mmHg（130/90 ～ 170/110 mmHg）较合适。轻度先兆子痫可能只需要卧床休息，以避免主动脉和腔静脉受压。扩血管应在扩容之后进行，以避免血压下降。

（1）肼屈嗪和双肼屈嗪：肼屈嗪静脉注射，每次给药 5 mg，随后以 5 ～ 20 mg/h 的速度持续静脉滴注以控制血压。该药是直接生效的血管扩张药，是用于控制先兆子痫性高血压的最常用药物，可增加子宫胎盘和肾血流。双肼屈嗪起效时间约 15 分钟，重复给药应该间隔 20 分钟。如果间隔时间不够，可能会发生严重的低血压。低血压和心动过速通常对补液有良好的反应。

（2）甲基多巴：通常是有一定慢性因素的高血压患者的用药。标准剂量也可引起嗜睡、抑郁和直立性低血压。长期用药经验表明，孕妇分次用药，日剂量 1 ～ 3 g 是安全的。

（3）硝苯地平：虽然是个合理的选择，但其在先兆子痫患者中的应用尚未得到广泛研究。主要用途是对超高血压的紧急处理，常用剂量为 10 mg 口服。短效硝苯地平的剂型为嚼服胶囊的形式，这种服药方法和广泛应用的舌下含服相比要有效和可靠。

（4）β 受体阻滞剂：由于 β 受体阻滞剂对妊娠中、晚期胎儿有毒性作用，出于担心 β 受体阻滞剂对胎儿的影响，在妊娠危重患者中使用这类药物是不明智的。然而有学者报道，拉贝洛尔已在小部分患者中成功使用。

（5）硝普钠和硝酸甘油（持续泵入）：硝酸甘油主要作用于静脉容量血管，在扩容之后疗效会降低。硝普钠为一种强效的阻力和容量血管扩张剂，具有起效快和持续时间短的特点，看似理想的降压药，然而出于其代谢产物氰化物对胎儿毒性的担心，限制了该药的临床应用。

（6）静脉液体疗法：有学者报道，扩充血浆容量可从本质上促使血管扩张，降低血压，改善局部血流，优化血管扩张药物的效果。然而在严重的特别是产后发生的先兆子痫中，血浆胶体渗透压降低伴有左室功能障碍，可导致肺水肿和脑水肿的高发率。因此，如果对严重病例进行扩容，就必须监测肺毛细血管楔压。中心静脉压的绝对值对预测肺水肿的风险并无价值，但是通过观察 CVP 的反应谨慎地静脉滴注补液，也是判断心室处理新增容量能力的有用手段。

2. 惊厥管理

目前硫酸镁已被确立为预防反复的子痫惊厥的特效药。在先兆子痫患者惊厥的预防中，静脉注射镁剂的地位也是明确的。

（1）硫酸镁：既是有效的脑血管扩张药，又是强有力的儿茶酚胺受体拮抗剂。治疗血药浓度为 2 ～ 4 mmol/L。有两种普遍应用的给药方法。①肌内加静脉注射法，指的是静脉注射 4 g 硫酸镁，静脉注射时间要超过 20 分钟；加上 1 次肌内注射 10 g，随后每 4 小时在每侧臀部各肌内注射 5 g；②静脉注射法则给予 4 g 的负荷剂量，然后每小时 1 ～ 3 g 持续静脉泵入以维持治疗血药浓度水平。

镁剂注射的主要不良反应是神经肌肉阻滞，它和血浆镁浓度成线性关系。通过每隔 1 小时检查膝反射的方法进行神经肌肉监测是判断早期毒性的标准手段。如果发生反射减退，应停止输液，直至反射恢复。因为镁通过降低运动神经末梢乙酰胆碱释放，降低终板对乙酰胆碱敏感性和抑制骨骼肌膜兴奋性而增强去极化和非去极化肌肉松弛药作用时间和作用强度，在全身麻醉应用肌肉松弛剂时最好有神经肌肉监测。肾是镁剂的唯一排泄途径，因此肾功能受损是使用镁离子的相对禁忌证。

（2）地西泮：广泛用于终止惊厥发作的一线药物，每次给药 5 ～ 10 mg，重复给药，直至起效。可预防性使用地西泮 10 mg/h 持续泵入，但可能导致过度镇静，从而给气道带来危险。对胎儿特别是早产儿产生抑制是导致该药应用减少的主要原因之一。目前更倾向于使用硫酸镁。

惊厥的预防应该从出现头痛、视觉障碍、上腹痛或反射增强等大脑激惹征象时开始。单独的高血压并不一定是抗惊厥治疗的指征，惊厥也有可能在血压中度升高时发作。因此，仅血压一项并非为预测惊厥发作可能性的可靠指标。产科医师通常在母亲的疾病极其严重时采取择期剖宫产。这往往取决于母亲疾病和胎儿存活力之间的平衡。

### （三）麻醉与镇痛

1. 术前准备

（1）详细了解治疗用药：包括药物种类和剂量，最后一次应用镇痛药和降压药的时间，以掌握药物对母胎的作用和不良反应，便于麻醉方法的选择和对可能发生不良反应的处理。

（2）临床观察：常规观察硫酸镁用药后的尿量，有无呼吸抑制，检查膝反射、心率和心电图，有无房室传导阻滞，如有异常，应查血镁离子浓度。一旦有中毒表现，应给予钙剂拮抗治疗。

（3）术前停用降压药：应用 α 受体阻滞剂、β 受体阻滞剂；血管紧张素转换酶抑制剂应在麻醉前 24 ～ 48 小时停药。该类药与麻醉药多有协同作用，易导致术中低血压。

总之，麻醉医师必须确保血容量、肾功能及高血压的控制和抗惊厥治疗已达到最佳状态。

2. 分娩镇痛

可以允许轻到中度先兆子痫患者继续正常分娩。如果凝血功能正常，及早进行硬膜外阻滞不仅有助于控制血压和扩张血管，还能减轻由疼痛引起的应激反应和儿茶酚胺释放，有利于对患者的管理。

3. 麻醉选择

先兆子痫剖宫产手术选择麻醉方法时，母亲和胎儿的利益以及麻醉医师的相关技能都应被考虑在内。

全身麻醉是用于意识程度降低患者的唯一推荐方法，如子痫、刚刚有惊厥发作或存在濒临子痫、严重凝血障碍、妨碍局部麻醉进针的解剖学问题、拟行局部麻醉的穿刺部位有感染的患者。

全身麻醉与局部麻醉用于先兆子痫的相对优、劣势见表 6-1。

**表 6-1 全身麻醉与局部麻醉用于先兆子痫的优、劣势**

| 项目 | 局部麻醉 | | 全身麻醉 | |
| --- | --- | --- | --- | --- |
| | 优势 | 劣势 | 优势 | 劣势 |
| 气道 | 无气管插管反应，无插管失败的风险 | 不能控制气道 | 可控制气道 | 过度的插管反应，插管失败的风险 |
| 惊厥 | 无 | 不能积极控制惊厥的危险 | 可以控制 | |
| 药物和技术 | 无须镇静药 | 惊厥的危险，高位阻滞的危险 | | 母亲知晓，胎儿抑制 |
| 起效速度 | 蛛网膜下隙麻醉起效快，5 ~ 10 分钟 | 硬膜外麻醉较慢，20 ~ 30 分钟 | 快，少于 5 分钟 | |
| 血压控制 | 儿茶酚胺水平较低，不稳定性较小 | 低血压的危险 | 低血压较少见 | 儿茶酚胺水平增高，插管导致 BP、PAWP 和 CVP 的增高 |
| 凝血系统 | 未使用气道器械 | 血肿的危险 | 避免了脊髓血肿 | 气道出血的危险 |

（1）全身麻醉的实施。

1）气道评估：气道水肿并非总是可预见的，但是喘鸣或面部水肿的存在可作为线索。Mallampati 评分可能在分娩中产生显著变化，所以应在立刻要实施全身麻醉之前进行评分。惊厥发作后期，舌或黏膜破裂口也可作为困难插管的警示征象，这类病例可能需要在清醒时行经鼻气管插管。然而，由于这些患者困难气道的不可预见性，麻醉医师应针对不同病例准备相应的器具（如管芯、喉罩、手术开放气道等）以及有经验的麻醉医师应慎重对待困难或失败的插管。

2）麻醉诱导：预充氧气 3 分钟后予快速诱导剂；硫喷妥钠 4 ~ 5 mg/kg、异丙酚 2 mg/kg 或依托咪酯 0.2 mg/kg（不用氯胺酮），加琥珀酰胆碱（1.0 ~ 1.5 mg/kg）。

不过在这段时间必须用一定的方法减轻喉镜和插管带来的血流动力学反应。有些方法已证实对胎儿健康有害，如利多卡因、β 受体阻滞剂和长效阿片类药物等。有学者使用血管扩张药（硝酸甘油和硝普钠），但是对胎儿氰化物中毒和母亲颅内压变化的担心限制了其应用。在使用琥珀酰胆碱前给予阿芬太尼 10 μg/kg 能缓解升压反应，而且由于其作用时间短，只引起最小限度的胎儿抑制。

硫酸镁既有血管扩张作用，又有抗儿茶酚胺的作用。诱导后予 40 mg/kg 静脉推注既能缓和升压反应，又不会导致随后的血压过低（在清醒时给药会导致疼痛）。$MgSO_4$ 和阿芬太尼可合并用于严重病例从而减少各自的剂量（30.0 mg/kg+7.5 μg/kg）。但如果孕妇高危（MAP 达 180 mmHg），也可使用更高的剂量（60 mg/kg+30 μg/kg）。

不推荐使用肌肉松弛药，尤其是在使用硫酸镁之后，因为前者可能在诱导前导致严重的肌无力。需注意的问题是在给予硫酸镁之后，琥珀酰胆碱应带来的肌束颤动可能不出现，给予琥珀酰胆碱后应计时 60 秒再尝试插管。

考虑到异氟烷可能引起脑血管痉挛或脑水肿或两者兼有，最好用中、低浓度（0.5 ~ 1.0 MAC）维持麻醉，并且在断脐后使用适当的阿片剂。

3）拔管：拔管引起的过度心血管反应常被忽视，但它可能和插管时的心血管反应一样严重且具灾难性。此时使用 $MgSO_4$ 和阿芬太尼是不合理的，可以使用血管扩张药物（β 受体阻滞剂，特别是艾司洛尔），或者也可使用利多卡因。

（2）局部麻醉的实施：有学者认为，除了最轻微的高血压以外，脊髓麻醉并不适合用于先兆子痫患者，因为可能会导致急剧的低血压。然而最近有学者研究脊髓麻醉在严重妊娠高血压综合征的应用后得到了乐观的结论：虽然在考虑到保守补液时低血压仍然是个问题，但是已经发现子宫胎盘血流并未减少，甚至有可能增加，推测其可能的原因是小动脉扩张。而实践表明，正在使用血管扩张药（甲基多巴，硝苯地平，肼屈嗪等）治疗的稳定高血压患者是采用脊髓麻醉的合适候选病例，且术前药物管理得越好（液体加上血管扩张药），低血压的问题就越少，与未经治疗的患者相比较越不容易发生血压降低。对于血压未控制、新近诊断或严重的高血压病例，如果没有快速分娩的必要（胎盘早剥、严重胎儿心动过缓），硬膜外阻滞因具有起效慢、可控性好而成为先兆子痫患者的理想选择。

（3）硬膜外麻醉和蛛网膜下隙麻醉的实施应符合操作常规。

1）蛛网膜下隙麻醉：建议使用 26G 或更细的笔尖式穿刺针，根据患者的身高和腹围用 1.0 ~ 1.6 mL 的重比重（加上葡萄糖）0.5% 丁哌卡因进行麻醉。身高较高的患者需用较大的剂量，而体重较重的患者因其有较高的蛛网膜下隙压力，故而需要的量较少。阻滞平面高度的理想目标是 $T_6$。

2）硬膜外麻醉：选择 $L_1$ ~ $L_2$ 或 $L_2$ ~ $L_3$ 的间隙实施硬膜外腔穿刺置管，使用标准试验剂量。负荷剂量应分次给予而非一次大量注入，从而使阻滞平面的高度缓慢上升，目标也是达到 $T_6$ 的感觉平面。

在实施蛛网膜下隙麻醉时给予芬太尼的主剂量是 10 μg，硬膜外麻醉则是 50 ~ 100 μg，这会使感觉阻滞更加彻底。

不能仅仅应用扩容疗法简单处理低血压。更为理想的做法是使用合成胶体液（500 mL 琥珀酰明胶溶液或羟乙基淀粉溶液）和晶体液（1 000 mL 乳酸钠林格液）扩容的同时，必要时分次静脉给予 5 mg 麻黄碱，因为后者不会对子宫血流产生不利影响，故可维持血流动力学平稳。

### （四）术后监护

先兆子痫中 70% 的惊厥和肺部并发症在术后发生。喉水肿可能在术中恶化，拔管后也可能发生气道窘迫，严重时需要再次插管。只要有临床指征，抗高血压治疗就应继续；只要患者有症状，抗惊厥药物也应维持。如果在术中使用了有创监测，术后就应在重症监护环境下继续使用。良好的术后镇痛可使这类病例的管理变得容易。在少尿的情况下，必须不断地密切关注液体平衡并加以纠正。

## 二、早产

早产是指妊娠满 28 周至不满 37 足周间分娩者。在围产期死亡中约有 75% 与早产有关。与早产发生相关的因素有：①最常见的是下生殖道、泌尿道感染；②胎膜早破、绒毛膜羊膜炎，30% ~ 40% 早产与此有关；③子宫膨胀过度及胎盘因素，如羊水过多、多胎妊娠、前置胎盘及胎盘早剥等；④妊娠并发症与并发症，如先兆子痫、妊娠期肝内胆汁淤积症（intrahepatic cholestasis of pregnancy，ICP）、妊娠合并严重贫血、心脏病、慢性肾炎等；⑤子宫畸形，如纵隔子宫、双角子宫等；⑥宫颈内口松弛；⑦吸烟、酗酒。

### （一）病理生理

早产儿死亡的原因多为缺氧、颅内出血、呼吸窘迫综合征等。病理基础有：①早产儿的呼吸中枢和肺发育不全，毛细血管通透性高，易出现肺透明膜病等导致呼吸窘迫综合征；②早产儿的颅骨钙化不全，硬脑膜脆弱，脑血流调节功能不完善，因此容易出现产时窒息、脑出血等，尤其是在缺氧情况下，早产儿颅内压升高，易加重肺出血，发生硬肿症及颅内出血，最终导致死亡。因此，选择合适的分娩方式或积极采取围产期的处理措施，力求产程平顺，可降低围产期早产儿的病死率。研究证实，在阴道分娩过程中恰当的镇痛与麻醉可降低围产期新生儿的病死率；剖宫产由于缩短了取胎时间，并避免早产儿在产道下降时的颅骨变形而可能出现的脑静脉窦破裂及大血管撕裂也降低了早产儿的病死率。

### （二）围产期处理

1. 抑制宫缩药物的使用

（1）β₂ 受体激动剂：能激动子宫平滑肌中的 β₂ 受体，抑制子宫平滑肌收缩，减少子宫的活动。目前常用药物有利托君和沙丁胺醇。

（2）硫酸镁：镁离子直接作用于子宫平滑肌细胞，拮抗钙离子对子宫收缩的活性，抑制子宫收缩。

（3）钙通道阻滞剂：是一类能选择性地减少慢通道的 $Ca^{2+}$ 内流，从而干扰细胞内 $Ca^{2+}$ 浓度而影响细胞功能的药物，能抑制子宫收缩。

（4）前列腺素合成酶抑制剂：前列腺素有刺激子宫收缩及软化宫颈的作用。前列腺素合成酶抑制剂可抑制前列腺素合成酶的合成或前列腺素的释放以抑制宫缩。

2. 预防新生儿呼吸窘迫综合征

对妊娠 35 周前的早产儿，应用肾上腺糖皮质激素 24 小时后至 7 日内，能促进胎儿肺成熟，明显降低新生儿呼吸窘迫综合征的发生率。

### （三）麻醉与镇痛要点

未成熟胎儿较到期新生儿更容易受产科镇痛与麻醉药物的影响。增强早产儿对药物敏感性的相关因素有：更少的药物结合蛋白；更高水平的胆红素，可以和药物竞争与蛋白的结合；由于血—脑脊液屏障发育不完善，更多的药物进入中枢神经系统；体水多而脂肪含量低；代谢和清除药物能力低。

早产儿在选择麻醉药物和技术时，考虑药物对新生儿的作用远没有预防窒息对胎儿的损伤重要。对于经阴道分娩者，硬膜外阻滞能消除产妇的下推感，松弛产道和会阴部；对于剖宫产分娩者应根据病情的紧急程度、母儿的状况、母亲的意愿等选择麻醉方式。

术中管理麻醉医师应该注意：产科医师为阻止早产经常术前应用多种药物抑制子宫活动，已报道了许多由此引发的母体并发症：低血压、低血钾、高血糖、心肌缺血、肺水肿和死亡。因此，术前应用了 $\beta_2$ 受体激动剂者硬膜外阻滞时应减少一次用药量以防止产妇血压大幅度下降；术前存在心动过速、低血压和低血钾时全身麻醉会增加低血压发生的危险性；紧急扩容需小心，以防发生肺水肿；避免应用氟烷（心律失常）、泮库溴胺（心动过速）；在非急诊条件下，从安胎停止到麻醉至少应延迟 3 小时，以便 $\beta$ 交感作用消退；尽管血清钾降低，但是细胞内钾浓度常是正常的，因此一般不需补钾。

### （四）对早产的患者，做好新生儿复苏的准备

Apgar 评分在 5 分以下者即为复苏的适应证，在 3 分以下为新生儿重度窒息，新生儿的复苏以保持呼吸道通畅和使肺膨胀为首要，吸痰一定要充分，同时要注意保暖，因为温暖的环境（32 ~ 34℃）对新生儿的复苏最为有利。抗酸治疗常采用脐静脉给予 5%NaHCO$_3$ 10 mL，人工呼吸，在徒手复苏无效时，应立即喉镜直视下清理呼吸道，并气管插管，动作要轻柔，以纯氧控制呼吸，频率为 30 ~ 40 次 / 分，同时行心外按压。复苏时纳洛酮的应用：有研究发现，1 分钟 Apgar 评分与脑脊液 $\beta$ – 内啡肽呈高度负相关，窒息新生儿脐血 $\beta$ – 内啡肽浓度升高，可引起新生儿肺功能障碍，由于纳洛酮与非特异性吗啡受体结合，成为竞争性吗啡抑制剂，使吗啡样物质 $\beta$ – 内啡肽失活而起到治疗作用，可消除因 $\beta$ – 内啡肽升高

所致的一系列生物效应。再者纳洛酮还可拮抗因麻醉性镇痛药引起的呼吸抑制。复苏时建议采用心前区皮下注射纳洛酮 0.4 mg。

## 三、围产期出血

### （一）产前出血

产前出血（antepartum haemorrhage，APH），是妊娠期严重并发症，处理不当能危及母儿生命。最常见的产科原因为前置胎盘、胎盘早剥。

1. 前置胎盘

妊娠 28 周后胎盘部分或全部附着于子宫下段，甚至胎盘下缘达到或覆盖宫颈内口，其位置低于胎先露部，称为前置胎盘。分为完全型、部分型、边缘型。前置胎盘由于胎盘种植于子宫下段，部分并发胎盘植入，该部位肌层菲薄且已被动牵引伸长，缺乏足够有力的平滑肌层收缩止血，因此易发生产前出血休克与产后出血。

（1）病因：①子宫内膜病变与损伤，包括产褥感染、多产、人工流产、剖宫产等；②胎盘发育异常，包括多胎妊娠、糖尿病、母儿血型不合、副胎盘、膜状胎盘等；③精卵滋养层发育迟缓；④其他，包括孕妇年龄大、经产妇、吸烟、可卡因成瘾等。

（2）诊断：当患者出现无痛的淡红色阴道出血，尤其是妊娠 7 个月以后，应怀疑前置胎盘。超声可帮助确定诊断。

（3）围产期处理。

1）期待治疗：适用于妊娠小于 36 周，胎儿存活，阴道流血不多，一般情况良好，无须紧急分娩者。应绝对卧床休息，左侧卧位，吸氧；纠正贫血；适当应用镇静剂；注意阴道流血情况，给予宫缩抑制剂，常用的有硫酸镁、沙丁胺醇，并应用地塞米松促胎儿肺成熟。

2）终止妊娠：包括剖宫产术和经阴道分娩。①剖宫产术：是目前处理完全性及部分性前置胎盘的主要手段。切口应尽量避开胎盘附着处，胎儿娩出后给予宫缩剂，迅速徒手剥离胎盘，大纱垫压迫止血；也可在吸收性明胶海绵上放置凝血酶并在出血部位再加纱垫压迫；或缝合子宫下段开放的血窦；或结扎子宫动脉或髂内动脉；或纱布条填塞宫腔。上述措施无效时，行子宫切除术；②经阴道分娩：适用于边缘性前置胎盘、枕先露、出血量不多、短时间可经阴道分娩者。首先行人工破膜，使胎先露压迫胎盘止血，并可促进子宫收缩加速分娩，如出血量大或产程进展不顺利，立即改行剖宫产。

2. 胎盘早剥

妊娠 20 周后或分娩期，正常位置的胎盘在胎儿娩出前部分或全部从子宫壁剥离称为胎盘早剥。胎盘早剥起病急、进展快，易发生凝血功能障碍，引起 DIC。休克及 DIC 可使肾脏的血液灌注量减少，导致急性肾衰竭，也可引起垂体前叶缺血坏死（希恩综合征，Sheehan syndrome）。产妇的病死率很高（1.8% ～ 11.0%），而新生儿的病死率更高，超过50%。

（1）病因：①子宫血管病变，包括高血压、慢性肾脏疾病、重度先兆子痫等；②机械性因素，包括腹部外伤或妊娠期性交、外倒转胎位术、脐带过短等；③宫腔内压力突然降低；④子宫静脉压突然升高；⑤其他，包括前次胎盘早剥、孕妇吸烟、子宫平滑肌瘤、经产妇等。

（2）诊断：子宫触痛、张力过高和暗黑色、凝固的阴道出血是其特有的症状。但阴道失血量常会误导低估母体的实际失血量，胎盘后方可达3 000 mL以上的隐性失血而并无明显的外出血。然而，母亲血压和脉搏的改变会提示血容量不足。

（3）围产期处理。

1）开放静脉，补充血容量，纠正休克。

2）终止妊娠：包括剖宫产术和经阴道分娩。①剖宫产术：适用于胎儿窘迫，Ⅲ型胎盘早剥尤其是初产妇或孕妇病情恶化，不能在短时间内分娩者，而无论胎儿是否存活。取出胎儿后应马上给予宫缩剂，并按摩子宫。若发现子宫胎盘卒中，通过注射宫缩剂、热盐水湿敷，若不奏效，可行子宫动脉上行支或髂内动脉结扎或用可吸收线大8字缝合卒中部位的浆肌层，多能止血而保留子宫。若属不能控制的出血，应行子宫切除；②阴道分娩：适用于孕妇一般情况较好，短时间内能结束分娩者。应立即人工破膜，宫口开全后，助产缩短第二产程。胎儿娩出后，立即手取胎盘，给予宫缩剂。应密切观察血压、脉搏、宫高，监测胎心率变化。必要时改行剖宫产。

### （二）产后出血

产后出血（post partum hemorrhage，PPH）指胎儿娩出后24小时内阴道出血量超过或达到500 mL，是分娩期严重并发症，是产妇死亡的重要原因之一。研究报道，在欧美发达国家产后出血居孕产妇死亡原因的第二位，仅次于先兆子痫，而在我国居产妇死亡原因的首位。

1. 病因

（1）子宫收缩乏力是最常见的原因，占产后出血总数的70% ~ 90%。

（2）胎盘因素：胎盘粘连、植入及畸形等。

（3）软产道裂伤。

（4）凝血功能障碍、羊水栓塞、Ⅲ型胎盘早剥、重度先兆子痫等。

2. 诊断

胎儿娩出后24小时内阴道出血量超过或达到500 mL即可诊断。

3. 围产期处理

（1）补足血容量、面罩高浓度吸氧、子宫按摩以及使用促子宫收缩药物（表6-2）。缩宫素是一种合成的九肽激素，是预防和治疗宫缩乏力性产后出血的常规药物，应引起注意的是使用缩宫素时无须使用大剂量。因为缩宫素是通过缩宫素受体起作用的，而体内缩宫素受体数量有限，大剂量的缩宫素对缩宫素受体起下调作用，从而影响疗效，同时缩宫素是一种血管扩张剂，可加剧低血压，继而引起循环衰竭。另一常用药物甲麦角新碱常规不能静脉注射，因为可能引起高血压，发生脑血管意外，只有抢救时可考虑静脉使用。应该在监测血压的情况下缓慢注射，一般不少于 60 秒。

（2）立即采取措施，暂时阻断子宫血运。宫腔填塞纱条将子宫提出腹腔，止血带绕经双侧骨盆漏斗韧带、子宫动脉于子宫下段后方扎紧，可达到预期效果。

（3）经短期内积极治疗无效者，应行子宫切除。

**表 6-2　常用促子宫收缩药物**

| 项目 | 缩宫素 | 麦角新碱 | 卡前列素 |
|---|---|---|---|
| 分类 | 垂体神经激素 | 麦角生物碱 | 前列腺素 |
| 用法 | 静脉注射 | 肌内注射 | 肌内注射、子宫肌内注射 |
| 剂量 | 最高可达 40 U/L | 0.4 mg 肌内注射，必要时半小时后重复 1 次 | 0.25 mg 肌内注射，重复总量不超过 1.0 mg |
| 不良反应 | 快速推注时引起低血压 | 作用持久 | 高血压、肺动脉高压、支气管痉挛，不能静脉注射 |
| 说明 | 首选用药 | | |

### （三）产前、产后出血麻醉与镇痛要点

有产前、产后出血的产妇有休克、重要脏器灌注不足的危险，因此麻醉医师除了提供麻醉以外，更主要的是做好产妇复苏的准备。

1. 麻醉前准备

该类患者麻醉前应注意评估循环功能状态和贫血程度。除检查血、尿常规，行血生化检查外，应重视血小板计数、纤维蛋白原定量、凝血酶原时间和凝血酶原激活时间检查，并做 DIC 筛查试验。警惕 DIC 和急性肾衰竭的发生，并予以防治。胎盘早剥是妊娠期发生凝血障碍最常见的原因，尤其是胎死宫内后，很可能发生 DIC 与凝血功能障碍。DIC 可在发病后几小时内，甚至几分钟内发生，应密切注意监测。

2. 做好抗休克治疗的准备

必须开放两条静脉或行深静脉穿刺置入单腔或双腔静脉导管，监测中心静脉压，为快速补血、补液，及时纠正凝血异常做好准备。术中除备好充足的血源外，还需做好成分输血的准备，如新鲜冷冻血浆、冷沉淀和浓缩血小板，在出血快速的情况下应使用加压输血器，大量输血易并发低体温，应及早使用液体加温的办法，在血源不足等特殊情况下可用

O 型血救急。

3. 麻醉选择

产前出血多属急诊麻醉，麻醉选择应依病情轻重、胎心情况等综合考虑。凡母体有活动性出血，低血容量休克，有明确的凝血功能异常或 DIC，或要求在 5 ~ 10 分钟内进行剖宫产终止妊娠者，全身麻醉是唯一安全的选择。做好人员及器械准备，警惕困难气道。

4. 全身麻醉期间应避免母体过度通气

过度通气可使胸内压升高，心排血量减少，引起子宫与脐血流量减少，同时呼吸性碱中毒可导致子宫血管收缩，可能导致胎儿低氧血症、胎儿代谢性酸中毒，降低 1 分钟 Apgar 评分以及延迟胎儿开始自主呼吸的时间。

5. 娩出后

胎儿娩出后，立即使用宫缩剂行子宫肌内及静脉注入，同时手法止血，若出血量太大，经短期内积极治疗无效者，应行子宫切除。

6. 预防急性肾衰竭

记录尿量，如每小时少于 30 mL，应补充血容量，如少于 17 mL/h，应考虑有肾衰竭的可能。除给予呋塞米外，应即时检查尿素氮和肌酐，以便于相应处理。

7. 防止 DIC

胎盘早剥时剥离处的坏死组织、胎盘绒毛和蜕膜组织可大量释放组织凝血活酶进入母体循环，激活凝血系统导致 DIC。麻醉前、中、后应严密监测，积极预防处理。

## 四、产科和麻醉紧急情况的处理

前述各种危重产妇病情进一步发展，均会导致紧急情况出现，如出血紧急事件、气道紧急事件及心搏骤停等。

针对出血紧急事件发生的可能性，应当根据 ASA 产科麻醉指南在产房配备处理出血紧急事件的设备：大口径静脉留置导管、液体加温器、充气式体温保暖器、库存血资源配备、快速输血输液设备，包括但不限于：可手挤式液体袋、手动充气加压袋和自动输液装置。

紧急情况下可以使用特殊血型血液或者 O 型 Rh 阴性血，在难治性出血而没有库存血可用的情况或者产妇拒绝库存血时，有条件的可以考虑自体血液回收输血。应根据患者治疗史和心血管风险因素等临床适应证来决定是否实施有创血流动力学监测，并且应因个体需要而实施。

美国心脏学会声明，如果心搏骤停发生，施救者最多有 5 分钟来决定是否可以通过基础生命支持和进一步心脏生命支持干预使心脏复跳。娩出胎儿可能通过缓解对主动脉腔静脉的压迫来改善心肺复苏产妇的效果，美国心脏学会进一步指出"妊娠期＞ 24 周的胎儿在母体心脏停搏后不超过 5 分钟娩出者存活率最高"，这表明医师必须在产妇心搏骤停后约

4 分钟开始子宫切开。因此，在产房应当配备基本的和进一步生命支持的设备以降低母、胎、婴并发症。如果产程中和分娩时或者麻醉手术过程中发生心搏骤停，应当开始标准复苏操作。此外，应该维持子宫偏移（通常向左偏移），如果 4 分钟内母体循环没有恢复，产科医师应立即实施剖宫产术。

（杨新平）

# 第七章　儿科手术麻醉

## 第一节　新生儿急症手术

### 一、先天性膈疝

1. 病理生理

先天性膈疝发生率占 1/（4 000 ~ 5 000），主要有胸骨旁疝、食管裂孔疝和胸腹裂孔疝。疝囊内可容纳有部分的腹腔脏器，如小肠、结肠、肝及胃等。疝囊中的脏器通过膈肌缺损压迫肺组织，造成患侧胸腔内压力增加；纵隔向健侧移位而导致双侧肺均受压，影响气体交换而出现呼吸困难。同时肺及体循环静脉回流受阻，导致肺动脉高压，动脉导管持续开放，缺氧又使肺血管进一步收缩，阻力增加，最后导致循环衰竭。胎儿在发育早期若有膈疝形成，则会影响同侧及对侧肺的发育成熟，因而肺发育不良是膈疝导致新生儿早期死亡的主要原因。

2. 麻醉要点

麻醉过程主要致力于避免低氧血症的发生及其引起的恶性循环。

（1）膈疝新生儿多有呼吸窘迫，应立即面罩吸入纯氧或辅助呼吸；但应避免正压通气，以防胃内积气增加腹内压，并于插管后放置胃管。

（2）严重呼吸困难且有发绀者，立即应用维库溴铵和芬太尼进行气管内插管，并采用小潮气量，低压（20 cmH$_2$O 以内）高频率的机械通气，以避免对肺泡的压力性损伤。

（3）继续纯氧吸入并给予辅助呼吸的同时，安放好监测（心电图、体温、动脉压、P$_{ET}$CO$_2$、SpO$_2$），建立 2 条静脉通道，放置胃管，核实气管导管位置。如果情况允许，可试做右侧桡动脉穿刺置管，但不要耽误时间，查动脉血气，如有代谢性酸中毒，特别是 pH < 7.15 时，应给予碳酸氢钠（10 分钟 内给予 1 ~ 2 mmol/kg，必要时重复）。

（4）窘迫状态下多伴有低血容量，可输注血浆白蛋白加以纠正。

3．注意事项

（1）放置胃管，避免腹胀。

（2）高频率、小潮气量、高氧浓度控制呼吸，避免膨肺；大部分膈疝患儿肺发育不良，术后切忌膨肺，经几天的监护室呼吸治疗后肺才会完全膨起。

（3）过度通气使血液偏碱（呼吸性或代谢性均可），必要时可给予碳酸氢钠，有助于增加肺血流量。

（4）术后持续胃肠减压，并常规辅助通气维持全身麻醉数小时；辅助呼吸需在几日内逐渐停止，为尽可能避免低氧血症的因素，力争维持 $PaO_2 > 120$ mmHg，$PaCO_2 < 25$ mmHg，pH $> 7.55$，对于动脉导管所致的分流，应监测导管上下游的氧合情况，可放置 2 个皮肤电极用于监测，一个置于上胸部，另一个置于腹部。如果上述措施还不能维持满意的氧合，可用肺血管扩张药妥拉唑林 1 ～ 2 mg/（kg·h）。

## 二、食管闭锁及气管食管瘘

1．病理生理

伴有或不伴有气管食管瘘的食管闭锁，在新生儿的发生率约为 1/4 500，最常见的为食管下部有气管食管瘘的Ⅲ型闭锁。新生儿如果唾液过多和继发呼吸衰竭时，应考虑此诊断。此病常同时伴有其他畸形，尤其是脊柱畸形和心脏畸形。食管闭锁可以是 Water 综合征的一个组成部分，该综合征包括脊柱畸形、肛门闭锁、食管闭锁伴气管食管瘘和肾畸形。

2．麻醉要点

（1）由于伴有气管食管瘘的食管闭锁伴有气管畸形，为避免胃液反流与误吸危险，通常对新生儿做清醒状态下保留自主呼吸的气管内插管。

（2）麻醉诱导前将吸引管放在食管口并持续抽吸，以减少分泌物及误吸。

（3）为避免正压通气造成气流通过瘘管进入胃内造成胃扩张破裂，通常可采取以下措施。①呼吸窘迫需要正压通气的新生儿，通常在镇静局部麻醉下先做胃造瘘术；②插管时，深入气管导管于右侧支气管，再缓慢退管，并通过听诊呼吸音，以使气管导管尖端位于气管隆嵴之上，且在瘘管之下时固定导管，并在术中密切监测气管导管的位置，以避免意外；③尽早结扎气管食管瘘口，延期纠正食管闭锁。

3．注意事项

食管闭锁患儿气道发育差，呼吸道狭窄，分泌物潴留，使气道阻力增加，肺顺应性差，肺血管阻力增加，血流减少，低氧血症发生率高。通常小儿侧卧开胸，由胸膜外进路接近纵隔。在结扎瘘口和重建食管阶段，肺被挤压，手术操作也有可能压迫气管或心脏。因此，需要密切关注患儿的氧合及心电图变化，如果出现血氧饱和度下降或心律失常，可要求外科医师暂停手术，正压呼吸膨胀被挤压的术侧肺，待血氧饱和度上升、心脏电生理稳定后再继续手术。

### 三、脐膨出及腹裂

1. 病理生理

脐膨出及腹裂的患儿都是腹壁缺损。脐膨出的内脏被膜囊覆盖，功能正常，但往往伴有其他的先天异常（20% 有先天性心脏病）。腹裂外露的内脏（多为小肠）无膜囊覆盖，直接暴露在空气中，出现炎性水肿、肠道功能紊乱，一般不伴有其他器官异常。

2. 麻醉要点

麻醉诱导和气管内插管都不存在特殊困难，可按照一般原则实施。必要时可进行动静脉置管监测，合并巨舌可有插管困难。

3. 麻醉注意事项

（1）保持体温（同前述），低温是死亡的诱因。

（2）水、电解质的补充需要量取决于外露内脏的多少，在内脏未还纳时通常需给予 15 ~ 25 mL/（kg·h），同时注意监测血气及血糖。

（3）由于患儿对外露器官还纳的耐受能力不同，在腹裂时内脏常易于复位，但巨大脐疝时内脏的复位可影响肺功能。腹部膨胀有时可显著降低胸廓的顺应性，并限制膈肌运动，因此，腹腔内脏还纳常伴有血流动力学改变，血管有可能受压，在有动脉置管时可通过动脉压波形很好地显示。实际上，外科医师往往以肺功能和术中血流动力学耐受程度来指导内脏还纳的操作。

（4）脐膨出患儿术后常需要长时间的辅助呼吸。此外，术后还要控制感染、应用肠道外营养及监测肾功能。

### 四、先天性幽门狭窄

1. 病理生理

该病是幽门环形肌肥厚，导致幽门狭窄而发生不全梗阻，是新生儿时期的常见病（发生率 3%），男婴占 3/4，病因不明。外科治疗是幽门切开术，为小于 3 个月婴儿最常见的手术之一。手术时间短，约 30 分钟，其存在的问题是饱胃。症状最初表现为反流，逐渐进展至喷射性呕吐。持续呕吐引起脱水伴低钠血症、低氯血症和代谢性碱中毒。肾呈双相反应：首先通过肾排泄含有钠、钾的碱性尿来维持 pH；随着钠、钾减少，肾回收氯化钠，并排出酸性尿以维持细胞外容量。这种反常性酸性尿加重碱中毒，于是出现代偿性呼吸性酸中毒。有低血容量的严重病例，还可出现乳酸性酸中毒。

2. 麻醉要点

（1）一旦确诊，应即刻术前准备，包括纠正脱水、电解质紊乱，纠正贫血和营养不良，并通过胃管充分吸引胃内容物。

（2）尽管术前患儿已经安放胃管进行减压，但诱导前还应该仔细地吸尽胃液。即使吸引后，对幽门狭窄的小儿仍应看作胃内饱满，因此，需要进行快诱导气管内插管以确保安全，术中应确保患儿安静，避免操作损伤。

3. 注意事项

幽门狭窄是内科急症，最早可在出生后 36 小时确诊。但发病在出生后第 2～6 周。只有在水、电解质紊乱和血容量做必要的纠正和补充之后，手术才可安全实施。准备时间随临床表现及化验情况而不同。大多数病例，补液 12～24 小时即可足够。包括纠正脱水、电解质紊乱，需要时可用 10% 白蛋白扩容，用量 10～15 mL/kg，滴注 30 分钟。有凝血功能障碍者肌内注射维生素 $K_1$ 2 mg/kg 等。

术后患儿可出现呼吸恢复及苏醒延迟，可能与术前水、电解质紊乱有关，麻醉过度通气、麻醉药残留、低温等均可使苏醒延迟。应考虑以上因素并加以处理。胃管可在手术结束后即拔除。

### 五、新生儿巨结肠

1. 病理生理

由于结肠远端运动功能紊乱，粪便都滞留于近端结肠，以至肠管扩张肥厚，为远端结肠肠壁神经丛内的神经节细胞缺如所致的遗传性肠道疾病，无神经节细胞区的下界在直肠括约肌，上界不定，但最常见的是在直肠或直肠乙状结肠交界处，巨结肠表现为神经节细胞缺少区上方结肠对抗性肥大，由于病变部分的肠管经常处于痉挛状态，形成功能性梗阻，以致粪便排泄困难。新生儿期间常因病变段的肠管痉挛而出现全部结肠甚至小肠极度扩张，肠壁变薄，而无结肠典型肥厚变化。新生儿巨结肠有时并发肠炎，病变部位肠黏膜充血、水肿及多发的散在小溃疡。

2. 麻醉要点

手术治疗是将病变结肠连同乙状结肠、直肠、缺少神经节细胞的肠段切除，然后做结肠、直肠吻合术。对有并发症的患儿先造瘘，Ⅱ 期再做根治术。麻醉方法根据手术需要而决定，经腹巨结肠根治术可选用气管内插管加硬膜外阻滞，也可全身麻醉。手术 2～3 小时可能出血较多，麻醉应提供肌肉松弛和镇痛。硬膜外常选择 $L_3$～$L_4$ 或 $L_2$～$L_3$，使镇痛平面达 $T_6$，以满足手术时游离结肠左曲（脾曲）的需要。连续硬膜外阻滞除利于手术外，也有利于术后镇痛和护理。

3. 注意事项

由于患儿多伴有消化不良，加之洗肠等术前准备，易出现水、电解质紊乱。术前应做电解质检查，及时纠正，合并肠炎的患儿给予抗菌药物治疗。

## 六、新生儿肠梗阻

1．病理生理

肠梗阻是新生儿期常见病，主要有先天的完全性和不完全性肠道狭窄或闭锁（约占1/3），以及其他原因（如肠扭转、环状胰腺、胎粪梗阻、肛门闭锁）导致的新生儿肠梗阻。高位梗阻时，主要临床表现为最初几小时呕吐胆汁。低位梗阻时则出现严重的腹部膨胀，最后导致由于膈肌运动受限和肺顺应性降低所致呼吸窘迫的危险。

（1）高位消化道梗阻：包括十二指肠和小肠闭锁及不完全性梗阻。十二指肠梗阻的特点是早期呕吐胆汁。梗阻可为外在性（Ladd 系带）或内在性（隔膜或闭锁），常合并唐氏综合征（又称21-三体综合征）。手术较简单，行隔膜切除或消化道吻合术。常在术毕第8日之前即可经胃肠道进食，小肠闭锁的处理可做一期完成的消化道吻合和暂时性回肠造瘘术，这取决于闭锁段的长度、两段肠腔内径是否相同、诊断的早晚以及有无感染征象。术后需要长时间的肠道外营养。

（2）低位肠梗阻：常表现为腹部膨隆，有时很严重，伴有胎粪迟迟不见排出，或胎粪成分异常。①先天性巨结肠：又称希尔施普龙（Hirschsprung）病，特点是部分或全部结肠内神经节细胞缺乏，导致肠管持续痉挛，近侧端肠管被动扩张和肥大的先天性肠道发育异常。同时伴随粪便潴留和小肠梗阻，病情轻者则发生便秘。先天性巨结肠患儿出生即发病者占10%～20%，症状有胎粪排出延迟、易激惹、生长迟缓和腹部膨隆，稍大儿童可表现为便秘和腹泻，最严重的早期并发症是溃疡性小肠结肠炎，其预后恶劣。先天性巨结肠可通过放射检查和直肠活检确诊，发病机制不明；②肛门闭锁：出生时对肛门闭锁容易作出诊断。肛门闭锁有许多种畸形，包括肛门狭窄、肛门膜状闭锁、肛门发育不全、直肠发育不全和直肠闭锁。低位闭锁可做一期根治性手术；高位闭锁常先做暂时性结肠造瘘术，几个月后对畸形做根治性手术，术前必须对病变的确切部位作出诊断，以便根据手术时间的长短确定麻醉方法。

2．麻醉要点

麻醉诱导气管内插管和维持方法应根据患者一般情况和手术要求而定。麻醉维持可选用静—吸复合方法。新生儿可根据情况做清醒气管内插管和静脉快速诱导气管内插管，麻醉应该有良好的镇痛和肌肉松弛，输液要注意量与质的控制和选择。

3．注意事项

一旦诊断明确，应开始胃肠减压、补液和保温等治疗措施，延迟诊断可发生脱水及严重感染，胃肠减压前避免使用 $N_2O$。实验室检查（HCT、血气分析、电解质和血葡萄糖测定）可辅助评估患儿状态及指导液体治疗。有肠管血运障碍、腹膜炎者应尽早手术，否则可发生肠坏死、出血、休克，甚至死亡。

## 七、坏死性小肠结肠炎

1. 病理生理

坏死性小肠结肠炎病因复杂，见于危重患者，通常是早产儿。病变累及不同范围的结肠，有时累及小肠。其特点为肠黏膜坏死并可累及肠壁其他层次，直至穿孔，可伴有出血性或感染性病损及细菌侵害。临床表现为粪便带血、腹痛、发热、阻塞综合征、全身情况差。症状包括肠腔内空气积聚（小肠积气）、腹腔内出现空气（气腹）和休克。

2. 麻醉要点

（1）需要手术切除坏死肠段和肠造口术的患儿，应充分评估心肺功能，进行血气分析，测定血糖和凝血时间。

（2）早产儿常在转送前就已经处于控制呼吸，应力求 $PaO_2$ 保持在 6.7 ～ 9.3 kPa（50 ～ 70 mmHg）。

（3）至少应维持两条可靠的静脉通路，给予充分的水及电解质溶液，术中一般需输入 50 ～ 150 mL/（kg·h）。尽管有时手术简单，但还是很容易出血，这是由于病变严重和在此疾病阶段常有凝血功能障碍所致，宜输注浓缩红细胞和新鲜冰冻血浆，应维持 HCT 在 40% ～ 45%，血小板严重减少（ < $20 \times 10^9/L$ ）时，应输注血小板。

（4）小体重婴儿和肠道外露时，维持体温特别困难，麻醉中应注意手术室保温，腹腔冲洗液和胃肠管外液应加温使用。

（5）血管活性药如多巴胺 2.5 ～ 5.0 μg/（kg·min）可改善肠系膜和肾灌注，并可提供循环支持。

3. 注意事项

重症患儿术后应运送到新生儿重症监护治疗病房（NICU）持续重症监测和通气治疗。

（赵宗辉）

# 第二节　小儿胸外科手术

## 一、术前评估和准备

### （一）小儿开胸后的病理生理改变

1. 一侧肺萎陷

开胸后由于该侧胸腔负压消失，肺失去了维持其膨胀的力量，仅依其本身的弹性回缩，造成肺萎陷，而使呼吸交换面积急剧减少。同时流经不通气的萎陷肺血流，不能进行气体交换，增加肺内分流。

### 2. 纵隔摆动

由于两侧胸腔压力不相等，纵隔被推向健侧，侧卧位时移动更加明显。当胸壁切口大于气管直径 6 倍以上时，纵隔便随自主呼吸的动作而摆动。吸气时，健侧胸腔负压增大，开胸侧仍为大气压，两侧压差增加，纵隔便被推向健侧，呼气时又推向开胸侧，于是纵隔便随呼吸而左右摆动，称为纵隔摆动，小儿摆动更为明显。纵隔摆动可使腔静脉在心脏入口处发生扭折，使静脉回流减少，心脏每搏量减少，同时摆动对纵隔部位丰富的神经感受器不断刺激，引起呼吸循环的不良反射。

### 3. 反常呼吸与摆动气

由于开胸侧肺内压始终与大气压相等，健侧肺内压却随呼吸运动而发生变化。吸气时，健侧肺内压低于开胸侧，因此开胸侧肺内部分气体随外界空气被吸入健侧肺内而回缩。呼气时，健侧肺缩小，肺内压高于开胸侧，又有一部分呼出气体进入开胸侧，于开胸侧肺随呼吸运动出现与正常相反的回缩与膨胀，称为反常呼吸。其结果有一部分气体在两肺之间往返，这部分气体称为摆动气。摆动气不能与外界气体交换，实际为无交换的无效腔气，造成或加重乏氧和二氧化碳潴留。

### （二）术前评估和准备

患儿术前可能存在不同程度的低氧、心肺功能受损、营养不良和肝肾功能障碍，开胸手术麻醉会对原来器官功能的影响加重，因此应重视术前评估和准备。

### 1. 术前评估

麻醉前访视患者时，应从生命体征和临床表现开始。儿童往往失去大量的肺组织也没有明显的呼吸窘迫。因此，出现呼吸费力或活动量减少是其危重前兆。大龄儿童的病史要了解有无呼吸困难、发绀、哮喘、咳嗽及体重下降。婴儿缺少特异的体征，可能存在进食差、烦躁、哽噎或睡眠差的情况。检查患儿时，应着重了解呼吸功能、运动耐量及代偿情况，有无咳痰及量，以及有无呼吸道及肺内感染及控制情况。

### 2. 术前准备

所有开胸手术均应选用气管内全身麻醉，并与患儿家长交代麻醉的过程和注意事项，取得他们术前和术后的配合。解释可能出现的并发症、术后可能继续机械通气等。存在肺内感染或支气管痉挛的患儿最好延期手术，使用抗生素控制感染，应用解痉、化痰药物，改善患儿全身状态。

### 3. 呼吸管理

为克服开胸后生理紊乱，维持必须采用控制呼吸的方法。控制呼吸就是应用肌肉松弛药或在较深麻醉基础上适量过度通气，消除患儿的自主呼吸，代之以人工的被动通气。通常采用间歇正压通气。由于自主呼吸的消除，健侧胸腔不再产生负压，呼气末及吸气时，两侧肺内压力相等，故不会产生纵隔摆动及摆动气。还可通过适当增加通气压力（气道压）及频率增加健侧通气量，以补偿呼吸交换面积的减少。

4. 单肺通气技术

为保证手术操作方便和防止患侧痰或分泌物污染健侧，通常需要支气管插管，使两肺分别通气或进行单肺通气。

（1）单腔气管导管：目前市售双腔管右侧最小号为 F32，左侧双腔管有 F32、F28、F26 号管，分别可用于 12 岁、10 岁和 8 岁的儿童。更小的患儿如需两肺隔离，可采用单腔气管导管。目前市售气管导管前端右侧有椭圆形开口，均适用于支气管插管。左开胸时，将气管导管插入右支气管内，由于右上叶开口离气管分叉处较短，套囊充气后容易堵塞上叶支气管管口，使上叶通气不良，此时应将导管退出少许。必要时可用纤维支气管镜确认导管位置是否合适。使用无套囊的气管导管时，因导管细可能隔离不佳。

（2）双腔气管导管：使用双腔气管导管时，其支气管导管部分应插入非开胸侧。插管方法：用无隆突小钩的双腔导管时，导管插入总气管后，将患儿头偏向拟插管侧的对侧，并将导管的凹侧面转向拟插入侧，向前推进，使导管前端沿管壁进入拟插入侧，直至导管不能前进为止。用钳分别夹住一侧连接管，该侧呼吸音消失，对侧呼吸音良好，表明导管前端已进入预定支气管。再夹住患侧，听健侧上叶呼吸音，如不清或明显减弱，则稍退出导管至上叶呼吸音清晰即可固定。右侧插管时务必调整导管前端椭圆形开口对准右上叶支气管（右上野呼吸音清晰），以保证右上叶有充分气体交换。

（3）支气管阻塞器导管：可以通过单腔气管导管和经纤维支气管镜放入支气管阻塞器，达到满意的肺隔离效果。这种技术常用于小儿。中空导管尖端有套囊的阻塞器具有可进行吸痰和供氧的优点。成型产品有 Univent 单腔管支气管阻塞器导管系统，阻塞器和单腔气管导管联为一体，缺点是通过阻塞器导管放气或胀肺需要较长的时间和外力，不能进行手术侧肺的间断通气。有引导线的 Arndt 支气管阻塞器是用于肺隔离的新产品，易于定位，对黏膜损伤小，远端有管腔可用于吸痰和行 CPAP。5F 的导管可用于内径为 4.5 mm 的单腔气管导管。肺隔离方法：先插入单腔气管导管至气管中段，将 Arndt 多孔连接器接于气管导管接口和通气回路的 Y 接头间，以进行正压通气。然后将支气管阻塞器经多孔连接器的阻塞器口插入，再将纤维支气管镜经多孔连接器的支气管镜开口插入，并使其穿过阻塞器前端的线圈，继续插入目标支气管内，当放了气的套囊进入主支气管开口以下时，退出纤维支气管镜，套囊充气阻塞全肺。将引导线拔出后，1.4 mm 的内腔可用于吸痰或给予 CPAP。儿童单肺通气的导管大小的选择见表 7-1。

表 7-1　小儿单肺通气的导管大小的选择

| 年龄（岁） | 气管导管（ID） | 支气管阻塞器（F） | Univent 导管 | 双腔管（F） |
|---|---|---|---|---|
| 0.5 ~ 1 | 3.5 ~ 4.0 | 2 | | |
| 1 ~ 2 | 4.0 ~ 4.5 | 3 | | |

| 年龄（岁） | 气管导管（ID） | 支气管阻塞器（F） | Univent 导管 | 双腔管（F） |
|---|---|---|---|---|
| 2～4 | 4.5～5.0 | 5 | | |
| 4～6 | 5.0～5.5 | 5 | | |
| 6～8 | 5.5～6.0 | 5 | 3.5 | |
| 8～10 | 6.0 套囊 | 5 | 3.5 | 26 |
| 10～12 | 6.5 套囊 | 5 | 4.5 | 26～28 |
| 12～14 | 6.5～7.0 套囊 | 5 | 4.5 | 32 |
| 14～16 | 7.0 套囊 | 5 | 6.0 | 35 |
| 16～18 | 7.0～8.0 套囊 | 9 | 7.0 | 35 |

5．单肺通气对呼吸的影响

单肺通气中肺内分流是决定动脉氧合的重要因素。正常肺血流分布右侧占 55%，左侧 45%，侧卧位右侧在下时占 65%，上侧 35%。左侧位时下侧 55%，上侧 45%，可见单肺时有 35%～45% 的血流未经气体交换而直接回到动脉，幸而非通气侧肺萎陷后产生缺氧性肺血管收缩，增加肺血管阻力，使非通气侧分流量减少到 20%～25%。同时采取增加吸入氧浓度，适当提高气道压（30 cmH$_2$O 左右），增加呼吸频率以增加通气量等法在大多数情况下不致发生低氧血症。一旦发生，可向非通气侧吹入纯氧，如仍无改善，则在间断双肺通气下手术。

6．关胸前后充分胀肺

拔管前确定双肺呼吸音和胸腔引流管通畅后，分别双侧支气管吸痰，手法通气胀肺至双肺呼吸音良好后，拔管。

## 二、常见小儿胸外科手术

### （一）先天性肺叶气肿

先天性肺叶气肿，又称先天性大泡性肺气肿，其病因是支气管软骨发育障碍或缺损，病肺弹力纤维缺如，或是发育不良失去弹性。支气管由于缺乏软骨和弹力纤维，造成支气管黏膜下垂形成活瓣，病肺吸气后不能完全排出，肺内气体残留容量逐渐增加，肺叶过度充气扩张，结果远端肺泡腔不断扩大。在高压的情况下肺泡间隔被破坏，互相融合形成大泡。

本病以新生儿和婴幼儿为多，多数在出生后 4 个月内发病。偶见儿童，年长儿出现大泡性肺气肿应考虑后天因素，经常伴有肺炎，慢性气管炎及肺气肿因素。主要症状是咳嗽、发热、呼吸困难，哭闹时出现发绀现象。病情迅速进展，可出现喘息，持续性发绀，很快出现呼吸窘迫而危及患儿的生命。检查见患侧胸廓饱满，呼吸运动受限，有时可见怒张的静脉网。气管向健侧移位，心尖冲动也向健侧移位，患侧肋间隙增宽，叩之鼓音。呼吸音明显减弱，有哮鸣及湿啰音。胸部 X 线检查见受累肺过度膨胀，透过度增强，其透光区有一定的肺纹理，周围有萎陷肺组织，纵隔移位。合并先天性心脏病的发生率可高达 37%。手术治疗行肺叶切除术。

1. 麻醉前准备

术前进行全面的检查，以排除其他异常情况，如先天性心脏病等。患儿置于半卧位，吸氧。评价患儿脱水程度，因为呼吸窘迫会增加非显性失水量。插入胃管，连续抽吸胃内容物，防止胃扩张进一步损害通气功能。如果呼吸窘迫程度严重，需抽取动脉血进行血气分析，及时纠正酸碱失衡。

2. 麻醉处理要点

七氟烷吸入诱导或静脉麻醉诱导，插入气管导管。吸入异氟烷或七氟烷维持麻醉，术中不用一氧化二氮。开胸前保留自主呼吸或小幅度的辅助通气，防止通气压力过高造成气肿肺叶进一步膨胀造成张力性气胸，也可选择健侧肺行支气管插管。大龄儿童应用双腔气管插管，或患侧支气管阻塞器，隔离患侧肺，防止患侧肺的血液、脓液流入健侧肺。开胸后给予非去极化肌肉松弛药，实施控制通气。维持低浓度的吸入麻醉，一旦完成肺叶切除，可加用一氧化二氮。

开胸后行单肺通气时，多数不致引起明显的气体交换障碍。遇有下列情况，容易发生低氧血症和（或）高碳酸血症。①健肺也存在畸形或病变，术前肺功能已有减退；②代谢异常增加（败血症、高热）；③心排血量减少，氧运输不足；④代偿功能（如 HPV 等）受抑制。

应根据监测指标调整呼吸参数，最大限度地合理利用健肺进行通气。通气不足时，如气道压已达 30 $cmH_2O$ 则需减少潮气量，增加呼吸次数；若气道压不高，则增加潮气量。通气适宜的标准是维持 $PaCO_2$ 在 45 mmHg 以下，气道压不超过 30 $cmH_2O$，$SpO_2$ 维持在 95% 以上。经反复调整呼吸参数仍不能维持在正常范围者，则只能在间断双肺通气下进行手术。

术毕待咳嗽反射恢复，患儿清醒，听双肺呼吸音清晰，且自主呼吸时其潮气量及其他均在正常范围，吸引呼吸道内分泌物后拔除气管插管。婴儿拔管后应置入暖箱中。

### （二）重症肌无力

青少年重症肌无力为自身免疫性肌无力，通常在儿童期和青春期出现症状。可以表现为全身症状，也可以局限于眼肌。容易疲劳，四肢无力和上睑下垂是其特点。反复神经刺激后肌肉复合动作电位减少，注射抗胆碱酯酶药物后肌力改善。先天性肌无力综合征为多种神经肌肉传导缺陷导致的疾病，在婴儿期或儿童期出现症状。诊断该病必须依靠一系列检查，否则容易与自身免疫性肌无力相混淆。可能伴随甲状腺功能亢进。有胸腺增生的重症肌无力患儿胸腺切除后症状可明显减轻。患儿出现严重的全身重症肌无力症状，且对其他治疗无效，即使没有胸腺瘤，也可考虑进行胸腺切除术。

## 1. 麻醉前准备

此类患儿术前均需使用抗胆碱酯酶药物治疗。溴吡斯的明可以改善症状，但可能使气道分泌物增加。血浆置换疗法或静脉注射免疫球蛋白可暂时改善症状。部分患儿对糖皮质激素和硫唑嘌呤有效。麻醉前避免强效的镇静药，禁用麻醉性镇痛药。

## 2. 麻醉处理要点

采用静吸复合麻醉，麻醉诱导吸入七氟烷或复合静脉注射小剂量的丙泊酚 2.5mg/kg。吸入麻醉达到一定深度后，喉表面喷雾局部麻醉药，进行气管插管。患儿对于肌肉松弛药反应异常，麻醉维持通常不使用肌肉松弛药，吸入全身麻醉药就可提供满意的肌肉松弛作用。必要时可用小剂量的非去极化肌肉松弛药，但术后患儿肌肉松弛恢复不良易与肌无力混淆，或加重肌无力的症状。术中行控制通气。术后保留气管导管直至患儿完全清醒和自主呼吸恢复良好。术后数天内可发生肌无力危象或抗胆碱酯酶药物过量引起的胆碱能危象，可能导致肌张力突然恶化。最好送至 ICU 继续辅助呼吸。术后疼痛可限制患儿通气和咳嗽，可采用区域镇痛，如硬膜外镇痛。应用麻醉性镇痛药要非常谨慎。

### （三）胸廓矫形术

小儿需要手术治疗的胸廓畸形有漏斗胸、鸡胸、胸骨裂等。其中漏斗胸较常见，发病率为 0.1% ~ 0.3%，常以胸骨为中心胸壁下陷。由于胸腔前后径明显变窄，使心肺受压，心脏左移，肺活量和功能残气量均下降。常用的术式有胸骨翻转术和胸骨上举法手术。

## 1. 术前准备

注意了解患儿的活动能力、心肺功能受累的情况，如有肺内感染应给抗生素治疗。辅助检查包括肺功能检查、动脉血气分析、心电图检查等，必要时应做心脏超声检查有心脏结构变异如二尖瓣脱垂。

## 2. 麻醉要点

麻醉方法以气管内全身麻醉为主，术中行控制通气。监测体温、血压、脉搏、心音、呼吸音、气道压、$SpO_2$、ECG 等。较大的儿童可采用全身麻醉复合硬膜外麻醉，以便术后应用硬膜外镇痛。

## 3. 注意事项

术中可能发生气胸，潮气量小可能出现肺不张，失血量多为轻、中度。术后并发症有连枷胸、肺不张等。

### （四）脓胸纤维板剥脱术

因急性胸膜炎就诊过迟或未能及时治疗，逐渐转入慢性期。有的因早期引流不畅，细菌毒力强，难以控制，形成了慢性脓胸。少数是因病情复杂，伴有严重的肺炎、肺脓肿、支气管胸膜瘘等不易治愈。在慢性化脓性胸膜炎，胸膜内纤维组织增生，形成广泛粘连及局限性脓腔。脓腔虽经引流，由于脓腔壁坚厚，脓腔不能缩小，感染也不能控制。脏层胸膜肥厚，上面覆盖一层纤维组织板，使肺不能膨胀，影响呼吸功能。壁层胸膜也增厚，使肋间隙变窄，胸廓塌陷，脊柱侧凸和后凸。患儿为慢性病容、消瘦、贫血及低蛋白血症，严重时有下肢水肿，并有低热、无力、食欲缺乏等慢性中毒症状。咳嗽一般为干咳，伴有支气管胸膜瘘时，则有剧咳及大量痰液咳出。呼吸功能降低，可引起气急及杵状指。

对于病程较久，脏层胸膜已显著增厚，肺不能扩张，则需做纤维板剥脱术，使肺膨胀，以恢复正常呼吸功能。该手术创面较广泛，出血较多，必须做好输血准备。胸廓成形术给患儿造成严重畸形，损害肺功能，不宜采用。

1. 麻醉前检查

注意有无贫血、低蛋白血症、血容量不足、低热等慢性中毒症状。呼吸、循环受累程度和有无支气管胸膜瘘及瘘的大小。

2. 麻醉要点

选用静脉或吸入麻醉诱导，也可辅用肌肉松弛药插管。并发支气管胸膜瘘者，面罩加压给氧时供气量应适当加大。维持用药及装置无特殊要求，通常采用双肺通气。根据手术剥离纤维板的进展情况，随时将肺适当吹张，以利于术者操作和预防复张性肺水肿。有支气管胸膜瘘或剥离过程中脏层胸膜破损者，可有不同程度漏气，适当加大氧流量，可不致影响控制呼吸的实施。遇有血液或脓液进入呼吸道，应及时吸出。由于剥离面广且有炎症而出血量较多，应及时输血，防治休克。病程短，剥离后肺迅速膨胀者，有发生复张性肺水肿的可能。坚持合适的控制呼吸，使肺逐渐膨胀，预防缺氧。

（赵宗辉）

# 第三节　小儿腹部手术

## 一、腹股沟管疾病

1. 病理生理

（1）腹股沟疝：指腹内脏器或组织从腹壁缺损向外突出称为疝。当疝不能减小或还纳至正常位置时，称为嵌顿。疝内容物血供损害时，称为绞窄。小儿腹股沟疝是由于腹膜鞘状突未闭造成，外科手术时间约15分钟，手术除对腹膜囊的短时牵拉外，手术刺激小。鞘膜积液、精索囊肿无论在外科手术或麻醉技术方面都与之相仿。

（2）隐睾症：当睾丸持续未能进入阴囊时称为隐睾症。完全性隐睾多在腹腔内，不完全性则位于腹股沟高位或低位，最常见的是位于腹股沟下段，手术持续时间因睾丸位置的差异而有所不同，约30分钟。

2. 麻醉要点

鞘膜积液及斜疝修补术属于择期手术，手术时间较短，除6个月以下小儿，不一定必须气管内插管。喉罩可以替代插管或由有经验的医师实施面罩麻醉下自主或辅助呼吸，有通气障碍时再行气管内插管，全身麻醉联合局部浸润、骶管阻滞或髂腹股沟 / 髂下腹神经阻滞可减少术中全身麻醉药用量，且有利于患儿术后镇痛。类似手术采用骶管阻滞复合全身浅麻醉（非插管全身麻醉），除有禁忌证外，不失为一种替代气管内插管全身麻醉的好办法，全身麻醉药用量少，呼吸抑制轻，镇痛完全，平面理想，并且术后有良好的镇痛效果，这种技术主要适用于体重 25 kg 以内的小儿。最大容量是加肾上腺素的 0.25% 或 0.19% 丁哌卡因，最大剂量不应超过 2 mg/kg。也可配合其他局部区域阻滞的方法。

3. 注意事项

（1）合并嵌顿疝和肠梗阻的患儿应按饱胃处理，麻醉前应进行胃肠减压，治疗原则同肠梗阻。

（2）如果麻醉偏浅，隐睾手术牵拉精索时的疼痛反射可诱发喉痉挛和心动过缓。

## 二、小儿腹腔内肿瘤

1. 病理生理

小儿腹部肿瘤多为恶性，常位于腹膜后。尽管肿瘤的放疗及化疗已取得相当进展，然而手术乃是腹部肿瘤的主要治疗手段。神经母细胞瘤和肾胚胎瘤是最常见的实质性肿瘤，其次为畸胎瘤、肝脏肿瘤和横纹肌瘤，肿瘤的体积可对患儿消化道、呼吸动力学以及全身情况产生不利影响。为了缩小肿瘤体积和提高疗效，术前常给予化疗，而化疗可对全身情况、心及肾功能、生化尤其是血液学产生影响，应评估有无贫血及低血容量，对外科肠道准备非常重要。有些患者术前进行化疗，常会有不可逆的心肌病，应注意收集病史，根据体格检查、辅助心电图、胸部 X 线检查及超声心动图进行评估及观察是否有心脏储备功能的降低，手术期间出血危险大，故术前备足血液制品是必须的。

2. 麻醉要点

（1）常规快诱导气管内插管，持续机械通气，维持以充分的镇痛、肌肉松弛和控制呼吸，可提供腹肌松弛满意的手术视野。在肢体开放 2 ～ 3 条血管通路，进行中心静脉压和有创动脉压置管的基本监测，以便在血流动力学监测下有效补充血容量。还应放置导尿管及胃管，并进行体温、脉搏血氧饱和度（$SpO_2$），以及呼气末 $CO_2$ 分压（$P_{ET}CO_2$）监测，必要时检测血生化和做血气分析。

（2）注意血流动力学稳定，特别是肿瘤压迫、包绕或浸润大血管产生的出血危险。年龄越小，安全性越差。应避免代偿不足的低血容量或输液过度的高血容量。因有持续的渗血、液体冲洗、隐蔽的损失，很难估计失血量，肝功能受损或大量输血可发生凝血功能障碍，所以要密切监测血压、脉率和中心静脉压。尿量的监测也利于评估患者血容量状态。

（3）动静脉通路开放在上肢，是因肿瘤或手术操作可能造成下腔静脉和腹主动脉的血流阻断。翻动肝脏则可造成一定的下腔静脉压迫，从而使下腔静脉回流受阻，动脉压骤降，以及突发心动过缓，甚至心搏骤停，手术医师应随时准备暂停手术，实施压迫止血，以配合麻醉医师纠正血流动力学变化。

（4）手术时间长和大面积腹腔开放会使体温降低，必须保持足够的室温，放置电热毯、加温冲洗液和静脉液体。

3. 注意事项

患儿术后通常需要机械通气支持，辅助呼吸可能需要几日时间，因而需要准备重症监护。

### 三、先天性胆管发育畸形

1. 病理生理

先天性胆管闭锁、先天性胆管发育不全、先天性胆总管囊肿均可引起婴幼儿阻塞性黄疸。先天性胆管闭锁是肝内外胆管呈膜状或条索状闭锁。先天性胆管发育不全是肝内外胆管细小，胆汁引流不畅，而出现胆汁淤滞性肝大及黄疸，其病因学尚无统一结论。先天性胆总管囊肿患者常有腹痛、腹部肿块、黄疸三大典型症状，间歇性黄疸为其特点。大部分阻塞性黄疸患儿有肝脾大，个别患儿有发绀及杵状指，晚期可出现腹壁静脉怒张、腹水及严重的凝血功能障碍。为提高手术成功率，一经确诊，应在积极术前准备的同时及时手术，重建胆管。

2. 麻醉要点

（1）手术多为较小婴儿，手术持续时间较长，一般为3～4小时。腹部行较大的横切口，可能出血较多，必须在上肢开放2条静脉，最好备新鲜浓缩红细胞及冷冻血浆。

（2）麻醉药选择应以不加重肝负担为原则，尽量减少静脉全身麻醉药用量，以免加重肝损害和药物蓄积。诱导插管可选用静脉注射丙泊酚或1%硫喷妥钠，辅用肌肉松弛药（维库溴铵或泮库溴铵），麻醉维持用麻醉性镇痛药复合异氟烷。

（3）探查肝门时必须翻动肝脏，可导致下腔静脉回流受阻，引起低血压，用4%白蛋白10 mL/kg扩容有较好的预防作用。对于黄疸患儿，副交感神经系统处于敏感状态，故插管或术中操作可引起心动过缓，术前、术中应备有阿托品。术中保持液路通畅，及时补充新鲜血液，手术时间较长者，患儿体液丢失较多，应充分补液并注意保暖。

3. 注意事项

（1）胆管功能障碍，维生素K合成减少，再加患儿多有不同程度的肝损害，引起凝血因子Ⅱ、Ⅶ、Ⅸ、Ⅹ生成障碍，有自然出血倾向。所以术前3日肌内注射维生素K，补充葡萄糖及B族维生素、维生素C、维生素D，如果有贫血，及时输血，纠正水、电解质紊乱和酸碱失衡。

（2）术后防止感染，保持胆汁引流通畅，加强呼吸道管理，预防腹水，严密监测并注意保持水、电解质平衡。

#### 四、择期脾切除术

1. 病理生理

小儿择期脾切除的主要指征是溶血性贫血，包括遗传性球形红细胞增多症及血小板减少症。前者由于红细胞的膜结构改变，而致使红细胞在脾内被破坏。因此，脾切除手术是此病真正的根治性措施。其他溶血性贫血中，如珠蛋白生成障碍性贫血（又称地中海贫血）（β 或 α 球蛋白链合成降低），镰状细胞贫血（β 链结构异常引起的病态 S 血红蛋白）或葡萄糖 –6– 磷酸脱氢酶（G6PD）缺乏，只有当核素检查证明是溶血性贫血时，才是脾切除的指征。慢性血小板减少性紫癜病例，只有当皮质激素治疗无效时才考虑脾切除。

2. 麻醉要点

（1）患者大多为 6 ～ 10 岁儿童，可常规快诱导全身麻醉气管内插管，以肌松静—吸复合麻醉维持。

（2）对血小板减少的病例，气管内插管和放置胃管时应轻柔操作，以避免黏膜损伤而导致出血。

（3）对镰状细胞贫血，应避免低氧血症、心血管抑制、静脉淤滞以及低温。应注意脉搏血氧饱和度监测。

3. 注意事项

（1）手术应在近期无任何感染情况下进行。

（2）溶血性贫血病例，必要时可以于术前输入浓缩红细胞，以使血红蛋 A 在 100 g/L 左右。

（3）血小板减少病例，术前输注血小板无效。注意避免术前肌内注射用药。

（4）如果较长时间应用皮质激素治疗的患儿，诱导前必须注射皮质激素。

（5）重症珠蛋白生成障碍性贫血，可发生输血后铁的超负荷，特别是对心脏负荷的影响，故术前应摄胸片，进行心电图和超声心动图检查。

#### 五、急性阑尾炎和腹膜炎

1. 病理生理

急性阑尾炎的病理生理变化是阑尾腔堵塞继发细菌过度繁殖，阑尾肿胀。延误治疗会使过度肿胀的阑尾坏疽、溃破而导致腹膜炎和脓肿形成，急性阑尾炎高发于 10 ～ 19 岁。穿孔发生率为 30% ～ 45%。阑尾炎发病一旦诊断明确，应立即手术。

2. 麻醉要点

（1）评估患儿体液和电解质状态，注意补液和血容量的补充。高热应采用物理降温等手段控制体温。

（2）麻醉可根据患儿的年龄、体重和全身情况，采用快诱导气管内插管全身麻醉，用吸入麻醉、麻醉性镇痛药和肌肉松弛药维持麻醉。

3. 注意事项

（1）腹膜炎、不同程度的肠道梗阻以及发热等，造成血管间隙的消化道第三间隙积存了大量体液和电解质，这样形成的肠腔内水、电解质潴留，导致离子和血容量的失衡。因此，补充液体以及必要的扩容是急腹症患儿麻醉的先决条件。

（2）急腹症患儿因胃与食管压差的逆转，即使几小时未进饮食，也必须视为饱胃处理，术前置胃管是必须的。急腹症患儿手术麻醉的主要危险是反流与误吸，且被动性反流的危险最大。因此，麻醉医师要始终注意采取预防性措施，如使用带套囊的气管导管清醒表面麻醉下插管等。

## 六、急性肠套叠

1. 病理生理

急性肠套叠是任何一段肠管套入其下游的另一段肠管内。男性多于女性，多发生在2～12个月的婴儿。病因可能与病毒感染及其导致的淋巴结肿大有关。约90%的肠套叠发生于回肠、结肠。其他为回肠—回肠和结肠—结肠型，主要症状为腹痛、便血及腹部包块。其他症状有腹泻、呕吐、发热及脱水等。也可出现神经系统体征如嗜睡等。新生儿则表现为急性坏死性小肠结肠炎的症状。

2. 麻醉要点

（1）肠套叠患儿误吸发生率高，麻醉诱导应注意反流。

（2）如果患儿血流动力学状态不稳定，麻醉药可选用氯胺酮、依托咪酯等对心血管无抑制的药物。

（3）钡灌肠或空气灌肠纠正肠套叠成功率为80%，但必须有麻醉医师在场。

3. 注意事项

同急性阑尾炎。

## 七、腹股沟嵌顿疝

1. 病理生理

同腹股沟疝，当腹股沟疝囊不能还纳，并发生疝内容物缺血性损害时便发生嵌顿。最常见于6个月以内的婴儿。

2. 麻醉要点

患儿往往有早产史，通常呼吸暂停发生率高，故多采用气管内插管全身麻醉，术中保障呼吸道通畅，做好呼吸管理，关注呼吸功能变化。

3. 注意事项

密切注意呼吸道状况，防止围手术期呼吸道梗阻，避免机体缺氧与二氧化碳潴留。

## 八、肝功能障碍

### 1. 病理生理

肝为机体的重要消化器官，具有胆红素代谢、蛋白质合成、凝血因子的生成、碳水化合物代谢和药物的生物转化等生理功能。肝生理功能多且潜力巨大，难以用简单的功能试验准确判断肝的多种功能。除非病情严重或全肝病变方可有明显的肝功能试验异常。比较敏感的功能试验为血清胆红素、白蛋白含量以及凝血酶原时间。凝血酶原主要在肝内合成，合成中需要维生素 K 参与，如果患儿无维生素 K 缺乏或经过维生素 K 治疗，而凝血酶原时间延长超过 6 秒者，说明有明显肝损害。严重肝损害时，血清胆红素 > 51.3 μmol/L，白蛋白 < 30 g/L。患儿如营养状态极差，同时患有肝硬化、病毒性肝炎或梗阻性黄疸时，其肝功能亦可能明显受损。按患儿肝病种类、症状体征及化验检查进行综合分析，即可判断肝功能状态。

### 2. 麻醉相关问题

（1）肝耗氧量较大（占全身耗氧量的 1/3），任何麻醉技术和手术操作都会影响肝血流（LBF），肝血流的减少可导致肝细胞缺氧，从而加重肝功能的损害，故术中应避免低氧、低血压、二氧化碳潴留以及大剂量血管收缩药的应用。手术操作可引起内脏血管阻力增加，肝血流减少，上腹部比下腹部手术明显，肝胆手术较上腹部手术更甚。因此，肝病患儿有肝功能受损或在肝炎急性期，麻醉手术后并发症多，死亡率高，需充分准备后方可实施。

（2）麻醉应尽量选择对肝功能影响较小的局部麻醉、神经阻滞或椎管内阻滞。在凝血功能正常的患者硬膜外阻滞后，每搏量增加，心率缓慢，平均动脉压和外周血管阻力减小，肝动脉总血流和肝总血流有增加趋势，肝血管阻力减小，使肝血流增加。但若阻滞平面过广，发生有效循环血容量不足时，肝血流会随血压呈比例地下降。部位麻醉可在基础麻醉下实施，术中可辅助用药以保持患儿安静。

（3）所有麻醉药都可引起肝血流减少，吸入麻醉药除氧化亚氮外，地氟烷、恩氟烷和异氟烷都减少肝血流，其中异氟烷影响相对较小。静脉麻醉药中氟哌利多、氯胺酮、芬太尼、劳拉西泮对肝功能无明显影响，可以选用；硫喷妥钠、哌替啶、地西泮、咪达唑仑、丙泊酚及普鲁卡因静脉麻醉，均可使用，但须减少用量。维库溴铵主要经肝排泄，肝功能不良患者阻滞时间可明显延长，阿曲库铵不受肝、肾功能和循环功能变化的影响，仅分布容积增加。在肝硬化患者，这些药物需要用较大的首次剂量才能达到完善的肌肉松弛。肝功能障碍患者血浆胆碱酯酶含量和活性有不同程度的下降，因而琥珀胆碱作用时间延长，麻醉性镇痛药哌替啶半衰期较正常人延长 1 ~ 1.5 倍，血浆清除率下降 50%，但分布容积和与蛋白结合基本不变。吗啡和芬太尼经肝代谢，用药后血浆游离成分增加，药效增强。芬太尼分布容积增大，肝硬化患者用芬太尼后半衰期延长 4 ~ 5 倍，应用时特别小心。尤其是新生儿和小婴儿肝病患者，对麻醉性镇痛药特别敏感，这类患儿用药一定予以气管和呼吸支持或尽量不用。

3. 麻醉要点

（1）术前准备主要是纠正凝血功能障碍、预防感染和防止术中低氧血症和低血压。预防性抗生素应用，备新鲜血及血浆。梗阻性黄疸的凝血功能障碍主要是补充维生素 K。如果条件允许，肝病患儿麻醉前还应给予高蛋白、高糖和低脂肪饮食，增加血浆蛋白，增加肝糖原储备，有利于保护肝。

（2）麻醉最好选择部位麻醉或气管内麻醉加硬膜外阻滞。完善的硬膜外阻滞可减少或避免使用镇痛药和肌肉松弛药，减少镇静药的使用，利于患儿术后复苏。因患儿血浆胆碱酯酶含量及活性降低，应注意局部麻醉药使用；有出血倾向的患儿应避免使用硬膜外阻滞。

（3）入手术室即监测血压、脉搏、呼吸、血氧饱和度和心前听诊，诱导前充分供氧，术中出血患者开放 2 条静脉，最好是上肢。术中处理重点是维持患儿体温、充分供氧和防止低血压。5% 葡萄糖注射液以 4 mL/（kg·h）持续输入并反复监测血糖，第三间隙丢失用乳酸钠林格液补充，严格计算失血量，及时补充血容量以维持血流动力学稳定。术后送 ICU，待患儿完全清醒后拔除气管导管。此间尤其应注意血压和意识的监测，并注意是否尿少。

4. 注意事项

（1）术中严格避免低氧血症和 $CO_2$ 潴留，避免低血压。

（2）出血患者给予新鲜血和新鲜血浆。

（3）注意减少麻醉药用量，注药速度应缓慢，以预防心肌抑制。

（4）避免插管应激反应。

（5）工作人员皮肤伤口接触 HBsAg 阳性物质，应于 7 日内注射乙肝免疫球蛋白（HGIg）。乙肝母亲的新生儿出生后 24 小时内及出生后 1 个月、4 个月、12 个月时各注射 1 次 HBIg，或乙肝疫苗与 HBIg 一起注射。

（6）手术结束后，应送至 ICU 继续呼吸支持和维持血流动力学稳定，如果患儿未能及时清醒，应警惕肝昏迷的可能。

（赵宗辉）

# 第四节　小儿普外科及泌尿外科手术

## 一、术前准备

### （一）病情评估

腹部手术患儿可能存在胃肠疾病、肝胆脾疾病、泌尿系统疾病及胰腺疾病等。术前首先详细了解手术疾病的病史，了解已做的化验和辅助检查。

1. 容量改变

胃肠道疾病的患儿因不能进食、呕吐、术前胃肠减压等，术前液体状态的估计非常重要；外科疾病本身也可以引起容量方面的严重紊乱，产生低血容量和贫血，体液丢失的病史包括以下几类。①出血：来源于胃肠道，包括肝脾破裂、溃疡、肿瘤、食管静脉曲张、血管发育异常等；②呕吐或胃引流：可以导致明显的体液丢失，尤其在伴发肠梗阻的患儿；③腹泻：由肠疾病、感染或用泻药做肠道准备所致腹泻；④体液分隔：肠梗阻时体液分隔至肠腔或腹膜炎时分隔至间质组织；⑤发热：发热增加不显性丢失。

低血容量的体征：脱水貌、心率增快、血压降低，可以表明轻度至中度低血容量，严重的低血容量引起心动过速和低血压。黏膜干燥、皮肤斑纹、皮肤充盈及皮温降低、意识淡漠。实验室检查包括血细胞比容、血清渗透浓度、血中尿素氮、肌酐比、电解质浓度和尿量等，这些检查有时有助于容量缺失的评估。但没有一项实验室检查可肯定地表明血管内容量状态。

2. 代谢及血液学紊乱

常发生在需要紧急行腹部手术的患儿。低钾血症伴代谢性碱中毒常见于大量胃液丢失的小儿（呕吐或鼻胃管引流）。大量腹泻或败血症能引起代谢性酸中毒。脓毒症也能引起由弥散性血管内凝血所致的凝血障碍。

3. 肝功能异常

拟行肝、胆、脾手术患儿的肝功能常有不同程度的异常，如黄疸、低蛋白血症、血清转氨酶增高等。还可能并存其他器官的功能障碍，包括肾功能不全、凝血功能异常等。

4. 肾功能不全

严重泌尿系统疾病患儿可伴有肾功能不全、贫血及离子紊乱。肠梗阻、腹膜炎、失血性休克等患儿由于灌注压过低，可导致少尿、无尿。

### （二）麻醉前准备

所有行腹部急诊手术的患者均应按饱食处理：行胃肠减压，术前用药可包括组胺受体拮抗药和口服非颗粒状抗酸药。积极补液非常重要。禁食、水的患儿补充生理需要量的液体和葡萄糖，脱水和低血容量患儿应补充缺失量。失血者还应纠正贫血。

危重患儿应给予吸氧，使血氧饱和度不低于95%。纠正代谢性酸中毒和离子紊乱。经积极补液后血压仍过低时，可给予正性肌力药物支持循环。导尿监测，每小时尿量指导输液治疗。

急腹症患儿术前不用镇痛药，以免耽误病情的观察。感染患儿给予抗生素治疗。嗜铬细胞瘤患儿需扩容以控制高血压，降压药物可服用至术晨。

## 二、术后处理

### （一）术治镇痛

消化道手术的患儿因术后需要禁食、水，限制了口服镇痛药物。年长儿童上腹手术者可用吗啡静脉 PCA，或使用直肠内栓剂。下腹部或会阴部手术患儿复合骶管阻滞或硬膜外阻滞时，可在注入的局部麻醉药里加用单次剂量的吗啡用于术后镇痛。保留硬膜外导管者也可采用硬膜外 PCA 法镇痛。

### （二）术后保温

腹腔手术患儿体温散失快，腹腔内盐水冲洗液可导致体温下降，年龄越小，影响越明显。术后患儿低体温的发生率较高，所以术后应注意保温，防止体温的进一步下降。小婴儿可放入保温箱内，促进体温回升至正常水平。

### （三）监测

一般患儿术后应监测血压、脉搏、呼吸、体温、ECG、$SpO_2$，急重症患儿如失血性休克、肝移植患儿等还应监测尿量、CVP、心排血量、血气分析、肝肾功能等特殊指标。腹腔大手术后引流量的监测至关重要。

### （四）呼吸循环支持

腹部手术后患儿由于腹带、弹性绷带等的束缚限制了腹部的呼吸运动，加上切口的疼痛，呼吸功能下降。术后均应吸氧。危重患儿需要直接转入 ICU 进行进一步的呼吸支持。出血量多的患儿应估计好循环容量及测定血红蛋白，及时输血、补液，维持循环稳定。

### （五）营养支持

胃肠道手术患儿术后需要一定时间的禁食、禁饮，应注意营养支持。较大手术前，可行中心静脉置管，术后予以静脉高价营养。肠梗阻等危重患儿术后仍要注意纠正电解质紊乱，维持酸碱平衡。

## 三、常用麻醉方法

麻醉方法的选择取决于病情、手术过程及麻醉医师的经验和技能。通常以全身麻醉为主，可复合局部麻醉、神经阻滞或区域阻滞，复合局部麻醉，可以维持较浅的全身麻醉深度。

### （一）全身麻醉

1. 优点

（1）可获得安全的呼吸道保护。

（2）保证充足的通气。

（3）作用迅速，节省时间。

（4）麻醉深度及时间具有较好的可控性。

（5）可使用肌肉松弛药，保证充分的肌肉松弛。

2．缺点

吞咽反射消失或减弱，诱导和插管时有引起误吸的危险。

3．方法

吸入全身麻醉，全凭静脉麻醉，复合全身麻醉。

### （二）椎管内麻醉

通常用于年长儿童的下腹部手术（如疝修补、阑尾切除、会阴部手术），因小儿在清醒状态下难以配合手术，多采用复合全身麻醉，或使用较深的镇静。骶管阻滞应用最广泛，如肛门手术、泌尿外科的会阴部手术等，经骶管向上置入硬膜外导管也可进行较高平面的手术。硬膜外阻滞可产生节段性神经阻滞，也可用于年长儿童的上腹部手术。

1．优点

（1）肌肉松弛良好。

（2）肠管收缩，手术野易于暴露。

（3）肠管血液供应增加。

（4）可用于术后止痛。

（5）术后恢复较快，减小临床护理的难度。

2．缺点

（1）有一定的失败率。

（2）低血容量的患儿应用椎管内麻醉可引起低血压。

（3）手术牵拉疼痛难以完全消除，年幼患儿不易配合。

（4）高平面阻滞可抑制呼吸功能，尤其是应用复合镇静剂、止痛剂时更易发生。

（5）硬膜外阻滞时有发生局部麻醉药毒性反应的危险。

### （三）麻醉注意事项

1．补液

腹部手术的患儿除术前易于丢失液体外，术中的液体丢失也十分明显，应予以适当的补充。术中液体丢失的原因如下。

（1）出血：失血量可以从手术野、吸引瓶及血纱布的血量进行估计。但手术单下及肠管内的血量难以计算。

（2）腹膜、肠管及肠系膜水肿：多因手术操作损伤毛细血管内膜引起。

（3）蒸发：因腹腔内脏器暴露于空气中，可引起明显的蒸发失水，失水量与暴露面积有关，一般为 7 ~ 15 mL/（kg·h）。

（4）腹水的放出可使腹内压突然降低，除引起低血压外，还可引起腹腔内脏的水肿。

（5）各种引流液。

2．放置经鼻胃管

（1）腹部手术的患者常需要放置胃管，可将胃内气体及液体吸出。但饱胃者的胃内食物难以经胃管吸出，应予以注意。

（2）术前放置胃管可妨碍面罩与面部密封接触，影响麻醉诱导的正压通气。同时胃管的置入可使食管括约肌松弛，并起引流条作用，使胃内液体反流。

（3）全身麻醉者术中放置胃管较困难，可在喉镜直视下插入，也可先将气管导管插入食管，再经此导管将胃管置入。

3．呃逆

呃逆为膈肌痉挛的表现，可自发发生，也可由外界刺激引起。终止方法：①去除对膈肌的外界刺激，如胃扩张、拉钩、纱布、血块等；②适当加深麻醉或给予肌肉松弛剂。

4．$N_2O$ 的应用

吸入 $N_2O$ 10 分钟内可使空腔脏器的容积增加 1 倍，因此，肠梗阻患儿禁忌使用。

## 四、普外常见手术

### （一）消化道穿孔

新生儿发生消化道穿孔的常见疾病是新生儿坏死性小肠结肠炎，新生儿胃穿孔的发生率比较低。其他年龄段可以引起消化道穿孔的疾病有急性阑尾炎、溃疡性结肠炎、外伤等。

新生儿坏死性小肠结肠炎的病理所见是小肠、结肠局限性或广泛坏死性炎症，多见于早产儿，尤其是低出生体重儿。回肠最常受侵犯，然后依次是升结肠、盲肠、横结肠、直肠。受累的肠黏膜缺血坏死，并发肠穿孔。该病发病急，主要临床表现有腹痛、腹胀、呕吐、腹泻、便血，体温不稳定、精神萎靡。早产儿容易有呼吸暂停、心动过缓。腹部 X 线检查可见肠间隙和门静脉积气。消化道穿孔后，膈下可见游离气体。消化道穿孔后往往引起腹膜炎，可导致水及电解质紊乱、内毒素性休克，血小板减少产生凝血障碍。后期可引起多系统器官衰竭。治疗包括禁食、胃肠减压、静脉输注高能营养液、纠治贫血和凝血障碍、应用抗生素。抗休克可使用糖皮质激素和正性肌力药。肠穿孔常需要手术治疗。

1．麻醉前准备和评估

补充血容量，同时要考虑第三间隙损失量。如果补充容量后血压仍然没有得到改善，就需要使用正性肌力药物。术前行血气分析，测定血细胞比容、血糖浓度和凝血检查。输注浓缩红细胞、新鲜冷冻血浆，维持 HCT 在 40%～45%。输新鲜血小板以纠正血小板减少。纠正酸碱紊乱。

2．麻醉处理要点

（1）新生儿采用清醒气管内插管，吸入七氟烷或异氟烷维持麻醉。可加用芬太尼，但禁止使用 $N_2O$，避免增加肠内及腹腔内积气。静脉注射维库溴铵维持肌肉松弛。年长儿可用静脉诱导。

（2）重症患儿应动脉置管直接测压，确保动、静脉通路顺畅。新生儿特别是早产儿不能用纯氧长时间进行通气，应使用空氧混合气体，吸入氧浓度调整至可满足氧供的要求水平即可。

（3）根据患儿状况和 CVP 指导输液，新生儿静脉输注的液体应加温，术中监测体温，做好保温。

（4）进腹后突然减压的过程中，要注意血压变化，补充晶体液和胶体液，维持血压。

（5）危重患儿术后送至重症监护病房进行监护和通气治疗。

### （二）肝母细胞瘤

小儿时期肝的恶性肿瘤与成人不同，其中最常见的是肝母细胞瘤，约占儿科肝肿瘤的25%，发病与先天性肝脏异常如先天性胆道闭锁、家族性胆汁肝硬化、高氨酸血症等有关。肝母细胞瘤多发生在 1 岁以内，1 岁以内的发病率为 45%，1 ~ 4 岁为 20%，4 岁以上则少见。母细胞瘤多在肝右叶，1/3 双侧，早期为单一的瘤体，向周围肝组织浸润扩散，致使肝脏呈结节状肿大，并在大范围内侵及静脉和肝血管的分支。胎儿型的瘤细胞近似小婴儿的肝细胞，两者明显不同的是，瘤细胞的胞液中含丰富的颗粒，瘤组织中缺乏完整的肝小叶。

肝母细胞瘤多以上腹部膨满及上腹部肿物而就诊，患儿食欲减退、体重减轻、贫血进行性加重，时有腹痛，但黄疸较少见。有时以发热为初发症状。体格检查时可扪及弥漫性增大的肝，肿块质地较硬，表面光滑，亦可呈凸凹不平的结节状，腹胀，约半数有腹壁静脉曲张。实验室检查：90% ~ 100% 的患儿血清甲胎蛋白（AFP）增高，也可见胆固醇增高、碱性磷酸酶增高、血小板减少、红细胞减少，早期肝功能正常，晚期肝功能紊乱，白蛋白减少。

肝母细胞瘤的治疗以手术切除肿瘤为主，近年来手术切除率及长期存活率已有明显提高。由于小儿肝的再生能力强，只要保存 20% 以上的正常肝组织就能维持生命，因此应争取肿瘤全部彻底切除。应根据肿瘤的大小、部位选择术式，行肿瘤切除、肝叶切除、半肝切除或扩大的肝切除。过去小儿广泛肝切除在手术期病死率高于 11%，主要死因是术中大量失血，为此国内外许多学者采用各种肝血流阻断技术，以减少术中出血。目前常用和改良的方法是常温下阻断第一肝门，在肝下方、肾静脉上方阻断下腔静脉，同时在膈肌下阻断肝上、下腔静脉，不阻断腹主动脉，此法简便、安全，对血流动力学影响较小，能有效地控制出血。

1. 麻醉前评估

术前应详细了解病情，患儿可一般状态差，常伴消瘦、贫血、膈肌抬高，限制腹式呼吸。查体时注意患儿的呼吸型及频率、全身循环状态，腹部触诊注意肝的大小、体表静脉环流情况。注意血细胞比容和低蛋白程度。通过影像学检查了解肝脏肿物的大小及与周围器官的关系。

2. 麻醉前准备

术前下胃管，行胃肠减压。纠治贫血、低蛋白，准备好全血和新鲜冷冻血浆以备输血。补充维生素 K。

3. 麻醉处理要点

选用气管内插管全身麻醉。吸入七氟烷诱导或静脉诱导，吸入七氟烷或异氟烷维持浅全身麻醉，可复合吸入 $N_2O$ 或静脉注射芬太尼加强镇痛效果，使用顺式阿曲库铵或维库溴铵维持肌肉松弛。开放上肢静脉和中心静脉，以便快速输血，保证术中输血量和速度，使之与出血相近。术中阻断门静脉及肝动脉的时间常温下不应超过 20 分钟。监测直接动脉压、CVP、尿量，维持正常的血容量和灌注压。出血量较大时，应监测凝血功能，补充新鲜血浆、凝血因子等。

4. 术后处理

因凝血功能差，手术创面渗血多，术后应注意引流量。密切监测血压、CVP、血常规等，补充继续失血的容量和纠正血容量不足。保留的肝脏过小或因手术麻醉的损伤，肝功能失代偿，可能出现肝性昏迷。应监测血氨和肝功能的各项指标。术后镇痛避免使用吗啡。

### （三）胰岛细胞增多症

胰腺内分泌肿瘤是胃肠道内分泌肿瘤的一部分。胰岛细胞增多能引起相应激素过多的症状，偶有胰腺内分泌肿瘤能分泌一种以上或多种肽激素者，称为胰腺多种激素分泌肿瘤。

胰岛素瘤或称胰岛 B 细胞瘤，亦称内源性高胰岛素血症，可发生于小儿任何年龄，是临床上最多见的一种胰岛细胞瘤。大多数为良性，恶性者占 10% ~ 16%，好发于胰体和尾部，异位胰岛素瘤的发生率不足 1%，临床表现为胰岛素过多或低血糖综合征。良性者手术切除可治愈。典型的临床表现称为胰岛素瘤三联征：①饥饿或活动后突然发生低血糖或昏迷；②急性发作时血糖低于 2.7 mmol/L；③口服或静脉注射葡萄糖后，症状立即消失，低血糖是各种临床表现的基本原因。对于有症状的胰岛素瘤，一经明确诊断，均应及早手术治疗，以免反复发作的低血糖性昏迷导致脑细胞产生不可逆改变。

胰高血糖素瘤是胰岛 A 细胞瘤分泌过量的胰高血糖素所致。60% 以上的病例为恶性，诊断比较困难，往往以皮肤病变就诊。早期手术切除后，皮肤损害和糖尿病可迅速消失。

胃泌素瘤来源于胰岛 $A_1$ 细胞，好发于胰头和胰尾部，胰体部少见，也可见于异位胰腺组织中，肿瘤大小不等，大多数小于 1 cm；可单发，亦可多发，恶性病例占 60% 以上，在明确诊断时已有转移，常见转移部位是局部引流淋巴结和肝，个别可转移至腹壁、脾、骨骼等处。胃泌素瘤患儿临床表现主要与大量胃液、胃酸分泌有关。表现为消化性溃疡及其并发症的症状。

1. 麻醉前准备

对胰岛素瘤患儿，要了解其低血糖发生的次数、时间，了解有无脑组织受损及程度评估，了解肿瘤的部位、大小及手术方案。术前应进行血糖测定，并静脉滴注葡萄糖，维持正常血糖，对高血糖素瘤患儿要了解除胰腺外有无肝等的转移灶。注意胃泌素瘤患儿有无呕血、黑便史，严重呕吐、腹泻患儿可导致水和电解质紊乱，术前应纠正贫血和离子紊乱。

2. 麻醉处理要点

选择气管内插管全身麻醉。吸入七氟烷或静脉诱导，静吸复合维持麻醉。手术部位较深，为方便手术，可使用肌肉松弛药。手术时间长、需胰头部手术的患儿可能出血较多，应开放上肢静脉或中心静脉。胰岛素瘤患儿术中应持续静脉滴注葡萄糖，并根据监测的血糖浓度，随时调整葡萄糖的输入量。一般肿瘤切除后半小时血糖上升，平均每小时上升1.332 mmol/L，胰高血糖素瘤切除后第2日皮肤病变开始好转，糖尿病症状仍需胰岛素治疗数日。术毕，患儿苏醒延迟时，应考虑低血糖或高血糖的因素。

3. 术后处理

术后仍需监测血糖，调整葡萄糖或胰岛素的用量。

### （四）腹腔镜手术

小儿腹腔镜技术已发展至可进行多种手术，包括阑尾切除术、幽门括约肌切开术、胃底折叠术、脾切除术、先天性巨结肠根治术、卵巢囊肿切除术、疝修补术、肾切除术和隐睾牵引术等。与开腹手术相比，其主要的优点是减少手术暴露所造成的组织创伤，减小切口尺寸，从而减轻术后疼痛，有利于早期活动，缩短住院时间。

1. 人工气腹及其对患儿的影响

为了将腹壁与内脏分离，将二氧化碳以一定的压力充入腹腔，造成人工气腹。先进的设备具有自动限制腹内压的功能。腹内压过高可导致患儿一系列的生理学改变。腹内压的大小应在充气设备上显示，以便于监测。一般腹内压设定为 8 ~ 15 mmHg。人工气腹对小儿生理功能有下列的影响。

（1）对呼吸功能的影响：腹内压增高可使膈肌向头侧移位，功能残气量减少（< 3 岁的小儿更低），肺容量减少，胸顺应性减少，潮气量减少，气道压增高，气道阻力增加，胸膜腔内压增高。小儿头低位时影响更明显，而且气道压会随着腹内压的增高而增高。

相同气腹压时，头高位气道压较平卧位下降，而头低位时升高，且升高幅度显著，这可能与头低位时腹腔脏器上移压迫膈肌有关。腹内压增加时还可造成生理无效腔增加，通气血流比例失衡，$PaCO_2$ 增高，间歇正压通气和心排血量减少时更严重。膈肌的上抬使得气管隆嵴向头端移位，可能导致气管导管进入支气管。胃内压增高可能引起反流误吸。$CO_2$ 气腹对婴儿的影响较小儿大。

（2）对循环功能的影响：与成人相比，由于小儿的生理特点，小儿的安全范围较窄，如心排血量要依赖于心率的增加。快速充气可刺激腹膜牵张感受器，兴奋迷走神经，引起心律失常。高碳酸血症和腹内压增高是腹腔镜气腹对循环的主要影响，另外还与患儿的体位、手术时间、注气速度、注气容量、年龄和心血管状态有关。其中高碳酸血症可直接抑制心肌、扩张末梢血管，同时刺激中枢神经系统，增加交感活性，增加儿茶酚胺释放，间接兴奋心血管系统。

腹内压对小儿静脉回流的影响与所用压力的大小有关。腹内压 $\leq$ 10 mmHg 时，腹内容量血管受压可使回心血量增加，心排血量增加；腹内压 > 10 mmHg 时，下腔静脉和其他的内脏血管被压迫，腹部和下肢的静脉回流减少，心排血量也减少。血容量减少或头高位可加重高腹内压的影响。腹腔正压还可经膈肌传至胸腔，使胸腔内压增高，回心血量减少，肺内分流增加，心排血量下降，同时影响心肌的舒缩功能。气腹可使主动脉血流、每搏量降低，体循环和肺循环阻力增加。心指数（CI）改变与所用气腹压力有关，有研究显示为 5 ~ 8 mmHg 时，CI 没有明显改变，甚至可以由于分钟通气量不改变所致的轻度高碳酸血症引起的神经体液作用而使 CI 增加。当腹内压为 12 mmHg 时，CI 平均下降 15%。

（3）对颅内压的影响：腹腔镜手术时气腹可引起颅内压升高，可能通过下述机制。

1）颅内静脉回流受阻。

2）因 $CO_2$ 吸收引起高碳酸血症，后者再引起颅内血管扩张，脑动脉血流量增加，继而引起颅内压升高。

3）头低脚高体位加重了颅内压的增高。

4）在有脑室腹腔分流的患者，分流远端阻塞也许在颅内压升高过程中起些作用。虽然腹腔镜已经很长时间用于小儿，且术后患儿平安无事，但颅内顺应性减少的小儿应为腹腔镜手术的相对禁忌。

（4）气腹对酸碱平衡和内环境的影响：小儿腹膜吸收 $CO_2$ 的速度比成人快。$CO_2$ 弥散入血，使 $PaCO_2$ 升高，形成高碳酸血症。$CO_2$ 的吸收与所用的充气压有关，压力越高，吸收速度越快。$CO_2$ 气腹可导致内环境和酸碱平衡紊乱，且对婴儿的影响大于对小儿的影响，但其酸中毒常能在术后 48 小时和 24 小时恢复正常。门静脉高压的小儿更易发生高碳酸血症，所以对于这种小儿行腹腔镜检查时应尽量减少气腹时间和气腹压，调整通气指标以减少高碳酸血症。气腹时间长的患儿由于大量吸收的 $CO_2$ 缓冲在肌肉、骨骼和组织中，会导致术后早期一个额外的 $CO_2$ 负荷从肺排出，所以呼吸功能较弱的患者应注意。

（5）对体液和内脏的影响：腹腔镜手术较开腹手术的可感和不可感的液体丢失较少，且难估计，通常维持量就可以了，但发生低血压时应怀疑低血容量。增高的腹内压可增加所有内脏的静脉压，减少肝、肾及其他内脏的血流量。但 < 15 mmHg 的腹内压对小儿肾功能影响较小。$CO_2$ 还可使腹水酸化，这也是术后疼痛的原因。

2. 麻醉前准备

（1）术前评估：应充分评估患儿对气腹的耐受性，尤其是对有急性创伤、严重呼吸系统疾病、脑顺应性降低、自发性气胸史、先天性心脏畸形的患儿应慎用。麻醉前应积极治疗并发症，补充血容量，纠正电解质紊乱，合并呼吸道感染者应延期手术。

（2）术前置入鼻胃管，行胃肠减压。减少胃容积，预防误吸，还可以降低外套针穿透腹壁时损伤内脏器官的发生率。

（3）下腹部手术患儿应置入导尿管。

3. 麻醉处理

采用以气管内插管控制呼吸的全身麻醉最为常用和安全。静吸复合麻醉或加椎管内阻滞。术中使用肌肉松弛剂，便于 IPPV，诱导时避免面罩通气压力过高导致胃胀气。尽量使用较低的气腹压力。有学者建议腹内压婴儿 < 10 mmHg，健康小儿 < 12 mmHg。低腹内压可减少气腹对呼吸和血流动力学的影响，还可减少万一发生 $CO_2$ 栓塞的病死率，充气开始应慢，流量应渐进升高至所需的压力，一般以 1 ~ 2 L/min 为宜。气腹后加大分钟通气量，对抗高碳酸血症。通常增加 20% ~ 30% 的分钟通气量就可保持正常的血 $CO_2$ 含量。

术中常规监测呼气末二氧化碳（$P_{ET}CO_2$），以便及时指导通气参数的调整。如用肌肉松弛药的话，应监测肌肉松弛程度并评估手术结束后的残余肌肉松弛。使用食管超声多普勒对心脏进行评估，小的气栓也能得到早期的诊断。

静脉通路应尽量开放在上肢，因增高的腹内压可造成下腔静脉不同程度的压迫。尽量选择带套囊的气管插管，避免由于气道压增高引起的气管插管周围的气体泄漏。术中最好避免使用氧化亚氮，以防止其弥散入体腔，使小肠胀气而影响手术操作。术中血压增高、心率增快，应首先排除高碳酸血症，调整 $CO_2$ 分压至正常水平，如仍不改善，再用吸入麻醉药或瑞芬太尼加深麻醉。慎用血管扩张药或 β 受体阻滞剂。

4. 术中注意事项

（1）所有的腹腔镜手术都应有紧急开腹手术的准备。

（2）可能会出现出血，且可能比较难止，因此，要用较粗的穿刺针开放静脉通路，以保证液体和血液的及时输入。脾切除等大手术应采用中心静脉置管，监测 CVP。

（3）出现难以控制的高碳酸血症时，应注意是否发生了皮下气肿、纵隔气肿、气胸等并发症。一旦确诊，应停止腹腔充气，并查找腹膜外气体来源。

（4）突然出现急剧血压下降、呼气末二氧化碳减少、心律失常、CVP 升高等急性右心衰竭的表现时，应考虑为静脉气体栓塞。

5. 麻醉后处理

（1）手术结束时要求术者尽可能排出二氧化碳以减轻疼痛。伤口部位给予局部麻醉。

（2）术中发生皮下气肿等异常情况的患儿，应在麻醉恢复室继续观察至呼吸功能完全恢复。

### （五）小儿肝移植手术麻醉

肝移植已成为治疗儿童肝功能衰竭的有效手段，我国肝移植近年发展较快，但儿童肝移植仍处于起步阶段。尽管肝移植有了长足的进展，但无论在我国还是在国外，仍是一种复杂、昂贵和病死率颇高的治疗手段，因此，在选择肝移植受体时应极其慎重。由于缺乏合适的供肝，部分活体肝移植成为儿科患者的主要方式。

儿童肝移植适应证主要有如下 5 项。①胆道闭锁；②代谢性疾患，如 $\alpha_1-$ 抗胰蛋白酶缺陷症、尼曼—皮克病 B 型、Wilson 病、囊性纤维病、糖原累积症 I 型和 IV 型、家族性高胆固醇血症、酪氨酸性贫血、戊酮酸血症等；③胆汁郁积性疾患；④急、慢性肝功能衰竭；⑤肝肿瘤。

原位肝移植手术步骤通常分为 3 期。

I 期（无肝前期，肝游离期）：从手术开始至切除病肝。

II 期（无肝期）：从钳夹门静脉和肝动脉开始，至供肝的腔静脉和门静脉吻合完毕，并准备开放移植肝循环。

III 期（新肝期，再灌注期）：从开放下腔静脉和门静脉阻断钳，移植肝恢复供血开始，直至肝动脉、胆总管吻合及关腹结束手术为止。

1. 术前评估

行肝移植前应对受体进行全面评价，包括完整系统的病史及体格检查；肝细胞功能检查；肝组织活检；并发症及其发作间隔；疾病进展分期等。一般应作如下评价。

（1）心脏评价：许多患有肝脏疾患的患儿同时患有先天性心脏疾患，如胆道闭锁患儿可同时有房室间隔缺损，Alagille 综合征常合并有外周肺动脉狭窄，在确定移植受体之前仔细检查患者心脏功能是否适于肝移植是非常重要的。

（2）呼吸评价：部分患有晚期肝脏疾病的患儿可发展成肺动脉分流，后者可伴有或不伴有肺动脉高压，因此发现杵状指等一系列临床体征应引起重视，进一步做相应的肺功能或心导管检查。

（3）神经发育评价：为了评价预后及移植后生命质量如何，有必要确定神经缺陷情况及其是否为可逆性改变，这对于急性肝功能衰竭患儿或继发于严重低血糖症、低氧血症后器质性脑损伤患儿尤为重要。心理或发育评价可通过标准的测验进行。

（4）肝功能评估：终末期肝脏疾病患儿常伴有低蛋白血症、腹水、电解质紊乱、血氨增高等。肝功能衰竭继发血小板减少和凝血功能障碍，术中可能大量失血。

（5）肾功能评估：肝脏疾病还可引起肾功能不全，患儿表现为急性肾小管坏死和肝肾综合征。肝移植是肝肾综合征唯一有效的治疗方法。

2. 麻醉前准备

（1）有凝血功能障碍的患儿术前用药要避免肌内注射，可以选择口服咪达唑仑。术前补充维生素 K，并根据情况输注血小板、冷沉淀物等。

（2）术前开始应用大剂量的类固醇激素和环孢菌素进行免疫抑制治疗。

（3）纠正贫血、低蛋白血症及电解质紊乱。

（4）做好患儿和家属的心理准备。

3. 麻醉方法

采用静吸复合麻醉方法。麻醉诱导药物可选用羟丁酸钠、咪达唑仑、氯胺酮、芬太尼等。若患者情况尚可，丙泊酚和依托咪酯是良好的快速起效的诱导药。肌肉松弛药选用顺式阿曲库铵、维库溴铵。麻醉维持采用芬太尼和阿曲库铵或维库溴铵间断静脉注射，并辅以低浓度异氟烷吸入，氧化亚氮可能引起胸腔和肠腔胀气、气体栓塞，无肝期将增加肠道淤血和循环障碍，应避免使用。

4. 麻醉管理要点

（1）无肝前期。

1）至少开放 3 条粗大的静脉通路，以备术中快速输血和输液。

2）因为术中可能钳闭腹主动脉，有创动脉测压最好选择桡动脉穿刺置管。麻醉诱导后进行中心静脉置管和留置导尿管。放置食管和直肠温度探头监测术中体温变化。

3）术中输血、输液均需要加温，手术床上需铺加热毯，术中注意保温。

4）维持正常的 $PaCO_2$，可使用 $5\ cmH_2O$ 的 PEEP 预防肺不张。

（2）无肝期。

1）阻断肝动脉、门脉及下腔静脉后，静脉回心血量立即下降一半以上，心排血量明显减少，血压下降。此时需要快速补充血容量，预防低血容量休克及代谢性酸中毒。根据血气结果，及时补充碳酸氢钠。

2）阻断后，肠道及下肢淤血，采用静脉—静脉体外转流，可以减少失血量，改善内脏器官血液灌注。但应注意防止发生低温、血栓栓塞和空气栓塞。

3）无肝期可发生血糖下降，输注库存血已提供了葡萄糖，但仍然需要监测血糖。

4）针对大量出血和大量补液，应注意：①血液稀释、纤维蛋白溶解或凝血因子缺乏可加剧出血；②加强监测、血气分析、电解质、血小板计数、凝血酶原时间、血糖、血栓弹性图监测（thrombelasto-graphy，TEG）；③及时补充新鲜血浆和凝血因子。

（3）新肝期：肝上下腔静脉及门脉吻合完毕，开放血流，移植肝血液循环重新建立。此时可发生一系列的症状，称为灌注综合征。表现为严重低血压、心律失常，甚至心搏骤停，与再灌注时释放至血液内的炎症介质以及肝缺血开放后大量酸性代谢产物进入循环有关。治疗措施：在开放前补充钙离子和碳酸氢盐，补充容量使 CVP > 10 mmHg，使用多巴胺和肾上腺素等血管活性药物。再灌注后可能发生以下生理变化。

1）代谢性酸中毒：重建循环后的移植肝细胞内的 $H^+$ 溢出，可使酸中毒加重，应根据血气分析结果，补充 $NaHCO_3$。

2）高钾血症：肝脏离体后可大量释放钾，开放血流时大量的高钾血液突然进入循环，导致高钾血症。必须及时纠正高钾血症，移植后对钾有摄取能力，如移植后血钾仍不下降，说明移植肝损害严重。在重建循环后半小时左右血钾高峰即下降。

3）体温下降：移植肝重建循环后，体温可下降 1.0 ～ 1.5℃，1 小时后体温开始回升，必要时可采取复温措施。

4）凝血功能障碍：移植肝恢复灌注后发生纤溶亢进，可见手术野广泛渗血，可采取输血小板等治疗措施。

5）手术后期常见高血压，与容量负荷过度、肾功能受损、环孢素和类固醇激素治疗有关。对加深麻醉和抗高血压药物的处理效果不佳。可以使用利尿药和血管紧张素转换酶抑制药治疗。

6）手术后期注意事项：移植肝血液循环完全建立后，回心血量突然增加，CVP 上升，应减慢输液速度，预防循环负荷过重。继续纠正代谢性酸中毒和离子紊乱。继续纠正贫血和低蛋白血症。

5. 术后处理

（1）术后患儿转入 ICU 病房继续呼吸支持，维持循环稳定，调整凝血状态，密切监测肝胆功能的恢复情况。注意腹腔引流量，注意水、电解质平衡。

（2）发生出血、胆汁漏、胆道梗阻、肝动脉和门静脉栓塞等并发症，需手术探查。移植肝功能障碍或血管栓塞引起的继发性肝坏死常需要再次肝移植。

（3）肝移植术后免疫抑制剂的应用使得患者对病原微生物的抵抗力下降，应注意无菌操作，以防感染。

## 五、泌尿外科常见手术

### （一）肾母细胞瘤

肾母细胞瘤又称肾胚胎瘤，是儿童时期最常见的恶性肿瘤之一，占小儿肾脏肿瘤的第一位（约占 97%）。肾母细胞瘤发病年龄多在婴幼儿期，集中在 6 个月至 3 岁，个别可在成人发病。男、女性别发病例数相接近；左、右差别也大致相同，约 5% 的患儿双侧肾同时发生肿瘤，它不是对侧转移，每侧病理类型、分期均不相同。该肿瘤多为散发，国外报道有家族史者占比较高，可检出有遗传性。肾母细胞瘤的大小、重量和组织学变异相差很大。肿瘤本身有完整被膜，周围界限清晰，随着肿瘤的增长，被膜可被突破。肿瘤向外生长，可广泛侵及肾周围组织和器官，也可侵犯到下腔静脉。术中瘤栓脱落可能发生肺栓塞。常见的症状包括腹部肿块、血尿、发热、腹痛和高血压。高血压可能是由于肿瘤压迫肾血管，造成肾缺血，进而肾素增多，继发血压升高，肿瘤最常转移到肺部。肾母细胞瘤可并发其他先天畸形，包括：①隐睾、两性畸形等泌尿生殖道异常；②半身肥大；③先天性虹膜缺如；④智力发育迟滞。治疗方法包括手术切除、化疗和放疗。术前放疗可能会损害肺功能。

1. 术前准备

（1）腹腔内巨大肿瘤可能使胃排空延迟，麻醉诱导时容易引起反流和误吸，术前可以使用抗酸药和胃动力药。

（2）患儿常处于贫血状态，术前要做好输血准备。术中可能需要补充凝血因子。

（3）约 60% 的患儿由于肾素分泌增加引起高血压，一些患儿可以表现为严重高血压，需要进行术前和术中的治疗。血管紧张素转换酶抑制剂（ACEI）如卡托普利可以在术前应用。

2. 麻醉处理要点

麻醉方法采用气管内全身麻醉。吸入诱导或静脉快速诱导后进行气管插管。静吸复合维持麻醉。因肿瘤侵犯腔静脉和肾静脉，术中可能发生难以控制的大出血，所以应该在上肢或颈部开放两条静脉通路。术中除了常规监测外，还要监测中心静脉压和有创动脉压。外科操作时可能会压迫下腔静脉，造成血压的突然下降，及时通知术者减轻压迫或暂停操作。术中发生严重高血压，可以增加吸入异氟烷浓度，必要时可采用硝普钠控制性降压。注意保暖，加热静脉输注的液体和血液，以防止体温下降。

3. 术后处理

（1）危重患儿术后常需进入 ICU，以加强监测，采用静脉镇痛。

（2）肿瘤局限于肾本身、手术创伤较小的患儿术后可送回普通病房。

### （二）腹股沟疝及睾丸鞘膜积液

因 6 个月以上的腹股沟疝自愈的机会很少，故应采取手术治疗，而嵌顿性腹股沟疝的患儿应紧急手术治疗。鞘膜积液若体积不大，张力不高，可不急于手术，特别是 1 岁以内的婴儿尚有自行消退的机会。小儿 3 ～ 4 岁时肿物仍不消失，可行手术治疗。大部分行疝修补手术和睾丸鞘膜积液手术的患儿是健康儿童，一般为 ASA Ⅰ级，适合于日间麻醉。

1. 麻醉前准备

（1）术前常规禁食、水。少用或不用镇静药，以免苏醒延迟。

（2）嵌顿疝患儿应及早手术，术前给予补液和抗生素治疗，放置胃管，有肠坏死者备血。

2. 麻醉处理要点

如果患儿 1 岁以上，可以在吸入或静脉诱导后，行骶管阻滞或髂神经阻滞，复合面罩下吸入低浓度七氟烷或异氟烷加氧化亚氮维持浅全身麻醉，术中可以使用短效阿片类药物。不行气管插管，保持自主呼吸，必要时可行辅助通气。6 个月以下婴儿及需要急诊手术的患儿应行气管插管，以便于做好呼吸管理。6 个月至 1 岁的婴儿可不行气管内插管，但应密切监测呼吸和 $SpO_2$，保持呼吸道通畅，必要时使用口咽或鼻咽通气道或置入喉罩，做好辅助呼吸。对于新生儿，应避免髂神经阻滞，因为局部麻醉药的扩散可能使手术视野不清。年长儿童可在基础麻醉下行椎管内阻滞。术后可使用对乙酰氨基酚栓剂镇痛。

（赵宗辉）

# 第五节　小儿骨科手术

## 一、小儿骨科麻醉特点

小儿骨科麻醉的对象是小儿，年龄自新生儿至 14 岁，施行麻醉时必须对与麻醉有关的小儿解剖、生理及药理特点有所了解，才能顺利配合手术。有关小儿麻醉的解剖、生理及药理特点见表 7-2，可供参考。年龄越小，这些特点越明显。除麻醉方法及器械需适合小儿特点外，对小儿骨科手术也应了解。

**表 7-2　与小儿麻醉有关的解剖、生理、药理特点**

| 项目 | 特点 |
| --- | --- |
| 解剖 | 头大，舌大，扁桃体及增殖体大，鼻腔及呼吸道小，分泌物多 |
| | 喉头位置高，会厌长 |
| | 颈及气管较短 |
| | 肋间肌及膈肌较弱 |
| | 残余胎儿循环 |
| | 左心室顺应性低 |
| | 动、静脉穿刺较困难 |
| 生理 | 肺顺应性低，气道阻力大 |
| | 功能残气量（FRC）低 |
| | 血压较低、心律较快 |
| | 心排血量属心律依赖性 |
| | 体表面积 / 体重较高 |
| | 体液总量 / 体重较高 |
| | 体温易于波动 |
| 药理 | 肺泡气麻醉药浓度 / 吸入麻醉药浓度（$F_A/F_I$）升高快 |
| | 全身麻醉诱导及苏醒迅速 |
| | 吸入全身麻醉药最低肺泡气浓度（MAC）较高 |
| | 肝脏生物转化机制不全 |
| | 药物分布容积大 |
| | 蛋白结合率较低 |

小儿四肢手术常放置止血带，使手术在"无血"状态下进行，减少手术出血，但手术野血液色泽不能作为衡量患儿情况的指标，应予注意。止血带充气压力应根据患儿收缩压而定，上肢压力高于收缩压 0.67 ~ 1.33 kPa（5 ~ 10 mmHg），下肢压力高于其收缩压 2.67 ~ 4.0 kPa（20 ~ 30 mmHg），止血带维持时间上肢以 1 小时，下肢以 1.5 小时为限，麻醉医师应在麻醉单上记录止血带充气时间，到时及时减压，等待 10 分钟再充气，止血带充气时间过长，压力过大，均可造成神经损伤及肢体缺血等并发症。

某些骨科手术（创伤、脊柱、髋部手术）出血量多，由于小儿总血容量小，不能耐受大量出血，术前应准备充足血源，术中应保证输液通畅，并及时输血，必要时麻醉期间可进行血液稀释或控制性降压以减少出血量。控制性降压除可减少出血外，还可为手术者提供较清晰的手术视野，从而缩短手术时间，并提高手术安全性。

某些先天性畸形患儿常有潜在的神经肌肉疾病，肌肉受累的患儿应用卤代吸入性全身麻醉药及琥珀胆碱时除易引起恶心、高热外，并有引起心搏骤停的可能，应提高警惕。此外，对先天性骨科畸形患儿还要注意身体其他部位畸形。

骨科手术小儿有些已经采用石膏固定治疗，甚至长期卧石膏床，术前应尽量拆除石膏，以免影响麻醉操作。很多骨科手术结束后需行石膏固定，应作为手术的一部分对待，待石膏固定并成型后再停止全身麻醉，避免麻醉苏醒期躁动，影响石膏固定，影响手术效果。

骨科手术后疼痛常较剧烈，现已明确，小儿同样需要完善的术后镇痛治疗，否则术后并发症可能增多。

## 二、术前准备和麻醉前用药

### 1. 术前准备

小儿由于住院而离开家庭及父母，可产生严重心理创伤，有些矫形外科患儿需进行多次手术，住院时间较长，术前访视时对这些患儿更需关怀和同情，应与患儿建立感情，并对麻醉及手术情况进行必要的解释，减少其恐惧心理，从而避免手术后精神创伤、夜尿等后遗症。应从家长处了解病史及过去史，有无变态反应史及应用特殊药物（如肾上腺皮质激素）史及麻醉手术史。家族中有无遗传缺陷病或麻醉后长期呼吸抑制（可能为假性胆碱酯酶不足或神经肌肉疾病）。体检时应注意患儿体重，并与预计体重［年龄（岁）×2+8 kg］比较，可了解小儿发育及营养情况，有无体重过低或超重，并应注意有无发热、贫血、水及电解质失衡情况，如有上述情况，术前应先纠正后再手术。此外，还应了解拟施手术的体位、手术创伤程度以及可能的出血量。

小儿不易合作，即使应用部位麻醉（包括局部麻醉）也应按全身麻醉准备，以便随时更改麻醉方法。手术前应禁食以免全身麻醉诱导时呕吐误吸，但小儿代谢旺盛，禁食时间过长，可引起患儿脱水、低血糖和代谢性酸中毒。近年研究麻醉前 2 小时小儿口服清淡液体与禁食 8 小时的小儿比较，胃内容物数量基本相同，而患儿术前哭闹现象明显缓解，故主张缩短麻醉前禁食时间，但固体食物、牛奶及含渣饮料仍应禁食 6 ~ 8 小时。目前推荐的小儿麻醉前禁食时间见表 7-3，对以往有呕吐史的患儿，术前仍应禁食 6 ~ 8 小时。

表 7-3　小儿术前禁食时间　　　　　　　　　　　　　　　　　　单位：小时

| 年龄 | 固体食物、牛奶 | 水、清淡流汁 |
| --- | --- | --- |
| < 6 个月 | 6 | 2 |
| 6 ~ 36 个月 | 6 | 3 |
| > 36 个月 | 8 | 3 |

2. 麻醉前用药

麻醉前用药的目的是使小儿镇静，抑制呼吸道黏膜及唾液分泌，减少麻醉期间迷走神经反射及减少麻醉药用量。常用的麻醉前用药包括镇静镇痛药、抗胆碱能药及巴比妥类药，1 岁以下婴儿不用镇静镇痛药，以免引起呼吸抑制，术前仅用阿托品 0.02 mg/kg 肌内注射。1 岁以上小儿除应用阿托品外，可合用镇静镇痛药，常用哌替啶 1 mg/kg 或吗啡 0.04 mg/kg。对术前已有呼吸抑制或缺氧的小儿，禁用吗啡或哌替啶。近年小儿术前常用氯胺酮 4 ~ 5 mg/kg 肌内注射作为基础麻醉，故镇痛镇静药常省略。

小儿麻醉常用药如硫喷妥钠、羟丁酸钠、芬太尼、氟烷、琥珀胆碱等均有迷走神经兴奋作用，氯胺酮使呼吸道及口腔分泌增加，均需用阿托品对抗，故小儿麻醉前用药中阿托品有重要作用，不可省略。阿托品肌内注射作用可维持 1 小时，如手术时间冗长，术中应追加阿托品，追加量是 0.01 mg/kg 静脉注射，术前用药均在术前 45 ~ 60 分钟肌内注射，急诊手术可静脉给药。

为减轻小儿术前注药痛苦，近年提倡术前口服给药，氯胺酮 6 ~ 10 mg/kg 加糖水至 5 mL 口服后 20 分钟起效，持续 45 ~ 90 分钟。也可用咪达唑仑 0.5 ~ 0.6 mg/kg 和氯胺酮 5 ~ 6 mg/kg 混合液口服或滴鼻，用药后 3 ~ 5 分钟入睡，并可耐受静脉穿刺。阿托品 0.05 mg/kg 口服 2 小时达作用高峰，但口味不好且延迟胃排空时间，小儿不适用。术前口服用药不适于易引起恶心、呕吐的患儿。目前术前口服用药法尚未得到推广。

### 三、常用麻醉方法

小儿骨科手术常在四肢进行，是部位麻醉的良好对象。对能合作的儿童下肢手术可用硬膜外或蛛网膜下隙阻滞，上肢手术可用臂神经丛阻滞。对不能合作的小儿可在氯胺酮基础麻醉下施行部位麻醉。对脊柱手术或手术时间冗长的四肢手术，仍以全身麻醉为首选。

1. 全身麻醉

全身麻醉是小儿麻醉的基本方法，骨科小手术可在肌肉、静脉注射或面罩吸入麻醉下完成，中等以上手术均应在气管内麻醉下施行。小儿气管插管可维持呼吸道通畅，减少呼吸无效腔，便于辅助或控制呼吸。现常用静脉及吸入复合麻醉维持麻醉。

全身麻醉药中乙醚对呼吸道有刺激，术后恶心、呕吐多，甲氧氟烷虽镇痛好，但术后可引起肾衰竭，这些药现均已被淘汰。氟烷有芳香味，对呼吸道无刺激性，适宜小儿麻醉的诱导和维持，对短小手术、合并哮喘患儿手术尤为适宜。氟烷麻醉下心肌对儿茶酚胺的应激性增高，麻醉时应避免应用肾上腺素。小儿氟烷麻醉后肝毒性少，但前次氟烷麻醉后出现发热、黄疸或使用酶诱导药的小儿，以不用氟烷为宜。安氟醚及异氟醚麻醉诱导及苏醒迅速，且代谢降解产物少，因此并发症也少。安氟醚及异氟醚对循环功能的影响较小，但血容量不足小儿，应用异氟醚易引起血压下降，两药均可引起呼吸抑制，麻醉时必须进行辅助或控制呼吸。七氟醚血气分配系数低，麻醉诱导及苏醒迅速，但其麻醉效能较低，小儿七氟醚最低肺泡氧浓度（MAC）为2.45，故诱导时吸入浓度需3%～4%。七氟醚对呼吸道无刺激性，对呼吸循环抑制轻微，不增加心肌对儿茶酚胺的刺激性，对肝、肾功能影响也小，适用于小儿麻醉。地氟烷对呼吸道有刺激，不适合诱导麻醉。

除吸入麻醉药外，静脉麻醉药氯胺酮镇痛好，静脉注射及肌内注射均有效，在小儿骨科手术中已广泛应用。肌内注射氯胺酮4～6 mg/kg，2～8分钟入睡，麻醉维持20～30分钟，静脉注射2 mg/kg，注射后60～90秒入睡，作用维持10～15分钟。氯胺酮引起唾液及呼吸道分泌物增加，麻醉前必须应用抗胆碱药，氯胺酮常用于麻醉诱导或骨科小手术。氯胺酮兴奋交感神经，使血压升高，脉搏增快，外周血管阻力增加。氯胺酮可引起舌下坠及喉痉挛，应严密观察。氯胺酮对心肌有负性变力作用，直接抑制心肌，对危重、休克小儿不宜应用。氯胺酮缺点是苏醒迟，术后恶心、呕吐多见。此外，硫喷妥钠4 mg/kg静脉注射可用于小儿麻醉诱导，羟丁酸钠50～80 mg/kg静脉注射也可用于麻醉诱导及维持。异丙酚静脉注射2～3 mg/kg起效快，催眠作用好，维持时间短，5～10分钟，苏醒迅速，术后恶心、呕吐少，但用药后血压下降10%～25%，心率减慢10%～20%，且对呼吸有抑制作用，应严密观察，3岁以下小儿不宜应用异丙酚。

肌肉松弛药在小儿骨科麻醉中也已普及，常用药有琥珀胆碱0.8～1.0 mg/kg、阿库溴铵0.5 mg/kg、维库溴铵0.08 mg/kg和泮库溴铵0.08 mg/kg，其中琥珀胆碱仅用于气管插管，后3种药可用于气管插管及术中肌肉松弛维持。琥珀胆碱静脉注射30秒即产生肌肉松弛，维持3～6分钟。如小儿静脉穿刺困难，可肌内注射2 mg/kg，3～4分钟可产生满意肌肉松弛。小儿静脉注射琥珀胆碱易引起心动过缓及心律失常，术前注射阿托品可预防。静脉注射琥珀胆碱引起血钾升高甚至心搏骤停，对有血钾增高（严重创伤、截瘫）或有神经肌肉疾病的患儿应禁用琥珀胆碱。阿库溴铵、维库溴铵对心血管无不良反应，维持时间20～30分钟。泮库溴铵肌肉松弛维持时间40分钟，用药后心率增快，应避免与氯胺酮合用，但伍用芬太尼可消除芬太尼的心率减慢作用。

小儿气管插管以静脉快速诱导、应用肌肉松弛药插管为常用，对估计插管困难的患儿可在静脉注射地西泮、羟丁酸钠或面罩吸入全身麻醉下，保持自主呼吸，进行气管插管。气管导管以内径为标准（mm），1岁用3.0～3.5号导管，2岁用4号导管，2岁以上小儿按公式4.0+［年龄（岁）/4］计算导管号码。因有个体差异，应准备3根不同号码的导管供插管时选用。小儿气管短，插管后应进行双肺听诊，避免导管插入过深误入一侧支气管。

气管内插管需维持较深的麻醉，以免引起呛咳，插管时可产生应激反应，插管后可产生喉痛等并发症。为避免这些不良反应，可选用喉罩，对喉、气管不会产生损伤，气道可以保持通畅。喉罩只适用于仰卧位手术，对俯卧位或侧卧位手术患儿不能应用。

对6岁以上小儿，气管插管后可应用循环麻醉机进行辅助或控制呼吸，6岁以下小儿可应用Jackson-Rees装置，该装置呼吸囊末端有活瓣可调节其开口大小（图7-1），有利于控制呼吸。当活瓣全部开放时，该装置可在小儿自主呼吸时应用，为避免自主呼吸时呼出的二氧化碳再吸入，氧流量应是患儿每分通气量的2.5～3.0倍。

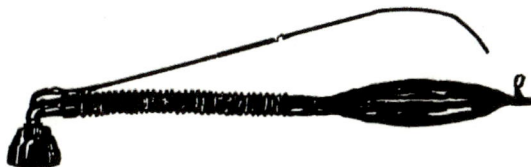

图7-1 Jackson-Rees 装置

2. 局部麻醉

在适当的基础麻醉和辅助麻醉配合下，某些小儿骨科手术可在局部麻醉下完成。局部麻醉可以单独应用，也可与全身麻醉复合应用，可减少全身麻醉药用量，并可用作术后镇痛。小儿常用的局部麻醉药是利多卡因和丁哌卡因，其有关药理见表7-4。丁哌卡因进入血液后与2-1糖蛋白酸结合，年龄越小，血中2-1糖蛋白酸越低，因此血中游离丁哌卡因多，易于产生毒性反应，1岁以下小儿以不用丁哌卡因为宜。

表7-4 应用于小儿的局部麻醉药药理

| 局部麻醉药 | 起效 | 维持时间（分钟） | 最大量（mg/kg） | 蛋白结合率（%） | 脂肪溶解度 | 消除率（L/min） | 消除半衰期（分钟） |
|---|---|---|---|---|---|---|---|
| 利多卡因 | 快 | 60～90 | 8 | 70 | 2.9 | 0.95 | 96 |
| 布比卡四 | 慢 | 120～180 | 2 | 95 | 28 | 0.47 | 210 |

骨科小手术可应用局部麻醉，局部麻醉药以0.5%普鲁卡因或0.5%利多卡因为常用，1次最大剂量普鲁卡因不超过15 mg/kg，利多卡因不超过8 mg/kg，以免局部麻醉药过量中毒。

下肢手术国内应用椎管内麻醉较多，5 岁以上小儿可应用蛛网膜下隙阻滞，5 岁以下小儿应用硬膜外或骶管阻滞。小儿蛛网膜下隙阻滞维持时间较成人短，可能与小儿脑脊液循环较快、代谢率较高有关。小儿蛛网膜下隙麻醉可按体重、年龄或脊椎长度（自第 7 颈椎棘突至骶裂孔的长度，简称椎长）用药，其剂量见表 7-5。普鲁卡因作用时间短暂，一般为 45 分钟左右，利多卡因阻滞平面易升高，影响呼吸和循环，均不适用于小儿蛛网膜下隙麻醉，故药物以丁卡因和丁哌卡因为常用，根据年龄或脊椎长度给药，麻醉维持 150 分钟。小儿循环代偿功能良好，麻醉期间血压较平稳，但如阻滞平面超过 $T_6$ 脊神经，血压可能下降，呼吸也可部分抑制。小儿下肢手术蛛网膜下隙麻醉阻滞平面在 $T_{12}$ 以下，即可满足手术需要，但小儿难以忍受下肢麻木，术前应向患儿解释清楚，必要时可给辅助用药。小儿蛛网膜下隙麻醉操作虽简单，但不能忽视麻醉管理，麻醉机及急救药物应准备在侧，术中要严密观察。小儿蛛网膜下隙麻醉后头痛及尿潴留少见。

**表 7-5  小儿蛛网膜下隙麻醉药物及剂量**

| 药物 | 浓度（%） | 体重剂量（mg/kg） | 年龄剂量（mg/ 岁） | 脊椎长度剂量（mg/cm） |
| --- | --- | --- | --- | --- |
| 普鲁卡因 | 3 ~ 5 | 2 | 8 | 1.5 |
| 利多卡因 | 2 | 2 | 8 | 1.2 |
| 丁卡因 | 0.3 ~ 0.5 | 0.2 | 0.8 | 0.12 |
| 丁哌卡因 | 0.25 | 0.2 | 0.6 ~ 0.8 | 0.12 ~ 0.15 |

小儿硬膜外腔脂肪组织，淋巴管及血管丛较丰富，腔内间隙相对较小，注药后麻醉平面易升高。小儿硬膜外神经纤细，鞘膜薄，局部麻醉药注入硬膜外腔后麻醉作用出现较早，药物浓度可相应降低。小儿骶管腔容积小，从骶管给药，可施行下肢手术。小儿硬膜外常用药物是 0.8% ~ 1.5% 利多卡因、0.1% ~ 0.2% 丁卡因、0.2% 丁哌卡因或利多卡因、丁哌卡因混合液，按体重给药，利多卡因 8 ~ 10 mg/kg，丁卡因 1.2 ~ 1.5 mg/kg，丁哌卡因 1.5 ~ 2 mg/kg，用混合液时剂量要相应减少。小儿硬膜外阻滞时辅助药用量要严格控制，术中要严密监测呼吸、循环状况，以防意外。

小儿上肢手术可应用臂神经丛阻滞，特别适宜于已进食而又必须进行的急诊手术。腋路法以腋动脉搏动为阻滞依据，适用于任何年龄小儿，而肌间沟法需以针刺异感作为阻滞依据，只适用于能合作的小儿，但如应用神经刺激器做阻滞依据，则全身麻醉小儿也可用臂丛阻滞，局部麻醉药中 0.7% ~ 1.5% 利多卡因 8 ~ 10 mg/kg 加肾上腺素 5 μg/mL，药效可维持 1.5 ~ 2.0 小时，0.10% ~ 0.15% 丁卡因按 1.2 ~ 1.5 mg/kg 给药，可维持 1.5 小时；0.25% 丁哌卡因 1.5 ~ 2.0 mg/kg 给药，可维持 2 ~ 3 小时。为减少局部麻醉药中毒反应，麻醉前应肌内注射地西泮 0.2 mg/kg 或苯巴比妥钠 2 mg/kg。

### 四、麻醉期间监测和管理

小儿麻醉期间情况变化快，应密切监测病情以保证患儿安全。现代化仪器给临床提供了很多方便，但任何仪器都不能代替麻醉医师的临床观察，心前区听诊心音强弱、心率、心节律、呼吸音和皮肤色泽，可为临床麻醉提供重要信息。小儿麻醉期间应测血压，只要血压表袖带合适，新生儿也可测得血压。正确的袖带宽度应为患儿上臂长度的 2/3，袖带过宽测得血压偏低，过窄则测得血压偏高。

小儿麻醉期间易发生缺氧、二氧化碳潴留及体温变化，故麻醉期间应监测脉搏血氧饱和度（$SpO_2$）、呼气末二氧化碳（$ETCO_2$）和体温。$SpO_2$ 测定可及时发现低氧血症，$ETCO_2$ 测定除可早期发现 $CO_2$ 过高或过低外，并可及时发现气管导管滑出、恶性高热以及心搏骤停等情况。体温监测在小儿也很重要，1 岁以下小儿麻醉期间体温易下降，1 岁以上小儿体温易升高。此外，心电图监测很必要，尿量代表内脏血流灌注情况，中等以上手术应留置导尿管并记录尿量。大手术可根据情况监测桡动脉压、中心静脉压以及肌肉松弛程度、血糖及进行电解质测定。

小儿麻醉期间输液、输血是保证手术安全的重要措施，小儿细胞外液多，水代谢率高，不能耐受脱水。手术前禁食及手术创伤出血均有液体丧失，必须及时补充。小儿液体需要量随体重增长而不同，低于 10 kg 小儿每小时需水 4 mL，11 ~ 20 kg 小儿每小时需水 2 mL，21 kg 以上每小时需水 1 mL，可按表 7-6 计算小儿每小时需液量。

**表 7-6 按体重计算每小时需液量**

| 体重（kg） | 每小时需液量（mL） |
| --- | --- |
| < 10 | 体重（kg）×4 |
| 11 ~ 20 | 体重（kg）×2+20 |
| > 20 | 体重（kg）+40 |

麻醉期间输液量应包括：①正常每小时维持量；②术前禁食所致的失液量；③麻醉引起的液体丢失量，随麻醉装置而不同，紧闭法呼吸道液体丧失少，半开放装置吸入冷而干燥的气体时失液多；④手术引起的液体转移及丢失量，手术及出血均有细胞外液丢失，骨科小手术每小时液体丧失 2 mL/kg，中等手术每小时失液 4 mL/kg，大手术每小时失液 6 ~ 10 mL/kg。

麻醉期间损失的是细胞外液，故术中应输乳酸钠复方氯化钠液（平衡液），平衡液所含电解质与细胞外液相近，输注时可补充血容量，维持血压，增加尿量，预防术后肾功能不全。平衡液不提供热量，小儿输液时应补充葡萄糖注射液，以预防低血糖，对禁食时间长的小儿输注葡萄糖注射液更有必要。输注葡萄糖可减少糖原分解及蛋白质消耗，预防酮中毒，但输注葡萄糖过多，可致高血糖，导致血浆渗透量过高及渗透性利尿，对患儿不利。目前认为按上述用量输注 1% 葡萄糖平衡液，可提供适宜的葡萄糖需要量，术中监测血糖，可指导输注葡萄糖注射液量。

小儿血容量少，不能耐受失血，新生儿失血 30 mL，相当于成人出血 400 mL，小儿术中输血除考虑失血量，还要考虑失血占血容量的百分比以及术前有无贫血。小儿血容量按 70 mL/kg 估计（新生儿按 85 mL/kg 估计）。凡失血量 < 10% 血容量，可不输血而仅输平衡液及血浆代用品（右旋糖酐、羟乙基淀粉、明胶制剂等）；失血 10% ~ 14% 血容量，应根据患儿情况输血、输液；失血 > 14% 血容量，除输平衡液外，还应输血。输注平衡液与失血量之比是 3 : 1，输注胶体液与失血量之比是 1 : 1，输血时可输全血或红细胞液。对估计失血量较多的手术，术中应保证静脉通畅。

## 五、术后管理

全身麻醉患儿麻醉结束，应转送麻醉后恢复室。待反射恢复、吸除分泌物后拔除气管导管，如通气情况良好，$SpO_2$ 在 95% 以上，且循环情况稳定后，符合出恢复室条件时，可转送至病室。转送途中为防止舌下坠而致呼吸道阻塞，应将患儿头部转向一侧，以保持呼吸道通畅。据调查，小儿麻醉后在转送途中 $SpO_2$ 下降至 90% 以下者达 18%。

苏醒期应特别注意呼吸系统护理，由于全身麻醉药、麻醉性镇痛药以及肌肉松弛药仍可有残余作用，可导致通气不足，而舌下坠可引起上呼吸道阻塞，必要时应置入口咽通气道。苏醒期患儿应常规吸氧并监测 $SpO_2$，对气管内麻醉的患儿应注意有无喉痛、声音嘶哑或呼吸困难症状，应做对症处理。

麻醉后循环系统的处理应尽量维持血容量及心排血量正常，术后应适当输液，纠正血容量。对部位麻醉患儿术后应观察麻醉平面恢复情况，有无神经系统并发症、尿潴留、头痛、恶心、呕吐等情况。

麻醉医师可按意识、呼吸、肢体运动、血压及皮肤色泽对小儿进行麻醉后恢复情况评分（表 7-7），以 10 分为满分，如达 10 分，表示患儿情况良好，可以不必做特殊观察及护理。

表 7-7　小儿麻醉后恢复情况评分

| 项目 | 评分 |
| --- | --- |
| 意识 | |
| 　完全清醒 | 2 |
| 　呼吸有反应 | 1 |
| 　呼吸无反应 | 0 |

**续表**

| 项目 | 评分 |
| --- | --- |
| 呼吸 | |
| 　咳嗽或深呼吸 | 2 |
| 　呼吸困难或受限 | 1 |
| 　无呼吸 | 0 |
| 肢体运动 | |
| 　有目的地运动 | 2 |
| 　无目的地运动 | 1 |
| 　无运动 | 0 |
| 血压 | |
| 　术前水平 ±20% | 2 |
| 　术前水平 ±（20% ~ 50%） | 1 |
| 　术前水平 ±50% 以上 | 0 |
| 皮肤色泽 | |
| 　红润 | 2 |
| 　苍白、暗红或斑纹 | 1 |
| 　发绀 | 0 |

　　小儿骨科手术后疼痛常较剧烈，术后疼痛不仅使应激反应增高，由于疼痛，患儿常不敢深呼吸，从而影响呼吸功能，故小儿术后疼痛也应进行镇痛治疗。对轻度术后痛可应用乙酰氨基酚口服或用肛门栓剂。中度及重度手术后疼痛可应用麻醉性镇痛药，常用药是哌替啶或吗啡静脉注射。单次静脉注射给药作用时间短，需重复用药。麻醉性镇痛药可引起呼吸抑制，婴幼儿以慎用为宜。对 6 岁以上可用患者自控镇痛（patient controlled analgesia，PCA）装置，根据疼痛按需给药。小儿术后疼痛也可应用硬膜外或骶管注入阿片类药和（或）局部麻醉药镇痛。硬膜外注入丁哌卡因 0.8 mg/kg，术后可镇痛 6 ~ 8 小时，注入吗啡 0.04 mg/kg 加 0.9% 氯化钠注射液至 10 mL，镇痛时间达 18 ~ 28 小时，用药后测定血压、脉搏、$SpO_2$、$ETCO_2$ 均在正常范围。但静脉注射或硬膜外注入阿片类药，均有产生呼吸抑制的可能，用药后应严密观察，如患儿出现过度镇静、嗜睡、呼之不应以及呼吸幅度下降等，应及时处理。应用面罩加压氧吸入，静脉注射纳洛酮 0.5 μg/kg，已产生呼吸抑制者更应及时处理。除呼吸抑制外，硬膜外注入吗啡还可产生尿潴留、恶心、呕吐、抓痒等并发症。

## 六、若干小儿骨科手术的麻醉问题

### 1. 创伤或车祸

小儿创伤或车祸除涉及四肢及骨盆骨折外，还应注意有无脑外伤、内脏损伤及气胸等。车祸出血多，常有休克症状，必须快速输平衡液及血浆代用品，及时进行骨折固定，并应分别根据轻重缓急进行处理。对脾破裂大出血，必须紧急手术，对气胸、血胸应紧急进行胸腔引流。必要时可由各专科医师同时进行手术，其处理与成人相同，与成人比较，小儿创伤或车祸预后较好。

小儿最常见的创伤是单纯骨折，如肱骨髁上骨折、桡骨下端骨折、股骨骨折等，需在麻醉下闭合复位或手术复位。此类患儿常属急诊手术，术前除了解是否进食外，还要明确进食与受伤的间隔时间，如在进食后 1 ~ 2 小时受伤，由于创伤应激反应，幽门括约肌痉挛，胃内容物无法进入十二指肠，即使禁食 6 ~ 8 小时，全身麻醉后仍可能发生呕吐误吸，从而危及患儿生命，选择麻醉时应考虑此点，已进食者应尽量避免全身麻醉，而选用部位麻醉。上肢手术可用腋路法臂神经丛阻滞。颈部肌间沟法臂丛阻滞用于小儿，常伴有膈神经阻滞，影响横膈活动，应予注意。下肢手术可用硬膜外或蛛网膜下隙阻滞，但麻醉前应先静脉输液。

### 2. 先天性髋关节脱位手术的麻醉

先天性髋关节脱位发病率占国内新生儿的 1%，是常见的小儿骨科疾病，出生后早期诊断仅需手法复位及石膏固定治疗。手术可在氯胺酮麻醉下进行，麻醉医师应观察患儿石膏固定是否影响呼吸。儿童期发现先天性髋脱位常需手术治疗，进行髋关节切开复位或骨盆及股骨截骨术，此手术创伤大，出血多，术前应充分准备，待患儿营养状况改善后再施行手术，术前应准备足量血液。术前用药阿托品 0.02 mg/kg 及哌替啶 0.5 mg/kg 肌内注射，由于手术在侧卧位进行，对呼吸循环功能有一定影响，麻醉选择以气管内麻醉为首选，便于术中进行呼吸管理，保证患儿供氧。患儿可在静脉麻醉诱导[地西泮 0.2 mg/kg、氟哌利多 0.05 mg/kg、芬太尼 2 μg/kg、硫喷妥钠 4 mg/kg 或羟丁酸钠 60 ~ 80 mg/kg 及琥珀胆碱（或阿库溴铵）静脉注射后快速气管插管，继以氧化亚氮—氧—安氟醚或异氟醚吸入维持麻醉，术中辅以肌肉松弛药（泮库溴铵或维库溴铵）]。当患儿安置好手术体位后需再次进行双肺听诊，确保导管在气管内而无滑出或进入一侧支气管。术中应用粗套管针穿刺静脉，保证输液通畅，并根据出血情况及时输血。除气管内麻醉外，也可选用连续硬膜外阻滞，但小儿难以长时间忍受侧卧位下手术，术中必须加用辅助麻醉药甚至全身麻醉药，增加了麻醉管理的复杂性。因此，作者单位较少应用连续硬膜外阻滞，必要时采用气管内麻醉与硬膜外阻滞复合麻醉，可减少全身麻醉药用量，并可通过硬膜外用药作为控制性降压，减少术中出血。不论何种麻醉，术中应监测血压、脉搏、心电图、$SpO_2$ 及 $ETCO_2$，必要时监测中心静脉压。术中应对出血量进行估计，出血纱布称重法有助于正确估计出血量，但需增加 20% 纱布吸血以外的出血量。为减少术中出血，除手术切口可用肾上腺素溶液浸润外，也可应用控制性降压（如硝普钠、硝酸甘油静脉滴注）减少出血量。对出血量不必等量输血，除补充部分血液外，可输注平衡液、血浆代用品（右旋糖酐、羟乙基淀粉、明胶制剂等）替代部分输血。

术毕，自侧卧位转为平卧位时要密切注意呼吸、循环变化。由于手术结束后需做髋人字型石膏固定，耗时较长，仍需维持麻醉，使患儿无躁动，应一直维持麻醉至石膏干燥成型，否则患儿躁动可影响石膏固定，从而影响手术效果。石膏固定后应注意是否影响患儿呼吸，必要时应拆除部分石膏，使患儿通气满意。应待患儿反射完全恢复、初步清醒后再返回病室。

3. 先天性斜颈纠正术

斜颈是儿童较常见的先天性畸形，主要因胸锁乳突肌挛缩所致。手术以切断挛缩的胸锁乳突肌为主，为防止畸形复发，手术后需上颈部石膏并向相反方向固定（过度矫正位），应作为手术的一部分对待。此类小儿一般情况良好，麻醉并无特殊问题，可在氯胺酮麻醉下手术，注意手术医师切断胸锁乳突肌附着点时，可能损伤颈外静脉，引起出血。当进行石膏固定时应保持患儿无躁动，故麻醉不应过早停止，否则影响手术效果。石膏干燥固定后仍应严密观察，应待反射完全恢复、清醒后再送回病室。

4. 脊髓灰质炎后遗症手术的麻醉

脊髓灰质炎是病毒引起的传染病，主要侵犯脊髓前角细胞，引起肌肉瘫痪，导致肢体及躯干畸形，发病 2 年后畸形成永久性，神经细胞也不能恢复，称为脊髓灰质炎后遗症。为改善各种畸形（如马蹄内翻足、股四头肌瘫痪、髋关节屈曲挛缩、膝屈曲畸形、肩关节或肘关节瘫痪畸形等），常需进行矫形外科手术。近年来，随着脊髓灰质炎口服疫苗的普及，脊髓灰质炎发病逐年减少。

脊髓灰质炎后遗症手术以下肢手术居多，除做肌肉移位或替代手术外，有时也进行足骨的切开矫形融合手术，有时多个手术同时进行，切口分布在不同部位，麻醉时要考虑此点。此类手术常在儿童期进行，由于畸形，患儿迫切希望手术，麻醉期间常能合作，适宜施行部位麻醉，硬膜外阻滞常不能满足自下腹部至足部多个手术切口的镇痛要求，选用蛛网膜下隙阻滞可以满足手术要求。脊髓灰质炎后遗症手术时距急性期已多年，其病变已经静止，脊髓受侵的前角细胞已经死亡，病情已经稳定，故有的医疗单位采用蛛网膜下隙阻滞于脊髓灰质炎后遗症手术，经数千例患儿应用，效果良好，尚未发现麻醉后病情加重等并发症。常用丁哌卡因或丁卡因按脊椎长度用药，加肾上腺素后可满足手术要求。

5. 大脑瘫痪后遗症手术的麻醉

大脑瘫痪是一种上运动神经元的伤残综合征，常后遗痉挛性瘫痪，患儿常有大脑发育不全、智力迟钝，手术的目的是解除痉挛，松弛肌肉。手术分 3 类：①骨与关节的手术，主要是关节融合术，矫正畸形和稳定关节；②肌腱肌肉手术，包括肌腱移位、切断、延长术，可纠正畸形且改进平衡；③选择性脊神经后根切断术，用以解除痉挛和改善功能。前两类手术常需多次手术。目前认为选择性脊神经后根切断术最有效，其机制是选择性切断来自肌梭的 Ia 类纤维，破坏肌梭的传入联系，阻断 γ 环路，降低肌张力和解除痉挛，同时最大限度地保留感觉功能。

脑瘫患儿因脑发育不全，术前访视时应了解其智力情况，患儿常不能合作，且对麻醉耐受性差，但要求肌肉松弛良好，麻醉需一定深度，以保证手术顺利。脑瘫手术均选用气管内全身麻醉，氯胺酮可引起肌强直，不能用于脑瘫手术。对骨、关节、肌肉及肌腱手术，患儿取平卧位，除需用肌肉松弛药保持肌肉松弛外，无特殊要求。可静脉注射地西泮 0.2 mg/kg、芬太尼 2 μg/kg、氟哌利多 0.03 mg/kg、硫喷妥钠 4 ~ 5 mg/kg 或异丙酚 2 mg/kg 后加琥珀胆碱 2 mg/kg 快速诱导气管插管，继以安氟醚或异氟醚吸入，间断静脉注射阿库溴铵 0.5 mg/kg 或维库溴铵 0.08 mg/kg 维持肌肉松弛。脊神经后根切断术手术要求俯卧位，且术中要求脊神经后根对电刺激必须有反应，除必须采用气管内全身麻醉外，麻醉中还应控制肌肉松弛药的应用，以免影响肌肉对脊神经后根的反应。肌肉松弛药以应用中效或短效为佳，并应对肌肉松弛药进行监测。在电刺激脊神经后根时，肌力恢复到 4 个成串刺激中的第 3 个刺激颤搐反应出现较合适，如第 2 个或第 4 个刺激颤搐反应也出现，将明显影响电刺激的阈值，妨碍手术的顺利进行。根据某些医疗人员的经验，在麻醉诱导时用琥珀胆碱后不追加任何肌肉松弛药，经 40 分钟后对电刺激阈值无明显影响，电刺激脊神经后根时并降低全身麻醉药吸入浓度，以满足手术要求。电刺激脊神经后根时可引起心率增快、血压略升高，可能系电刺激通过脊髓上行后束传导而反射性引起心脏交感神经所致。电刺激时气道内压可升高，可能与麻醉浅、肌肉松弛药作用减弱以及电刺激引起全身肌张力有关，停止电刺激后，其对循环、呼吸的影响可消失，无须特殊处理。

6. 脊柱侧凸手术的麻醉

脊柱侧凸是脊柱侧移和旋转相结合的一种复杂畸形，导致胸廓畸形。先天性占 15%，后天性占 85%，其中继发于神经肌肉疾病占 20%，特发性占 65%。脊柱侧凸由于脊柱弯曲而对心肺功能有影响，弯曲度低于 65%，肺功能相对较正常，特发性脊柱侧凸患儿弯曲度超过 65%，对心肺功能影响大。先天性或因肌肉麻痹引起的脊柱侧凸，对心肺功能影响也大。

脊柱侧凸引起胸廓畸形，由于肺受压，导致限制性通气功能障碍，肺顺应性降低，潮气量、肺活量和肺总容量下降，功能性残气量减少，而残气量则正常。由于通气血流比例失调，常同时有肺内分流增加。此外，并有胸壁弹性阻力增高，呼吸费力，能量消耗增多。病程越长，对心肺功能的影响越严重。脊柱侧凸对心肺功能的影响见图 7-2。

并发肌肉或神经退行性病变的脊柱侧凸患儿，除限制性通气功能障碍外，可同时有阻塞性通气功能障碍（时间肺活量降低），并可能伴有心肌损害。

术前访视时应了解：①脊柱侧凸的病因及严重程度；②呼吸、循环功能损害程度；③矫正手术的类型。对继发于神经肌肉疾病的脊柱侧凸，对麻醉用药需特殊考虑，术中还应警惕恶性高热的可能。根据以上情况，估计患儿对麻醉和手术的耐受性，特别应注意有无呼吸困难、肺功能及血气分析检查结果。凡肺活量≤正常值35%，每分钟最大通气量≤正常值25%，时间肺活量≤正常值的50%，$PaO_2$ 8 kPa（60 mmHg），$PaCO_2$ 7.46 kPa（55 mmHg），手术后应施行机械通气。

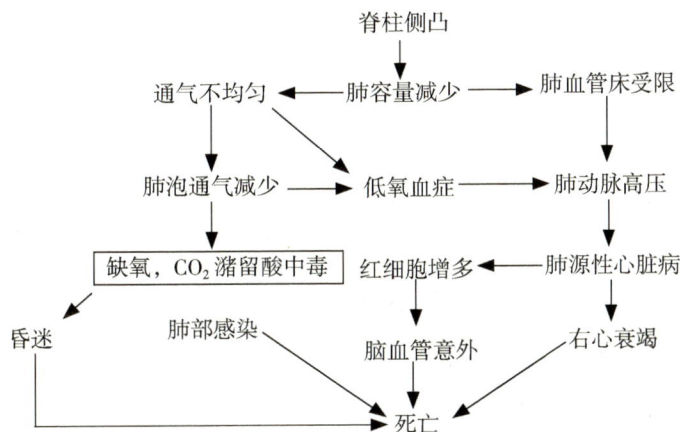

**图 7-2　脊柱侧凸对心肺功能的影响**

脊柱侧凸手术的目的是利用矫正棒撑开矫正侧弯，使脊柱伸直，手术方式有 Harrigton 棒矫形术、Luque 棒矫形术及多根肋骨切断矫形术等，手术需在俯卧位进行，手术切口长、创伤大、出血多、时间长。术中为确定手术是否损伤脊髓，麻醉中需进行"唤醒"试验，即麻醉期间使患儿暂时清醒，能根据医师指令活动下肢，如下肢能活动，表明脊髓无损伤，否则需重新调整手术。由于手术常在儿童期进行，术前访视应向患儿解释清楚，并教会他们术中服从指令，活动下肢。手术出血多，术中可进行血液稀释，应检查术前红细胞及血细胞比容（HCT）数值，应充分备血，准备好抢救设备及药品。鉴于患儿常有呼吸功能障碍，术前用药不用麻醉性镇痛药，仅口服地西泮及肌内注射阿托品。

脊柱手术系俯卧位，为保持呼吸道通畅，患儿均应在气管内麻醉下进行手术，气管内全身麻醉术中可进行机械通气。由于手术可能损伤胸膜（尤以肋骨切断矫形术），气管内麻醉更属必要。国内少数单位提出气管内复合硬膜外阻滞，但脊柱侧凸硬膜外穿刺困难，且穿刺点与手术区域冲突，不便留置硬膜外导管，常需单次硬膜外用药，因此未能推广应用。对估计插管无困难的患儿，均采用静脉快速诱导插管，可在硫喷妥钠、地西泮、芬太尼静脉诱导后继以琥珀胆碱静脉注射插管。对有神经肌肉疾病的患儿，不用琥珀胆碱而改用维库溴铵或泮库溴铵插管。对估计插管有困难的患儿，不用肌肉松弛药而用慢诱导在自主呼吸下插管，必要时通过纤维气管镜插入气管导管。插管后麻醉维持应考虑术中"唤醒"需要，麻醉不宜过深，可选用氧化亚氮—氧—安氟醚麻醉，术中注入小量芬太尼镇痛，患儿需俯卧位，麻醉后应将患儿放置于脊柱手术专用手术台上，避免压迫胸腹部。如体位放置不当，椎静脉淤血，手术出血可以增多。在手术开始时可用中效肌肉松弛药如阿库溴铵、维库溴铵，估计手术放置 Harrigton 棒快完成前 1 小时免用肌肉松弛药，唤醒前 10 分钟停用氧化亚氮，进行唤醒，令患儿移动足趾，如足趾能移动，提示脊髓功能完整，手术成功，此时用小剂量硫喷妥钠 2 mg/kg 静脉注射，使患儿入睡，并继续用氧化亚氮及安氟醚吸入。

脊柱侧凸手术出血多，常达患儿血容量的 20% ～ 30%，甚至达 50%，术中应保证静脉输液通畅，并观察出血量，手术医师在切口深部用 1∶50 万肾上腺素氯化钠溶液浸润，使血管收缩，可减少出血。术中不用氟烷、异氟醚等引起血管扩张的全身麻醉药。控制性降压虽可减少出血，但俯卧位患儿有潜在危险性，当牵拉脊髓或操作时可引起脊髓缺血，可导致截瘫，故多数医疗工作者不主张使用。为减少出血及输血量，可应用血液稀释法，根据患儿术前血细胞比容，在麻醉后自静脉放血至血袋并贮存，同时加倍输注平衡液，使血压、脉搏保持正常，并保持 HCT 在 30%，至手术后期再输回放出的血液。脊柱侧凸手术中要严密监测血压、脉搏、心电图、$SpO_2$ 及 $ETCO_2$，以监测心肺功能，并进行中心静脉压及尿量监测，从而指导输液、输血。由于输血量多，可导致体温下降，麻醉期间应监测患儿体温。大量输血时血液应加温后输入，应注意凝血情况。

手术结束，待患儿反射恢复，吸尽呼吸道及口腔分泌物后，将患儿带气管导管送回麻醉后恢复室。患儿常有呼吸功能不全，可根据 $SpO_2$ 及 $ETCO_2$ 及潮气量情况，预防性进行机械通气，以改善呼吸功能。24 小时后根据血气分析及每分通气量决定是否继续机械通气，应待患儿全身情况改善，氧分压及 $CO_2$ 分压正常后再撤离呼吸机，并拔除气管导管。脊柱侧凸手术创伤大，术后疼痛较剧烈，应进行术后镇痛治疗。

（赵宗辉）

# 第六节　儿童术后镇痛

## 一、儿童术后镇痛发展的若干问题

国际疼痛学会（ISAP）对疼痛的定义为，疼痛是一种与实际存在的或潜在的组织损伤有关的不愉快的感觉和情绪上的体验。消除疼痛对于儿童患者的康复具有重要的意义。随着对小儿疼痛的生理、解剖及疼痛反应的认识，在二十世纪八九十年代，小儿术后镇痛的问题就逐渐引起人们的重视。然而，在可提供的技术和临床实际应用方面一直存在着不足。1999 年，有学者对 200 例行腹部大手术的儿科术后镇痛的患者进行了疼痛评估，61% 的患者仍然感觉有严重的疼痛，30% 的患者认为有中度疼痛，而仅 9% 的小儿患者认为只有轻度疼痛。这说明小儿术后疼痛并没有得到充分、有效地处理。造成这种状况的原因包括对疼痛及其处理的错误观念、个人和社会对疼痛的态度、对术后镇痛并发症的畏惧、儿童疼痛评估的复杂性和缺乏恰当的研究等。

1. 儿童开展术后镇痛的必要性

儿童对疼痛的表达方式跟成人不同，过去常被错误地理解为婴儿对疼痛的感觉较轻甚至缺如。这种观点曾经导致了消极的治疗态度。

关于小儿疼痛的部分观点，如很小的婴儿时神经系统发育未达到可以感觉到疼痛的程度，逐渐被摒弃。神经解剖学的研究已经证实，妊娠 29 周以后疼痛的传播路径和皮及皮质下疼痛感觉中枢已经发育完全，即对于痛觉的传播和调节系统已经存在。行为学和生理学的研究表明，即使是很小的婴儿也会对疼痛刺激产生反应。新生儿在很浅的麻醉下进行手术曾经是一种常用的方法，但是通过对激素和新陈代谢的测量的研究表明，它可以造成严重的应激反应，而且并发症发生率和病死率显著高于在足够麻醉深度下进行手术的患儿。有学者认为，低龄儿童即使经历疼痛也不会留下记忆，不会产生后期影响。然而有研究证实，疼痛和悲伤可以保持在小儿的记忆中，导致饮食、睡眠、觉醒状态稳定性等方面的紊乱。初步的研究甚至提示，早期的疼痛体验可能导致痛觉神经通路发育过程的改变，从而影响以后的痛觉体验。因此，即使很小的儿童也能感觉到疼痛并在较长时间内产生反应。不对这种减轻疼痛的需求进行处理会对儿童造成不合理的损害。

有些学者认为疼痛有助于培养儿童勇气、自律、自强、自我牺牲等优秀品质。但是对于这些已经遭受疾病和痛苦的儿童，这种品质的培养在道德上是不适合的。出于培养性格的考虑而拒绝对儿童的疼痛进行治疗的做法忽视了儿童对减轻疼痛的现实需要。临床医师的道德责任在于尽力为患儿减轻痛苦，除非治疗的风险大于收益。但是有时也会出于经济情况的考虑而放弃疼痛治疗。

2. 对术后镇痛治疗并发症的忧虑

由于对镇痛药物的不良反应，如对阿片类药物的呼吸抑制作用、成瘾性等的惧怕，小儿术后镇痛的安全性问题成为阻碍其发展的一大障碍。尽管在儿童术后镇痛的不良反应方面的争论不多，但当医师考虑这种风险是否大于减轻疼痛带来的益处时，会受到很多相关因素的影响。我们应当权衡风险和收益的关系，采取合理的治疗措施。

儿童在术后镇痛治疗中不会比成人更易出现呼吸抑制。在适当的监测和恰当剂量的应用的情况下，小儿呼吸抑制的发生率很低。而且当这种不良反应出现后，还可以通过使用阿片类药物的拮抗药来处理。但是在缺乏监测的情况下，阿片类药物可能会导致严重的并发症出现。考虑到这种风险，当作出治疗决定时，必须向家属告知这种潜在的风险，同时告知合理的镇痛治疗相对于对控制疼痛的不作为带来的好处（较早的恢复、更好的睡眠、肺不张发生率的降低、减轻痛苦等）。

对镇痛治疗导致麻醉药成瘾的风险的高估反过来导致了对未经治疗的疼痛的危害性的低估。只要麻醉药物使用恰当，出现成瘾性的概率是很低的。关于儿童术后镇痛的研究已经发现，事实上不存在麻醉药物成瘾的风险。而且根据现有的知识，儿童不存在比成人更易于对阿片类药物成瘾的生理和心理学特点。

3. 对儿童疼痛评估的困难

临床上的决定通常会基于客观的数据。然而疼痛是一种主观体验，建立精确的定量评估方法较为困难。医师通常依靠行为的观察、对疼痛的特殊病理生理过程的认识和患者自身的描述等方面来判断儿童对疼痛的体验。对小儿疼痛治疗的缺乏表明，这些评估方法有低估疼痛水平的倾向。导致这种错误的原因在于以为患儿对于特定的病理生理状况或疼痛刺激都会有相同的反应。儿童对疼痛的描述比成人存在较多不确定性。对儿童夸大疼痛程度的倾向的疑虑可以导致成人降低儿童的疼痛自我描述分数。

小儿疼痛的成功预防和处理需要有可靠的评估技术。理想的心理测试工具要求具有可靠性、准确性、临床敏感性和实用性。自述评估可以说是评估技术的金标准，但它至少部分依赖于患者对疼痛的记忆，包括近期记忆和远期记忆。患儿倾向于低估他们的疼痛峰值，而高估他们的平均疼痛程度。但是多数学者认为，5 岁以上的儿童能够对自己的疼痛体验进行可靠的描述，当儿童对疼痛的描述和家长或医师的观察存在差异时，最好能以儿童的自我感受为参考。临床工作者应该相信儿童疼痛时的自我评估。脸谱评估法在术后疼痛评估中的应用得到肯定，它把皱眉、闭眼、张嘴、舌头紧张等各种特征脸谱与急性疼痛联系起来，这在 2～18 个月的小儿中能起到较好的评估作用，尽管在评估的精确度上有一定波动。

很多儿童在手术后很快出院，这就要求由家长去进行疼痛的评估和处理。这表明术后镇痛的教育也是非常重要的。

## 二、儿童术后镇痛的临床方法

小儿在生理及心理上尚未成熟，因而在术后镇痛药物的应用途径及剂量、镇痛方法的选择上也与成人不同，但是追溯小儿术后镇痛技术的发展，同成人一样经历了由单纯间断肌内注射阿片类镇痛药物到静脉或其他胃肠外途径持续应用阿片类药物、患者自控镇痛（PCA）、护士控制镇痛（NCA）、各种局部麻醉、非甾体抗炎药（NSAID）的辅助应用，再到多模式复合应用的平衡镇痛方式的过程。

1. 持续静脉注射阿片类镇痛药

持续静脉注射阿片类镇痛药可以提供比传统的间断肌内注射方式更为恒定的血药浓度水平。吗啡是较常用的阿片类镇痛药，对 > 1 个月的小儿，$10～30\mu g/(kg \cdot h)$ 吗啡可以提供充分的镇痛效应，而且不良反应也不明显。> 1 个月的足月产婴儿对吗啡的清除率与

1 岁以上的幼儿相当，而 1～7 日的新生儿对吗啡的清除率仅有较大婴儿的 1/3，消除半衰期约为后者的 1 倍，因而输注的程度也应有所降低，一般降至 5μg/（kg·h）吗啡用于年纪较大的小儿其半衰期也至少 3 小时，用于新生儿就更长，因此如果要通过加大静脉输注的程度来改善镇痛效果或减慢速度来消除不良反应，需要较长的时间，所以在临床上，如果出现镇痛效果欠佳时应及时给予负荷剂量，再调大维持量；而出现呼吸抑制时，应先停止用药，直到不良反应消除再重新设置一个较低的剂量，通常改为原剂量的一半。纳布啡是阿片受体激动拮抗药，但其镇痛作用与吗啡相当，由于它主要激动 κ 受体，具有明显的镇静作用，也是小儿术后镇痛的常用药物。

阿片类药物镇痛效果较好，但是不良反应也较多，因此有时需要用各种方法减少它在平衡镇痛中的用量。

2. 持续硬膜外镇痛

在排除禁忌证的情况下，常规的区域阻滞是小儿术后镇痛的基本方法。尤其适于小儿腹部大手术，只要硬膜外导管的尖端位于合适的位置，低浓度、少量的局部麻醉药就可以产生良好的镇痛效果，也降低了局部麻醉药中毒的危险及运动阻滞的程度。小儿硬膜外阻滞具有良好的血流动力学稳定性，尤其是在 7 岁以下的小儿，即便是高位胸段硬膜外阻滞也很少发生低血压。但是从小儿硬膜外穿刺的安全性出发，通常选用的穿刺点为 $L_3$～$L_4$。局部麻醉药潜在的毒性反应，是小儿硬膜外给药中应注意的重要问题。持续硬膜外应用丁哌卡因时，其测得的血药浓度通常远远低于中毒浓度，但由于新生儿对局部麻醉药的清除较慢，持续应用丁哌卡因 6 小时后，体内的丁哌卡因开始蓄积，因而绝大多数学者认为新生儿硬膜外持续应用丁哌卡因的时间应限制在 24～36 小时。对于婴幼儿来说，单纯使用丁哌卡因即使镇痛效果完善，但由于缺乏镇静作用，患儿术后仍然存在一些不适，辅以小剂量的阿片类药物对患儿有益。且对于上腹部的大手术来说，放置在腰段的低位硬膜外导管若单独应用局部麻醉药，即便加大剂量也难以达到良好的镇痛效果，反而会导致局部麻醉药中毒的危险，合用少量水溶性的阿片类药物如吗啡可以完善镇痛效果。因为水溶性的药物的镇痛平面对穿刺部位的依赖性没有脂溶性的药物强，吗啡通过硬膜后在脑脊液中停留的时间较脂溶性的芬太尼要长，因而更容易向头侧扩散，使镇痛平面升高，但同时也带来一系列的不良反应，如呼吸抑制、恶心、呕吐、皮肤瘙痒及尿潴留。也正是因为这种原因，对于镇痛平面要求比较低的手术，如下腹部、盆腔，尤其是下肢的骨科手术，合用吗啡较脂溶性高的芬太尼更为理想。

罗哌卡因复合阿片类药物硬膜外术后镇痛能达到良好的镇痛效果。运动阻滞程度的降低和安全范围的增大使这种局部麻醉药成为硬膜外术后镇痛除了丁哌卡因以外的又一合适的选择。罗哌卡因可以增加小儿区域阻滞麻醉的安全性。0.2% 的罗哌卡因可能是小儿骶管阻滞镇痛的理想药物，但是它在运动阻滞方面与 0.125% 的丁哌卡因仍有待比较。许多学者在使用丁哌卡因时仍倾向于使用低浓度，而由于罗哌卡因相对于丁哌卡因毒性和效能较低，可以使用较高的浓度。有学者建议在罗哌卡因小儿术后镇痛中不应加用肾上腺素。

3. 骶管内镇痛

小儿骶裂孔体表标志明显，便于穿刺，因此骶管给药镇痛比成人常用，适用于小儿下腹部手术，可采用单次注射法或持续给药法，但是对于小儿下腹部小手术，常使用单次注射法。通常 0.75 ~ 1.00 mL/kg 0.25% 的丁哌卡因可以提供达 $T_{10}$ 水平的镇痛，可以满足下腹部、盆腔尤其是腹股沟区的镇痛要求。

尽管单纯 0.25% 的丁哌卡因的有效镇痛时间只有 4 ~ 6 小时，但若同时使用阿片类药物或其他非阿片类药物，可以明显延长其作用时间。曲马朵复合丁哌卡因骶管内镇痛能在不增加不良反应的情况下增加镇痛效果已有研究证实，在疝修补术后骶管内单次注射 0.25% 的丁哌卡因 1 mL/kg 复合曲马朵 1.5 mg/kg 不仅可以明显延长单次注射局部麻醉药的镇痛时间，而且避免了复合阿片类药物所产生的不良反应。儿童腹股沟疝修补术应用曲马朵 2 mg/kg 骶管阻滞能产生与 0.03 mg/kg 吗啡相似的镇痛效应。

在小儿骶管阻滞中常规使用受体激动剂可乐定已经被广泛接受。有研究比较了 2 μg/kg 可乐定复合 0.1% 罗哌卡因与单纯 0.2% 罗哌卡因骶管内镇痛的效果，发现前者的效能较高，而又不增加小儿术后的镇静深度。0.08 ~ 0.12 μg/kg 的可乐定加入低浓度罗哌卡因连续硬膜外应用可以增加术后镇痛效果，且不会造成过度镇静等不良反应。有学者对 46 例尿道下裂手术患儿进行骶管丁哌卡因阻滞复合可乐定骶管或静脉内使用对术后镇痛的影响的随机、双盲研究，结果发现，0.25% 丁哌卡因 0.5 mL/kg 复合静脉或骶管内使用 2 μg/kg 可乐定都能起到加强镇痛的作用，而且两种给药途径的效果相似。另外，通过对腹部手术患者硬膜外应用罗哌卡因复合吗啡或可乐定术后镇痛的比较，结果可乐定组的呕吐、瘙痒发生率低于吗啡组，但是前者的镇痛效果也不如后者。然而可乐定对于新生儿和小婴儿也许是不安全的，有报道，这种药物曾引起新生儿致命的呼吸暂停。

氯胺酮、新斯的明等药物也已被用于骶管阻滞镇痛并取得了一定的效果。S（+）-氯胺酮 1 mg/kg 骶管阻滞的术中和术后镇痛的效果与丁哌卡因无明显差别。S（+）-氯胺酮用于骶管阻滞能提供比肌内注射更好的术中和术后镇痛效果，但是两者吸收后的血药浓度相似。这些发现提示了小剂量氯胺酮在平衡镇痛中的应用价值。但是有研究发现，静脉注射氯胺酮并没有起到减少吗啡用量的作用，反而会增加幻觉等不良反应的发生率。新斯的明用于骶管阻滞在儿童尿道下裂手术中能产生与丁哌卡因相似的镇痛效应，而两者的复合物产生的镇痛作用则更强。新斯的明 20 ~ 50 μg/kg 用于骶管阻滞可产生剂量依赖性镇痛效应，但是剂量超过 30 μg/kg 时恶心、呕吐的发生率增加。但是有研究发现，骶管内单次推注 1 μg/kg 新斯的明并没有增加泌尿生殖系统手术的患儿术后镇痛的效果。

### 4. 周围神经阻滞

周围神经阻滞可以单独应用于术后镇痛，但通常是作为平衡镇痛的一种方法与全身给药联合应用。髂腹股沟神经阻滞、髂腹下神经阻滞、坐骨神经阻滞、阴茎神经阻滞等适用于小儿下腹部、会阴部等部位的小手术。有学者对 25 例接受整形手术的患儿进行周围神经阻滞并放置导管，连接弹性镇痛泵进行术后镇痛，取得了良好的效果。连续髂筋膜间隙阻滞也能提供安全、有效的镇痛效果。

周围神经阻滞已经被广泛应用，它比中枢神经阻滞更能把镇痛局限于手术部位。这是一种比较安全的方法，但是也有发生并发症的报道，在小儿髂腹股沟神经阻滞中曾出现过穿破结肠的病例。利用耳迷走神经阻滞进行超前镇痛未发现提高术后镇痛的质量或延长术后镇痛时间的作用，因而外周神经阻滞在超前镇痛方面的价值受到质疑。

### 5. 非甾体抗炎药

通常非阿片类镇痛药是治疗中度以下程度术后疼痛的首选，这些药物没有阿片类药物常见的不良反应，如恶心、呕吐、呼吸抑制。理想的镇痛治疗通常首选区域神经阻滞，但是局部麻醉药的应用时间通常不会很长，而儿科门诊手术患者往往需要将镇痛治疗延续到出院后，这时就需要继续给予辅助镇痛药物如 NSAID。

NSAID 已广泛用于小儿各种手术的术后镇痛。NSAID 用于小儿时，胃肠道症状较成人少见，且安全剂量范围大，故在小儿镇痛时可以积极使用。目前常用的 NSAID 有对乙酰氨基酚、布洛芬及酮洛酸。

对乙酰氨基酚在小儿小手术的术后镇痛中的应用已经成为一种安全的基本治疗措施。然而，如果按照传统的推荐剂量 20 mg/kg 给药，常不能很快达到满意的镇痛效果，20 世纪 90 年代后期，较高剂量（35 ~ 45 mg/kg）的对乙酰氨基酚已被推荐用于门诊手术小儿直肠途径给药。但是使用的时机和途径需要根据不同的临床情况来决定。有些麻醉医师建议儿童手术无论术后是采用静脉应用阿片类药物还是硬膜外或其他局部麻醉技术进行镇痛，术前都可通过直肠给予对乙酰氨基酚栓剂 40 mg/kg，可以减少术后对镇痛药的需要量，延长作用时间。对乙酰氨基酚急性的过量用药可以造成严重的肝损害。但是如果剂量不超过每日 90 mg/kg，并考虑到不同患者的特殊情况，这种药物造成肝毒性的危险非常小。酮洛酸是一种强效的镇痛药，其镇痛作用相当于中等剂量的阿片类药物，但是用于小儿大手术时仍然需要与阿片类药物合用，因此并不能完全取代阿片类药物。

NSAID 之所以能成为术后镇痛重要的辅助用药，成为平衡镇痛中最常用的药物，主要是因为它与阿片类药物具有协同作用，合用时可以减少阿片类药物的用量，加快其撤药过程，从而降低其不良反应，如呼吸抑制、恶心、呕吐、皮肤瘙痒、尿潴留等的发生率。有研究表明，腹部手术使用酮洛酸行术后镇痛的患者比使用芬太尼的患者胃肠道功能恢复更快。

### 6. 儿童患者自控镇痛（PCA）

患者害怕疼痛，担心忙碌的医生护士们不能及时地为其解除疼痛，医生和护士担心疼痛治疗带来的呼吸抑制，而患者对镇痛药的需求量个体差异很大，这给术后镇痛带来了难题，PCA 在一定程度上解决了这些问题。由患者自己控制用药量达到自己满意的镇痛水平，实现剂量的个体化，既保证了镇痛效果，又减少了不良反应的发生。PCA 最初在成人中应用，现在已经成为儿童术后镇痛的常用方法。连续背景输注在儿童中经常应用，它可以增加镇痛效果，也有增加恶心、呕吐、呼吸抑制等不良反应的可能性。术后镇痛的常规监测包括呼吸频率、血氧饱和度和镇静程度的测量。镇痛效果的评估可以通过自我描述、视觉模拟量表、脸谱法等方法进行评估，而且最好能在安静和活动的状态下分别进行评估。在 PCA 中恰当的参数的选择，如单次给药剂量、时间和剂量限定、背景输注速度可能比阿片类药物的选择更为重要。而且相对于镇痛效果而言，阿片类药物的选择依据更应基于不良反应的考虑。PCA 概念在儿童中的应用不断得到发展，出现了患者自控硬膜外镇痛（PCEA）、皮下 PCA、鼻内 PCA 等不同的使用方法。PCA 在适当的监测的基础上使用，是一种能够广泛接受的技术，它已被看作年龄大于 5 岁的儿童术后镇痛的标准方法。

PCA 对于年龄大于 5 岁的小儿来说比持续恒速给药更为安全、有效。Amtok 等对 48 例整形手术儿童患者进行了 0.2% 罗哌卡因 PCEA 和连续硬膜外镇痛的比较，发现两种方法都能提供有效、安全的镇痛，但是使用 PCEA 的患儿的药物消耗量减少了 50%。

要使 PCA 更为有效，首先应确立患儿对这种镇痛技术的信心，其次可以适当联合应用一些非阿片类镇痛药，如非甾体抗炎药，而且术后在进行可能会引起疼痛的操作如更换敷料前应追加 1 次自控量的阿片类药物。

护士控制镇痛（NCA）甚至家长控制镇痛也在开展，对于年龄小于 5 岁及不能合作的小儿，可以采取护士或家长控制镇痛的方法，但是其效能和安全性需要得到进一步验证。这种方法大多使用较高的背景输注速度 [ 可以用到 20 μg/（kg·h）] 及较长的锁定时间，通常约 30 分钟。家长往往低估孩子的疼痛程度，经常出现给药不足的情况。

无论是 PCA 还是护士或家长控制镇痛，撤泵的过程必须遵循个体化的原则，撤泵时一定要有满意的疼痛评分。撤泵时可先停用背景剂量，然后才考虑延长锁定时间，也可以辅以 NSAID 来缩短阿片类药物的使用时间。

## 三、小儿术后镇痛的监测与评估

完善而安全的镇痛不仅有赖于先进的技术方法的应用，更需要准确的疼痛评估、严密的观察和及时有效的处理。小儿术后镇痛的监测与评估包括两个方面的内容：一是对镇痛效果做出客观的评价；二是密切观察患者，及时发现并处理术后镇痛的不良反应。

大于 5 岁的小儿可以自己描述疼痛的程度，2 ～ 5 岁的小儿虽然不能准确地描述疼痛，但医护人员可以通过小儿的行为反应，从有无哭闹、面部表情、语言、体位、触摸伤口的表现、腿部的运动来判断小儿有无疼痛及镇痛效果如何。小于 2 岁的婴幼儿不能自己表达疼痛，行为反应与疼痛评分的相关性也较差，只能通过生理反应如心率的快慢、脉搏血氧饱和度的高低、有无出汗来评价疼痛。如果疼痛评分仍然较高，说明镇痛效果欠佳，一定要作出迅速有效的处理。

在使用阿片类药物时必须牢记，阿片类药物的镇痛效果与呼吸抑制作用就像一对孪生姐妹，满意的镇痛通常会伴随一定程度的高碳酸血症，应将阿片类药物对呼吸的影响控制在可以接受的水平同时又保证良好的镇痛效果，有时需要复合其他药物。持续硬膜外镇痛如果加用了水溶性的阿片类药物，也应加强监测。所有的小于 1 岁的婴幼儿行持续硬膜外镇痛时都应有电子监测系统进行持续监测。

### 四、小儿术后镇痛的并发症

小儿术后镇痛的主要并发症如下。

1. 恶心、呕吐

阿片类药物吗啡、芬太尼等都有致呕吐的作用，在术后镇痛中降低这类药物的用量可以减少恶心、呕吐的发生率。5- 羟色胺受体拮抗剂格雷司琼等有助于预防术后的恶心、呕吐。中度以上恶心、呕吐且反复无间歇期应通知医师处理。

2. 瘙痒

瘙痒也与阿片类药物的应用有关。有研究表明，硬膜外可乐定术后镇痛的瘙痒和恶心、呕吐的发生率都比应用吗啡时低。轻微者无须处理，瘙痒影响睡眠时应处理，难以忍受时需要纳洛酮拮抗。

3. 低血压

最常见的原因为低血容量，其次为血管扩张，术后镇痛患儿两者可能同时存在。血压降低幅度超过术前 10% 可通过快速输液纠正，超过术前 15% 应及时通知医生查看，对因处理，必要时请麻醉科协助处理。

4. 呼吸抑制

呼吸频率低于 10 ~ 12 次 / 分、皮肤发绀为呼吸抑制表现，应予吸氧，及时请麻醉科处理（纳洛酮拮抗），必要时予以气管插管。

5. 过度镇静

镇静水平高，易出现呼吸抑制与呕吐误吸，应减少镇痛药剂量或暂停输入。长时间不清醒或镇静加重时应请麻醉科会诊。

## 五、儿童术后镇痛进展及展望

1. 平衡镇痛和超前镇痛的概念和应用

平衡镇痛是给予不同种类镇痛药、作用于不同系统来减轻围手术期疼痛的一种综合性镇痛措施，其优点是提高镇痛效果，降低不良反应的发生率。它可以联合应用局部麻醉药、阿片类药物、NSAID 来达到消除疼痛的目的。这种概念已经被广泛接受。痛觉的传导可以通过以下药物在不同的作用部位进行阻断：非甾体抗炎药、甾体类药物或阿片类药物作用于外周伤害性感受器，降低其对伤害性刺激的敏感性；局部麻醉药在外周、硬膜外腔或蛛网膜下隙作用于传入神经通路；阿片类药物作用于脊髓或脊髓以上中枢的阿片受体。对于儿童的大手术，联合应用多种方法的平衡镇痛不仅可以达到最佳的镇痛效果，而且可以使不良反应的发生率减至最小。对于门诊的儿童小手术，可以采取以下方法使术后镇痛做到安全有效：术前口服 NSAID，术始行局部神经阻滞及手术切口浸润麻醉，术中少量辅以阿片类药物，术后使用 NSAID 栓剂。术后患者疼痛的程度因手术的部位、手术的大小而有所不同，而这种根据手术的部位及大小联合使用作用部位及机制各不相同的药物和方法的平衡镇痛方式，不仅可以使镇痛效果更为确切、完善，而且可以减少各种药物的剂量，减少其不良反应。

超前镇痛在成人疼痛治疗中是一个有广泛争议的课题，但它在儿童中的研究较少。在损伤发生前给予镇痛在理论上能通过对疼痛传入中枢的阻断而对术后疼痛起到超前抑制的作用。目前没有确切的证据证实术前应用 NSAID 能起到超前镇痛的作用，考虑到这类药物潜在的不良反应，如肾功能损害、呼吸紊乱，它的术前应用应只限于短小手术。

2. 小儿术后镇痛方法和药物的研究进展

用于小儿术后镇痛的药物和方法很多，近年的研究在术后镇痛中对乙酰氨基酚的应用、可乐定等药物在骶管内镇痛中的使用、罗哌卡因在区域阻滞镇痛中的效能和安全性问题、儿童 PCA 的应用、周围神经阻滞的术后镇痛效果等方面取得了较多的研究进展，这些临床研究对于减少传统的阿片类药物在术后镇痛治疗中的用量、提高小儿术后镇痛的安全性等具有重要的意义。

如今，小儿术后镇痛的发展已经由传统的肌内注射阿片类药物发展到持续静脉泵入阿片类药物或 NSAID、局部或区域阻滞麻醉、患者自控镇痛及多模式的平衡镇痛阶段。近年来在小儿术后镇痛药物和方法方面的研究进展为这种平衡镇痛的实施提供了更好的技术支持。

3. 小儿镇痛治疗的展望

小儿疼痛的研究是一个持续发展的领域。麻醉医师在对这个问题的研究方面起主导作用，同时护士和儿科医师也起了非常重要的作用。尽管我们在过去 20 年里取得了较多的进展，但是仍然有很多方面有待于研究，麻醉医师的知识有待于更新。除了研究和熟悉药物的应用外，麻醉医师必须认识到疼痛评估和处理技术的重要性。

　　目前在儿童疼痛处理上有很多指导资料，但是这些指南并不一定能改变临床医师的医疗行为。因此，有时需要管理部门的干涉。例如，医院可以把这些评估和治疗方案纳入医疗质量机制体系中。为了达到减轻儿童疼痛的目标，必须在各学科之间进行协调。

　　所有的医疗工作者都应该关注这一领域的技术研究进展。儿童疼痛的评估和治疗是儿科医疗工作的重要内容。对疼痛的恰当的治疗是道德的、标准的医疗实践的重要组成部分。我们有责任把最好的研究成果传授给临床医师和患者家属，并改进医院的医疗常规和实践，以期对儿童的疼痛进行可靠的预防、正确的评估和迅速的处理。

（赵宗辉）

# 第八章　五官科手术麻醉

## 第一节　眼科手术

眼是主要的信息接收器官，其解剖精细、功能复杂。随着眼科治疗技术的进步，人们不仅需要眼科手术中镇痛，更不断追求安全、舒适、利于术后恢复。目前眼科手术患者的年龄跨度大，手术种类繁多，不同类型的手术对麻醉的要求也不同。眼科手术的麻醉可选用局部麻醉或全身麻醉，局部麻醉的患者要求能主动配合、镇痛完全；全身麻醉要求眼肌松弛、眼球固定不动，适当控制眼内压，减轻或消除眼心反射和手术后麻醉恢复平稳。

### 一、与眼科麻醉有关的问题

#### （一）眼内压

**1. 定义**

眼内压（intraocular pressure，IOP）是眼内容物对眼球壁施加的均衡压力，简称眼压。其正常值为 10 ~ 21 mmHg（1.33 ~ 2.80 kPa），高于 22 mmHg 视为眼压过高。

**2. 影响因素**

眼压波动主要受房水和血液的影响。房水是保持眼压和运送氧、葡萄糖和蛋白质以营养晶体的主要系统，其总量约 0.3 mL，其产生量增多或排出通道受阻均导致房水蓄积而使眼压升高。眼压大小同时受眼外肌的肌张力、静脉压和动脉压等因素影响。眼压升高可使眼内灌注压降低，减少毛细血管的血流，损伤视神经的功能，严重时眼内容物脱出，压迫视神经导致永久性视力丧失。

**3. 麻醉和手术对眼压的影响**

（1）眼球外部受压，如眼轮匝肌收缩、眼外肌张力增加、眼静脉充血、眶内肿物等。

（2）巩膜张力增加。

（3）眼内容物改变（晶状体、玻璃体、血液、房水）。

（4）其中房水循环、眼脉络膜血容量变化、中心静脉压、眼外肌张力与麻醉和手术的相关性最大。因此，麻醉及手术过程要避免咳嗽、呛咳动作，并防止血压过高。

（5）对眼压增高患者（如青光眼及眼外伤）应给20%甘露醇200 mL或乙酰唑胺500 mL静脉注射。

（6）手术时压迫眼球、牵拉眼睑和眼上直肌或眼轮匝肌收缩，患者屏气、恶心、呕吐、气道梗阻等，均能引起静脉压升高，从而引起眼压升高。过度通气降低眼压。

（7）琥珀胆碱可使眼压升高6 ~ 12 mmHg（0.8 ~ 1.6 kPa），并可持续5 ~ 10分钟，地西泮和利多卡因不能完全消除这种反应，可预先给予乙酰唑胺、普萘洛尔、小剂量非去极化肌肉松弛药等。

（8）氯胺酮可使眼压轻度升高，也有报道表明，2 mg/kg氯胺酮静脉给予成年人并未明显升高眼压。

（9）氧化亚氮可引起眼内气体容积改变而影响眼压。其他常规静脉或吸入麻醉药物、肌肉松弛药均不同程度地降低眼压。

（10）麻醉诱导时面罩加压不当也可使眼压升高。

（二）眼球的神经支配

眼球是受睫状神经支配的。睫状神经含有感觉、交感和副交感纤维。它又分为睫状长神经和睫状短神经。睫状长神经为第V对脑神经的鼻睫状神经的分支。睫状短神经发自睫状神经节。睫状长神经和睫状短神经组成神经丛，支配着虹膜、睫状体、角膜和巩膜状肌的运动。视神经（第Ⅱ对脑神经）把感觉信号从视网膜传输到大脑。刺激副交感神经可引起瞳孔括约肌收缩，引起瞳孔缩小，并同时伴有眼压的升高。

（三）眼心反射

（1）定义：术中压迫眼球、牵拉眼外肌、眼窝内操作时，出现心率减慢、房室传导阻滞、交界性心律、二联律甚至一过性心搏骤停，即眼心反射。

（2）眼心反射是由三叉神经传导的，反射弧：三叉神经眼支→三叉神经脑桥核→迷走神经背核→心率减慢，压迫眼球引起的心脏反应要比牵拉眼肌少。

（3）高碳酸血症和低氧血症都可加重眼心反射，而且全身麻醉比清醒多见，小儿比老人多见。

（4）预防及处理。

1）可用2%利多卡因2 mL进行球后神经阻滞。有学者认为球后阻滞不能有效地防止这种反射，甚至会加重之；通常剂量的阿托品肌内注射也无效。

2）在手术操作前经静脉注射阿托品，剂量为麻醉前用药1/2 ~ 2/3量。

3）一旦发生眼心反射，应密切观察其经过，轻者暂时中断手术即可缓解；重者或持续的心动过缓可经静脉给予 7 μg/kg 的阿托品；一旦发生心搏骤停，应立即实施心肺复苏术。

4）预防性使用格隆溴铵可用于有房室传导阻滞、迷走神经兴奋性增高或使用 β 受体阻滞剂的患者。因此，眼科手术的患者应有心电监测，还要检查患者的通气情况，防止缺氧和二氧化碳潴留。

### （四）眼科用药对麻醉的影响

1. 碳酸酐酶抑制剂

为降低青光眼患者的眼压，长期服用碳酸酐酶抑制剂（如乙酰唑胺），可以引起代谢性酸中毒和低钾血症，使用该药的患者术前应检查电解质，给予适当纠正。

2. 甘露醇

为渗透性利尿药，可降低眼压，作用可维持 5 ~ 6 小时。心功能差的患者可能会发生心力衰竭。

3. 去氧肾上腺素

β 受体激动剂，主要用于散瞳。使用 10% 去氧肾上腺素滴眼液滴眼，全身吸收可引起严重的高血压，增加冠心病的心脏负荷，2.5% 的浓度较安全，但在某些心功能差的患者中仍可引起严重的高血压。

4. 其他 β 受体阻滞剂

噻吗洛尔滴眼全身吸收后可引起心动过缓、支气管痉挛和充血性心力衰竭。环丙甲氧心安是一种新型的治疗青光眼的药物，是 $\beta_1$ 受体阻滞剂，其全身作用很小，但用于伴有阻塞性肺部疾患的患者仍可引起呼吸衰竭，禁用于有窦性心动过缓、充血性心力衰竭、Ⅰ度以上房室传导阻滞、心源性休克和阻塞性肺部疾患的患者。

5. 毛果芸香碱和乙酰胆碱

可引起瞳孔缩小，可用于治疗青光眼和虹膜炎，但可引起心动过缓、支气管痉挛和心力衰竭。

6. 阿托品和东莨菪碱

有散瞳作用，可用于检查眼底、验光配镜和虹膜睫状体炎的治疗。用量过大可引起心动过速、皮肤干燥、体温升高和激惹症状。

## 二、麻醉选择

### （一）术前评估

1. 注意有无并发症

患有眼病的老年人，常合并有心、肺及代谢方面的严重疾病，如肺气肿、喘息、高血压症、冠心病或糖尿病等，因此对患者的心肺功能应有充分的估计。

2. 小儿眼科手术常伴有先天性疾病

如先天性白内障的患儿伴有腭裂—小颌—舌下垂综合征（Pierre-Robin 综合征）、苯丙酮尿症、马方综合征、半胱氨酸血症和眼脑肾综合征（Lowe 综合征）。

3. 合并疾病

（1）眼脑肾综合征的患者常同时伴有肾损伤和智力障碍。

（2）骨瘤患者也可出现白内障和青光眼，并常伴有血小板减少性紫癜、间质性肺炎、中枢神经系统疾病和充血性心力衰竭。

（3）白内障还可伴有其他综合征。无虹膜症的特点是患者几乎没有虹膜，可同时伴有高血压和肾胚胎瘤（Wilm's 瘤）。

（4）先天性青光眼可伴有脑三叉神经血管瘤（Sturge-Weber 综合征），患者可出现抽搐和咽部血管瘤。

## （二）术前用药

应选择抑制恶心、呕吐较好的吩噻嗪类药或氟哌利多等，避免用易引起恶心、呕吐的吗啡和哌替啶等，除闭角型青光眼以外，不应禁忌阿托品，东莨菪碱升高眼压的作用较弱，必要时可代替阿托品。闭角型及开角型青光眼均应避免用地西泮。

## 三、麻醉方法

1. 局部麻醉

眼科手术多可在局部麻醉下进行。其术后恶心、呕吐的发生率较低，且可产生一定的术后镇痛作用。在局部麻醉药中加入一定量的透明质酸酶可增加组织渗透，缩短局部麻醉药的起效时间。

局部麻醉时要注意以下几点。

（1）局部麻醉药滴眼有散瞳和使角膜浑浊的作用，青光眼患者禁用。

（2）球后神经阻滞应注意眼心反射和误入血管引起局部麻醉药中毒反应。

（3）老年人白内障手术局部麻醉药中所加的肾上腺素量以不引起肾上腺素反应为度。

（4）为防止术中牵拉眼睑和眼轮匝肌收缩升高眼压，可对眼轮匝肌施行局部浸润麻醉。

（5）麻醉性镇痛药具有呼吸抑制和发生呕吐的危险，如果小心地小剂量分次用药，既可使患者具有较好的镇静和镇痛作用，又可避免上述缺点。

2. 清醒镇静止痛

可用于眼科手术，达到患者安静不动的目的，特别是紧张、躁动、不能很好配合手术的患者或小儿，其优点：①可与患者保持语言交流；②遗忘，消除焦虑；③止痛。

（1）成年人氟哌利多 10 μg/kg 加芬太尼 1 μg/kg 为首次量，以芬太尼每分钟 0.008 ~ 0.010 μg/kg 静脉注射维持，该方法镇静好，但顺应性遗忘欠佳。

（2）咪达唑仑首次 25 ~ 60 μg/kg，每分钟 0.25 ~ 1.00 μg/kg 维持；或异丙酚 0.25 ~ 1.00 mg/kg 首次量，每分钟 0.06 ~ 0.30 μg/kg 维持。

（3）小儿还可采用氯胺酮首次 400 ~ 500 μg/kg，每分钟 25 ~ 35 μg/kg 维持。

3. 喉罩通气全身麻醉

（1）眼科手术中麻醉医师远离患者，增加了麻醉中呼吸管理的困难。气管内插管是保证呼吸道通畅的可靠手段，但插管操作刺激较大，术中需较深的麻醉维持，术毕转浅时会出现呛咳和头部振动，使眼压升高，而且多数眼科手术不需要肌肉松弛药控制呼吸，但要求患者苏醒快而安全。

（2）喉罩不需使用肌肉松弛药，在保留自主呼吸的情况插入，操作简便，而且刺激小，但饱胃、肺顺应性低、有潜在气道梗阻和呼吸道分泌物过多者不宜使用。

（3）吸入麻醉诱导，经喉罩辅助呼吸特别适用于婴幼儿眼科手术。

4. 气管插管全身麻醉

对于急症饱胃的眼部创伤患者多采取气管插管全身麻醉。麻醉药物尽量选用不升高眼压的药物。麻醉诱导、维持以及拔管过程中力求平稳、无呛咳及躁动、使用面罩位置得当、不压迫眼球。

## 四、常见眼科手术麻醉

1. 内眼手术

（1）多数的眼科手术需要良好的镇痛，而对肌肉松弛的要求不高。

（2）除了斜视矫正术、视网膜剥离修复术和冷冻术外，其他手术的疼痛很小。多数成人的手术可在局部麻醉下完成，如青光眼、白内障、视网膜剥离修复术、角膜移植和修复术以及玻璃体切割术等。

（3）内眼手术时要求控制眼压，以防止房水流出、脉络膜突然出血及虹膜和晶状体脱出。眼球贯通伤时，眼压轻微的升高就可引起眼内容物流出。这就要求患者安静。必要时可辅以一定量的地西泮、咪达唑仑或异丙酚等。

（4）全身麻醉要选择对眼压影响小的药物。可用非去极化肌肉松弛药泮库溴铵（0.08 ~ 0.15 mg/kg）或维库溴铵（0.15 ~ 0.30 mg/kg）。

（5）局部麻醉常采用球后神经阻滞。球后神经阻滞最常见的并发症是球后出血，因此必须监测眼压。如眼压明显升高，要行侧目切以降低眶部压力。眼周围出血可表现为下联合部淤血，而不是眼球突出。

（6）虽然球后神经阻滞所给的局部麻醉药量仅为 2 ~ 3 mL，但如不慎注入动脉，可经颈内动脉逆行入脑，引起中枢神经兴奋和肌肉震颤等局部麻醉药中毒反应。视神经鞘与蛛网膜下隙相连，局部麻醉药误入视神经鞘可引起感觉迟钝和呼吸停止。

2．眼球外伤

眼球外伤的患者全身麻醉时需注意两个问题。

（1）控制眼压，麻醉期间避免呕吐、呛咳和激动及药物等引起眼压急剧的升高。

（2）防止饱胃患者发生呕吐、误吸，尽量缩短诱导期。

3．其他问题

（1）小儿的手术常在全身麻醉下进行。

（2）需注意的是所有伴有先天性疾病的患儿。伴有脑三叉神经血管瘤的患儿可能会出现抽搐和口腔及咽部血管瘤。插管和拔管时应动作轻柔，以防碰破瘤体，导致大量出血，引起低血容量休克和误吸。如瘤体过大，不能行快速诱导，可行清醒插管。必要时可行气管造口。

（3）斜视矫正术是小儿眼科最常见的手术。斜视患者常伴有先天愚型（即唐氏综合征）、脑瘫及其他中枢神经系统功能障碍或有脑积水和脑脊膜膨出，斜视也可发生在早产儿视网膜病的各个阶段，也可因外伤性脑瘫引起或是视网膜瘤和颅咽管瘤的眼部表现。有斜视修复时出现恶性高热的报道，应避免使用琥珀胆碱和氟烷。术中要牵拉眼外肌，眼心反射的发生率较高，应予以注意。

（4）患者术后恶心、呕吐的发生率很高。可在诱导时或手术结束前给予 5 ~ 75 μg/kg 的氟哌利多，可明显降低其发生。在手术前给氟哌利多的效果更好。

（郭艳祥）

# 第二节　耳鼻喉科手术

## 一、麻醉特点及要求

1．身体较佳

病变局限于头颈部，全身情况尚佳，对麻醉有耐受性。

2．表面麻醉和神经阻滞麻醉

神经支配为脑神经及颈神经丛，其骨性标志明显，易于寻找和定位。耳鼻喉各部分表面被以黏膜，故多种手术可采用表面麻醉和神经阻滞麻醉来完成。

3．刺激强烈

对患者的精神刺激远比其他部位手术更为强烈。无论局部麻醉还是全身麻醉，麻醉前镇静药更重要。

4．易发生误吸

不少手术直接在呼吸道上操作，易干扰呼吸，发生误吸。

5．维持气道通畅

从维护呼吸道通畅观点上来认识，采用气管内全身麻醉很有必要，不应片面追求局部麻醉。

6．全身麻醉要求浅

耳鼻喉麻醉不需太深，肌肉不需松弛。除咽喉部手术要求咽喉反射减弱，需要较深麻醉外，其他麻醉维持浅全身麻醉即可完成手术。

7．术中失血多

耳鼻喉科手术野极小，暴露困难，止血不便。头颈部血供又极丰富，创面虽不大，但失血量多。常用肾上腺素溶液局部浸润及肾上腺素纱条填塞止血。肾上腺素用量也应限制在 0.1 ~ 0.2 mg。

8．麻醉观察困难

手术操作在头颈部，麻醉管理和观察离头部较远，增加了麻醉观察和判断深浅的困难。麻醉医师更要加强责任心，注意全面观察，以确保患者的安全。

## 二、麻醉前准备

除常规准备外，还应重点了解以下病情并做好相关的准备工作。

（1）患者有无呼吸道畸形及呼吸道梗阻症状及体征，明确梗阻的原因、部位、程度以及加重或缓解的因素。针对梗阻或畸形情况，制订严密的麻醉方案，做好麻醉器械及技术上的准备。

（2）有无引起气道反应活跃的因素存在，如吸烟、支气管炎及过敏史，这些患者气道受刺激极易引起剧烈支气管痉挛，处理不当易导致缺氧。应戒烟 2 ~ 4 周，有哮喘史者应用支气管扩张剂治疗。

（3）老年患者的并发症应进行治疗，如慢性阻塞性肺部疾病、高血压、冠心病、糖尿病等。尽量改善全身情况。

（4）了解患者有无出血倾向的个人史或家族史，有无凝血障碍。

## 三、麻醉选择

1．局部麻醉

耳鼻喉科手术多数可选用局部麻醉，如成人扁桃体摘除术、鼻腔和鼻窦手术、乳突根治疗、鼓室成形术、内耳开窗术及气管造口术等。局部麻醉的优点：患者意识清楚，能主动配合，术后并发症少。缺点：患者时常活动，手术配合较差；对于气道内手术，局部麻醉不能阻断各种气道反射，患者难以配合；小儿和精神紧张的患者，局部麻醉的手术效果难以保证。常用的局部麻醉为表面麻醉、局部麻醉和神经阻滞，要求麻醉完全，但又要防止麻醉药过量中毒。

2. 全身麻醉

适用于局部麻醉难以顺利完成的手术（如手术范围大，时间长或创伤较大的手术）；在呼吸道内操作的手术；有误吸危险需要隔离呼吸道的手术；要求术野保持静止不动的手术以及不合作的小儿等。

## 四、耳鼻喉科常见手术

### （一）扁桃体及腺样体切除术

1. 麻醉特点

（1）手术小而麻醉深，手术操作的解剖位置是呼吸道的关口，迷走神经丰富，手术刺激及血性分泌物均能刺激迷走神经兴奋而易致喉痉挛。因而手术时间短、手术小，但需要深麻醉。

（2）必须保持呼吸道通畅，保证口腔内干净。

（3）麻醉医师与手术医师互相配合，增加麻醉的安全性。保证气道通畅也主要靠术者。

2. 气管内插管全身麻醉

气管内插管全身麻醉可以保持平稳的深麻醉，保持呼吸道通畅，使进入气管内的分泌物减少，还可从气管导管反复吸引分泌物，故易保持呼吸道通畅。经鼻腔插管时，无口腔插管的缺点，但小儿的鼻腔小，导管较细，呼吸道阻力增大，又对鼻腔黏膜有不同程度的损伤，刮除腺样体不便，摘除扁桃体手术便于进行，可采用静吸复合麻醉。

3. 丙泊酚、芬太尼全静脉麻醉

诱导用丙泊酚 2.5 ~ 3.0 mg/kg，芬太尼每小时 2 ~ 3 μg/kg；维持用丙泊酚每小时 10 ~ 15 mg/kg，注射丙泊酚之前，先注入利多卡因 1.0 ~ 1.5 mg/kg，维库溴铵 0.1 mg/kg，气管插管，控制呼吸，尤其适用于此类手术。

4. 丙泊酚、氧化亚氮复合麻醉

芬太尼 1.0 ~ 2.0 μg/kg，利多卡因 1.0 ~ 1.5 mg/kg，丙泊酚 3 mg/kg，琥珀胆碱 1 ~ 2 mg/kg 或丙泊酚 4 mg/kg，依次静脉注射；加压给氧，气管内插管，控制呼吸。手术开始，吸入 66% ~ 70% $N_2O$ 加氧维持麻醉。

5. 氯胺酮

用 1.0 ~ 2.0 mg/kg 的氯胺酮静脉注射，作为小儿扁桃体摘除术的麻醉方法。临床发现 10% 的小儿出现轻度发绀，1/3 的患儿出现不同程度的喘鸣，偶尔出现吞咽动作，也妨碍手术操作，失血量也较其他方法多为其缺点。

6. 全身麻醉摘除扁桃体注意事项

（1）麻醉前用药：曾患心肌炎或心率快者，麻醉前用药宜给东莨菪碱，而不用阿托品。

（2）收缩鼻黏膜血管：双侧鼻孔应滴入 3% 麻黄碱溶液数滴，以收缩鼻黏膜血管，使鼻腔空隙变大，减少损伤出血并利于鼻腔插管。

（3）评估后鼻孔受阻程度：如患儿扁桃体大，诱导后最好放置口咽通气管，以保持呼吸道通畅。

（4）预防颈动脉窦反射：扁桃体窝部分，接近颈动脉窦、迷走神经等重要反射区，手术压迫不宜过重，在此区操作时，要特别观察呼吸、脉搏和血压的变化。

7. 二次手术止血麻醉

扁桃体摘除术后出血者，需再次急症手术止血。对此类患者的麻醉甚为棘手，较小患儿不可能取得合作，需在全身麻醉下进行止血。在小量芬太尼、氟哌利多或丙泊酚静脉注射下，局部表面麻醉，做半清醒插管，比较安全。注意诱导时有大量胃内出血反流，阻塞呼吸道，甚至误吸，诱导时要备好气管造口器械和吸引器。若有呕吐致误吸严重，发生窒息或呼吸道梗阻、发绀时，应迅速做气管切开术。从气管切开口置入导管，以便吸出血液和分泌物，保持呼吸道通畅，通过气管造瘘导管接麻醉机，维持麻醉。

### （二）气管异物取出术

1. 麻醉前评估

大部分成人及婴儿的气管异物，均能在表面麻醉下完成。但小儿多次取异物操作，且已有并发症者，则需在全身麻醉下完成。因异物阻塞气道，急性呼吸困难或部分阻塞引起呼吸道炎症、肺不张或在局部麻醉下取异物已损伤气管，有皮下气肿、气胸等。对麻醉有较高的要求，必须有较深的麻醉。否则会引起迷走神经反射、呛咳、支气管痉挛等。有的气管异物（如钉鞋钉等）需在 X 线下暗室操作，对于观察征象及麻醉管理造成一定困难。气管异物取出术的麻醉，绝不是小麻醉。时刻要警惕缺氧及各种不良反应的发生，并针对原因及时处理。术中不断补充药量，以维持深麻醉。

2. 全身麻醉方法最常用的是静脉麻醉

（1）术前 0.5 小时肌内注射阿托品 0.02 mg/kg，加地西泮（＞2 岁）0.2 ～ 0.4 mg/kg；面罩给氧去氮，改善缺氧。

（2）镇静、镇痛麻醉：5% 葡萄糖注射液 150 mL 加依诺伐（Innovar）20 mL（含氟哌利多 2.5 mg/mL，芬太尼 0.05 mg/mL）输注。开始每分钟 60 ～ 120 滴，约 10 分钟入睡，每分钟 40 ～ 60 滴维持，然后行气管镜检查，气管镜侧孔接氧气管持续给氧。

（3）氯胺酮复合静脉麻醉：氯胺酮 4 ～ 8 mg/kg 肌内注射，入睡后开放静脉，面罩给氧，静脉注射 γ–OH 50 ～ 80 mg/kg 加地塞米松 2 ～ 5 mg，0.5% ～ 1.0% 丁卡因 0.1 ～ 0.5 mL 咽喉喷雾表面麻醉，10 分钟后静脉注射氯胺酮 1 ～ 2 mg/kg，开始置入气管镜，高频喷射通气，频率每分钟 60 ～ 80 次，驱动压 0.5 ～ 0.8 kg/cm$^2$。或支气管镜取异物时仍从侧孔吸入氧，麻醉深度不够，可辅助少量哌替啶和异丙嗪。此法优点是对呼吸道无刺激。

（4）丙泊酚静脉麻醉：术前 30 分钟肌内注射地西泮 0.2 ~ 0.4 mg/kg，阿托品 0.02 mg/kg。入室监测 ECG、心率、血压和 $SpO_2$，面罩给氧，开放静脉。静脉注射 1% 利多卡因 1 mg/kg、丙泊酚 3 mg/kg，用直达喉镜暴露喉头声门，用 1% 利多卡因表面麻醉，静脉注射丙泊酚 1.5 mg/kg。可行气管镜取异物，仍要注意呼吸抑制，气管镜侧孔接入氧。为维持一定麻醉深度，根据应激反应，间断静脉注射丙泊酚 1.5 mg/kg，术毕给地塞米松 2 ~ 5 mg。

（5）特制气管镜：如有特制的气管镜，其窥视装置装有呼吸活瓣，气管镜置入后，患者呼吸道即成一个密闭系统，可连接麻醉机，便于呼吸管理，利于气管镜操作及避免不良反应，则更为安全。

### （三）鼻咽部肿瘤切除术

鼻咽部肿瘤是出血多、创面大、易于引起失血性休克的手术。常见者为鼻咽部血管纤维瘤。

1. 麻醉前用药

术前 30 分钟肌内注射阿托品 0.5 mg，哌替啶 50 mg，异丙嗪 25 mg 或地西泮 10 mg，术前晚口服地西泮 5.0 ~ 7.5 mg，以保证有好的睡眠。

2. 麻醉特点及要求

（1）麻醉够深：手术操作直接在咽喉部，刺激大，创面大，麻醉要完全、足够。不宜采用部位阻滞麻醉。

（2）气道通畅：全身麻醉用气管内插管，预防分离肿瘤时血性分泌物误入气管内阻塞气道。

（3）控制降压：由于出血多，止血又困难，常配合控制性低血压以减少创面出血，为手术创造良好条件。避免出血性休克的发生。

（4）补充失血：有较多出血时，应及时输血，补充血容量。

（5）麻醉便于手术操作：如需术后行气管造口，宜于麻醉前先行气管切开，经气管切开插管麻醉，管理呼吸，便于手术操作。

3. 麻醉方法

（1）诱导：静脉注射 2.5% 硫喷妥钠 10 ~ 15 mL 或丙泊酚 15 ~ 20 mL 加琥珀胆碱 2 mg/kg，气管内插管，导管套囊充气，防止血液和分泌物流入气管内。

（2）维持：输注丙泊酚，开始 6 ~ 8 mg/（kg·h），3 分钟后改为 4 ~ 6 mg/（kg·h）或以芬太尼 2 μg/kg 静脉注射加深麻醉。

（3）控制性降压：硝普钠降压迅速。50 mg 溶于 5% 葡萄糖注射液 500 mL 静脉注射，开始 1 μg/（kg·min），维持 BP 在 10.64 kPa（80 mmHg），减低滴数，使血压控制得当。对术中失血要注意补充，不要使血压降得过低。降压期间应保持呼吸道通畅，充分给氧，避免缺氧和二氧化碳潴留。降压时头部抬高 15° ~ 30°。降压时间尽量缩短，主要手术步骤完成后即停止滴入。降压完毕，要注意止血彻底。

### （四）鼻窦恶性肿瘤根治术

**1. 麻醉前准备**

多为老年患者，麻醉前需充分准备。

（1）术前评估：充分了解心、肺、肝、肾功能，准确地判断患者全身情况及麻醉和手术的耐受能力。

（2）控制性降压：手术创面大，失血多，为减少术中出血量，使用控制性降压或做同侧颈动脉结扎术。麻醉前了解有无动脉硬化、冠心病和潜在的肾功能不全等降压麻醉禁忌证。若瘤体不大，可不用控制性降压。

（3）输血准备：降压时间不宜过长，降压幅度不宜过大，对术中失血应等量补充。

**2. 全身麻醉方法**

（1）诱导：2.5% 硫喷妥钠 5 ~ 15 mL 或咪达唑仑 10 mg 或丙泊酚 15 ~ 20 mL，琥珀胆碱 50 ~ 100 mg 静脉注射后，快速诱导气管内插管。

（2）维持：以芬太尼、丙泊酚加深麻醉。

（3）降压方法：硝普钠 50 mg 溶于 5% 葡萄糖注射液 500 mL 中静脉输注。

**3. 术毕拔管**

将气管及口腔分泌物吸净，患者清醒后拔管，否则极易引起喉痉挛。一旦发生喉痉挛，立即静脉注射氯琥珀胆碱，再次气管内插管给氧，行人工呼吸，患者情况会立即好转。继续观察，患者情况完全好转后拔管。必须重视此类患者拔管，如肿瘤已侵犯硬脑膜，手术操作的强烈刺激可引起循环、呼吸紊乱，应注意观察脉搏、呼吸、血压等。

### （五）全喉切除术

**1. 麻醉前准备**

全喉切除术是对声带及其邻近组织的恶性肿瘤的手术治疗方法，是耳鼻喉科最大的手术之一。

（1）麻醉前评估：患者年龄较大，多在 40 岁以上，常合并心肺疾病等，麻醉前必须充分评估患者体质状况、病变部位、范围及手术时间的长短等。因手术后患者失去说话能力，往往顾虑重重，麻醉前应做好思想工作和心理治疗。

（2）经气管造口：喉头已有的新生物，使呼吸道有梗阻的危险，由于全身麻醉气管内插管易致出血或脱落，造成更严重的呼吸困难，宜先用局部麻醉行气管切开术，置入带套囊的气管切开导管，充气套囊，防止血液从手术切口流入气管而误吸。导管接麻醉机，再给予全身麻醉。

（3）麻醉前用药：术前 30 分钟肌内注射阿托品 0.01 mg/kg 或东莨菪碱 0.004 ~ 0.008 mg/kg。

2．麻醉方法

全身麻醉诱导后采取静吸复合全身麻醉。

丙泊酚 2.5 mg/kg、芬太尼 2.5 μg/kg、琥珀胆碱 1.2 ～ 2.0 mg/kg 静脉注射做全身麻醉诱导，丙泊酚、瑞芬太尼静脉输注维持，作用迅速、平稳，心血管应激反应轻、苏醒快，较理想。静吸复合全身麻醉，使麻醉深度更易调节，停止吸入后 9 ～ 17 分钟清醒。控制性低血压麻醉，应严格掌握适应证。

### （六）乳突手术麻醉

1．特点

乳突手术包括电子耳蜗植入术及乳突根治术、改良根治术和单纯凿开术等。手术特点如下。

（1）神经刺激大：由于手术靠近鼓膜附近，神经分布密集，对疼痛刺激甚为敏感。

（2）麻醉深度足够深：钻骨和凿骨时声音及振动较大，不少患者难以忍受，因而单独局部麻醉效果较差。手术在中耳内操作，需配合使用强化或分离麻醉。

（3）麻醉要求较高：乳突手术为精细手术，要求手术刺激时患者不动，浅麻醉即能满足手术要求。

2．麻醉选择

成人可在局部麻醉或全身麻醉下施行，小儿宜在全身麻醉下施行。

（1）局部麻醉加强化麻醉：成人选用。方法：哌替啶 50 mg 加异丙嗪 25 mg 静脉注射；或冬眠 1 号或冬眠 4 号 1/2 U 静脉注射，然后 0.5% 普鲁卡因局部浸润。手术时间长，可追加哌替啶 25 mg、异丙嗪 12.5 mg，一般手术均可完成。

（2）全身麻醉：对精神紧张不易合作的成人和小儿宜采用吸入或静脉麻醉。因手术在头的一侧，呼吸道较易保持通畅，可不插管，置口咽通气管。凿骨时头部振动，气管插管易造成气管损伤。手术改变体位时，要特别注意呼吸道通畅。麻醉医师离患者头部较远，且被消毒手术单覆盖，气管内插管后，对呼吸道的管理比较容易。一般行快速气管内插管，丙泊酚、芬太尼维持麻醉，以患者手术刺激时不动即可，术后早清醒拔管。

### （七）悬雍垂腭咽成形术

阻塞性睡眠呼吸暂停综合征（OSAS）是指每小时睡眠呼吸暂停＞5 次，每次发作呼吸暂停＞10 秒，伴血氧饱和度下降＞4% 或每晚睡眠 7 小时中呼吸暂停＞30 次。在全身麻醉下施行悬雍垂腭咽成形术（UPPP），是近年来耳鼻喉科开展的效果满意的手术治疗方法。

1．麻醉前评估

潜在致死危险：有打鼾逐年加重、夜间睡眠呼吸暂停憋醒等症状，常合并循环、呼吸、中枢神经系统功能改变，诱发高血压、肺动脉高压、心脏病（冠心病）、心律失常、糖尿病、肺心病和红细胞增多症等的患者，并发程度不等的脑血管疾病等均为潜在的致死危险。

2．麻醉前准备

（1）明确诊断：麻醉前要了解病史、症状，如用多导睡眠仪诊断是中度还是重度 OSAS、有无并发症等。

（2）身体处于最佳状态：并发症得到合理的治疗，术前没有明显器质性病变及脏器功能损害，ECG 及有关化验项目在正常范围内，使患者处于稳定期。

（3）尽快解决气道通气：若术前 $SpO_2 < 40\%$，应术前行气管切开术，解除致命性窒息。

（4）麻醉前用药：阿托品 0.5 mg，术前 30 分钟肌内注射。

3．麻醉特点及麻醉选择

（1）麻醉特点：UPPP 的麻醉特点如下。

1）有效通气。要求对阻塞性 OSAS 患者不能再发生无效通气，否则，数分钟即可导致缺氧性心搏骤停。麻醉要保证患者平稳度过围手术期。

2）对麻醉药敏感。OSAS 患者因对各种镇静药、麻醉性镇痛药及所有中枢性抑制药都很敏感，故麻醉中要少用或不用麻醉性镇静、镇痛药，术前也不用或慎重应用。如在病房用之，可能发生呼吸暂停等。

3）手术时间短。由于手术时间短，麻醉要选用起效快、清醒快和可控性强的药物。

4）麻醉技术要全面。麻醉医师要富有经验。因为 OSAS 患者咽部组织增生，张力下降，气管插管困难，技术必须熟练。麻醉管理和麻醉前评估要清楚、准确。

（2）麻醉诱导：麻醉诱导是关键，尽快建立通畅气道。麻醉前开始监测血压、ECG、$SpO_2$ 等。进手术室开放 2 条静脉通道。面罩下吸氧去氮。根据患者条件和术前评估插管难易情况，选择快速诱导或慢诱导。快速诱导适用于气道评估无困难者。静脉注射 2.5% 硫喷妥钠 15 ~ 20 mL 或丙泊酚 1.5 ~ 2.5 mg/kg，芬太尼 0.1 ~ 0.2 mg，琥珀胆碱 100 mg 或阿曲库铵 0.4 ~ 0.6 mg/kg，控制呼吸，气管内插管。预计插管困难者应选择清醒插管。

（3）麻醉维持：吸入 1% ~ 2% 恩氟烷或七氟烷或采用丙泊酚复合静脉麻醉，用阿曲库铵或琥珀胆碱维持肌肉松弛。

（4）术毕处理：术毕沿切口缝线创面黏膜下注射地塞米松 10 mg。常规应用新斯的明、阿托品拮抗残余肌肉松弛药作用。待患者完全清醒后持续抬头 > 5 秒，最大呼气 ≥ 4.52 kPa（34 mmHg），呼吸道通畅、呼吸和循环稳定后拔除气管导管，送回病房。

4．麻醉处理

（1）麻醉前评估：麻醉前要充分评估气道通畅与插管难易情况。对预计插管困难或快速诱导插管遇到困难者，应选择清醒插管或使用纤维支气管镜或光杖，必要时采用逆行插管技术。

（2）咽喉部表面麻醉：在诱导前，对咽喉部充分表面麻醉，利于减轻插管不良反射，可减少手术时的全身麻醉用药量，术后可减轻局部疼痛，使患者安静。

（3）使用短效易控药：选用芬太尼、氧化亚氮、阿曲库铵、异氟烷和七氟烷等短效可控制药物，术毕清醒快，不致因呼吸道分泌物阻塞而发生问题。不用麻醉性镇静、镇痛药物。

（4）术中严密观察：术中加强监测，密切注意气管导管情况，及时发现和处理气管受压，防止导管脱出。

（5）加强术后管理：OSAS 患者的主要危险是全身麻醉拔管以后。要严格掌握拔管指征，拔管后加强监测，密切注意呼吸的变化，及时处理呼吸困难，常规准备气管切开包。有条件时，术后应送入 PACU 或 ICU。具体处理：凡清醒患者取坐位，减少上呼吸道阻塞。提高 $SpO_2$，尤适用于肥胖者。患者术后 1 ~ 5 日均有低氧血症，根据血气分析的 $PaO_2$、$PaCO_2$ 及临床表现，调整吸入氧气浓度（$FiO_2$）。用非甾体抗炎药，不主张用麻醉性镇痛药。术前异常肥胖、清醒后高碳酸血症、慢性肺疾病、肌营养不良等患者，术后不拔管，机械通气到病情稳定。必要时行气管切开术。

### （八）内耳手术

内耳手术较大，如迷路造孔和鼓室成形术等，重要步骤需在手术显微镜或手术放大镜下进行，要求患者绝对不能躁动，手术野十分清晰，术野无血，处理迷路的手术也很精细等。

1. 局部麻醉加强化

局部麻醉下切开，入迷路时，患者往往有恶心、呕吐反应，甚至眩晕。需辅助强化麻醉或给予氯胺酮或氟哌利多等。氟哌利多对恶心、呕吐反应的控制很有效。也可用 2% 利多卡因滴入钻孔内，行表面麻醉，以解除疼痛。药液宜加温，不致产生冷的刺激或给患者带来恶心、呕吐和眩晕等并发症。

2. 全身麻醉

气管内插管，用快速诱导或清醒插管。用神经安定麻醉或静吸（恩氟烷或异氟烷）复合等维持麻醉。深度不必过深，一般用浅麻醉即可。但必须平稳，要求患者不动。如头部有任何轻微移动，均可对手术有很大的影响，禁用吸入氧化亚氮，因其可大量弥散入效室，使效室压力迅速升高，遇咽鼓管狭窄者压力可迅速升至 51.2 kPa（385 mmHg），致使鼓膜破裂。

（郭艳祥）

# 第三节　口腔颌面外科手术

## 一、先天性唇、腭裂手术

### （一）麻醉前准备

做好口腔、鼻腔和全身检查，包括体重、营养状态、有无上呼吸道感染和先天性心脏病。应详细掌握血、尿常规，钾、钠、氯离子情况及胸部 X 线检查。

唇裂患儿体重＞ 5 kg，血红蛋白＞ 100 g/L，年龄＞ 10 周，血细胞计数＜ $10 \times 10^9$/L 才是手术的良机。腭裂手术多在 2 岁以后、上述各项检查在正常范围内才可实施。

### （二）麻醉处理

1. 唇裂修复术的麻醉

唇裂修复术均在全身麻醉下进行，虽然有学者提出不必气管内插管，但是为确保安全，选择经口气管内插管全身麻醉的方法比较安全可靠。因术中创面渗血，分泌物一旦阻塞通气道，就会导致患儿呼吸气流受阻、乏氧、喉痉挛、误吸、窒息，甚至心搏骤停。

唇裂修复术患儿体重常低于 15 kg，术前 30 分钟肌内注射阿托品 0.01 ～ 0.03 mg/kg，入手术室前以氧胺酮 5 ～ 8 mg/kg 基础麻醉，入睡后开放静脉，再经静脉滴注羟丁酸钠 80 ～ 100 mg/kg。待睑毛反射消失后窥喉用 2% 利多卡因喷喉及会厌，实施表面麻醉插管，用橡皮膏将导管固定在下唇正中位置。接 T 形管装置供氧及辅助呼吸。术中可根据麻醉深浅情况分次静脉注入氯胺酮 1 ～ 2 mg/kg。此法的优点如下。①诱导迅速，患儿可平稳进入睡眠的麻醉状态，镇痛效果好，心律、血压较稳定。可保持患儿自主呼吸存在；②麻醉用药对呼吸道黏膜无刺激，无肺部并发症，安全性好；③羟丁酸钠可降低咽喉反射和气管内的敏感性，防止插管后或麻醉变浅时的呛咳反应，减少或避免喉黏膜损伤；④年龄＞ 2 岁的患儿术中可持续泵入异丙酚 3 ～ 4 mg/kg，0.5% 氯胺酮间断给药，术毕拔管后患儿清醒哭闹，各种反射均已恢复，是比较安全可靠的麻醉方法。但偶尔可见体质弱小、用药量偏大、术后尚有呼吸抑制及喉痉挛发生的病例，应予以注意。

2. 腭裂修复术的麻醉

小儿气管导管应选择 U 形导管，将导管固定在开口器的凹槽下，防止外脱导管，以避免脱管窒息的意外发生。行咽后瓣成形手术操作时，如果麻醉深度不够，容易引起迷走神经反射。故麻醉深度应控制得当，即达到抑制咽喉反射力度。

对 15 kg 以上患儿可用快速诱导插导，阿曲库铵、芬太尼维持控制呼吸；15 kg 以下的患儿可采用氯胺酮 5 ～ 6 mg/kg 基础麻醉，入睡后缓慢静脉注射羟丁酸钠 80 ～ 100 mg/kg，利多卡因喷喉插管。术中间断静脉注射氯胺酮 1 ～ 2 mg/kg 或复合吸入安氟醚维持，亚利式或斑氏环路辅助呼吸。

腭裂咽后瓣修复术出血相对较多，应重视输血、补液问题。小儿血容量少，每千克体重 70 ~ 80 mL。6 个月婴儿失血 50 mL 相当于成人失血 400 mL，因此准确判定失血量并予等量补充。输血、补液速度以每千克体重不超过 20 mL 为宜，严防肺水肿。体质好的患儿失血量不超过血容量的 15%，也可根据具体情况输乳酸林格液 10 mL/（kg·h）。

3. 唇、腭裂修复术的术中管理

术中监测血压、脉搏、体温、心音、心率、心律和两肺呼吸音，合并先天性心脏病者应监测心电图。还应采取预防喉水肿的措施，必要时静脉注射地塞米松 0.2 ~ 0.4 mg/kg。

腭裂术后拔管的注意事项如下。

（1）对腭裂同时合并有扁桃体 II 度以上肿大，咽喉腔深而狭窄，瘦小、体弱、自控调节能力较差的患儿，应在气管导管拔除前先放置口咽通气管，用以支撑明显变小的咽喉腔通道通畅。

（2）维持腭裂患者术后的呼吸道通畅，要依靠口腔和鼻腔两个通道，切不可忽视任何一方。有时腭裂同时修复鼻畸形后用碘仿纱条包绕胶管以支撑鼻翼，固定支撑鼻翼的橡皮膏不应封闭鼻腔通气道。

（3）随着手术结束时间的临近，麻醉应逐渐减浅，以便确保患者迅速清醒拔管，缩短气管导管留置在气管内的时间。

## 二、颞颌关节强直患者的麻醉

1. 麻醉前准备

（1）颞颌关节强直患者几乎全部需要盲探经鼻气管内插管或行气管造口插管，因此术前必须做好患者细致的解释工作，取得患者的信任与合作，为清醒插管作准备。

（2）对有仰卧位睡眠打鼾甚至憋醒的患者，禁用吗啡等抑制呼吸的药物作为麻醉前用药。

（3）选择气管导管内口径大、管壁薄的导管为宜。条件允许时可参考 X 线片气管口径，选择适当口径、弹性好的附金属螺旋丝的乳胶导管。

（4）备好气管造口的器械，做好应急准备。

2. 麻醉处理

颞颌关节强直患者需实施颞颌关节成形术的同时矫正小颌畸形。须在全身麻醉后下颌松弛、无痛状态下才能顺利进行，因此多采取经鼻插管的气管内麻醉。为保证安全，应采用清醒盲探插管方法，但对完全不能张口的患者表面麻醉很难完善，加上患者紧张，肌肉松弛不佳，咽喉反射敏感，且患者异常痛苦。为此，最好选择浅全身麻醉状态下，配合表面麻醉，保留自主呼吸行盲探气管内插管。由于喉头位置高，下颌后缩畸形，插管时导管不易达到声门高度。因此，在导管接近声门附近时应根据呼吸气流声判断导管位置，调节头位及导管位置，以使其接近声门口。如估计导管在声门左侧，可将头转向右侧，导管也往右侧旋转。若想抬高导管前端高度，可使患者头极度后仰，导管前端可随之抬高，头低，导管可往下后方调整。如患者喉头过高，多次盲探插导管均入食管，可将导管留置在食管内，经另一侧鼻孔再插入更细的导管，沿留在食管导管的表面滑入声门，即双管盲探气管内插管法。对插管异常困难，经 1 ~ 2 小时探索插管仍不能到位时，应果断决定经气管造口插管。否则术后的喉水肿往往给拔管带来严重后果。一旦插管成功，麻醉可用全凭静脉复合麻醉维持。

颞颌关节成形术虽然缓解了关节强直，但下颌后缩畸形不能立即解除，舌后坠仍可能发生，致使拔管意外。因此，拔管时应遵守以下原则：①麻醉必须完全清醒；②口腔及气管导管内分泌物必须彻底吸净，特别对口内有创口的患者；③拔管前静脉注射地塞米松；④拔管前备好口咽导气管；⑤必要时应备好气管造口设备，以防拔管后气道梗阻行紧急气管造口。

### 三、口腔颌面部恶性肿瘤联合根治术的麻醉

1. 麻醉前准备

（1）因患者多为中老年人，所以术前对心、肺、肝、肾等功能应进行充分了解，以正确判断患者的全身情况和耐受麻醉及手术的能力。

（2）了解张口程度（正常 4 ~ 6 cm）、口内肿瘤大小、所处的位置是否影响喉镜置入和气管导管能否顺利通过声门；恶性肿瘤复发再次手术时还要了解气管是否有移位、颈部伸展和头后仰是否受限，根据上述情况综合分析判断，以选择适宜的麻醉诱导方法及插管途径。

（3）肿瘤已影响气道通畅时，麻醉前慎用镇痛、镇静药，以免呼吸抑制。

2. 麻醉处理

口腔颌面部恶性肿瘤联合根治术范围包括舌（颊部、口底组织）上或下颌骨切除和颈部淋巴结根治性清扫。麻醉不但要确保气道通畅，而且要下颌松弛，镇痛完善，麻醉深度足够并保持血流动力学平稳。同时防止颈动脉窦反射和自主神经功能紊乱，术后苏醒快。因此，必须采取气管内全身麻醉。因手术操作涉及口腔，故经口腔插管不仅会影响手术操作，更不便于导管固定，因而采取经鼻腔气管内插管较稳妥。舌体、口腔颊部、腭部肿物尚未超过中线，张口属正常，头后仰不受限者可行快速诱导插管；舌根部、口底部、软腭部恶性肿物生长已侵袭或已压迫气道，张口轻度受限或癌肿术后复发需再次手术时，气管已有移位，头后仰有受限的患者需行浅全身麻醉下，保留自主呼吸经鼻盲探或明视插管；如舌根及口底巨大肿瘤已阻挡声门而无法实施插管操作，应先行气管造口，然后经造口插入气管导管。目前多选用静脉复合麻醉，吸入 $N_2O-NO_2$，安氟醚或异氟醚以补不足。术终能尽快清醒。

3. 术中管理

术中除监测血压、脉搏、呼吸、心电图外，还应监测血氧饱和度、尿量。有心血管病变的需监测中心静脉压。另外，注意患者体位和头位变动而影响气管内导管通畅和头部血液循环，因为颌面部和颅内静脉均无静脉瓣，如果头部位置不当，颈部大静脉或椎静脉丛受压，可使颈内静脉压升高，患者头颈、颜面部静脉回流障碍，面部及眼球结膜会发生水肿，颌面部术野渗血增加，血色呈暗红。处理不及时将会使颅内压增高。因此应及时调整头位，使颈部充分舒展，改善头颈部淤血状态。

上、下颌骨病灶切除时，出血多而急剧，为减少出血和维持血流动力学平稳，在无禁忌证的情况下可行控制性降压。老年人对低血压耐受性低，因此降压幅度不宜过大，时间不能过长，术野出血要及时补充。对于双侧颈淋巴清扫的病例应注意脑静脉血回流及有无颅内压升高，慎防脑水肿引起的昏迷。颈廓清扫术偶尔可发生纵隔气肿或胸膜损伤而致张力性气胸，必须予以有效处理。

舌颌颈联合根治术，一侧下颌骨体部切除或下颌骨矩形切除，尤其是下颌骨超半切除术，其口底肌肉组织与颌骨间离断后，舌体会因失去下颌骨的牵拉和支持而容易发生舌后坠，舌及口底组织被切除损伤的创面水肿及转移皮瓣组织修复部位包扎压迫止血，使舌体的自如活动能力和范围严重受限，咽喉腔间隙明显变窄。虽说术后患者完全清醒时拔管可避免窒息，但从临床上观察联合根治术的病例，发现清醒后拔管仍有窒息发生。而且窒息不一定发生在拔管当时，待数分钟后假道消失就会造成气道梗阻—延迟窒息发生，故可采用延迟拔管方法。

术毕，患者清醒并对指令能正确反应，循环稳定，呼吸正常；呼吸频率 > 14 次 / 分，潮气量 > 8 mL/kg，分钟通气量 > 90 mL/kg，可拔除气管导管。

## 四、口腔颌面外伤与急症手术患者的麻醉

1. 麻醉前准备

（1）全面细致地了解病史和临床检查指标，特别是颌面部创面的范围及损伤程度，有无危及生命的气道梗阻或潜在的危险。及时清除口腔、鼻腔内的积血、凝血块、骨折碎片及分泌物，将舌体牵拉于口腔外。放置口咽或鼻咽通气管等，并应即刻建立通畅的气道。如上述处理气道梗阻仍不能缓解，可采用自制环甲膜喷射通气套管针做应急处理。具体操作方法：先行环甲膜穿刺表面麻醉，然后置入长 8 cm 带硬质塑料的套管针（可用 16 号静脉穿刺套管针改制弯成 135°，适宜总气管走行的弧度），穿刺成功后将其塑料外套管留置于总气管内 6 cm 深度，退出针芯，接通（喷射）呼吸机供氧。喷射通气压力为 1.25 kg/cm²，常频通气后即可开始麻醉诱导。

（2）对外伤时间较长的病例，应特别注意有无严重出血性休克或休克早期表现，包括口腔急症颌骨中枢血管的突发性大出血，急剧、呈喷射状，如处理不及时，患者很快进入

休克状态，甚至发生大出血引起的心搏骤停。因此尽早建立静脉输液通道并补充血容量是抢救成功的关键一环。

（3）注意有无合并颅脑、颈椎骨折或脱位、胸腹脏器损伤等。如果有明确诊断，可同步处理。

（4）了解患者进食与外伤的时间，创伤后胃内容排空时间显著延长，麻醉诱导插管时应采取相应措施，防止误吸发生。

2. 麻醉处理

对口内及颌面部软组织损伤范围小的，手术可在 1 小时内完成，患者合作，呼吸道能保持通畅者，可在局部麻醉下实施。小儿及成人有严重的口腔颌面部创伤，即下列情况之一者均应采取气管内插管全身麻醉方法。①面部挫裂伤合并面神经、腮腺导管断裂，需行显微面神经吻合、腮腺导管吻合；②面部挫裂伤合并上或下颌骨骨折，行骨折固定；③口腔颌面损伤合并气管、食管或颈部大血管损伤，颅脑、脑腹脏器损伤；④头皮及面部器官（耳鼻、口唇）撕脱伤需要行显微血管吻合回植手术者。

麻醉诱导和插管方法选择：3 岁以下婴幼儿氯胺酮基础麻醉后，静脉注射羟丁酸钠，咽喉及舌根部表面麻醉诱导插管，T 形管小呼吸囊供氧，氯胺酮间断给药维持。婴幼儿舌体肥大，口内组织损伤后由于出血、水肿，使原来相对较小的口腔更加变小，而手术恰在口内操作。因此首选经鼻插管。但婴幼儿气管细，麻醉导管过细会影响通气，婴幼儿鼻黏膜脆弱、血管丰富，容易造成鼻衄。因此，对舌前 2/3、牙龈、硬腭损伤的患者可经口腔插管并固定于健侧口角部位。而对悬雍垂、软腭口咽腔深部损伤需行经鼻插管或者口腔插管。插管前用 2% 麻黄碱数滴分次滴鼻，收缩鼻黏膜血管，扩大鼻腔通道空间，导管前端应涂滑润剂。只要管径粗细合适，操作动作轻柔，一般不会有鼻黏膜损伤及鼻出血现象。导管选择 F16 ～ 20 号，术中充分供氧，有条件的情况下监测血氧饱和度，防止通气不足。

4 岁以上患者无异常情况均可采取快速诱导，根据手术操作需要经口或经鼻腔明视插管。估计术毕即刻拔管会发生上呼吸道梗阻窒息者应长时间留置导管，首选经鼻气管内插管。

下列情况应首选清醒插管较为安全。①伤后已发生气道梗阻并有呼吸困难；②颌骨颏孔部骨折常伴有严重错位，不仅造成张口困难，且口底变窄，声门被后缩的舌根阻挡；③上或下颌骨骨折致口内、外相通，致使面罩加压给氧困难。下颌骨骨折连续性中断或有错位时，若经口置入喉镜，骨折断端有切断血管和损伤神经的危险性，应尽量采用盲探经鼻腔插管。麻醉维持可行全凭静脉或静吸复合麻醉维持。

口腔颌面部外伤患者术毕清醒即可拔管。但估计拔管后可能发生急性气道梗阻，又不能强行托下颌骨时，应留置气管导管，延迟拔管。

## 五、术后常见并发症及预防

口腔颌面部手术，特别是口腔内病灶切除后有大型缺损或洞穿缺损，利用各种皮瓣、肌瓣或多种复合组织瓣一次性修复手术后创面慢性渗血，组织水肿和分泌物积存，口内转移组织瓣修复后臃肿致咽喉腔狭窄，舌体活动受限，排痰能力减弱等因素，应在患者完全清醒后拔管。

1. 呼吸道梗阻

出血、误吸、喉头水肿或术后解剖位置的改变，失去颌骨的支撑出现舌后坠。口腔内出血，可以造成血液直接误吸入呼吸道或血块阻塞呼吸道。手术后应在没有明显渗血的情况下，吸尽口腔内的血液分泌物后再拔管。特雷彻·柯林斯综合征或 Robin 畸形，行咽成形修复术后咽喉腔变窄明显，尤其对年龄小、体质差、适应能力低下的患儿拔管前应常规放置口咽导管，吸出分泌物，直至咽反射强烈、耐受不住时再拔管。对舌根及口底组织广泛切除或双侧颈淋巴结清扫患者，术后颈部包扎敷料较多，可在拔管前放置口咽导管协助通气。口腔颌面部外伤，同时有上或下颌骨骨折，舌及口底、颊黏膜组织严重撕裂伤，出血、软组织水肿明显使口咽腔变窄，舌体不同程度地失去了正常活动能力，应考虑留置导管，延迟拔管。

上述手术术后防止气道阻塞的最有效、最安全的措施是预防性气管造口。但是为了颈部转移皮瓣的成活和免遭感染，临床常以延迟拔除气管内导管的方法保证呼吸道通畅。待舌及口底黏膜组织水肿减轻、咽喉间隙增大、舌体在口内活动及外伸 1.0 cm 以上时，再在引导管协助下试行拔管。

2. 咽痛及咽喉部水肿

口腔、颌面及整形外科手术时间长，气管插管放置时间长，手术操作又在头部，头部位置不稳定，气管插管与气管黏膜总处于摩擦状态，咽喉部水肿和损伤明显，术后患者明显咽痛。因此，口腔、颌面部手术患者术中应常规应用激素（氢化可的松 100 mg 静脉滴注或地塞米松 5 ~ 10 mg 静脉注射），术后应尽早开始雾化吸入，可预防术后咽喉部水肿。

（郭艳祥）

# 第九章　内镜手术麻醉

## 第一节　支气管镜检查和手术

　　支气管镜操作分为两大类：以诊断为目的称为诊断性支气管镜；以治疗为目的称为治疗性支气管镜，有时可同时兼有两方面的目的。诊断方面主要用于气管、支气管疾病的病因诊断，获取病理活检，或肺疾患需做肺泡灌洗检查者，或收集下呼吸道分泌物做细菌学检查者，治疗方面对有大量脓性分泌物而无力咳嗽或引起肺不张者，可协助吸痰；支气管或肺内化脓性病变（如肺脓肿）需行局部冲洗及注药者；肺癌患者需行局部瘤体注药、激光照射、冷冻、加温等治疗者；清除支气管内异物；或对咯血患者需行局部止血治疗。

　　支气管镜有硬质金属支气管镜和软质纤维支气管镜两种。虽然目前金属支气管镜检查已多为纤维支气管镜所取代，但它仍然保留用作小儿气管内异物取出，插入气管扩张器以及气道内肿瘤切除等手术。

### 一、纤维支气管镜检查

　　纤维支气管镜可经鼻腔或经口腔插入气道，大部分患者可在镇静和表面麻醉下进行，全身麻醉主要用于小儿及在清醒状态下不能忍受操作的成人。镇静常合用苯二氮䓬类和阿片类药，持续静脉滴注异丙酚也可安全用于镇静。经鼻做支气管镜检查时，鼻黏膜表面局部麻醉药加血管收缩药，可减少黏膜损伤出血的危险，表面麻醉完成后，在插入纤维支气管镜前，可于鼻腔内滴入 3 ~ 5 mL 液体石蜡，对减少黏膜出血和损伤有很大帮助，但液体石蜡应在表面麻醉后应用，一方面保证麻醉效果，另一方面能减少滴入液体石蜡引起的不适或恶心；气管黏膜表面麻醉也可有效地通过气道、环甲膜穿刺来完成。黏膜对局部麻醉药的吸收较为迅速，要注意局部麻醉药过量导致的全身毒性反应。

　　全身麻醉的患者，纤维支气管镜可以通过气管导管专用转角接头的密封圈插入气管内，机械通气仍可照常进行，只是气管导管内存在支气管镜，使通气腔隙减小，增加了流经气管导管气流的阻力，因此，气管插管时应选用尽可能粗的气管导管，麻醉的维持也仍可用吸入麻醉。纤维支气管镜检查也常需要使用肌肉松弛药和控制呼吸，以减少气管黏膜刺激引起的呛咳反射。

在清醒镇静和麻醉的患者，喉罩气道（LMA）也可用作纤维支气管镜插入的通路，虽然喉罩气道内腔比气管导管大，但当插入支气管镜后需控制呼吸时，仍需注意可能增加的气流阻力。

纤维支气管镜检查也可用于自主呼吸的患者，具体方法为通过连接于麻醉面罩的转角接头或经过改良面罩上的另一开孔（Patrisyracuse 面罩）将支气管镜插入上呼吸道。这一方法可避免气管导管或喉罩气道通气间隙减少的问题，但因为面罩的密闭性能较差，在控制呼吸的患者应用受到限制。

## 二、金属支气管镜检查

与纤维支气管镜不同，金属支气管镜可产生剧烈的黏膜刺激，压迫周围软组织，并需要颈椎尽量向后伸展，因此常需在全身麻醉下进行，在小儿中尤其如此。

患者能通过纤维支气管镜周围呼吸或可以通过其周围进行机械通气，而金属支气管镜，患者必须经支气管镜内腔呼吸或通过此腔进行机械通气，如果气管镜检查在全身麻醉下进行，则需要麻醉医师与内镜操作医师共同负责保持患者气道的通畅。在检查过程中，必须维持足够的氧供及排出 $CO_2$。

麻醉方法：金属支气管镜检查一般在全身麻醉与保留自主呼吸的条件下进行，吸入纯氧、间歇静脉注射 γ 羟基丁酸钠、依托咪酯、硫喷妥钠或异丙酚等，并配合小剂量芬太尼均可达到目的。除短时间手术外，较为常用的方法是在单次注入异丙酚和芬太尼后，继而持续静脉滴注异丙酚，可提供支气管镜检查满意的麻醉，患者术中不会觉醒，循环维持相对较平稳，术后恢复也很快。自主呼吸患者进行金属支气管镜检查，因麻醉不充分引起的喉头痉挛或支气管痉挛较多，麻醉过深可引起通气不足等并发症，因此可采用静脉麻醉药、肌肉松弛药及间歇肺通气的麻醉方法，逐渐加深吸入麻醉药如七氟烷或逐渐加大静脉麻醉药如异丙酚维持麻醉。应用文氏效应通气的支气管镜最好在全凭静脉麻醉下进行，因为吸入麻醉药的利用率较低，麻醉维持较难稳定，且呼出气直接排入手术室，对手术室环境的污染严重。

在全身麻醉下支气管镜检查前，先行气管内喷入局部麻醉药，可以预防支气管镜拔出后的喉头痉挛，但也有报道支气管镜检查前用4%利多卡因进行喉头表面麻醉未见有好处，而且抑制咳嗽反射也并非必需，尤其是于支气管镜检查术后易发生出血或过多分泌物，更应保留有效的咳嗽反射。

金属支气管镜检查引起的血流动力学变化类似于直接喉镜及气管插管所引起的反应，只是程度上较强且持续时间较久。硫喷妥钠麻醉后，支气管镜检查会显著增加心率，升高收缩压和舒张压，加入小剂量阿片类药可部分控制其血流动力学反应，另有学者用超短作用的 β 受体阻滞剂艾司洛尔来消除支气管镜检查与支气管内插管的反应，有较好的预防和治疗循环亢进的作用。

婴幼儿做金属支气管镜检查时，比较以七氟烷加 $N_2O$ 及以氟烷加 $N_2O$ 麻醉诱导和维持，发现七氟烷加 $N_2O$ 诱导和恢复期均较短，并发症也较少，尤其是心律失常和喉痉挛少见。

用于金属支气管镜检查的肌肉松弛药有多种，其选择取决于预期操作时间的长短，短效非去极化肌肉松弛药美维库铵可以代替去极化肌肉松弛药琥珀胆碱在短时间操作选用。如预期支气管镜操作时间较长或决定继续进行剖胸手术，可选用作用时间较长的非去极化肌肉松弛药。

麻醉与肌肉松弛的患者可用不同的方法维持气体交换。①持续吹氧，暂停呼吸时通过插入气道深部的导管持续快速吹入氧气，可维持患者短时间的氧合，但可逐渐发展成高碳酸血症及呼吸性酸中毒；②通过支气管镜通气，即通过支气管镜近端侧面的开口，与麻醉机或通气系统相连接，氧气和麻醉气体得以持续流入，也可以间断控制呼吸。支气管镜通气的主要缺点是操作过程中去除目镜，可致通气中断，时间过长难免逐渐导致呼吸性酸中毒；③通过支气管镜的文氏效应通气，即利用压缩氧连接在支气管镜近端，通过 1 根置于腔内并与其长轴平行的细管将氧气吹入，周围空气同时被卷吸，进入支气管镜内产生足以吹张肺的空氧混合气，这一装置不用关闭支气管镜的开口端，不会干扰肉眼观察或经支气管镜插入所需器械，且可维持给氧，但也会产生二氧化碳潴留。其近端必须保持开放，以便卷入外周空气和排出呼出气体，否则，将导致严重肺气压伤；④应用高频通气，连接于支气管镜的侧孔，可进行持续通气，不但可保证足够的氧供，也不会发生二氧化碳潴留。

### 三、术后处理

支气管镜检查术后除按照一般全身麻醉后原则处理外，其特殊性在于气道内操作后发生术后气道梗阻的危险性明显增加，气道内出血、分泌物潴留、气道黏膜损伤水肿均可导致梗阻。这些导致梗阻的因素在术后一段时间内可持续存在甚至逐步加重，所以必须继续监测和吸入纯氧，保证充足的氧供。必要时，直接喉镜下吸去上呼吸道分泌物和血液，除去支气管镜后，以面罩、咽喉通气道、喉罩或插入气管导管以保证通气满意。非去极化肌肉松弛药的残余作用应用抗胆碱酯酶药拮抗。活检后患者宜取病肺在下卧位，直至咳嗽反射完全恢复，以保护健侧肺不受污染。

支气管镜检查的并发症以金属硬质支气管镜后较为多见，其后果也较为严重。

1. 损伤

损伤牙齿或假牙和口腔软组织。对上、下气道的直接损伤可导致出血、水肿，危及气道通畅，黏膜穿破可致皮下气肿、纵隔气肿或张力性气胸，以上并发症尤多见于金属支气管镜检查或支气管镜活检，必要时，需紧急手术修补损伤组织。

出血多是由于活检后局部撕裂，术后痰中少量带血一般不予处理，出血多者可用1∶2 000肾上腺素溶液2~4 mL经支气管镜注入局部止血，仍不能止血者，可给予静脉滴注垂体后叶激素，必要时考虑手术。

气胸主要由肺活检引起，发生率在1%~6%，少量气胸无须特殊处理，可自行吸收，量大压缩肺发生呼吸困难时可行抽气治疗，个别需闭式引流排气。

2. 心律失常

支气管检查过程中，心律失常很常见，插入支气管镜引起迷走神经反射可产生心动过缓，可能需要静脉注射抗胆碱药，其他可由于手术刺激导致儿茶酚胺释放，可导致心动过速。缺氧与高碳酸血症也可能引起心律失常，在给予抗心律失常药之前，应加强通气予以纠正。

3. 喉、支气管痉挛

多发生在支气管镜插入声门时，因支气管哮喘患者的气道反应性增高，故喉、支气管痉挛的发生率高，声门及气管麻醉不良常为诱发的原因，故咽喉部充分麻醉，插入前先行环甲膜穿刺麻醉，可减少支气管痉挛的发生。出现支气管痉挛后应立即拔出支气管镜，停止检查，并充分清除呼吸道分泌物，用支气管扩张剂，如舒喘灵气雾剂或静脉滴注氨茶碱、糖皮质激素，吸氧，必要时气管插管及人工通气。

拔管后引起上呼吸道梗阻，最常见原因为喉痉挛或喉头水肿，也应分别予以处理。

4. 局部麻醉药反应

可由于局部麻醉药过量或体质因素而发生过敏反应或中毒，以丁卡因多见，故目前多主张用利多卡因。出现局部麻醉药反应后，应立即终止给药，并给予吸氧，保持呼吸道通畅，应用镇静安定类药物及其他对症处理。

（郭艳祥）

## 第二节　胸腔镜手术

内镜技术的进展使胸腔镜得到广泛应用，胸腔镜检查和治疗可用于胸膜、肺及食管疾病的诊断及估计病变范围、活检获取病理学诊断，治疗上用于肺切除、激光肺大疱切除、食管手术、心包剥除、交感神经切除、纵隔内肿块切除以及一些脊髓手术，组织损伤比常规手术小。早期的胸腔镜操作时间相对较短，随着胸腔镜手术的不断发展，手术种类变得更加复杂。用于治疗心包疾病或心脏压塞的手术，还可以通过食管超声心动图帮助指导下完成。胸腔镜手术其创伤虽小，但手术时间较长，术中随时有可能转为剖胸手术。胸腔镜手术的麻醉和监测也与开胸术相似。胸腔镜检查者常为高危患者，心血管意外的发生率较高。

## 一、麻醉前准备

麻醉前应明确患者的全身状况，尤其对改诊剖胸术可能性较大的患者，术前应按照不低于剖胸术患者的要求准备。注意患者有无冠心病及其严重程度，是否存在心律失常、左室功能障碍、低氧血症、糖尿病及肾功能不全等有关内科情况，肺功能不全、不能耐受强体力活动的患者，耐受单肺通气麻醉比想象的情况要好，血流动力学较为稳定，但与肺功能正常的患者相比仍有较大差别。

评估呼吸系统功能包括病史、体检、测试运动耐量、常规胸部 X 线摄片及肺功能试验。注意患者咳嗽是否有效，其用力肺活量（FVC）至少为潮气量的 3 倍。如果比预计值低 50%，则提示术后依赖呼吸机的可能性增加。产生术后肺不张及感染的可能性增加。用支气管扩张药治疗能改善呼气峰流速的患者，术前应给予支气管扩张药。

术前检查还包括血液生化、心电图、血气分析，有条件者可进行 CT 或 MRI 检查，遇有下呼吸道有类似单向活瓣的病变，即吸气时气体易于进入，呼气时难以呼出，则全身麻醉忌用氧化亚氮，以免增大含气腔的体积，导致呼吸和循环功能障碍。

术前用药一般可给予短效苯二氮䓬类药，以解除术前焦虑，但要防止术毕苏醒延迟。给抗胆碱药以拮抗术中心动过缓和涎液分泌。此外，应继续患者心血管及呼吸系统的常规用药，注意控制术前支气管痉挛。对胰岛素依赖型患者静脉注射胰岛素—葡萄糖溶液。

## 二、麻醉方法选择

根据手术种类和范围、患者病情和精神状态的不同，胸腔镜手术可以选择局部麻醉或全身麻醉。

### （一）局部麻醉

局部浸润麻醉自胸壁到壁层胸膜进行逐层浸润，是提供镇痛最简单的方法，但不少患者阻滞不全而不适，肋间神经或胸部硬膜外阻滞则提供更为完全的镇痛。辅以同侧星状交感神经节阻滞，可抑制肺门操作刺激引起的咳嗽反射。局部麻醉的患者清醒，维持自主呼吸，术后能及时咳嗽。即使有些患者术前心肺功能受损，多数仍能够耐受局部麻醉和自主呼吸条件下的胸腔镜检查，较少发生心律失常、缺氧和二氧化碳潴留，但仍应吸入高浓度氧气以降低气胸的影响。自主呼吸患者侧卧位开胸，由于反常呼吸和纵隔移位可影响气体交换，因此仍限用于时间短和较简单的手术。胸膜腔开放后空气进入，肺部分萎陷，可提供足够的视野和操作空间，人工注入气体造成正压以扩大空间并无必要，而且有一定危险。

### （二）全身麻醉

大多数胸腔镜检查以全身麻醉更为合适，间歇正压通气可减轻纵隔移位与防止反常呼吸，应选用双腔支气管插管以便术侧肺排气，也可在直视下扩张肺，以便于观察有无漏气及胸膜粘连。可以硫喷妥钠、依托咪酯或异丙酚诱导，肌肉松弛药可根据手术时间长短给予，可以吸入麻醉或持续静脉滴注异丙酚维持麻醉。阿片类药物用于镇痛或辅助麻醉，区域阻滞合用全身麻醉则可允许较浅麻醉和提供术后镇痛。术中要采用单肺通气以减少对术野的干扰，因而要了解单肺麻醉及有关并发症。

单肺通气多用左侧双腔支气管导管，因置入容易，安全性较大，即便根据临床征象认为双腔管位置是正确的，纤维支气管镜检查仍发现48%的患者放置错误，即使位置正确，术中还有25%的患者可发生下侧肺通气困难或难以完全隔离两肺，现认为用纤维支气管镜核实导管位置为宜，改为侧卧位后还要再次核实。气囊堵塞式的单腔单肺通气导管临床上用于胸腔镜检查更为方便，定位和调节均较简便。

在单肺通气过程中，流经非通气侧肺的血流实际是分流部分，通气侧肺能排出足够的二氧化碳以代偿非通气肺，因正常血氧已近饱和而不能摄入更多的氧，因而低氧血症常见，高碳酸血症较轻。在单肺通气过程中，到上侧非通气肺的血流降低，其原因包括重力、手术干扰、原先存在上侧肺的疾病以及缺氧性肺血管收缩，此外，萎陷性肺血管阻力增大，也使血流转向下侧通气肺。

单肺通气具有低氧血症的危险，因此呼吸管理很重要，一般认为要维持动脉血氧饱和度>90%，吸入氧浓度应增加至50%以上，单肺通气的潮气量并不一定要减少，既往主张的低潮气量高频率通气，因通气效率差而较少应用，但应用正常潮气量通气时要严密监测气道压。如果通气有问题，应以纤维支气管镜检查双腔管位置是否正确。当低氧血症持续时，应予双侧肺分别通气。重建双侧肺通气仍是改善氧合的最快速的方法。

缺氧是胸腔镜手术麻醉单肺通气过程中最常见的并发症，原因除分流因素外，气管导管位置不当也是常见原因之一；其次在长时间手术过程中，下肺易发生肺间质水肿，从而进一步减少气体交换。手术损伤和出血并发症并不多见，一旦发生，出血量较大，因此术前宜有快速输血的准备。双腔支气管套囊过度充气致支气管破裂也可偶见。很多并发症需要剖胸处理，增加剖胸术危险性的因素有吸烟、高龄、冠心病、术前体重降低、肥胖、肺功能不良及麻醉的持续时间。

无论何种胸腔内镜检查，无论是在镇静及局部麻醉还是全身麻醉下进行，基本监测是必要的，包括心电图、动脉血压和持续脉搏血氧饱和度测定，在全身麻醉过程中还应进行二氧化碳监测，小儿应进行体温监测。

### 三、术后处理

胸腔镜手术术后疼痛轻，呼吸功能障碍发生率低。然而仍需防止可能发生的并发症，术后鼓励患者深呼吸、头高位及早期活动，胸背叩击及体位引流以促进分泌物排出。

（郭艳祥）

# 第三节　腹腔镜手术

　　腹腔镜在临床上最初用于妇科疾病的诊断，腹腔镜下胆囊切除术的开展使其临床应用范围迅速扩大，逐步扩展到胃、肠、肝、胆、脾、肾等手术。妇产科腹腔镜除用于诊断外，也可用于手术治疗，包括输卵管妊娠胚胎清除术、输卵管切除术、卵巢巧克力囊肿囊液抽吸、腹腔和盆腔粘连松解、输卵管伞端成形术、输卵管造口及吻合术、输卵管通液、卵巢肿瘤切除术、浆膜下子宫肌瘤剔除术和子宫切除术及绝育术等。随着操作技术的进步，接受腹腔镜手术的患者群体也发生了变化，由原来一般情况较好的青年女性患者为主，逐渐发展到各种年龄层次、病情轻重不一的患者，包括小儿、老年人、孕妇和危重患者。

　　腹腔镜手术时麻醉遇到的主要问题是人工气腹和特殊体位对患者的病理生理造成的干扰，常使麻醉处理复杂化，一般情况好的患者能够较好地耐受人工气腹和特殊体位变动，而危重患者对于由此而引起的呼吸和循环干扰的适应力就较差，某些腹腔镜手术持续时间难以预计，有时内脏损伤未能及时发现，失血量较难估计等也增加了麻醉处理的难度。

　　腹腔镜手术的禁忌证包括急性弥漫性腹膜炎或合并肠梗阻、胃肠穿孔者，膈肌疝、腹壁疝、腹部巨大肿物，妊娠3个月以上者，结核性腹膜炎或有腹部手术史腹腔粘连、凝血机制障碍和血液病、休克状态或身体过于衰弱者等，过度肥胖者腹腔穿刺和人工气腹的建立较难成功，腹腔容积的减小也影响手术的成功率。

## 一、人工气腹对生理功能的影响

### （一）人工气腹对呼吸的影响

　　二氧化碳气腹是目前腹腔镜手术人工气腹的常规方法，其对呼吸的影响较大，包括呼吸动力学改变、肺循环功能影响、二氧化碳吸收导致的呼吸性酸中毒等。

　　1. 通气功能改变

　　人工气腹造成的腹内高压引起膈肌上移，胸肺顺应性可减小30%～50%，为保证足够的肺泡通气量，必须相应提高通气压，但是人工气腹建立并稳定后，胸肺顺应性一般不会再受头低位和调节潮气量的影响，所以术中持续监测胸肺顺应性和呼吸压力—容量环的形态，仍可及时发现导致呼吸道压力增高的并发症，如支气管痉挛、气管导管滑入支气管、肌肉松弛程度改变和气胸等。人工气腹时膈肌抬高引起的功能残气量减少和气道压力上升引起的通气、血流分布异常也同时发生，但腹内压14 mmHg伴头高或头低位10°～20°不会明显影响生理无效腔，对无心血管疾患的患者也不增加肺内血右向左的分流。

　　2. $PaCO_2$上升

　　人工气腹引起$PaCO_2$升高，主要有两方面的原因，一是胸肺顺应性下降导致的肺泡通气量下降，二是二氧化碳通过腹膜的快速吸收。所吸收的二氧化碳占机体二氧化碳总排出量的 20% ~ 30%。二氧化碳排出量和 $PaCO_2$ 的升高是逐步的，这与体内可以潴留大量的二氧化碳有关，二氧化碳吸收与其分压差、弥散性能、腹膜面积和腹膜血流灌注情况有关，腹内压力的增高仅引起二氧化碳分压的轻微上升，而压力升高对腹膜血流灌注影响更甚（包括心排血量下降和血管受压），所以腹压增高对二氧化碳的吸收起延缓作用，手术结束、腹腔降压后，残留的二氧化碳吸收加快，能引起一过性二氧化碳呼出增加，加之组织内潴留的二氧化碳逐渐释放进入血液，所以术后短期内 $PaCO_2$ 仍会偏高，此时麻醉、肌肉松弛药的残留作用对呼吸仍有抑制，故应注意呼吸监测和支持。$PaCO_2$ 增高的其他原因包括腹压增高、体位影响、机械通气、心排血量减少等可导致肺泡通气血流比例失调和生理无效腔量增加，尤其在肥胖和危重患者。麻醉深度不足引起的高代谢、保留自主呼吸时的呼吸抑制也是原因之一，二氧化碳气肿、气胸或气栓等并发症则可导致 $PaCO_2$ 显著升高。

$PaCO_2$ 升高引起酸中毒，对器官功能有一定影响。人工气腹引起的 $PaCO_2$ 升高一般通过增加肺泡通气量 10% ~ 25% 即可消除。

部位麻醉下保持自主呼吸的患者，主要通过增加呼吸频率进行代偿，$PaCO_2$ 可以保持在正常范围；机械通气保持分钟通气量稳定，$PaCO_2$ 则渐进性升高，一般 15 ~ 30 分钟达到平衡，之后不再继续升高，升高的幅度与腹腔二氧化碳压力有关。如果患者 30 分钟之后 $PaCO_2$ 仍继续升高，则必须查找其他方面的原因，如是否发生二氧化碳皮下气肿等。全身麻醉下保留自主呼吸的患者，因为代偿机制受到一定抑制，包括中枢抑制和呼吸做功增加，因而 $PaCO_2$ 也逐步上升，一般也于 15 ~ 30 分钟达到高峰，所以保留自主呼吸的腹腔镜手术操作应尽量缩短时间，并保持较低的腹内压，否则应进行辅助通气或控制呼吸。

呼气末二氧化碳（$P_{ET}CO_2$）监测可以间接反映 $PaCO_2$，正常情况下，两者之间相差 3 ~ 6 mmHg，即 $P_{ET}CO_2$ 小于 $PaCO_2$ 3 ~ 6 mmHg，这主要是由于呼出气中除有肺泡气外，还有部分无效腔气，在呼气末虽然主要是肺泡气，但仍混有小量的无效腔气，尤其是肺泡无效腔增大的患者，无效腔气中不含二氧化碳，所以对呼出气的二氧化碳起到稀释作用，导致 $P_{ET}CO_2$ 小于 $PaCO_2$，肺泡弥散功能的障碍一般对肺泡气和动脉二氧化碳分压差影响较小。二氧化碳气腹后，虽然 $P_{ET}CO_2$ 和 $PaCO_2$ 之间的平均差值无显著变化，但不同患者个体间的差异增大，危重患者尤其是术前呼吸功能不全的患者，两者差值增大，例如 ASA Ⅱ ~ Ⅲ 级患者，两者差值明显高于 ASA Ⅰ 级的患者，可达 10 ~ 15 mmHg，所以有学者认为用 $P_{ET}CO_2$ 代表 $PaCO_2$ 时应谨慎，怀疑二氧化碳潴留时应进行查动脉血气分析。

### （二）腹腔镜手术对循环功能的影响

腹腔镜手术对循环功能造成影响的主要原因有气腹的影响、患者体位、高二氧化碳血症、麻醉以及迷走神经张力增高和心律失常等造成的影响。气腹压力超过 10 mmHg 者可影响循环功能，表现为心排血量下降、高血压、体循环和肺循环血管张力升高，其影响程度与压力高低有关。

### 1. 心排血量的变化

虽有心排血量不变或增加的报道，但多数情况下心排血量下降，下降程度一般为10%～30%，正常人均可耐受，心排血量是否充足较简单的监测方法是混合静脉血氧饱和度和血乳酸，若正常，说明机体无缺氧现象发生，表明心排血量的大小能够满足机体氧供需平衡的需要。心排血量下降多发生在人工气腹建立时的充气期，其程度与充气速度也有关。手术中由于应激等因素的影响，引起心血管系统兴奋，心排血量一般能恢复到正常水平，心排血量减少的原因很多，腔静脉受压导致下肢淤血，回心血量减少，心室舒张末期容积减小是主要原因之一，但由于胸腔内压增高，心室舒张末期压力并不低，右房压和肺动脉压也不低，所以这些平时能够反映心脏容量负荷的指标在人工气腹状态下意义有限，其数值有时不能正确反映当时真正的循环功能变化，扩容和头低位能帮助提高回心血量。

### 2. 外周血管阻力的变化

气腹时外周血管阻力增高，一方面是心排血量下降引起交感功能兴奋的结果，但可能还有其他原因的参与，如患者体位，头低位时外周阻力低于头高位，外周阻力升高可用具有扩血管作用的麻醉药如异氟烷或直接血管扩张药，$\alpha_1$ 受体兴奋药可减轻血流动力学改变和减少麻醉药用量。外周阻力升高除机械性因素外，神经内分泌因素也参与其中，儿茶酚胺、肾素—血管紧张素、加压素等系统在人工气腹时均兴奋，但仅加压素升高与外周阻力升高在时间上是一致的。

### 3. 对局部血流的影响

下肢静脉血流淤滞并不能随时间延迟而改善，理论上增加了血栓形成的可能性，但研究报道血栓发生率未见升高。腹腔镜胆囊手术时肾血流、肾小球滤过率和尿量在二氧化碳气腹后均降低约50%，也低于开腹胆囊手术，气腹放气后，尿量明显增加。腹腔内脏血流由于二氧化碳的扩血管作用对抗了压力引起的血流下降，所以总的结果是影响不大。脑血流因二氧化碳的作用而增加，维持二氧化碳正常，气腹和头低位对脑血流的不良影响较小，但颅内压升高。眼压变化不大。

### 4. 高危心脏病患者的循环变化

轻度心脏病患者在腹腔镜手术中的循环功能变化与健康人差别不大，但术前心排血量低、中心静脉压低、平均动脉压高和外周阻力高的患者血流动力学变化大，所以主张适当扩容，硝酸甘油、尼卡地平和多巴酚丁胺有一定帮助，因外周阻力的不良影响占主要地位，尼卡地平的选择性扩张动脉的作用可降低外周阻力而较少影响回心血量，腹腔镜手术后的心血管功能恢复至少需要1小时，所以术后早期充血性心力衰竭的发生仍有可能。在高危患者用较低的腹腔压力并减慢充气速度是最重要的。

### 5. 心律失常

虽然高二氧化碳可引起心律失常，但腹腔镜手术中心律失常的发生与二氧化碳的关系尚难肯定，快速腹膜膨胀、胆道牵拉等刺激引起迷走神经亢进是心律失常的原因之一，可导致心动过缓甚至停搏，服用 β 受体阻滞剂的患者或麻醉过浅者更易发生迷走亢进。处理包括腹腔放气、给予阿托品、加深麻醉等。心律失常还可继发于血流动力学紊乱，少见原因还包括气栓等。

### （三）特殊体位的影响

对呼吸的影响主要是头低位加重对膈肌的挤压，使肺容量减少，功能残气量进一步下降，气道压力上升，严重时可干扰到肺内气体交换。对循环功能的影响主要是头高位减少回心血量；头低位增加颅内压和眼压等；截石位要防止腿部血流不畅和血栓形成。

### （四）特殊腹腔镜手术技术

用惰性气体充气建立人工气腹可避免二氧化碳吸收引起的不良反应，如呼吸性酸中毒和心血管刺激作用等，但不能排除腹腔内压力高的影响，而且发生意外性气栓后后果严重。

非注气性腹腔镜手术是通过悬吊牵拉腹壁而暴露腹腔内手术部位，无腹内高压的不良反应，但显露程度有限，结合腹壁悬吊和低压注气能明显改善显露程度。

## 二、常见并发症

了解术后并发症的发生和发展过程，可帮助及时发现和处理并发症。妇科腹腔镜手术的历史较长，积累的病例和经验也较多，手术后死亡率为 1/100 000 ~ 1/10 000，严重并发症为 0.2% ~ 1.0%，其中 30% ~ 50% 为腹腔脏器损伤，出血等血管方面的并发症占 30% ~ 50%，烧伤占 10% ~ 20%。腹腔镜胆囊切除术的死亡率是妇科腹腔镜手术的 10 倍左右，约 1% 的腹腔镜胆囊手术患者需改行开腹手术。脏器穿孔发生率 0.2%，胆总管损伤 0.2% ~ 0.6%，出血 0.2% ~ 0.9%，腹腔镜胆囊手术较轻的手术并发症多于开腹手术，但全身并发症如术后肺部感染等低于后者。

### 1. $CO_2$ 皮下气肿

人工气腹时发生 $CO_2$ 皮下气肿是最常见的并发症。多数是由于建立人工气腹时穿刺针没有穿通腹膜进入腹腔，针尖仍停留在腹壁组织中，气体注入腹壁各层之间的空隙，即形成气肿，检查可见腹部局限性隆起，腹部叩诊鼓音不明显，肝浊音界不消失。这类气肿一般不会引起严重的不良后果，亦无须特殊处理，这也是人工气腹常用二氧化碳的原因之一。但严重的皮下气肿可导致建立人工气腹失败，影响手术的进行。$CO_2$ 皮下气肿多为建立人工气腹过程中注气失误造成；也有些情况是难以避免的，如疝修补或盆腔淋巴结清扫，必须人为造成软组织间的人工空腔，则皮下气肿必然发生；膈肌裂孔修补术中气体可经过纵隔形成头颈部皮下气肿。发生皮下气肿后，二氧化碳的吸收很快，$PaCO_2$ 显著升高，导致二氧化碳呼出增多,这种情况下依靠调节潮气量往往不能有效地降低 $PaCO_2$,所以术中若出现 $P_{ET}CO_2$ 显著升高而增大潮气量仍不能很快使其恢复者,应怀疑 $CO_2$ 皮下气肿的可能。二氧化碳吸收的速度也与压力有关,必要时可适当减低气腹压力,以减少二氧化碳吸收,若发生严重 $PaCO_2$ 升高,一般措施不能纠治时,应暂停手术,停止气腹后 $PaCO_2$ 升高可在短时间内消除。发生 $CO_2$ 皮下气肿者,术终应等待 $PaCO_2$ 恢复正常后再拔除气管导管,但少量的皮下气肿并不是拔管的禁忌证。

2. 纵隔气肿、气胸、心包积气

脐带残存结构可能导致腹腔与胸腔、心包腔相通或其间结构薄弱,膈肌裂孔存在或手术撕裂等均可能导致腹腔二氧化碳进入胸腔、纵隔和心包;或腹膜外气肿延至纵隔,纵隔气肿范围大时后果严重,表现为呼吸气促、心传导障碍及自发气胸,甚至休克或心搏骤停。此时,应立即停止手术,穿刺排气。

气胸的原因除了腹腔气体经过胸腹腔之间的上述薄弱结构漏入胸腔外,手术中为保证通气量而增大通气压力造成的肺大疱破裂也是气胸原因之一,两种类型的气胸表现和处理有一定差别,二氧化碳漏入胸腔造成的气胸,二氧化碳吸收面积增大,吸收显著加快,$P_{ET}CO_2$ 升高明显;而肺大疱破裂的气胸,$P_{ET}CO_2$ 不增加,还有可能降低。这是因为从肺泡进入胸腔的气体是肺泡气,其二氧化碳含量较低,血液不会从胸腔气中吸收二氧化碳。

因胸膜吸收二氧化碳的速度很快,在停止充气后,漏入胸腔内的二氧化碳在 30～60 分钟内会全部自行吸收,不需行胸腔引流;而肺大疱破裂的气胸,胸腔内气体为呼吸的气体,不易被吸收,而且因为肺泡破裂口的存在,会有气体持续进入胸腔,所以应行胸腔闭式引流,单次胸腔抽气可能作用不大。

气胸量较小和压力较低时,对循环影响可能不大,低氧血症也不多见,张力性气胸时对循环干扰明显。术中气胸诊断以听诊为主,术者经腹腔镜观察两侧膈肌位置和运动情况的差异也有助于诊断,气胸的确诊一般依靠 X 线检查,发现气胸后,应立即停止氧化亚氮麻醉,调整呼吸参数,防止缺氧,并经常与术者保持联系,尽可能减低人工气腹压力。非肺大疱破裂引起的气胸可加 PEEP,肺大疱引起者禁用 PEEP。

3. 气管导管进入支气管

人工气腹导致膈肌上升,气管隆嵴同时上升,气管导管可进入支气管,在盆腔手术采用头低位时可发生,胆囊手术采用头高位时也有报道。主要表现为 $SpO_2$ 下降和气道坪压升高,短时间内可能不会发生缺氧表现,仅仅坪压升高。需与气腹造成的坪压升高相鉴别,导管进入支气管因同时也存在人工气腹,所以坪压升高更明显。

4. 气栓

气体进入血管内则形成气栓。患者出现呛咳、呼吸循环障碍,大量气栓可致猝死。

气栓发生率低但后果严重,腹腔镜和宫腔镜同时进行时发生率增加。气栓一般发生在人工气腹建立时，多为注气针误入血管所致，可能为误入腹壁血管，也有误穿内脏的可能，尤其在既往有腹腔手术史的患者。也有报道气栓发生在手术后期。二氧化碳溶解和弥散性能好，且能被血红蛋白、血液碳酸氢盐结合，小的气栓能很快消失，这也是气腹常用二氧化碳的原因之一，二氧化碳注入血管的致死量约为空气的5倍。因多系气体大量注入血管，所以症状凶险，表现为气体存留于腔静脉和右房导致回心血量减少、循环衰竭。气体可能撑开卵圆孔进入左心，引起体循环栓塞。空气栓塞常见的支气管痉挛和肺顺应性变化在二氧化碳栓塞时少见。

气栓的诊断对及时处理是非常关键的，少量气栓（0.5 mL/kg空气）可引起心脏多普勒声音改变和肺动脉压力升高，大量气栓（2 mL/kg）可发生心动过速、心律失常、低血压、中心静脉压升高、心脏听诊有磨坊样音、发绀、右心扩大的心电图改变等，虽然经食管超声或胸前多普勒、肺动脉漂浮导管对诊断有主要价值，但在腹腔镜患者中很少作为常规使用。$SpO_2$可发现缺氧，$P_{ET}CO_2$可因肺动脉栓塞、心排血量减少和肺泡无效腔增加而下降，但又可因为$CO_2$的吸收而表现为早期升高。经中心静脉导管抽出气体可诊断气栓，但其比例不高。

气栓的治疗包括：发现气栓后应立即停止充气，气腹放气；采取头低左侧卧位，使气体和泡沫远离右心室出口，减少气体进入肺动脉；停吸氧化亚氮，改用纯氧，以提高氧合，并防止气泡扩大；增加通气量以对抗肺泡无效腔增加的影响；循环功能支持；必要时插右心导管或肺动脉导管抽气。已有体外循环用于治疗大量气栓成功的报道，可疑脑栓塞者建议高压氧舱治疗。

5. 其他并发症

包括血管损伤、呕吐、反流误吸等，较为少见。气腹并不增加胃—食管压差，所以反流危险并不增加，且有减少的报道。血管损伤主要见于腹壁血管损伤、腹膜后大血管损伤和脏器血管损伤。如有较大血管损伤，常来不及抢救而危及生命。一旦发生大量出血及血肿增大者，应立即剖腹手术，少量出血及小血肿应严密观察。

### 三、麻醉处理

#### （一）术前评估

腹腔镜手术患者的术前评估主要应判断患者对人工气腹的耐受性。人工气腹的相对禁忌证包括颅内高压、低血容量、脑室腹腔分流术后等，也有钳夹分流导管后行腹腔镜手术成功的报道。心脏病患者应考虑腹内压增高和体位要求对血流动力学的影响，一般对缺血性心脏病的影响程度比对充血性或瓣膜性心脏病轻。虽然手术中的影响腹腔镜手术大于开腹手术，但术后影响以腹腔镜手术为轻，所以应综合考虑。腹内压增高对肾血流不利，肾功能不全的患者应加强血流动力学管理，并避免应用有肾毒性的麻醉药物。由于术后影响轻，呼吸功能不全的患者应用腹腔镜手术更具优势，但术中管理困难加大。术前用药应选择快速起效和恢复的药物以适应于腹腔镜手术术后恢复快的特点，术前应用非甾体抗炎药对减少术后疼痛和镇痛药的应用有好处，可乐定等能减轻术中应激反应。

### （二）麻醉选择

腹腔镜用于诊断时，可以采用局部麻醉；腹腔镜下手术，多选用全身麻醉或硬膜外麻醉。

#### 1. 全身麻醉

腹腔镜手术选用气管内插管控制呼吸的全身麻醉最为常用和安全，麻醉的诱导和维持原则与一般手术的全身麻醉相同。对心血管功能较差的患者应避免应用直接抑制心肌的麻醉药，选择扩血管为主的麻醉药如异氟烷更为有利。氧化亚氮的应用虽有顾虑，但尚未发现氧化亚氮直接影响预后的证据。异丙酚的快速清醒特点和较少的术后不良反应使其应用较多。良好的肌肉松弛有助于提供更大的手术空间，但尚无证据表明必须加大肌肉松弛药用量以提供比一般开腹手术更深度的肌肉松弛，腹膜牵张能增加迷走神经张力，术前应给予阿托品，术中也要做好随时应用阿托品的准备。

全身麻醉保留自主呼吸的方法安全性较难保证，包括呼吸功能不全和呕吐、误吸，约1/3的死亡患者与这种麻醉方法有关。在短小手术，可用喉罩辅助通气，但腹内压增高后气道压一般也超过20 mmHg，喉罩有漏气的问题，所以喉罩也限于较瘦的健康患者。人工气腹期间通气量一般应增加15%～25%，以保持呼气末 $CO_2$ 在35 mmHg以下。COPD、有自发性气胸病史等患者应以增加呼吸频率为主来加大通气量。

#### 2. 腹膜外麻醉

硬膜外麻醉用于输卵管结扎等妇产科腹腔镜手术有较多报道，但要求患者一般情况好、能合作，人工气腹的腹腔内压力要尽量低，手术技术要求也高，所以仍不能作为主要的麻醉方法。胆囊手术则因为牵拉膈肌，麻醉平面要达到 $T_4$～$T_5$，而且腹腔脏器受操作影响，往往患者有明显不适，要求镇静。高平面的硬膜外麻醉、人工气腹、镇静和特殊体位的综合影响，往往使上腹部腹腔镜手术中硬膜外麻醉应用受限。

### （三）术中监测

由于人工气腹等因素对呼吸和循环有较大影响，术中和术后必须有相应的有效监测，以及时发现生理功能的紊乱。术中监测主要包括动脉压、心率、心电图、$SpO_2$、呼气末 $CO_2$，心血管功能不稳定的患者，需监测中心静脉压和肺动脉压，必要时监测血气，因为有心脏或肺疾病的患者呼气末 $CO_2$ 和动脉 $CO_2$ 可能存在较大差异。

### （四）术后处理

腹腔镜手术对循环的干扰可持续至术后，包括外周阻力升高和循环高动力状态，这些变化对心脏病有较大影响。呼吸的干扰也可持续到术后，包括高二氧化碳和低氧，所以要常规吸氧。术后另一常见问题是恶心、呕吐发生率较高，应加强预防和处理。

1. 术后疼痛

开腹手术患者主诉的疼痛主要为腹壁伤口疼痛，而腹腔镜手术后患者疼痛主要为内脏性疼痛，如胆囊切除术后有胆道痉挛性疼痛，输卵管手术后有盆腔痉挛性疼痛，肩部疼痛不适多与膈肌受牵扯有关，术后 24 小时内 80% 的患者有颈肩部疼痛。二氧化碳气腹引起的术后疼痛比氧化亚氮气腹重，腹腔残余二氧化碳加重术后疼痛，所以应尽量排气。疼痛治疗方法一般均有效，包括镇痛药、非甾体抗炎药、胸部硬膜外阻滞等，于右侧膈下腹腔内注射局部麻醉药（0.5% 利多卡因或 0.125% 丁哌卡因 80 mL，含肾上腺素）可防止腹腔镜下盆腔小手术术后的肩痛，但对腹腔镜胆囊切除术术后的肩部疼痛效果不理想。

胆囊切除术患者，腹腔镜手术的术后应激反应低于开腹手术，表现为 C 反应蛋白和白细胞介素 –6，这些反映组织损伤的介质水平较低，高血糖等代谢反应和免疫抑制也较轻。但是内分泌激素的反应方面两者无明显差别，如皮质醇和儿茶酚胺等，复合硬膜外麻醉方法并不能减轻全身麻醉下腹腔镜手术的应激反应，其原因可能为腹腔镜手术的应激反应由腹膜牵张、循环紊乱、呼吸改变等多种因素引起。术前应用 $\alpha_2$ 受体兴奋药可减轻腹腔镜手术时的应激反应。

2. 术后呼吸功能

腹腔镜手术术后对呼吸功能的影响比开腹手术轻，包括术前 COPD、吸烟、肥胖、老年患者等，但这些患者呼吸功能所受的影响仍较正常人严重。腹腔镜妇产科手术的术后肺功能所受影响比胆囊切除术轻。术后硬膜外镇痛并不能改善腹腔镜胆囊切除患者的术后肺功能。

3. 恶心、呕吐

腹腔镜手术术后恶心、呕吐的发生率较高，达 40% ~ 70%，术中应用阿片类药物增加其发生率，而异丙酚能减少其发生。

## 四、特殊患者的腹腔镜手术麻醉

1. 孕妇

孕妇腹腔镜手术常为阑尾切除和胆囊切除，主要考虑的问题有流产和早产、子宫损伤、对胎儿的影响 3 个方面，文献报道均显示在孕 4 ~ 32 周，腹腔镜手术不危及正常妊娠过程，但一般认为在妊娠 12 ~ 23 周流产和早产可能性最小，同时腹腔空间也较大，便于手术操作，> 24 周的手术必要时可应用抑制子宫收缩的药物；通过调整气腹穿刺针、镜鞘等位置可以防止对增大的妊娠子宫损伤的危险；腹腔内压增加和二氧化碳对胎儿有一定影响，包括胎儿酸中毒、心率和血压增高，但程度较轻，且术后恢复很快，主要是二氧化碳的影响，而不是腹压高的作用。用氧化亚氮气腹胎儿的这些变化则消失。术中胎儿监测可用经阴道超声，孕妇术中机械通气可调节到动脉二氧化碳在正常值的低限。

## 2. 小儿

小儿腹膜面积相对于成人较大，二氧化碳吸收更快，但一般也是 15 分钟左右达高峰，其后维持在坪值水平。人工气腹对循环和呼吸功能的影响小儿与成人相近。研究报道，小儿阑尾切除术用腹腔镜或开腹手术，术后恢复和疼痛等无差别。

（郭艳祥）

# 第四节　其他内镜检查和手术

## 一、纵隔镜

### 1. 术前准备

纵隔镜检查的目的主要是诊断纵隔内病变的范围和淋巴结活检，胸腺瘤切除也可应用纵隔镜。纵隔镜多是通过颈部插入胸骨柄后，沿气管前壁和侧壁钝性分离，进入主动脉弓后方，到达气管隆嵴。既往有纵隔镜检查病史者为绝对禁忌，其他相对禁忌证包括上腔静脉综合征、气管严重移位、脑血管病变、胸主动脉瘤等。由于 CT 和 MRI 诊断技术的发展，纵隔镜在诊断方面的使用已逐步减少。

纵隔病变的患者可有不同的临床表现，术前访视应全面了解。可能无症状，仅于常规胸部 X 线检查时发现纵隔内肿块；可能存在呼吸困难，近来有所加重，可出现平卧困难；上腔静脉阻塞，面部肿胀、发绀；干咳及喘鸣提示病变可能累及气管；肌无力提示可能合并胸腺瘤及肌无力综合征。

### 2. 麻醉注意事项

纵隔镜检查常压迫大血管，特别是从右颈部进入者为多见，可导致静脉回流障碍和动脉受压，颈总动脉及锁骨下动脉血流降低，其中以右侧头臂干受压最多见，采用右上肢测量血压和血氧饱和度可及时了解动脉受压情况，但此时右上肢的血压变化或脉搏波改变不能完全反映全身情况，所以主张左侧肢体同时测量血压，以监测全身情况。因有大量出血需紧急剖胸解除压迫及快速输血的可能，术前宜有 2 条大静脉通路。由于上腔静脉有受压的可能，开放的静脉应有 1 条在下肢。

纵隔镜检查有引起气管压迫的可能，术中宜持续监测气道压力，及时了解气道是否受压，同时要以较低的压力达到氧合及正常的二氧化碳排出，降低胸内压力，有利于静脉回流。

纵隔镜检查可在镇静及局部麻醉下进行，但一般都选用全身麻醉控制呼吸。全身麻醉既能抑制喉与气管的反射，防止体动和呛咳，减少静脉损伤后气栓的可能性，并有利于及时处理严重并发症如大出血等。

无症状的患者，先给氧，继而静脉注射异丙酚诱导，予以气管内喷利多卡因作表面麻醉或通过静脉给予利多卡因以减轻应激反应，给予短效肌肉松弛药，气管内插入弹簧加固的气管导管，控制呼吸，也可应用短效阿片类药。

存在静脉充血者，宜将通气压降至最低限，以免进一步降低静脉回流。头高位有利于降低上腔静脉充盈，但气栓危险性增大，如存在呼吸道阻塞或肌无力综合征，首选局部麻醉下清醒插管，必要时可在声门表面麻醉后，吸入麻醉诱导，在深麻醉下插入加固的气管导管。

麻醉维持一般用非去极化肌肉松弛药及氧化亚氮、挥发性麻醉药，进行间歇正压通气。在肌无力患者，非去极化肌肉松弛药剂量应减少，并监测肌肉松动。七氟烷起效快，恢复快，可考虑选用。术后应拮抗肌肉松弛药残余作用，继续给纯氧吸入，适时拔去气管导管，继续常规监测。

纵隔镜术后出血的危险仍然存在，应持续监测生命体征，纵隔内血肿可压迫动静脉血管、气管乃至心脏，出现相应的表现，需及时处理。

3. 并发症

纵隔镜检查可能引起的并发症包括出血、气胸、喉返神经损伤、空气栓塞、压迫血管、主动脉受压反射性心动过速、压迫右颈总动脉引起偏瘫、右锁骨下动脉受压后桡动脉搏动消失、感染、肿瘤扩散等。术中一旦发现气道或血管受压，必须立即通知手术者，退出或改变纵隔镜的位置。

最严重的并发症为穿破血管发生大出血，一般先在纵隔腔内以浸有肾上腺素的纱布填塞止血，出血继续则需剖胸手术止血，输血输液最好经下肢的大静脉输给，主动脉受压后易发生心动过缓，静脉给予阿托品治疗。应重视了解可能发生的气栓，一旦发生，患者应置头低左侧卧位，并根据情况加以处理。

## 二、胃镜

### （一）术前准备

胃镜检查均使用纤维胃镜，其刺激较轻，多数可在表面麻醉和适当镇静下进行。检查前的准备工作很重要，准备不充分可能导致检查失败。很多患者对胃镜检查心存疑虑，有恐惧感，故需耐心说明，主要包括以下内容：内镜可直接观察到病变，尤其能够发现早期病变，对可疑或不能肯定的病变可以通过内镜取材作病理切片检查以明确诊断；内镜检查一般造成的损伤小，疼痛程度轻，检查和取活组织对健康无损害等。术前做好必要的解释工作，一般可取得患者的良好配合。

胃镜检查也有一定的生理影响，通常认为禁忌者有严重心脏病如严重心律失常、心肌梗死活动期及重度心力衰竭等；严重肺部疾病如哮喘、呼吸衰竭而不能平卧者；食管、胃、十二指肠穿孔的急性期；急性重症咽喉部疾患内镜不能插入者；腐蚀性食管、胃损伤的急性期，此外，明显的食管静脉曲张、高位食管癌、高度脊柱弯曲畸形者，有心脏、肺等重要脏器功能不全者，有出血倾向、高血压未被控制者应慎重考虑。

胃镜检查术前禁食至少 6 小时，在空腹时进行检查，否则胃内存有食物则影响观察，如患者有胃排空延迟或幽门梗阻，禁食时间应延长。

### （二）麻醉处理

检查时患者左侧卧位于检查床上，以利于口腔分泌物引流和防止呕吐误吸。一般能够合作的患者，咽部表面麻醉即可，目的是减少咽部反应，使插镜顺利。咽部喷雾法或麻醉糊剂吞服法均比较简单，麻醉糊剂主要成分为丁卡因。检查前可使用镇静药以消除紧张，应用山莨菪碱或阿托品及解痉药减少胃肠蠕动。

胃镜检查经多年临床实践和应用，有较高的安全性，但也会发生一些并发症，严重者甚至死亡，严重并发症者占 0.01% ~ 0.10%，包括心肺意外、严重出血及穿孔等，一般并发症有下颌关节脱位、喉头痉挛、咽喉部感染或咽后壁脓肿及全身感染等。

### （三）并发症

#### 1. 心脏意外

胃镜检查发生心脏意外主要指心绞痛、心肌梗死、心律失常和心搏骤停。受检者心电监测，有 33% ~ 35% 的患者出现房性期前收缩、室性期前收缩、心房颤动等心律失常。原有心肌缺血、慢性肺疾病及检查时患者紧张、焦虑、憋气、挣扎都有可能诱发心脏问题。因为绝大多数内镜检查是安全的，所以一般不行心电监护，但在特殊情况下有必要做心电监护，一旦发生严重并发症，应立即停止检查并给予急救。

#### 2. 肺部并发症

胃镜检查时会出现低氧血症，一般多为轻度，原因为检查时内镜部分压迫呼吸道，引起通气障碍或患者紧张屏气。必要时需应用利多卡因局部麻醉或全身麻醉时使用肌肉松弛药。

#### 3. 穿孔

食管或胃穿孔是胃镜检查的严重并发症之一，其后果严重，甚至可致死。胃镜检查时食管出现穿孔，最主要的症状是剧烈的胸背部疼痛、纵隔气肿和颈部皮下气肿，以后出现胸膜渗液和纵隔炎，X 线检查可以确诊，胃和十二指肠发生穿孔会出现腹痛、腹胀、发热等继发气腹和腹膜炎表现。一旦出现穿孔，宜行手术治疗。

#### 4. 出血

胃镜检查活检，多数不会引起大量出血，下列情况有可能引起大出血：活检损伤黏膜内血管，原有食管胃底静脉曲张等病变，患者有出血性疾病，检查过程中患者出现剧烈呕吐动作。出血可经内镜给药，如去甲肾上腺素生理盐水、凝血酶等，亦可采用镜下激光、注射药物治疗，保守治疗无效者需行手术止血。

### 三、食管镜

1. 术前准备

食管镜检查可用于诊断，尤其是癌肿的诊断，也可用于治疗，如去除异物或食管曲张静脉内注射硬化剂等。通常用纤维食管镜进行检查与治疗，但纤维食管镜不能用于异物去除，也不能用于小儿，接受食管镜检查的患者多数为老年患者，常合并其他疾病，可因吞咽困难而脱水，需要补给液体。因为药物可能停留在食管病灶近端而引起干呕，所以应避免术前用药，口服抗酸药也很少应用，必要时可考虑静脉注射减少胃液分泌和增加胃排空的药物。

2. 麻醉注意事项

食管镜检查中的主要问题为梗阻病灶近端可能有液体、血液和固体食物的贮积，有可能产生反流误吸，麻醉处理时应足够重视。

成人食管镜检查绝大多数可在表面麻醉加适当镇静下完成，静脉注射镇静药咪达唑仑，气管及食管上端进行表面麻醉。

全身麻醉可用快速诱导，压迫环状软骨防止反流，但需注意压迫环状软骨并不能有效控制内容物反流，且在浅麻醉时这一操作本身有可能引起内容物的反流。偶尔需要侧卧位，以减少插入气管导管前食管内液体或固体物质反流误吸，金属食管镜可压迫气管导管，气管内插管应选用弹簧钢丝加固的导管，并移向口腔左侧固定，以便食管镜的插入，术中给予短效非去极化肌肉松弛药，以防止咳嗽等动作引起并发症如食管穿孔。

麻醉维持通常以氧化亚氮和挥发性麻醉药，并应用间歇正压通气。可持续静脉注射异丙酚，也可选用静脉注射阿片类药物。术中监测 ECG 可发现心律失常，气道压必须持续监测，以便及时发现压迫气管导管影响通气。

术后应拮抗肌肉松弛药的残余作用，给予纯氧，直至自主呼吸恢复，一般于头低左侧卧位拔去气管导管，防止反流误吸。术后 12 小时内禁饮食，有的延迟至 24 小时后，以静脉输液维持水、电解质平衡。

### 四、结肠镜

结肠镜检查适用于原因不明的下消化道出血或长期大便隐血阳性而未能发现上消化道病变者，慢性腹泻或大便规律改变者，腹部发现包块 X 线、B 超、CT 等怀疑结肠肿瘤者或转移性腺癌寻找原发病灶，低位肠梗阻原因不明者。结肠镜检查能发现结肠癌、回盲部结核等病因。对肠套叠及乙状结肠扭转可进行内镜下复位；纤维结肠镜治疗如息肉电切等。

结肠镜检查多选用静脉麻醉，以异丙酚复合小剂量芬太尼最为常用，术后苏醒迅速。术中应持续吸氧，因检查时不会干扰到患者的呼吸道通畅，一般无须气管内插管。

## 五、胆道镜

胆道镜检查常用于术中肝内、外胆道的检查，术中可以直观地看到肝内胆管和胆道黏膜，并且可以取病理组织做检查。如为结石，可通过取石网将肝内、外胆道结石取出。也可于术后，经过"T"形管的窦道进入肝内外胆道以取残余结石，一般给予适当镇静即可。有报道术中胆道镜检查时心搏骤停，考虑为胆心反射所致，术前应用阿托品，术中持续监测心电图有助于预防和及时发现心血管的不良反应。

## 六、鼻内镜

鼻内镜是用以直接观察鼻腔、鼻窦及鼻咽部的一种内镜，用于诊断与治疗鼻腔、鼻窦疾病。禁忌证包括急性鼻炎、鼻窦炎，妇女月经期、妊娠期，严重的心、肺、血管疾病或血液病。电视纤维鼻咽喉镜镜体细，可弯曲，可进行无痛检查及一些小手术，也可将喉镜的尖端部通过声门进入到气管与主支气管，主要检查有无炎症、异物、狭窄及新生物。

鼻内镜检查的麻醉多选用气管内插管全身麻醉，以保证气道通畅。出血是常见并发症，多次鼻息肉摘除术或鼻窦重复手术最易发生，其次为出血倾向的病变，较大量的出血对手术进程可造成困难，严重出血可直接危及患者生命。电灼与填充为最好的止血方法。对出血倾向病变，如出血性息肉，尽快切除肿物出血即可停止。其他并发症包括脑脊液鼻漏、眶内损伤与视力障碍、鼻泪管损伤、眶周皮下气肿等。

## 七、关节镜

关节镜检查和手术目前主要用于膝关节腔疾病的诊断和治疗，其麻醉与一般下肢手术相同，蛛网膜下隙阻滞和硬膜外阻滞均可成功应用，由于手术期间要求较好的肌肉松弛，全身麻醉需应用肌肉松弛药。

（郭艳祥）

# 第十章　特殊患者手术麻醉

## 第一节　创伤患者

### 一、创伤患者病情评估及处理

迅速评估患者伤情及尽早制订复苏方案对创伤患者非常重要。创伤患者的初期评估包括 ABCDE 5 项检查，即气道（airway）、呼吸（breathing）、循环（circulation）、功能障碍（disability）和暴露（exposure）。如果前 3 项检查之一存在功能障碍，则必须立即开始复苏。对于严重创伤患者，评估应与复苏同步进行，不能因为评估而延误对患者的复苏。应假定所有创伤患者都存在颈椎损伤、饱胃和低血容量，直至确定诊断，麻醉处理过程中也必须予以考虑。气道、呼吸和循环 3 个方面稳定后还必须对患者进一步检查和评估，包括全面体检、神经功能评估（Glasgow 昏迷评分、运动和感觉功能的评估）、实验室检查（血型和交叉配血试验、血细胞计数、血小板计数、凝血功能、电解质、血气分析、血糖、肾功能和尿常规等）、ECG 和影像学检查（胸部 X 线检查、颈椎 X 线检查、CT、MRI、超声检查等），目的在于发现在初步评估中可能遗漏的隐匿性损伤，评估初步处理的效果，并为进一步处理提供方向。

#### （一）气道

1. 气道评估

建立和维持气道通畅是初步评估的首要步骤。如能讲话，则说明气道通常是通畅的，但无意识患者可能需要气道和通气支持。气道梗阻的显著征象包括鼾声、咕噜音、喘鸣和反常呼吸。对于无意识患者应考虑有无异物的存在。有呼吸停止、持续性气道梗阻、严重颅脑损伤、颌面部创伤、颈部贯通伤伴血肿扩大或严重胸部创伤者，则需要进一步气道处理，如气管插管、环甲膜切开或气管切开术。

如果患者清醒，且无颈部疼痛或触痛，则一般无颈椎损伤。以下 5 种情况提示潜在的颈椎不稳定：①颈部疼痛；②严重的放射痛；③任何神经系统的症状和体征；④沉醉状态；⑤当场失去意识。一旦怀疑有颈椎不稳定，则应避免颈部过度后仰和过度轴向牵引，当进行喉镜操作时，应由助手协助稳定头部和颈部。

喉部开放伤可能合并颈部大血管出血、血肿或水肿引起的气道梗阻、皮下气肿和颈椎损伤。闭合性喉部损伤表现可不明显，但可能存在颈部捻发音、血肿、吞咽困难、咯血或发音困难。如果能看清喉头结构，则可在清醒状态下尝试局部麻醉下用直接喉镜或纤维支气管镜插管。如果面部或颈部损伤不允许气管插管，则应考虑局部麻醉下气管切开。上呼吸道创伤引起的急性梗阻需紧急环甲膜切开或气管切开。

2. 气道管理

如果对患者维持气道完整性的能力有任何怀疑，则应建立确实可靠的人工气道。首先必须充分评估是否存在困难气道，对于已知或预期困难气道的创伤患者，如果能够配合，病情稳定，建议选择纤维支气管镜引导下的清醒插管术。对于无困难气道的创伤患者，快速序贯诱导下的经口气管内插管是最为常用的气道管理方法。但如果患者因颌面创伤造成口咽部有较多血液时，则不宜使用纤维支气管镜。

对疑有颈椎损伤的存在自主呼吸的患者，可选择经鼻插管，但这可能会增加误吸的风险。颌面中部和颅底骨折的患者禁用经鼻插管。

麻醉诱导后发生未预期的困难气道，可使用喉罩（LMA）保持通气，然后采用可视喉镜、纤维支气管镜等尝试气管内插管，必要时行紧急气管造口术。

在对创伤患者进行气道管理的过程中，始终应注意对颈椎的保护和反流误吸的预防。

对已经施行气管内插管的患者，通过听诊双肺呼吸音、监测呼气末二氧化碳分压及纤维支气管镜检查来确认气管导管的正确位置，确保气管内导管通畅、通气和氧合充分。

### （二）呼吸

通过观察有无发绀、辅助呼吸肌运动、连枷胸、穿透性胸壁损伤，听诊双侧呼吸音，触诊有无皮下气肿、气管移位和肋骨骨折，进行肺、膈肌和胸壁的评估。张力性气胸、大量胸腔积血和肺挫伤是导致肺通气功能严重受损的三大常见原因，应尽快加以明确。有呼吸困难的患者应高度警惕张力性气胸和血胸的发生，胸腔闭式引流术可能要在胸部 X 线检查确诊之前紧急放置。正压通气可能会使张力性气胸恶化并迅速导致循环衰竭，所以创伤患者的呼吸和气体交换情况应在气管插管后或开始正压通气时进行再评估。正压机械通气降低回心血量，导致低血容量患者低血压，所以休克患者在刚开始机械通气时，建议采用低潮气量和慢呼吸频率的呼吸模式，然后根据患者的血流动力学状态和耐受情况逐渐调整呼吸机参数。

### (三)循环

#### 1. 评估循环状态

创伤性休克患者早期最突出的矛盾是血容量不足,也是造成全身性生理紊乱的主要原因,纠正低血容量、维持循环稳定必须与气道处理同时进行。根据心率、脉搏、血压、意识及外周灌注的变化可初步判断循环系统状态,美国外科医师学会(American College of Surgeons)将急性出血分为4级(表10-1)。

**表10-1 急性出血的分级**

| 症状与体征 | 分级 | | | |
| --- | --- | --- | --- | --- |
| | I | II | III | IV |
| 失血量(%) | 15 | 15 ~ 30 | 30 ~ 40 | > 40 |
| 失血量(mL) | 750 | 750 ~ 1 500 | 1 500 ~ 2 000 | > 2 000 |
| 脉率(bpm) | > 100 | > 100 | > 120 | > 140 |
| 血压 | 正常 | 正常 | 降低 | 降低 |
| 脉压 | 正常或增高 | 降低 | 降低 | 降低 |
| 毛细血管充盈试验 | 正常 | 阳性 | 阳性 | 阳性 |
| 呼吸频率(次/分) | 14 ~ 20 | 20 ~ 30 | 30 ~ 40 | > 35 |
| 尿量(mL/h) | ≥ 30 | 20 ~ 30 | 5 ~ 15 | 无尿 |
| 意识状态 | 轻度焦虑 | 焦虑 | 精神错乱 | 精神错乱或昏迷 |

除症状和体征外,还可根据创伤的部位和性质判断出血量。例如,骨盆骨折可失血1 500 ~ 2 000 mL;一侧股骨骨折可失血800 ~ 1 200 mL;一侧肱骨骨折失血达200 ~ 500 mL;而一侧胸肋膈角消失可失血500 mL;血胸失血可达1 000 ~ 1 500 mL;腹腔内出血可达1 500 ~ 2 000 mL,如伴有后腹膜血肿及复合创伤,甚至多达3 000 mL等。

#### 2. 静脉通路

检查已建立的静脉通路以保证通畅,至少应开放两条大孔径静脉通路。腹部损伤和可疑大静脉破裂的患者,静脉通路应建立在膈肌平面以上。如果怀疑上腔静脉、无名静脉或锁骨下静脉梗阻或破裂,应将静脉通路建立在膈肌平面以下。如果外周静脉置管失败,则考虑中心静脉穿刺置管,颈内静脉、锁骨下静脉、股静脉可供选择,但对于可疑颈椎损伤的患者,应避免使用颈内静脉或颈外静脉通路。对已经中心静脉置管的患者(通常是从急诊室带入手术室),必须确认导管的位置正确。

#### 3. 容量复苏

(1)损伤控制性复苏策略:一旦确定了休克的诊断,就应该尽快开始容量复苏治疗,创伤复苏治疗能否取得最终的成功则取决于出血的原因是否得到纠正。但是明确失血原因并控制出血的过程需要花费一定的时间（诊断性检查、开放补液通路、建立有创监测、转运入手术室和麻醉诱导等）。在这段时间里，液体治疗就好比向一个底部有漏洞的大容器内不断倾倒液体一样，所以这段时间是复苏治疗最复杂、最关键也是最容易被临床医师误解的阶段。在这个阶段，复苏的目标仅仅在于支持患者的生理功能，而不是一定要使患者的生理功能恢复到正常标准。对仍在活动性出血的患者过于积极地追求"复苏终点"（endpoints of resuscitation），则可能加重患者潜在的病理生理状态，并且使最终的治疗更为困难。因此，对于严重创伤性休克患者的治疗，应采取损伤控制性复苏策略（damage control resuscitation，DCR），复苏原则如下。

1）迅速确定引起创伤性凝血功能障碍的高危因素（预测可能的大输血）。

2）容许性低血压。

3）尽快控制出血。

4）预防和治疗低温、酸中毒及低钙血症。

5）减少晶体液的使用，避免血液稀释。

6）按 1∶1∶1 单位的比例尽早输注浓缩红细胞、血浆和血小板。

7）如有条件，可使用冰冻血浆和新鲜全血。

8）合理使用凝血因子产品和含纤维蛋白原的血制品（纤维蛋白浓缩物、冷沉淀）。

9）使用新鲜的红细胞（保存时间 < 14 日）。

10）如有条件，可使用血栓弹力图指导血液制品和止血剂（抗纤溶剂凝血因子）的使用。

DCR 的目的在于尽量减少医源性的复苏损伤，预防已存在的创伤性休克和凝血功能障碍的恶化，并最终有效控制出血。一旦获得有效的止血，接下来的目标就是迅速逆转休克，纠正低凝状态，补充血管内容量缺失，维持合适的氧供和心排血量，从而达到减少损失、改善创伤患者预后的最终目的。

（2）容许性低血压复苏策略：尽管高级创伤生命支持指南（advanced trauma life support，ATLS）一直倡导静脉快速输注液体，但是该治疗策略对仍存在活动性出血的患者却是有害的。低血压是受损血管形成早期凝血的关键因素，快速输注大量晶体液在提高血压的同时有可能冲刷掉已经形成的血凝块，导致再出血，随之引起生命体征的进一步恶化。此外，初期复苏最常使用的等张晶体液通过稀释凝血因子和血小板、降低血黏度及低温而进一步加重失血。已有临床试验证实，对仍处于活动性出血的患者采用容许性低血压复苏策略要比过度积极的液体治疗更具优势。因此，液体应该小剂量使用，以能够维持稍低于正常的血压（一般收缩压维持在 90 mmHg）为治疗目标，直至出血得到有效控制。在临床上通常可以看到下面的现象：一旦控制出血，机体通过自身复苏机制，血压往往就会逐渐恢复正常，患者对麻醉药和镇痛药的耐受性也会不断改善。

（3）复苏液体的选择：输注液体的性质和液体的量同等重要。目前可供使用的各种静脉补液都存在各自的优缺点（表 10-2），麻醉医师应该根据临床需要权衡利弊后合理选择使用。

表 10-2　失血性休克复苏的液体种类

| 液体 | 优点 | 缺点 |
| --- | --- | --- |
| 0.9% 氯化钠注射液 | 价廉，与血液相容性好 | 稀释血液成分，高氯性代谢性酸中毒 |
| 乳酸林格液 | 价廉，生理性电解质复合液 | 稀释血液成分；含钙，可能使库存血凝固 |
| 勃脉力 A | 价廉，生理性电解质复合液 | 稀释血液成分 |
| 胶体 白蛋白 | 快速扩容 | 昂贵，未证明有益，稀释血液成分 |
| 羟乙基淀粉溶液 | 快速扩容 | 一代产品可导凝血功能障碍，未证明有益，稀释血液成分 |
| 高张盐水 | 快速扩容，改善创伤性脑损伤的临床结局 | 快速升高血压，可加重出血；稀释血液成分 |
| 浓缩红细胞 | 快速扩容，增加氧供 | 昂贵且来源有限，需要交叉配血，输血相关性肺损伤，病毒传播 |
| 血浆 | 快速扩容，替代凝血因子 | 昂贵且来源有限，需要交叉配血，输血相关性肺损伤 |
| 新鲜全血 | 快速扩容，携氧，包含凝血因子和血小板，早期复苏的理想液体 | 病毒传播，较难获得，病毒检测需要时间 |

1）晶体液：复苏时究竟应该输注何种液体一直存在争议。通过回吸收体液进入毛细血管以部分恢复血管内容量是机体对失血的代偿机制，但往往引起组织间液的缺失。输注晶体液，如等张 0.9% 氯化钠注射液（NS）或乳酸林格液（LR），可补充血管内容量和组织间隙容量。但是，目前还没有足够的相关临床资料比较输注 NS 和 LR 对临床结局的影响。LR 轻度低渗，如果大剂量输注，可能对脑外伤患者有害。LR 包含 3 mmol/L 的钙，传统上认为 LR 不宜用于稀释浓缩红细胞或与之共同输注。但有部分研究者对该观点提出了不同的看法。有研究显示，红细胞以 2∶1（红细胞∶LR）比例稀释后在 37℃下孵育 2 小时也未见血凝块产生，使用 LR 将红细胞稀释到 35%（血细胞比容，HCT）也不会降低血液通过标准 17 μm 过滤器的速度。输注 LR 后，肝脏将乳酸根转化为碳酸氢根，能够增加机体

对酸的缓冲力。输注大剂量 NS（＞30 mL/kg）将会导致高氯性酸中毒。与乳酸性酸中毒不同，高氯性酸中毒的阴离子间隙正常合并氯离子浓度升高。晶体液对凝血系统的影响比较复杂，使用晶体液将血液稀释 20% ～ 40%，由于抗凝血因子稀释和血小板激活，会导致高凝状态。当稀释度达到 60% 时，晶体液和胶体液都会导致低凝状态。分别输注 NS 和 LR 治疗未控制出血的失血性休克动物，结果显示，NS 减轻高凝状态并增加失血量。在腹主动脉瘤修补术的患者中分别输注 NS 和 LR，结果显示输注 NS 的患者碳酸氢盐、血小板和血液制品的使用量增加，但是临床结局却无明显差异。在腹部大手术患者中分别输注 NS 和 LR，对凝血功能监测指标的影响也无明显差异。在大多数临床医学中心，NS 主要用于脑外伤患者和与血液制品共同输注时使用，LR 则用于其他的大多数情况。

　　2）胶体液：需要手术的创伤患者，究竟选用胶体液还是晶体液进行复苏仍无定论。对复苏液体类型的选择取决于液体对凝血功能和代谢率的影响、微循环功能改变、容量分布和器官功能状态（如肾功能和内脏灌注）。既往对晶、胶之争的关注点主要集中于临床结局，但更多的证据显示，临床病死率并不是评估容量治疗方案是否理想的正确指标，而器官灌注、器官功能、炎症反应、免疫功能及伤口愈合等评估指标可能更为合适。与晶体液相比，胶体液具有更强的血浆容量扩充作用。胶体液增加血浆胶体渗透压，有助于维持血管内容量，同时可减轻重要脏器（如肺、心和脑）的组织水肿。术中输注胶体液已被证明可改善预后、缩短住院时间，其原因可能在于减轻组织水肿、恶心、呕吐和疼痛。Hextend（以平衡盐为溶剂的 6% 羟乙基淀粉）的血浆半衰期超过 30 小时，发挥相同程度的容量扩充效应所需要的液体总量较少，并且组织水肿的程度也较轻。

　　Hextend 在脑外伤患者中应用可能有益。在严重脑损伤猪动物模型中，与输注 LR 复合甘露醇相比，以 Hextend 作为单一的复苏治疗液体，阻止颅内压升高和维持脑灌注压的作用相似，但 Hextend 可显著改善脑组织的氧分压和神经功能预后，所需要的液体总量减少，并且未观察到对凝血功能的不良作用。与 NS 相比，在脓毒症休克动物模型中使用 Hextend 进行容量复苏，可减轻代谢性酸中毒，延长生存时间。

　　与晶体液相比，大多数胶体液在相对较低的稀释度下就会造成凝血功能障碍。胶体液可不同程度地抑制自然发生的血小板激活和高凝状态。Hespan（以 NS 为溶剂的 6% 羟乙基淀粉）已被证明对凝血功能具有不良影响，如血小板聚集受损。Hextend 不抑制血小板功能，可能因为其溶剂中包含 2.5 mmol/L 的二水氯化钙。一项关于围手术期液体治疗的随机双盲试验结果显示，LR 导致高凝状态，Hespan 导致低凝状态，而 Hextend 对凝血功能的影响则最小。

　　已有研究比较了胶体液或晶体液对组织氧分压的影响。在择期行腹部大手术的患者中，尽管血流动力学和氧合状态相似，与输注 LR 相比，采用低分子量的羟乙基淀粉（平均分子量为 130 kDa，取代级为 0.4）进行容量治疗可显著提高肌肉组织的氧分压（其可能原因在于羟乙基淀粉减轻内皮细胞水肿、改善了微循环功能），并且组织氧分压在术中进行性改善且一直持续到术后第 1 日清晨。

已有研究针对不同容量治疗方案是否会影响腹部大手术的老年患者的炎症反应和内皮细胞激活进行了评价。患者随机分为 LR 组、NS 组和 130/0.4 羟乙基淀粉组，各组分别输注不同的液体维持中心静脉压在 8 ~ 12 mmHg。结果显示，尽管各组的血流动力学状态相似，但炎症反应、内皮细胞损伤和激活的指标，晶体液输注组则显著高于 130/0.4 羟乙基淀粉输注组。

单纯采用晶体液进行容量复苏可能会降低血浆胶体渗透压，增加自由水从血管内向组织间隙的转移，导致组织水肿。因此，大量输注晶体液引起的胶体渗透压的降低就有可能导致肺间质水肿等肺部并发症。在一项 512 例入院 24 小时内需要手术治疗的创伤患者的前瞻性研究结果显示，与 Hextend 相比，使用晶体液进行容量复苏，并不延长术后机械通气的持续时间，也不会增加术后肺泡—动脉氧分压梯度和氧合指数，两组患者中病死率均较低。

3）高张溶液：应用于各类危重患者的相关研究已经有 20 余年。静脉输注高张盐溶液可使细胞内和细胞间的水再分布进入血管内，产生超过本身输注容量的扩容效应。因此，高张盐溶液的扩容效应要比等张溶液更有效、更持久。在高张盐溶液中加入胶体液将会进一步增加其扩容效应的程度和持续时间。在 30 分钟内分别输注包含 6% 右旋糖酐的 7.5% 高张盐溶液（4 mL/kg）和 LR（25 mL/kg），二者的扩容峰值效应相似（约为 7 mL/kg）。但是，在 30 分钟后右旋糖酐—高张盐溶液的扩容效应是 LR 的 3 倍（$5.1 \pm 0.9$ mL/kg vs $1.7 \pm 0.6$ mL/kg）；在 2 小时后，每毫升右旋糖酐—高张盐溶液和 LR 的输入液在血管内的存留量则分别为 0.7 mL 和 0.07 mL，失血性休克的局部缺血性细胞会发生肿胀，吸收水、氯和钠离子，静息动作电位消失，采用高张溶液复苏比采用等张溶液能够更好地恢复细胞的正常容量、电解质平衡和静息动作电位。高张溶液复苏可使细胞水肿引起的毛细血管腔狭窄恢复到正常管径，而 LR 复苏则不能。此外，高张溶液在恢复血管内容量和血流动力学功能的同时可降低血管外容量，减轻组织水肿。采用 LR 进行容量治疗，在输注结束时和输注结束后 2 小时血管外容量分别增加输入容量的 60% 和 43%；但是采用右旋糖酐—高张盐溶液进行容量治疗时，在输注结束时和输注结束后 2 小时血管外容量则分别降低输入容量的 170% 和 430%。在脑损伤合并肺水肿的患者中，高张盐溶液降低组织水含量的作用要优于甘露醇。在合并低血压的创伤患者中，入院前先输注 250 mL 7.5% 的高张溶液，然后按常规进行液体复苏，结果显示，与输注 LR 相比，输注单剂量的高张溶液可改善血压，降低液体需用量，增加出院的存活率（尤其是格拉斯哥昏迷评分 < 8 分的患者）。目前看来，尽管高张晶体液具有扩容、减轻水肿、抗炎和免疫调节等优点，但是现有的临床证据还不足以充分证明在创伤患者中使用高张溶液进行复苏要优于等张溶液。

（4）容量治疗方案的制订：麻醉医师必须对患者可能需要的液体总量有一个合理预测，据此制订复苏计划，以使患者在复苏结束时能够维持合理的血液成分。一般来讲，根据对最初液体治疗的血流动力学反应，可将创伤患者分为 3 类（表 10-3）：①对液体治疗有反应；②对液体治疗有短暂反应；③对液体治疗无反应。

**表 10-3  ATLS 休克分类（低血压患者对快速输注 500 mL 等张晶体液的反应）**

| 休克分类 | 对快速输注 500 mL 等张晶体液的反应 | 临床意义 |
| --- | --- | --- |
| 有反应 | 血压增加并持续改善血压 | 无活动性出血，不需要输血 |
| 有短暂反应 | 血压升高，随后又变为低血压 | 活动性出血应该考虑期输血 |
| 无反应 | 血压无改善 | 必须排除其他的休克原因 |
|  |  | – 张力性气胸 |
|  |  | – 心包压塞 |
|  |  | – 高危脊髓损伤 |
|  |  | 可能活动性出血，合并持续性或严重的低灌注 |
|  |  | 立即输血，考虑尽早输注血浆和血小板 |

许多休克患者在治疗开始时出血已经停止，如单纯性股骨骨折的患者。这类患者在受伤的当时失血 800 ~ 1 200 mL，通过外周血管的强烈收缩、出血腔周围肌肉组织的限制作用及正常的凝血反应，出血在入院前就能够自动得到控制，只要所输注的液体不至于过量而冲洗掉血凝块或快速逆转局部的血管收缩，在整个过程中患者都能够始终维持血流动力学稳定。可逐步输入晶体液以补充细胞水肿和血管外转移所导致的体液丢失，并根据实验室检查结果决定所需要的浓缩红细胞和凝血因子的准确剂量。

存在进行性、活动性出血的患者（如严重脾或肝破裂、大动脉或静脉穿透伤）将表现为对液体治疗有短暂反应，识别并明确诊断此类患者至关重要，因为有效控制出血的速度与这类患者的临床预后强烈相关。在积极止血的过程中，如果能够避免发生创伤致死性三联症并维持组织灌注，此类患者复苏成功的可能性非常大。对液体治疗有短暂反应的患者，其出血量不少于一个循环血量（成人约 5 000 mL），必定需要输血。对于存在活动性出血但仍有一定程度代偿的创伤患者来说，过度输注晶体液是最具风险的。一旦确诊，一开始就应该尽量控制非血制品的使用（尽管出血量是在 ATLS 所推荐的 2 000 mL 阈值之下），并尽可能维持有效血液成分。未经交叉配血的 O 型红细胞可安全使用，并且在大多数大型医院也能够立刻获得，在开始复苏时应该积极使用。为了维持凝血功能和替代因广泛或多发创伤引起的内在丢失，早期使用血浆和血小板也是必要的。如图 10-1 所示，即使不用其他任何液体，仅采用红细胞、血浆和血小板按 1 : 1 : 1 单位比例输注的补液方案也并不能充分维持血液成分。此时唯一有效的方法就是使用新鲜全血，以避免在成分血制备和贮存过程中导致的内在丢失和稀释，但是在大多数创伤中心不易获得新鲜全血。

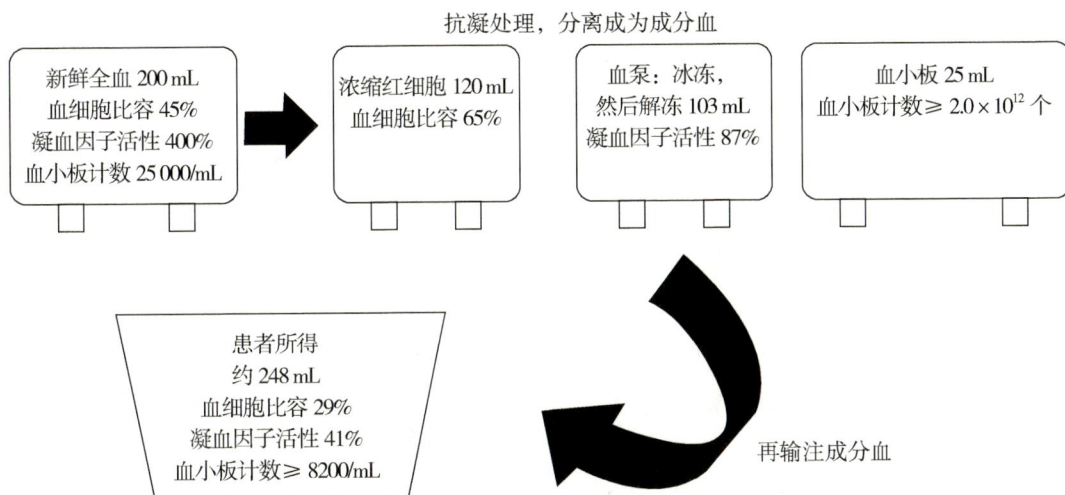

图 10-1　1 U 新鲜全血的分离和重构，显示在捐献和输注时稀释性和贮存损耗性变化

对输液无反应的患者，往往是因为活动性出血时间较长，已经耗竭了机体的代偿，或者创伤严重以至于患者在到达急诊室前已存在重度休克，这类患者可表现为以下特征：低温，尽管已经液体治疗仍存在低血压和代谢性酸中毒，入院第 1 个血常规报告示血红蛋白降低、凝血酶原时间延长。尽管积极诊断和治疗，这类患者的病死率仍相当高，不过也有少量患者能够存活。除了以红细胞和血浆等比例输注并采用上述的容许性低血压复苏策略外，还必须即刻注重对凝血功能的支持。应尽早输注适量 8 ~ 10 U 的冷沉淀和 1 ~ 2 U 的单采血小板以提供凝血底物；应用单剂量的重组活性Ⅶ因子（F Ⅶ a，100 μg/kg）以激活血管损伤部位的凝血；输注碳酸氢钠可暂时逆转代谢性酸中毒，改善心脏功能和提高 F Ⅶ a 的反应速度。

4. 体温

维持创伤患者的体温是麻醉医师的重要职责。低温是创伤致死性三联症之一，持续性低温可导致酸中毒和凝血功能恶化。保持体温该方案比患者已经低温后再恢复体温更为容易，所以在复苏的整个过程中都应该关注创伤患者的体温问题。所有的补液都应加温，如果预期大容量输血，应使用快速输液加温系统。尽可能覆盖患者体表，若要暴露患者体表，则应在患者到达手术室之前提前将室温调高。对流空气加热系统可对手术野之外的任何体表部位主动加温，因此强烈推荐使用。所有术野灌洗液都应加温后使用，外科医师也应知晓患者的体温情况。低温的出现也是对创伤患者采用损伤控制性策略的指征，其目的在于尽量缩短病情不稳定患者的手术时间。

5. 凝血功能及水、电解质与酸碱平衡

除了维持创伤患者的携氧能力和凝血功能外，麻醉医师还必须精心调整患者的血浆生化成分。由于酸中毒和枸橼酸的作用，在大量输血患者中也常发生低钙血症。尽管全身的钙储备最终足以抵消这种影响，但是过快的大量输血，机体来不及代偿就会存在低钙血症的风险。在复苏过程中应定期检测血清电解质，如有必要可补钙（0.5 ～ 1.0 mg，3 分钟以上静脉注射）。对输液无反应性的低血压患者也应关注低钙血症问题，如果怀疑该诊断，可经验性予以补钙。大量或快速输注 0.9% 氯化钠注射液可引起高氯性代谢性酸中毒，应避免使用，可考虑使用乳酸林格液。高钾血症偶尔会在输注陈旧性红细胞时出现，但是导致高钾血症更为常见的原因却是低灌注、酸中毒和复苏失败。如果发生高钾性心律失常，应采用胰岛素、葡萄糖和钙剂积极治疗，复苏所使用的液体主要是血制品或等张晶体液，所以其他电解质紊乱在大容量复苏时并不常见。

创伤患者常发生应激相关性高血糖。既往认为创伤患者能够耐受高血糖，可让机体自身逐渐纠正而无须特殊治疗。但是已有研究表明，严格控制血糖水平（低于 10 mmol/L）有利于降低术后感染的发生率，所以目前推荐采用静脉间断或持续输注常规胰岛素的方法治疗创伤性高血糖。

关于特异性促感染或抗感染药物在早期复苏中的作用尚不明确。已证实重组人类活化蛋白 C 治疗重症脓毒症无效。明确炎症级联反应全过程并掌握如何有效调控炎症反应的具体环节将是一个巨大的挑战，因为影响患者伤口愈合和创伤恢复的理想炎症状态会受到患者的年龄、基因背景、营养状态和创伤发生时间等多种因素的影响而存在较大差异。炎症调控治疗目前是创伤和重症治疗领域最为激动人心的研究热点，仍有可能为未来的临床实践带来变革。

在创伤性休克的复苏过程中，低血压、液体复苏和创伤性脑损伤的相互作用是值得关注的问题。许多失血性休克的患者合并一定程度的脑损伤。脑损伤患者的脑灌注压降低将会导致致命性后果，容许性低血压复苏策略在这类患者中的应用就受到限制，因此，有研究者推荐在脑外伤合并创伤性休克的患者中维持较高的目标血压和给予更为积极的机械通气。然而，长时间过度积极的液体复苏也会导致出血恶化并产生其他问题，因此尽快止血仍是最佳治疗途径。脑外伤患者应避免使用低张晶体液，因为存在增加细胞水肿和脑容量的风险。高张晶体液具有扩容、减轻水肿、抗感染和免疫调节等效果，已有较多关于高张晶体液应用于脑外伤患者中的研究报道。大多数研究结果显示，如果以颅内压的控制、神经损伤的生化指标、炎症反应或淋巴细胞激活作为观察指标，高张晶体液比等张晶体液更具优势，但是一项大样本随机对照临床试验则表明，高张晶体液并不能改善脑外伤患者 6 个月时的神经功能预后和患者的存活率，并且所有的这些研究都未包括脑外伤合并未控制的失血性休克患者。

总之，理解创伤性休克的病理生理，麻醉医师能够优化复苏治疗的策略，从而使患者获得最佳临床转归。尽快诊断休克并积极治疗失血至关重要。早期液体复苏的目标在于维持略低于正常的血压，并应强调维持正常的血液成分和生化指标，对于需要大量输血的创伤患者则予以红细胞、血浆和血小板治疗，对于严重休克并存在生理失代偿的患者则必须采取更为积极的治疗措施，使用碳酸氢钠、冷沉淀和 F Ⅶa 因子以快速恢复有效的凝血功能。一旦出血停止，可通过监测组织灌注的实验室指标指导进一步的复苏治疗。将来治疗的方向在于通过直接调控全身炎症反应，使严重创伤快速恢复，并减少多器官功能障碍综合征（MODS）的发生。

6. 血管活性药物的使用

对低血容量休克使用血管收缩药物以代替补充血容量是绝对禁忌的。当血压很低甚至测不到，而又不能及时大量快速补充液体时，为了暂时升高血压，维持心、脑血流灌注，以预防心搏骤停，可以使用少量血管活性药物。

（四）功能障碍（神经学）评估

可采用 AVPU（awake，verbal response，painful response，and unresponsive）对神经学功能进行快速的初步评价，情况许可也可采用 Glasgow 昏迷评分进行更为详细的定量评估。由于创伤患者的神经系统病情可迅速发生恶化，应动态进行再评估。如果发生意识水平的改变，应立即对患者的氧合和循环功能状态进行再评估。

（五）暴露

为全面检查伤情，需将患者完全暴露，包括将衣服脱除，翻身检查后背，从头到脚检查是否存在可见的损伤或畸形。但如果疑有颈椎或脊髓损伤，则应采取线性制动措施。

## 二、麻醉处理

创伤患者的麻醉可根据创伤部位、手术性质和患者情况选用神经阻滞、椎管内阻滞或全身麻醉，椎管内阻滞适于下肢创伤手术，对有严重低血容量甚至休克的患者，禁用蛛网膜下隙阻滞；在补充血容量的前提下，慎用连续硬膜外阻滞。全身麻醉则适于各类创伤患者。但是，不能绝对肯定某种麻醉药或麻醉技术较其他药物或方法更优越，麻醉方法的选择决定于：①患者的健康状况；②创伤范围和手术方法；③对某些麻醉药物是否存在禁忌，如氯胺酮不适用于颅脑外伤患者；④麻醉医师的经验和理论水平。

（一）神经阻滞在创伤患者中的应用

对一些创伤范围小、失血少的患者，神经阻滞有一定的优点，如可以降低交感神经张力、减轻应激反应、减少术中出血和术后深静脉血栓形成，患者在手术期间保持清醒状态，有利于神经功能和意识状态的判断，并有助于术后镇痛。至于是否选用神经阻滞，麻醉医师则应根据手术要求和所选麻醉方法的禁忌证决定。原则上对于循环不稳定、有意识障碍、呼吸困难或凝血功能差的患者，忌用神经阻滞。

### （二）全身麻醉诱导与维持

对于严重创伤患者，麻醉药物的治疗指数非常低。同样的患者，如果是创伤后，其"安全"诱导剂量也可能造成致命性危险。对于稳定的创伤患者麻醉诱导与一般择期手术患者无明显区别，而对低血容量的多发伤患者则要警惕。不管选择哪种药物，休克患者麻醉处理的关键都是小剂量分次给药。常用的静脉麻醉药及其常用剂量见表 10-4。

**表 10-4　常用的静脉麻醉药及其常用剂量**

| 药物 | 标准剂量 | 创伤剂量 | 血压 | 脑灌注压 |
|---|---|---|---|---|
| 硫喷妥钠 | 3 ~ 5 mg/kg | 0.5 ~ 2.0 mg/kg | 降低 | 降低或稳定 |
| 依托咪酯 | 0.2 ~ 0.3 mg/kg | 0.1 ~ 0.2 mg/kg | 稳定 | 增加 |
| 氯胺酮 | 1 ~ 2 mg/kg | 0.5 ~ 1.0 mg/kg | 稳定 | 稳定或降低 |
| 丙泊酚 | 1.5 ~ 2.5 mg/kg | 0.5 ~ 1.0 mg/kg | 降低 | 降低或稳定 |
| 咪达唑仑 | 0.1 ~ 0.2 mg/kg | 0.05 ~ 0.1 mg/kg | 稳定 | 稳定或降低 |
| 芬太尼 | 3 ~ 10 μg/kg | 1 ~ 3 μg/kg | 稳定 | 稳定 |
| 舒芬太尼 | 0.5 ~ 1.0 μg/kg | 0.1 ~ 0.5 μg/kg | 稳定 | 稳定 |

注　收缩压 < 60 mmHg 的昏迷患者，不需给予诱导剂。

1. 硫喷妥钠

硫喷妥钠可降低脑氧代谢率（$CMRO_2$）、脑血流量（CBF）、颅内压（ICP），适用于颅脑创伤而血容量基本正常和循环功能稳定的患者，但该药能使心肌抑制和血管扩张而致低血压，故宜小剂量分次静脉注射。

2. 依托咪酯

依托咪酯对心血管影响轻微，能降低 $CMRO_2$、CBF、ICP，增加脑灌注压（CPP），因此适用于休克或循环功能不稳定的创伤患者及伴有颅脑外伤的多发伤患者。依托咪酯的问题包括注射部位刺激痛和肌痉挛，可以通过静脉注射利多卡因、小剂量咪达唑仑（1 ~ 2 mg）和肌肉松弛药快速起效来减轻这些不良反应。虽有单次静脉注射依托咪酯后抑制肾上腺皮质功能的报道，但这种抑制作用的时间短且不完全，临床意义尚存在争议。

3. 氯胺酮

氯胺酮一方面因神经末梢去甲肾上腺素的释放引起收缩压增高和心率增快，而另一方面对高交感神经活性的患者，因使心肌收缩力降低而致血压下降，以及增加 $CMRO_2$、CBF、ICP，故不适用于颅脑外伤或伴有高血压、心肌损伤的创伤患者。

4. 丙泊酚

丙泊酚心肌抑制作用与硫喷妥钠相似，因此应减少剂量，小心慎用，对于严重创伤患者，即使已充分复苏，丙泊酚的诱导剂量也大为减少。该药可降低 $CMRO_2$、CBF、ICP。

5. 咪达唑仑

小剂量咪达唑仑能提供良好的镇静、遗忘和抗焦虑作用。对心血管功能无影响，因此小剂量分次静脉注射常用于清醒性镇静，包括清醒气管内插管，该药能使 ICP 降低。

6. 芬太尼和舒芬太尼

芬太尼对血流动力学及血管的作用较小，与镇静药结合使用有协同作用。对高交感张力的患者，该药可使心率减慢和血压下降，给予芬太尼一个负荷剂量后，以 $0.02 \sim 0.10\,\mu g/(kg \cdot min)$ 静脉注射可获得稳定的血浆（镇痛）浓度，并使吸入麻醉药 MAC 降低约 50%。舒芬太尼类似芬太尼，但作用时间长，静脉注射的剂量为 $0.003 \sim 0.010\,\mu g/(kg \cdot min)$。

7. 吸入麻醉剂

所有吸入麻醉剂均可由于血管张力和（或）心排血量的改变引起剂量相关性的血压降低，也可产生与剂量相关的 CBF 增加，后者可导致 ICP 增高，即使是异氟烷扩张脑血管作用最小，但对严重 ICP 增高的患者，也应避免使用。因为心排血量降低而肺通气量相对增加，休克患者吸入麻醉剂的肺泡浓度上升较快，动脉分压也会升高，可能加大其心肌抑制作用。

吸入麻醉剂一般用于全身麻醉维持。$N_2O$ 有加重气胸或颅脑积气的危险，因此不适用于急性多发伤患者；七氟烷起效和苏醒迅速，对气道无刺激作用，可用于麻醉诱导；地氟烷血气分配系数最低（0.42），并且在体内几乎无代谢（0.02%），尤其适用于长时间手术的麻醉维持；恩氟烷有一定的肾毒性作用，对于长时间手术或肾功能障碍的患者使用受限；异氟烷有较强的扩张周围血管的作用，但对心排血量、心率和心律影响小。

8. 肌肉松弛药

琥珀酰胆碱可引起颅内压增高以及高钾血症致心律失常（包括心搏骤停），故对严重多发伤或眼外伤患者禁用。可选用非去极化肌肉松弛药，如维库溴铵对心血管影响甚微；罗库溴铵的起效时间（3 倍 $ED_{95}$ 剂量）接近琥珀酰胆碱；阿曲库铵有一定的组胺释放和降血压作用，一般避免用于低血容量休克的患者；泮库溴铵为长效肌肉松弛药，有使心率增快的作用等，应根据患者具体情况选用。

9. 术中知晓的预防

创伤患者由于循环功能不稳定、对麻醉药的耐受力降低、麻醉药的有效剂量差异性较大，因此在麻醉维持的过程中有发生知晓的可能性，尤其是在经过积极复苏，患者的血流动力学状态逐渐改善，患者对麻醉药的耐受性有所恢复时，如果不对麻醉深度作相应调整，就更有可能发生术中知晓，应注意预防。对于严重创伤的患者，间断给予小剂量氯胺酮（每

15 分钟静脉注射 25 mg），通常患者可以耐受，且可减少术中知晓的发生，特别是当使用低浓度吸入麻醉剂时（< 0.5 MAC）。此外，适当合用辅助药物也有助于预防术中知晓，比如咪达唑仑 1 mg 间断静脉注射和东莨菪碱 0.3 mg。

### （三）术中监测

创伤患者应有基本的无创监测，包括 ECG、无创血压、中心体温、脉搏血氧饱和度、呼气末 $CO_2$ 监测及尿量监测等。呼气末 $CO_2$ 监测结合动脉血气分析对判断循环容量状况很有帮助。$P_{ET}CO_2$ 与 $PaCO_2$ 差值代表了肺泡无效腔的变化，而后者又可反映出血容量的改变。对于严重创伤或循环不稳定的患者，宜采取有创监测，包括直接（桡）动脉穿刺测压、CVP 及肺动脉楔压等。有条件的情况下，监测每搏量变异（SVV）有助于指导容量治疗。此对伤情严重程度的判断和衡量治疗措施是否有效均具有重要价值。

## 三、特殊创伤的麻醉处理

### （一）颅脑和脊髓创伤

对任何伴有意识改变的创伤患者都应怀疑有脑损伤。可用 Glasgow 昏迷评分动态评价意识状态。

需要立即外科手术的常见损伤包括硬膜外血肿、急性硬膜下血肿及部分贯穿性脑损伤和凹陷性颅骨骨折。可保守治疗的损伤包括颅底骨折和颅内血肿。颅底骨折常表现为眼睑青紫，有时青紫可达乳突部位（耳后淤血斑），并合并脑脊液鼻漏。脑损伤的其他表现包括烦躁、惊厥和脑神经功能障碍（如瞳孔反射消失）。典型的库欣三联症（高血压、心动过缓和呼吸紊乱）表现较晚且不可靠，通常预示脑疝的出现。单纯性脑损伤很少引起低血压。怀疑有持续性颅脑损伤的患者不应给予任何术前用药，因为术前用药可改变患者的意识状态（如镇静药、镇痛药）或影响神经功能评估（如抗胆碱药可引起瞳孔散大）。

脑损伤常因脑出血或水肿而并发颅内压升高。控制颅内压可联合采用限制液体（除非存在低血容量性休克）、利尿（如甘露醇 0.5 g/kg）、巴比妥类药物和过度通气（$PaCO_2$ 28 ~ 32 mmHg），后两项措施常需要给患者气管插管，气管插管也可避免因气道保护性反射降低引起的误吸。利多卡因或芬太尼可减轻高血压或心动过速等气管插管反应。清醒插管会引起颅内压急剧升高。颅底骨折的患者经鼻插管或插鼻胃管可能造成筛板穿孔和脑脊液感染。轻度头高位可改善静脉回流，降低颅内压。激素在颅脑损伤中的作用尚存争议，多数研究认为其具有不良反应或并无益处。应避免使用可升高颅内压的麻醉药（如氯胺酮）。如果存在高血糖，应予胰岛素治疗。

脑损伤部位脑血流的自身调节通常受损，高血压可加重脑水肿、升高颅内压；但一过性低血压可导致局部脑缺血。一般来说，脑灌注压应该维持在 60 mmHg 以上。

严重颅脑损伤患者可因肺内分流和通气血流比例失调而易发生动脉低氧血症，其原因包括误吸、肺不张或对肺血管的直接作用。颅内高压时交感神经活性增强，患者易发生肺水肿。

脊髓损伤后生理功能紊乱的程度与脊髓损伤的平面相关。在搬动患者和气管插管过程中要特别小心，以免加重损伤。颈椎损伤可能涉及膈神经（$C_3 \sim C_5$）而导致呼吸暂停。肋间肌麻痹可使肺储备功能降低，咳嗽功能减弱。高位胸椎（$C_1 \sim C_4$）损伤时，心脏丧失交感神经支配，导致心动过缓。急性高位脊髓损伤可发生脊髓休克，其特征是损伤平面以下的容量和阻力血管的交感张力丧失，表现为低血压、心动过缓、反射消失和胃肠功能麻痹。这类患者的低血压需要积极的液体治疗，但是急性期过后，血管张力的恢复可能导致肺水肿的发生。有报道，损伤后 48 小时内使用琥珀酰胆碱是安全的，但 48 小时后应用可能出现致命性高钾血症，短期大剂量应用糖皮质激素治疗［甲泼尼龙 30 mg/kg，继以 5.4 mg/（kg·h）持续输注 23 小时］可改善脊髓损伤患者的神经预后。损伤平面高于 $T_5$ 时可出现自主反射功能亢进，但在急性期处理起来也并不困难。

### （二）颌面部创伤

相当大的外力才能造成颌面部骨折，因此，颌面部骨折通常伴发其他创伤，如颅内和脊髓创伤、胸部创伤、心肌挫伤和腹腔内出血。口腔或鼻腔的活动性出血、破碎的牙齿、呕吐物或舌咽损伤会阻塞呼吸道并使气道管理更加复杂。颌面部的解剖完整性破坏通常影响面罩正压通气和气管插管的操作。急性行环甲膜切开或气管造口术可能会挽救患者的生命。

大多数面部骨折移位需要在全身麻醉下进行修复。许多软组织损伤可在局部麻醉下进行治疗，但儿童通常需要全身麻醉。维持气道的通畅是最基本的要求，诱导时可行清醒下经鼻插管或行局部麻醉下气管切开术。

### （三）颈部创伤

颈部损伤可表现为颈椎损伤、食管撕裂伤、大血管损伤和气道损伤。气道损伤可表现为梗阻、皮下气肿、咯血、发音障碍和低氧血症。维持气道是这类患者需要注意的首要问题。创伤急救时，建立外科气道或在气道开放缺损处直接插管可挽救患者生命。出现气道断裂时，让患者自主呼吸吸入挥发性麻醉剂如七氟烷进行麻醉诱导应该有效。颈部大静脉损伤时必须在下肢建立静脉通路。

### （四）胸部创伤

胸部创伤会严重危害心肺功能，导致心源性休克或缺氧。单纯性气胸是指气体在脏层和壁层胸膜间积聚。单侧肺萎陷导致严重的通气血流比失调和缺氧。胸壁叩诊呈过清音，呼吸音减弱或消失，胸部 X 线检查示肺萎陷。气胸患者禁用笑气，因其可加重气胸。气胸的处理包括放置胸腔闭式引流管。引流管出现持续大量引流气体时提示可能有大支气管损伤。

张力性气胸是空气通过肺或胸壁上存在的类似于单向活瓣的损伤部位进入胸膜腔造成的，空气在吸气时进入胸膜腔，而呼气时空气则不能逸出，结果导致患侧肺完全萎陷，纵隔和气管向对侧移位。正压通气时单纯性气胸可能发展为张力性气胸，引起静脉回流和健侧肺的膨胀功能损害。临床表现为患侧呼吸音消失、叩诊过清音、气管向健侧移位和颈静脉怒张。用 14G 套管针（长度为 3 ~ 6 cm）在锁骨中线第 2 肋间穿刺胸腔，可将张力性气胸变为开放性气胸，紧急缓解张力性气胸对呼吸循环功能的影响，但最终仍需放置胸腔闭式引流。

多发性肋骨骨折可危害胸廓功能的完整性，导致连枷胸。这类患者会因为广泛肺挫伤或血胸而加重缺氧。血胸与气胸的鉴别点是血胸的叩诊为浊音。与血胸一样，纵隔积血也可导致失血性休克。有大量咯血时则需用双腔气管导管隔离患侧肺，以免血液流入健侧肺。双腔气管导管置入困难时，可使用带有支气管阻塞装置的单腔气管导管。存在大支气管损伤时也需单肺隔离通气。有双侧支气管漏或无法实现肺隔离时可选用高频通气，高频通气气道压力较低，有利于减少支气管漏气，经损伤的支气管漏出的气体可进入开放的静脉，引起肺或其他部位的气体栓塞，所以必须尽快确定漏气位置并予以控制。多数支气管断裂处位于距气管隆嵴 2.5 cm 以内。

心脏压塞是致命性胸部损伤，必须尽早诊断。如果无法进行快速超声扫描（FAST scans）或床旁超声检查，患者存在 Beck 三联症（颈静脉怒张、低血压和心音低沉）、奇脉（自主吸气时血压降低 > 10 mmHg）等临床表现时也有助于诊断。心包穿刺引流可暂时缓解症状。心脏压塞的最终治疗方法是开胸手术。心脏压塞患者麻醉处理的关键是保护心肌的变力、变时作用和保证心脏的前负荷。因此，麻醉诱导最好选用氯胺酮。心脏或大血管的贯穿伤需立即手术探查，不得延误。术中反复搬动心脏会导致心动过缓和严重低血压。

心肌挫伤的诊断可依据心肌缺血（ST 段抬高）的心电图表现、心肌酶升高（肌酸激酶同工酶、肌钙蛋白）及超声检查结果异常。经胸壁超声心动图检查可表现为室壁运动异常。心肌挫伤患者易发生心律失常（如心脏传导阻滞和室颤等）。心肌损伤的症状得到改善前，应推迟择期手术。

胸部创伤可合并的其他损伤包括主动脉横断或切割伤、左锁骨下动脉撕裂、主动脉瓣或二尖瓣破裂，创伤性膈疝和食管断裂。主动脉横断往往好发于严重减速伤，部位常在左锁骨下动脉的远侧，胸部 X 线检查的典型表现为纵隔增宽，常合并第 1 肋骨骨折。

### （五）腹部创伤

严重创伤患者都应疑有腹部损伤。首诊时有 20% 的腹内损伤患者无腹痛或腹膜刺激征（腹肌强直、压痛或肠梗阻），可能有大量腹腔积血（如肝、脾损伤）而体征很轻。腹部创伤通常分为贯通伤（如枪伤或刀刺伤）和非贯通伤（如减速伤或挤压伤）两类。

腹部贯通伤通常可在腹部或下胸部找到明显的穿入点，最易损伤的器官是肝。患者可分为 3 类：①无脉搏；②血流动力学不稳定；③生命体征稳定。无脉搏和血流动力学不稳定的患者（给予 1 ~ 2 L 液体复苏仍然不能使收缩压维持在 80 ~ 90 mmHg）应紧急行剖腹探查术，通常存在大血管或实质脏器的损伤。稳定患者如果有腹膜炎或内脏膨出的临床征象，也应尽快行剖腹探查术。血流动力学稳定的贯通伤如无腹膜炎体征，则需仔细评估，以避免不必要的剖腹探查术。腹腔内损伤的显著体征包括：胸部 X 线检查示膈下游离气体、鼻胃管出血、血尿和直肠出血。血流动力学稳定患者的进一步评估措施包括体检、局部伤口探查、诊断性腹腔灌洗、快速超声检查、腹部 CT 扫描或诊断性腹腔镜探查。

腹部钝挫伤是腹部创伤患者首要的病因，也是导致腹内损伤的首要原因，脾撕裂或破裂最为常见。对血流动力学不稳定的腹部钝挫伤患者，快速超声检查一旦有阳性征象就应立即手术，如果不稳定血流动力学患者快速超声检查结果呈阴性或可疑，就应该寻找有无其他部位出血或非出血性休克的原因。腹部顿挫伤血流动力学稳定患者的处理取决于快速超声检查的结果，快速超声检查结果呈阳性时，进一步实施腹腔镜还是剖腹术常取决于腹部 CT 的结果；如果快速超声检查的结果呈阴性，则需要连续观察，应进行一系列检查并复查快速超声。

创伤患者腹腔打开后，由于腹腔出血（和肠扩张）的填塞作用丧失，可出现严重低血压。术前准备应与容量复苏（包括液体和血液制品）同步进行，尽量争取时间尽早地控制出血。应避免使用笑气，以免加重肠扩张。留置胃管可防止胃扩张，疑有颅底骨折时应改为经口置胃管。腹部创伤涉及血管、肝、脾或肾损伤、骨盆骨折或腹膜后出血时，应提前做好大量输血的准备。大量输血引起的高钾血症同样致命，也必须积极治疗。

腹部大出血有时需填塞出血区域和（或）钳闭腹主动脉，直至找到出血点和液体复苏能够补偿血液丢失。长时间主动脉钳闭可导致肝、肾、肠道缺血损伤；有时还可导致下肢骨筋膜室综合征，最终引起横纹肌溶解和急性肾衰竭。液体复苏的同时，在主动脉钳闭前输注甘露醇和袢利尿剂能否预防肾衰竭尚存争议。通过快速输液装置进行液体和血制品容量复苏，尽快控制出血并缩短钳闭时间则可降低此类并发症的发生。

创伤本身及液体复苏引起的进行性肠管水肿可能妨碍手术结束时的关腹，腹肌过紧强行关腹则会增加腹内压，产生腹腔间室综合征，引起肾、脾缺血。即使肌肉完全松弛，也会严重影响氧合与通气功能，随后出现少尿和无尿。这种情况下，应开放腹腔（但要覆盖无菌敷料）48 ~ 72 小时，直至水肿消退，再考虑二期关腹。

### （六）四肢创伤

肢体损伤也可能是致命性的，因为可能涉及血管损伤和继发性感染等并发症，血管损伤可导致大量失血并严重威胁肢体的存活。例如，股骨骨折的隐性失血可达 800 ~ 1 200 mL，而闭合性骨盆骨折隐性失血量更多，甚至引起低血容量性休克。治疗延迟或体位放置不当会加重骨折移位和对神经血管的压迫。脂肪栓塞常发生于骨盆骨折和大的长骨骨折，在创伤后 1～3 日引起肺功能不全、心律失常、皮肤瘀点和意识障碍，脂肪栓塞的实验室检查表现为血清脂肪酶升高、尿中有脂肪滴和血小板减少。

骨筋膜间隙综合征可发生在肌肉内大血肿、挤压伤、骨折和断肢伤的患者。筋膜间隙内压力升高伴有动脉压降低会造成缺血、组织缺氧和进行性肢体肿胀。必须尽早行筋膜切开减压术以挽救患者。

挤压伤可引起肌红蛋白尿，早期纠正低血容量及碱化尿液有助于防止急性肾衰竭。

## 四、术中和术后并发症

### （一）术中并发症

1. 创伤性凝血功能障碍和急性创伤—休克凝血功能障碍

创伤性凝血功能障碍是发生于严重创伤患者中的一种低凝状态。创伤性凝血功能障碍与多重因素相关并且会随着时间延长而进展。创伤后的低灌注通过增强抗凝功能和纤溶活性（通过激活的蛋白 C 产物和组织纤溶酶原激活物的增加，纤溶酶原激活物抑制物和凝血酶激活的纤溶抑制因子的降低）导致凝血功能障碍。这个特定的过程现在也被称为急性创伤—休克凝血功能障碍。数学模型研究已经证实大量输注晶体液和红细胞产生的稀释作用会加重休克引起的低凝状态。低温、低钙和酸中毒将进一步加重凝血功能障碍。研究已经证实，入院时低凝状态的程度是创伤患者大量输血和死亡的独立相关因素。因为出血导致的死亡发生非常迅速，通常在受伤后 6 小时内，所以尽快明确凝血障碍并积极治疗有利于改善患者的预后，这也是损伤控制性复苏策略的中心目的之一。严重创伤患者通常以显著出血伴随凝血功能障碍为主要临床表现，但是随着时间的延长，该过程会转变或进展为弥散性血管内凝血（disseminated intravascular coagulation，DIC），尤其是合并脓毒症时。创伤性凝血功能障碍与 DIC 存在着本质不同，创伤性凝血功能障碍是一种多因素相关的低凝状态，而 DIC 则是由促凝血酶原激酶的释放和继发于炎症反应的弥散性血管内皮细胞损伤所引起的高凝状态。因为二者的治疗方法不同，所以有必要对其进行鉴别诊断。但是这两种过程都可表现为活动性出血，并且标准凝血功能检查（PT/APTT、纤溶酶原和血小板计数）也不能准确区分，所以鉴别诊断比较困难。血栓弹力图（thromboelastography，TEG）则可应用于区分创伤性凝血功能障碍和 DIC。

2. 低温

低温是指中心体温低于 35℃。轻度低温为 32～35℃，中度低温为 28～32℃，重度低温为 28℃以下。多数患者在送达手术室前已存在低温，因此低温对于创伤患者而言几乎是不可避免的。同时麻醉又可进一步损害机体的体温调节机制，全身麻醉可降低体温调控阈值和减少皮肤血管收缩，肌肉松弛药可抑制寒战反应等，所有这些因素均可使患者在麻醉期间的体温进一步降低。

多年来学者们对低温的不良影响已有足够的了解和重视。通常认为低温最主要的影响是引起外周血管收缩、诱发心律失常、产生心脏抑制、寒战、增加氧耗、增加血液黏稠度、影响微循环灌注、降低酶活性、影响凝血机制等。有报道，创伤患者如果中心体温低于 32℃，病死率达 100%。因此，在创伤性休克患者复苏时，应采取多种措施避免低温的发生。

然而，低温作为脑保护的措施已广泛应用于临床，在心脏和大血管手术、肝脏手术中有低温保护作用。研究显示，低温能改善休克动物的存活率。当采用中度低温复苏时，即使不输液、不吸氧，休克动物的存活率亦有改善。Wladis 等报道，在失血性休克中，正常体温动物动脉血氧分压无明显变化，而低温动物的 $PaO_2$ 由 10.3 kPa 上升至 16.4 kPa，Meyer 等研究了休克复苏中中度低温的作用，表明低温可降低心脏的代谢需要，维持心血管功能和心肌灌注，同时还可避免失血性休克期间发生的心动过速反应、左室功能降低和呼吸频率增加等。由于心排血量稳定和每搏量增加，在休克后期能维持心脏功能。在整个低温过程中，尽管心率和呼吸频率过低，但心血管功能改变不大。

对于休克到底应采用常温复苏还是低温复苏尚存争议，目前对低温休克复苏研究尚处于初期阶段，有许多问题有待深入研究，如低温的程度、持续时间等。此外，创伤患者并发的意外低温和用于器官功能保护的治疗性低温尽管都存在中心体温数值的降低，但却有着本质区别。前者是创伤对机体体温调控机制的削弱，伴随大量的体热丢失，低温往往是反映创伤严重程度的重要指标；而后者则是在充分考虑低温不良作用的基础上人工诱导的低温，其主要目的在于发挥低温的治疗作用，并同时尽量减少低温的不良反应。

### （二）术后并发症

严重创伤患者常因低血容量导致组织灌注不足或凝血功能障碍，术后常可并发呼吸功能不全及肾衰竭等并发症。

1. 急性呼吸窘迫综合征（ARDS）

术后发生 ARDS 是创伤患者的严重并发症之一。多发性创伤、严重创伤、低血压、入院 1 小时内输入全血 1 500 mL 以上、误吸、脂肪栓塞和 DIC 等因素均可导致 ARDS。80% 以上的复合伤伴有胸部外伤，大多数严重外伤患者都有呼吸异常，呈现低氧血症和过度通气。据统计，因急性呼吸衰竭导致死亡者，占所有外伤后期死亡总数的 1/3。而一旦发生急性呼吸衰竭，其病死率高达 30% ～ 50%，故应重视预防、早期诊断和正确处理。

ARDS 是多器官功能障碍的肺部表现。它的预防措施与 MODS 相同（如减少或避免组织缺血）。ARDS 的治疗以支持为主，如采用保护性肺通气策略等。

2. 急性肾衰竭

急性肾衰竭是创伤后的主要并发症之一，其病死率可达 50% ～ 90%。麻醉医师必须意识到严重外伤患者发生肾衰竭的潜在危险性。创伤出血造成血容量不足和低氧血症，挤压伤引起的肌红蛋白增高，伴有肾、膀胱、尿道外伤的复合伤，麻醉手术对肾灌注和肾小球滤过率的影响，ADH 和醛固酮分泌使肾小管再吸收增加，以及抗生素的使用，均可能引起急性肾衰竭，初期肾衰竭是可逆的，迅速处理创伤性休克可使肾衰竭的发生率明显降低。急性肾衰竭常表现为少尿或无尿，但多尿性肾衰竭也并非少见。出现少尿时应首先排除血容量不足，不适当地使用利尿剂将进一步加重低血容量和肾衰竭。

3. 感染和 MODS

外伤后几日或几周内死亡者称为后期死亡，约占所有外伤死亡的 1/5，其中 80% 死于感染或创伤后 MODS。快速、完全的复苏有助于减少感染和 MODS 的发生，术后充分的代谢、营养支持可提高此类患者的生存率。

随着 SIRS 概念的提出及对各种炎性介质、细胞因子、炎性细胞的深入研究，学者们对 MODS 发病机制的认识也由损伤→感染→全身性感染→MOF 转变为损伤→机体应激反应→SIRS→MODS→MOF。临床治疗也有望从以往的以器官或系统为中心，转变为将患者和疾病看作一个整体而进行整体性的治疗。治疗措施也将从过去单纯的支持治疗发展到将来的病因性治疗与支持治疗相结合。

（郭艳祥）

# 第二节　休克患者

休克是由创伤、失血、失液和感染等原因所致，病理生理变化主要是以微循环功能障碍为特征的急性循环功能衰竭，组织灌注不良，致细胞缺氧，形成无氧代谢及代谢产物蓄积，从而导致细胞功能受损和机体重要器官功能障碍。

根据不同病因，可将休克分为 3 类：①低血容量性休克；②心源性休克；③血管舒缩功能性休克，包括中毒性休克、过敏性休克及神经性休克等。

血压的高低是判断休克程度的重要依据，但尚不全面，应以组织灌注正常与否作为诊断休克、判断休克程度以及评价治疗效果的主要依据。

## 一、不同休克类型患者的主要特点

### （一）低血容量性休克

1. 主要病因

（1）体外体液的丢失，包括外出血、呕吐、腹泻等水分的丢失，烧伤致血浆的丢失等。

（2）体内丢失液体，包括创伤组织肿胀、内出血、骨盆闭合骨折、体腔炎性渗出、水肿等。

2．临床表现

（1）收缩压< 10.64 kPa（80 mmHg）。

（2）脉搏> 120 次 / 分。

（3）脉压< 2.66 kPa（20 mmHg）。

（4）呼吸加深加快。

（5）面色苍白，四肢皮肤湿冷，休克晚期皮肤呈花斑状。

（6）尿少（< 30 mL/h）或者无尿。

（7）患者精神淡漠，低血压过久变为烦躁不安，病情加重进入昏迷状态。

（8）血流动力学呈低排高阻（心排血量下降，SVR 增高），CVP 和 PCWP 低于正常。

（二）中毒性休克

1．主要病因

病原菌产生的内毒素或外毒素作用于机体血管内皮细胞，使组织血流灌注不足，导致微循环功能障碍，即休克。感染源可来自各系统，如消化系统、呼吸系统、泌尿系统等感染，以及烧伤创面感染。

2．临床表现

（1）有感染病灶。

（2）全身性感染征象：如高热、寒战、恶心、呕吐、无力、意识不清或谵妄、呼吸急促、心率增快、血压下降、白细胞增多等。

（3）血流动力学变化：早期呈高排低阻，四肢潮红、温暖，CVP 和 PCWP 正常或偏低，血压正常，心功能处于代偿期。后期转为低排高阻，四肢厥冷、苍白、皮肤花斑状、血压剧降，CVP 和 PCWP 示很低或较低，此时为心功能失代偿期。

（三）心源性休克

1．主要病因

心脏泵功能衰竭，常见于以下情况。

（1）输血、输液速度过快，尤其是严重逾量。

（2）心肌病变，如急性心肌梗死、心脏外伤、心肌病晚期等。

（3）各种严重心律失常，尤其是室性心律失常和Ⅲ度以上房室传导阻滞。

（4）心脏机械干扰，如瓣膜病变、心脏压塞、张力性气胸、急性肺梗死等。

2．临床表现

（1）常有一般休克体征。

（2）颈静脉怒张。

（3）心音微弱、心率加快、心律失常。

（4）肺部可闻及湿啰音。

（5）血流动力学变化呈低排高阻，心排血量、CVP、PCWP均下降。

## 二、麻醉特点及要求

失血性休克患者，急需手术治疗除去病因，但患者病情危重，处于休克状态，麻醉选择与处理十分复杂，矛盾重重，主要特点及要求如下。

1. 麻醉风险和难度大

麻醉可加重原有休克，而手术又势在必行，麻醉难度大、风险高。

2. 手术时机难以把握

既要做好适当的术前准备，又不能贻误手术时机，麻醉时间紧迫。常需要纠正休克的同时紧急手术止血。

3. 对麻醉的技术和经验要求高

休克患者病情严重，手术危险性大，麻醉操作必须熟练，并持积极而慎重的态度，才能保证手术进行，麻醉技术要求高。

## 三、麻醉前准备

1. 首先解决必须立即解决的问题

（1）颌面颈外伤呼吸困难病例，应先行气管插管或气管切开术等，使气道畅通。

（2）上消化道出血患者，应先安置双气囊三腔管压迫止血等。

（3）胸部创伤伴严重张力性气胸应先立即行胸腔闭式引流术。

（4）急性心脏压塞，应立即行心包穿刺置管减压引流术。

（5）遇有大出血需立即止血患者，不需要任何术前准备，应立即入手术室手术止血。

2. 休克患者的准备

病情危重的患者，一般情况下应积极做好术前全面准备，使患者循环功能基本稳定，休克初步得到纠正，方可手术。绝不能在毫无准备的情况下麻醉手术，否则可能致患者死亡。

3. 低血容量性休克患者的麻醉前准备

（1）迅速补充血容量，开放两条以上静脉，必要时静脉切开或进行深静脉穿刺，同时测定CVP，估计出血量的多少，丢失什么补什么，使收缩压＞12.0 kPa（90 mmHg），以尽快改善休克状态，为尽快施行手术创造条件。

（2）留置导尿管监测尿量，以指导输液量，防止肾衰竭。

（3）保持呼吸道通畅，吸氧，给予呼吸支持做辅助呼吸或控制呼吸，确保良好通气和氧供以利休克治疗。

（4）纠正脱水、酸中毒和电解质紊乱，常规血气分析，及时有效地纠正脱水、酸中毒、电解质紊乱，以利稳定循环，使血压回升。

（5）留置胃管，负压吸引减压，预防误吸发生。

（6）边抗休克边手术：紧急情况的内出血性休克，血压测不到，立即送手术室抢救。立即补血、补液，边抗休克边手术止血。

（7）血液活性药物的使用。血容量已经补足，但血压仍不能有效回升或扩容后血压已回升，但组织灌注仍不足者，可酌情使用血管活性药物，应在严格监测下使用。

4. 感染中毒性休克患者的麻醉前准备

（1）补液、补血治疗同低血容量性休克。

（2）抗感染治疗：应用抗生素，积极抗感染治疗。

（3）保持呼吸道通畅。

（4）预防凝血功能障碍。

（5）必要时应用激素。

5. 心源性休克患者的术前准备

（1）增强心肌收缩力，应用正性变力药（不宜用洋地黄制剂），如多巴胺 $2.5 \sim 10.0$ μg/（kg·min）静脉滴注或泵输注，以利强心、利尿、升压，也可应用多巴酚丁胺 $2.5 \sim 10.0$ μg/（kg·min）静脉滴注或泵输注。

（2）急性心力衰竭并严重低血压可试用去甲肾上腺素 $1 \sim 8$ μg/（kg·min），同时合用硝普钠 $1 \sim 3$ μg/（kg·min）静脉泵输注。

（3）调整前负荷：纠正低血容量以调整心脏前负荷，增加心排血量，补液疗法应在 CVP 和 PCWP 指导下进行，使 PCWP 达 $2.0 \sim 2.4$ kPa（$15 \sim 18$ mmHg），以利保持最适宜的心排血量。

（4）降低心脏后负荷：在应用正性变力药及合理补充血容量后，如血压仍低，提示心肌功能不佳，可应用血管扩张药降低后负荷，使 SVR 降低，以使心排血量提高，降低 PCWP 和提升血压。目前常用扩血管药有：①硝普钠 $8 \sim 15$ pg/（kg·min）微泵输注；②硝酸甘油 $10 \sim 20$ pg/（kg·min）微泵输注，严密观察 BP、ECG，避免血压过降，当心排血量增高并稳定时可逐渐减量和停药；③酚妥拉明。

6. 麻醉前用药

休克患者手术时的麻醉前用药以免用或减量用为主。

（1）免用：病情严重者免用，或经静脉给药，即入手术室后静脉追补，仅用阿托品或东莨菪碱。

（2）入室后补用：紧急手术，术前来不及或入室后加用对循环、呼吸抑制少的药物，如地西泮等。

（3）减量用：如有疼痛，可加重休克，用哌替啶、吗啡类药物时应减量，并严密观察，小量分次应用。

## 四、术中监测

1. 心电图监测

了解心率快慢、有无心律失常，观察 QRS 波群有无心肌缺血和电解质紊乱。

2. 中心静脉压

直接反映静脉回心血量是否足够，可结合血压及尿量对血流动力学、血容量、心脏功能状况作出正确判断。

3. 有创动脉压监测

除常规测血压外，休克患者有条件者应行有创动脉压监测，尤其适用于严重休克患者，通过波形变化直接观察到血压和心肌收缩情况。

4. 肺毛细血管楔压（PCWP）

较适合心源性休克和感染性休克监测，它能反映左心室功能，其变化比中心静脉压早 30 ～ 60 分钟。它的临床应用对指导输液扩容、使用正性变力药和血管扩张药具有独特价值。

5. 心排血量

临床意义在于反映心功能及血容量。感染性休克早期以高心排血量为特征，其病理变化是微循环静脉短路所致组织灌流严重不足，外周阻力增加，可明显加重心脏负荷。

6. 体血管阻力（SVR）

休克时常使 SVR 增高，输血、输液扩容后 SVR 下降，说明休克治疗有改善，心脏负荷减轻。

7. 生化监测

测定 pH、BE、$PaCO_2$，判断酸碱失衡；测定乳酸，若升高并呈持续状态提示组织广泛的无氧代谢及肝功能异常，若治疗后微循环改善，乳酸值回降，对于判断休克治疗效果具有重要临床意义。

8. 凝血功能监测

休克患者治疗期间应常规监测纤维蛋白原、血小板、凝血酶原时间、试管内全凝血和溶解情况、活化部分凝血酶时间、凝血酶时间等。

## 五、麻醉方法

以安全为妥，根据创伤部位、手术性质和范围及患者情况选用以下方法。

1. 硬膜外麻醉

经过补液、纠正酸中毒，病情好转、血压回升的早期休克或抢救后休克已得到控制，患者情况尚好时，在继续抗休克的前提下，慎重选用。采用连续法，小量分次给药，并辅助少量镇静、镇痛药物，严密观察用药后血压的变化。因硬膜外麻醉对血流动力学影响大，而且需要注意补充血容量及给氧，或是患者病情较重，血压回升不理想，硬膜外穿刺成功后，置管后不立即注药，使患者缓慢翻身平卧，加快输血输液的同时，局部麻醉下施行手术，经补充血容量等处理后，血压回升，再从硬膜外管内给药，即能更好地满足手术的要求。病情严重，血流动力学紊乱严重者不宜选用硬膜外麻醉。

2. 局部麻醉

对垂危的休克患者，在清醒的情况下，充分给氧，于局部麻醉下行最简单的解除病因的手术，如胆囊积脓的行胆囊切开引流术等，这样比较安全，对机体影响小。总之，手术时间越短越好，避免强烈手术刺激对机体带来的不良影响。

3. 全身麻醉

适用于严重休克患者，多处复合伤，多发病变，手术复杂，精神过度紧张或不合作的患者，严重脓毒症休克、衰竭、昏迷的患者选用全身麻醉比较安全，气管内插管便于抢救，保证呼吸道通畅，给氧及人工呼吸方便，并用肌肉松弛药，可避免深麻醉对循环的抑制，能为手术创造良好的手术条件。

（1）诱导方法：诱导前先静脉注射50%葡萄糖注射液100～200 mL，对提升血压和增强患者对麻醉的耐受力有好处。①清醒插管：对垂危、衰竭的休克患者及饱食者在表面麻醉下行清醒插管；②2.5%硫喷妥钠2～5 mL加琥珀胆碱30～50 mg，静脉注射后气管内插管；③地西泮5～10 mg或咪达唑仑0.05～0.20 mg/kg加琥珀胆碱30～50 mg和芬太尼2～4 pg/kg，静脉注射后快速气管内插管；④羟丁酸钠2.5 g静脉注射，配合表面麻醉后插管；⑤氯胺酮30～50 mg加地西泮10 mg加琥珀胆碱30～50 mg，静脉注射后快速插管；⑥病情严重，如昏迷患者，不需药物诱导，即可气管内插管。

（2）全身麻醉维持：①丙泊酚、氯胺酮和肌肉松弛药复合液静脉滴注；②羟丁酸钠2.5～5.0 g分次静脉注射；③镇静、镇痛麻醉，如复合氧化亚氮吸入，效果更好，对循环抑制少；④丙泊酚加芬太尼静脉输注；⑤恩氟烷、异氟烷等吸入麻醉药。以芬太尼、氯胺酮、羟丁酸钠最常用。

## 六、麻醉管理

1. 麻醉药用量要慎重

麻醉药对循环和代谢有不同程度的影响，休克患者对镇静、镇痛、肌肉松弛和各种麻醉药耐量很差，尽量减少药物对休克患者的不利影响。给麻醉药量要慎重，采用少量试探性给药法，小量麻醉药即可满足手术的需要。或采取少量多次给药法。

2. 保持呼吸道通畅

充分供氧，避免二氧化碳潴留和缺氧。入手术室后，面罩下加压给氧。保证足够通气量，必要时使用肌肉松弛药，进行辅助和控制呼吸。若出现呼吸功能不全，应积极处理。

3. 肺部疾病患者不用氯胺酮

有肺部疾病患者，最好不用氯胺酮，因其可增加肺阻力。

4. 减少刺激

尽量减少手术操作的刺激，手术时间尽量缩短。必要时充分阻滞反射区，如肺门周围、肠系膜根部等用局部麻醉药阻滞。

5. 维持血压

血压测不到或血压过低或长时间处于低血压状态，必要时停止手术或停止各种刺激，以防止心搏、呼吸骤停等。积极处理，包括加压输血、用升压药暂时提升血压。当输液量已补足、CVP > 14.7 kPa（15 cmH$_2$O），但血压仍低时，给予毛花苷 C（西地兰）强心。

6. 术中抗休克治疗

（1）补充血容量：及早输血、补液，穿刺困难时及早行静脉切开或深静脉穿刺。休克早期输注乳酸钠或碳酸氢钠平衡盐液，输注少量的高渗盐水复苏效果好。胶体液以右旋糖酐 40、右旋糖酐 70、羟乙基淀粉注射液为主，后以补充全血为主，即使是出血性休克，也应该这样，以新鲜血液最理想。必要时加压输血。休克的晚期补充葡萄糖注射液。输液中要严密观察患者，以防心脏负荷过重。经补充血容量后，血压仍不回升或下降时，用50%葡萄糖注射液 100 ～ 200 mL 快速静脉注射，必要时予以多巴胺等静脉输注，维持收缩压在 11.3 kPa（85 mmHg）以上，以免使重要器官的低灌流时间过久。也可与间羟胺合用，以减轻不良反应。

（2）应用血管扩张药的指征：对低血容量性休克患者，用血管扩张药可解除小动脉、小静脉的痉挛，关闭动脉短路，疏通微循环，增加组织灌注量和回心血量。晚期休克时，低血容量致心力衰竭，心排血量降低，外周血管总阻力及 CVP 升高，则用血管扩张药为宜，但同时要补充血容量。任何原因引起的休克，如出现肺动脉高压或左心衰竭，在补充血容量的同时，也是用血管扩张药的指征。

（3）纠正低渗综合征：休克患者救治中，由于大量输血、补液，易出现低渗综合征，必须予以及时纠正。输含糖液过多，输钠少，水分进入间质、细胞，此时钠被稀释，脑细胞肿胀，即出现头痛、恶心、呕吐、多汗、困倦、意识模糊或谵妄、肌肉抽搐、昏迷、惊厥，休克者常于惊厥时才发现。一旦发生低渗综合征，应立即停止低渗液的输入，并给予甘露醇脱水利尿，或给少量高张氯化钠，或输入浓缩血浆蛋白、干燥血浆，以提高血浆的渗透压。

（4）改善血液循环：在血容量已补足的情况下，血压仍无明显回升时，应用强心药，以改善心肌功能，纠正心率和心律失常。一般用毛花苷 C 0.4 mg 缓慢静脉注射。

（5）纠正酸中毒：要彻底改善微循环和保护肾功能，方能彻底纠正酸中毒。一般使用缓冲剂缓解，以 5% 碳酸氢钠最常用。

5% 碳酸氢钠：先以 5% 碳酸氢钠 100 ～ 250 mL 静脉输注，后根据血液 $CO_2$ 结合力化验结果，按公式来计算，酌情予以补充。公式如下。

$$5\%NaHCO_3（mL）=（正常 CO_2 CP- 现存的 CO_2 CP）/2.24 \times 体重（kg）\times 0.5$$

乳酸钠：乳酸钠在肝内分解为 $CO_2$ 及 $H_2O$ 并释放能量。或按 150 mL，可提高 10 容积 $CO_2 CP$（11.2% 乳酸钠）公式如下。

$$11.2\% 乳酸钠（mL）=（正常 CO_2 CP- 现存 CO_2 CP）/2.24 \times 体重（kg）\times 0.3$$

三羟甲基胺甲烷（THAM）：缓冲作用较强，易于透过细胞膜，对细胞内酸中毒纠正有利，但具有抑制呼吸的作用。一般每次用量 < 250 mL，缓慢滴注。公式如下。

$$3.6\% THAM（mL）=（正常 CO_2 CP- 现存 CO_2 CP）/2.24 \times 体重（kg）\times 0.6（男）或$$
$$0.55（女）（1 mmol/L THAM=3.6\%THAM 3.4 mL）$$

（6）保持安静：尽量不要搬动患者。如需变换体位，搬动要小心，避免免体位改变对血压的影响。注意保暖。

（7）大量应用激素：激素有增强心肌收缩力、稳定细胞膜的能透性、保护溶酶体的作用，并有轻度 α 受体阻滞作用及促进网状内皮系统功能的作用，对抗休克有利，特别是对中毒性休克疗效更好。常用氢化可的松 100 ～ 300 mg/d 或 25 ～ 50 mg/kg 静脉滴注，或地塞米松 30 ～ 50 mg 或 0.5 ～ 1.5 mg/kg 静脉滴注，为首次量。以后每 4 ～ 6 小时再给氢化可的松 20 ～ 30 mg/kg 或地塞米松 6 mg/kg，以增强机体抵抗力、应激能力和保护作用。但不能改变休克病死率。

7. 术中监测

监测血压、脉搏、中心静脉压、心电图、尿量及血气分析等。记录每小时尿量，预防肾衰竭的发生。一旦出现肾衰竭，应及时予以处理。

（1）保护肾功能：急性肾衰竭是休克患者的主要并发症之一，其病死率达 50% ～ 90%。其原因是血容量不足、低氧血症和肌红蛋白增高等，要积极预防。尽快补充血容量，维持滤过压；不用对肾有害的血管收缩药；尿量减少时使用利尿药等。

（2）肾功能不全的治疗：①少尿期要限制液体，治疗酸中毒与高钾血症，病情严重者可行腹膜透析或血液透析；②多尿期要注意低血钾的纠正与水的平衡。

## 七、拔管时机

1. 拔管

休克患者病情好转、休克状态改善、血压稳定，且患者又不能耐受导管时可拔管并送回病室，否则继续在手术室或送至 PACU 内严密观察和治疗。

2. 带管回 ICU

病情严重时，可将导管带回病房或 ICU，以便保持呼吸道通畅，满足抢救和术后呼吸治疗的需要。回病室后要测血压，防止发生直立性低血压。必要时，协助经管医师抢救、抗休克治疗。

## 八、广泛渗血的原因及处理

严重休克患者在手术中有时可出现难以控制的广泛渗血现象，这是休克死亡的原因之一。

1. 原因

（1）凝血功能异常：大量输入库存血，使凝血功能出现障碍。

（2）DIC：出现 DIC 后，病情恶化，凝血因子被大量耗损，出现广泛凝血。

（3）原发性纤维蛋白溶解：休克、出血、大量输入库存血时，纤维蛋白溶酶原被激活变为纤维蛋白溶酶，导致纤维蛋白过度溶解，亦可引起凝血障碍。

2. 处理

针对以上原因予以尽快诊断，积极处理。

（1）凝血功能紊乱：对输入大量库存血引起的凝血功能紊乱，以输新鲜血或浓缩血小板与新鲜冰冻血浆治疗。

（2）血浆纤维蛋白原减少：如为血浆纤维蛋白原含量降低，形成的血块在 1 ~ 2 小时内又重新溶解者，可能系原发性纤溶，应用对羧基苄胺等抗纤维蛋白溶解药物治疗。

（3）DIC：诊断一经确立，除了输用新鲜血补充已消耗的凝血因子外，应先进行肝素治疗，首次肝素 4 000 ~ 6 000 U 静脉注射，以后每 4 ~ 6 小时给药 1 次，保持凝血时间（试管法）在 15 ~ 30 分钟内。当凝血酶原时间恢复正常或缩短 5 秒以上时，即可停用肝素。DIC 期间，纤维蛋白过度溶解是继发的，不宜用抗纤溶药治疗。

## 九、血管加压药应用

1. 机制

升压药（拟肾上腺素药、肾上腺能受体激动剂）大多数是直接作用于肾上腺素能 α、β 受体，产生类似交感神经兴奋现象，通过收缩末梢血管、增加周围血管阻力而使血压上升，故准确的名称叫血管加压药或血管收缩药。α 受体主要是通过收缩周围血管升压；β 受体主要通过增强心肌收缩力，使心率加快、心排血量增加，从而提升血压。

2. 应用指征

（1）休克的病因和病理生理基础不同，对血管加压药的反应也颇不一致，故必须要了解。①神经性休克因其小动脉运动功能丧失而引起周围循环衰竭，如创伤后疼痛引起的神经性休克、过敏性休克、椎管内麻醉广泛的交感神经切除术等，是应用血管加压药的绝对指征；②心源性休克是由于心脏功能不足而造成的循环衰竭，如急性心肌梗死，则大多数升压药物可改善心肌供血情况，增强心肌收缩力，故此类休克用血管加压药有重要作用；③出血性和创伤性休克应用血管加压药弊多利少，一般应禁忌。

（2）抗休克应用时机：在以下情况时，出血性或创伤性休克可考虑应用血管加压药作为暂时的急救措施。①血压过低而未能立即补液时，在血压严重下降而有危及生命的情况下，为了纠正冠脉血流和脑血流的明显不足，在纠正休克的有效措施确定之前，血管加压药只能作为暂时的过渡措施，提升血压有急救作用；②对抗休克措施生效前的心脑血管硬化者，即可疑有冠状动脉和脑动脉粥样硬化者，在治疗休克措施生效前，血管加压药有助于冠状动脉和脑血流的维持；③补足血容量后血压不升者，当血容量已得到充分补充而休克尚未纠正时，血压仍不回升，可给予血管加压药；④感染性休克，即中毒性休克仍可用血管加压药。因其心血管功能障碍，单纯补充血容量已不能纠正血流动力学紊乱，还需用血管活性药支持循环。一般应用肾上腺素、去甲肾上腺素和多巴胺。

3. 注意事项

使用血管加压药的注意事项有以下几方面。

（1）尿量：保持尿量 > 30 mL/h。

（2）血压：维持收缩压 > 10.64 kPa（80 mmHg）的最低药物浓度（最小剂量）。若使血压升得过高，反而可明显增加重要器官缺血的不良反应。

（3）血容量：是否已补足，如失血致低血容量，应补给全血。如脱水等，按其原因处理。在此基础上，使用升压药只作为应急处理，借以暂时维持重要器官的血液循环。

（4）感染性休克的基本治疗之一：鉴于中毒性休克目前还缺乏更有效的治疗方法，血管加压药为综合疗法之一，用后有好处。如多巴胺可解除血管痉挛、改善微循环，用间羟胺（阿拉明）可提升血压。

（5）血管加压药的选择顺序：抢救休克时，先用作用比较微弱的血管加压药，如多巴胺等。去甲肾上腺素因有强烈的收缩外周血管的作用，应短期应用，且持慎重态度。必要时可联合应用 2 种以上药物，以减少不良反应，增强其升压效果。麻醉中出现低血压时，若用血管加压药，其选择顺序为：麻黄碱→甲氧明或去氧肾上腺素→间羟胺→多巴胺或多巴酚丁胺→升压素或去甲肾上腺素。

（6）纠正酸中毒：升压药用后效果不明显时要考虑是否有酸中毒同时存在。静脉滴注 5% 碳酸氢钠 100 ～ 250 mL，纠正酸中毒后，可提高升压效果。

（7）激素可增强升压药效果：升压药升压效果欠佳时，静脉注射氢化可的松 100 ～ 300 mg 或地塞米松 10 ～ 20 mg，可增强升压药的效果，大剂量的激素对升压药有强化作用。

（8）防治去甲肾上腺素的不良反应：去甲肾上腺素使用后，应注意检查局部皮肤有无缺血、坏死等情况，出现时，予以酚妥拉明 5 ～ 10 mg 加 0.25% 普鲁卡因 20 ～ 30 mL 局部封闭，应用越早越好，以预防坏死。

（9）尽早停药：血压上升到一定水平且血压稳定，全身情况好转后，应先逐渐减量或代以间羟胺，以免影响重要器官的血流灌注，尤以去甲肾上腺素为然。

（10）防治并发症：使用升压药，必须随时判断所出现的不良反应，并及时预防和治疗。

常见并发症：①少或无尿，尿少、尿闭、肾衰竭最常见，尿少时用呋塞米等措施预防；②心律失常，严重心律不齐，因升压过度所致，以肾上腺素、去甲肾上腺素、间羟胺、异丙肾上腺素易引起，应用麻黄碱、甲氧明大量时发生；③肺水肿。

4. 其他

目前抗休克辅助药的进展有以下两方面。

（1）自由基清除剂（SOD）：目前主张用外源性 SOD 清除体内自由基（OFR），维拉帕米等钙通道阻滞剂对心肌等有保护作用。

（2）内啡肽：β-内啡肽在低血容量性休克时增加。纳洛酮可恢复休克时低血压，减少线粒体内脂肪酸含量和增强脂质过氧化能力，提升血压、脉压，降低组织再灌注损伤和微循环。

（姚　娜）

# 第三节　高血压患者

高血压是以动脉压增高为主要表现的综合征。发病机制是主动脉持续痉挛引起的周围动脉阻力增高。《中国高血压防治指南（2024 年修订版）》对高血压定义为：在未使用降压药的情况下，诊室血压 ≥ 140/90 mmHg（1 mmHg=0.133 kPa）；或家庭血压 ≥ 135/85 mmHg；或 24 小时动态血压 ≥ 130/80 mmHg，白天血压 ≥ 135/85 mmHg，夜间血压 ≥ 120/70 mmHg。高血压分为原发性和继发性两种，90% ~ 95% 为原发性高血压。

择期手术的高血压患者术前经过一段时间的内科治疗，使血压控制于正常或接近正常水平，将有助于减少围手术期心、脑、肾等脏器损害的发生率。一般术前成年人血压控制于 130/80 mmHg 水平，老年人控制在 140/90 mmHg 水平即可。应了解抗高血压药与麻醉药的协同作用及相加作用对心血管系统的影响。

## 一、常用抗高血压药

1. 利尿药

利尿药治疗高血压的原理在于通过利尿减少体内水钠潴留，降低血容量，以降低血压。术前口服噻嗪类利尿剂的患者全身麻醉诱导时因血管扩张，容易发生相对低血容量性低血压。呋塞米可用于术中急性血容量过多或高血压伴肾功能不全者，而保钾利尿药如氨苯蝶啶则可引起高血钾。

2. β 受体阻滞剂

其作用机制是通过阻滞心脏 β 受体降低心肌收缩力，减慢心率和降低外周阻力的综合作用实现降压作用。麻醉时首先应想到这类药在体内蓄积，诱导时麻醉药可能与这些药物发生协同作用，使心率减慢、血压下降，严重者甚至发生心搏骤停。

3. 钙通道阻滞剂

其作用机制是以不同方式阻断心肌和血管平滑肌细胞膜的钙离子通道，使细胞外钙离子向胞内的转运减少，抑制细胞的活动，从而减慢心率，抑制心肌收缩力，扩张血管，降低血压。

4. 血管扩张药

此类药具有中枢和外周降压作用，其中枢作用机制是通过兴奋中枢 $\alpha_2$ 受体，减少交感神经冲动发放，从而降低外周血管阻力，其外周降压作用主要是通过阻断突触后 $\alpha_2$ 受体而使血管扩张，阻力下降。

## 二、特点

1. 高血压的危害

（1）心脏损害：高血压引起的心脏损害最为重要，故高血压患者的麻醉意外较多，为克服增高的外周血管阻力，左心室负荷增加，引起左心室肥厚和扩张，心肌收缩力减弱，导致左心功能不全、肺淤血、肺水肿，继而右心室肥厚、扩张而致右心衰竭。高血压状态下又可促进冠状动脉粥样硬化，心肌供血减少，心肌耗氧量增加，故可发生缺血性心脏病、心肌梗死、心律失常等后果。

（2）脑损害：脑的小动脉硬化可致脑供血不足。脑出血、脑血管痉挛和脑血栓形成等脑血管意外，伴有脑组织软化、水肿等病理损害。这是高血压患者的主要死亡原因之一。

（3）肾功能损害：肾细小动脉病变在高血压时最重，肾小管动脉硬化、狭窄使肾血流减少，肾小球滤过率降低，以及肾单位玻璃样变化，导致肾衰竭及尿毒症。

（4）大血管损害：主动脉可发生粥样硬化、囊样中层坏死和夹层动脉瘤。

2. 高血压分期

不同类型的高血压对麻醉和手术的危险性也不相同。根据高血压的病程和靶器官受损的程度分期。

（1）一期：患者血压高于正常，但波动。经卧床休息数日后，血压可降至正常。无心、脑、肾等器官受损的表现。

（2）二期：血压高，并有脏器损害。有下列之一即可诊断：左室肥厚或左室扩大、眼底动脉变窄、蛋白尿或肌酐血浓度升高、动脉粥样斑块。但有功能代偿能力，经服用降压药可使血压降低。

（3）三期：有显著而持续的血压升高，伴重要脏器损害，功能失代偿期。有以下几种之一者可诊断：脑出血或高血压脑病，心绞痛，心肌梗死，左心衰竭，肾衰竭，眼底出血或渗血、渗出，夹层动脉瘤、动脉闭塞。

（4）恶性高血压危症：为一特殊的高血压类型，其特点是舒张压持续＞120 mmHg，伴肾衰竭、眼底Ⅱ～Ⅳ级改变，称为高血压危症，高血压危象还包括高血压急症，是指舒张压＞110 mmHg而无靶器官受损。三期高血压患者麻醉的危险性和手术病死率大为增加，其危险程度随各靶器官损害程度的增加而加大。恶性高血压施行麻醉时的危险性最大。

3. 高血压的治疗与麻醉

血压的调控不是简单地以降压为目的，而以其对靶器官氧供（血流）影响的结果为基础，选一种适合于对一个危险因素的有效治疗，不引起对另一个危险因素产生不利影响的血压调控方法。

（1）降压药与麻醉药的相互作用：掌握抗高血压药与麻醉药的协同作用或配伍禁忌，并决定在麻醉前、麻醉后的继用或停用等问题。

（2）检查电解质：利尿药近年来作为抗高血压的基础药而被广泛利用。如有低血钾，麻醉时易出现心律失常、洋地黄中毒，对心血管系统、酸碱平衡也均有影响，还可加强非去极化肌肉松弛药的作用。高血压对琥珀胆碱的应用带来一定危险性。麻醉前纠正电解质紊乱十分重要。

（3）β受体阻滞剂：如普萘洛尔等是治疗高血压的首选药物之一，若服用时间长、剂量大后，常有心动过缓，潜在削弱心肌收缩力等作用。在术前可一直用药到手术当日，以避免突然停药引起心肌耗氧量突然增加而致心肌急性缺血。

（4）交感神经末梢介质耗竭或阻滞药：前者如利舍平、萝芙木全碱，后者如胍乙啶。此类药长期大量使用可使体内儿茶酚胺耗竭或释放受阻。当出现低血压时，应用升压药不易奏效，应于术前2周停药。

（5）单胺氧化酶抑制药：如帕吉林，可增强升压药的升压效应，在应用帕吉林的情况下同时使用升压药，可使患者血压骤升，发生高血压危象。还可抑制多种药物的代谢酶，增强巴比妥类及镇痛药的毒性，如使用哌替啶的患者发生低血压、昏迷、严重呼吸抑制等，甚至死亡。故术前2～3周停药，以免麻醉时的不利影响。

### 三、麻醉前评估

高血压患者的危险性评估，以是否合并重要脏器损害和损害的程度而定，如合并重要脏器损害，尤以心、脑、肾的功能损害最重要，对麻醉的危险性影响最大。

1. 心脏受累情况

评估有无心力衰竭。心脏的辅助检查可表明有无心室肥厚、扩大、心律失常、冠心病及心功能不全。有心力衰竭和冠心病者，麻醉的危险性增加。

2. 脑功能受损情况

评估有无高血压脑病及脑血管意外史。伴有脑功能受损者处理时很棘手，危及患者生命，危险性大。

3．眼底

评估有无血管痉挛、硬化、出血及渗出。

4．肾功能不全

肾功能有异常者，麻醉危险性大。

5．电解质紊乱

有用利尿降压药后所致的低钾血症、低钠血症等电解质紊乱时麻醉危险性大。

6．血压水平

血压的高值决定着麻醉和手术的危险性，其评估包括：收缩压 < 160 mmHg，舒张压 < 100 mmHg，眼底检查血管痉挛或硬化 I 级，无心、脑、肾损害者，对麻醉危险性较小；收缩压 > 160 mmHg 或舒张压 > 100 mmHg，眼底检查血管硬化 II 级，心、肾有轻、中度损害者，对麻醉有一定危险。

## 四、麻醉前给药

1．强心药

高血压患者术前有心力衰竭者，用强心药物治疗。

2．镇静药物

高血压患者系不稳定神经型，且存在手术顾虑等因素引起的血压波动，术前地西泮镇静药用量可适当加大。肌内注射地西泮 10 mg 或咪达唑仑 2.5 ~ 5.0 mg、哌替啶 50 mg、异丙嗪 25 mg。

3．抗胆碱药

常规给予阿托品 0.5 ~ 1.0 mg，肌内注射，以防止术中可能出现的心动过缓，特别术前曾服用过利舍平、普萘洛尔者。

4．扩冠状血管药物

高血压合并冠心病者，用罂粟碱 30 mg，术前肌内注射。

## 五、方法

高血压患者的麻醉选择，依据高血压的严重程度和有无严重并发症来考虑。对 I 期高血压的患者，麻醉危险性不大，与一般患者麻醉无区别。对 II 期，特别是重症高血压患者，常合并其他脏器的器质性病变，有一定危险性或危险性较大，应予重视，要选择对循环系统、脑和肾影响最小的麻醉药和方法。

1．局部麻醉

仅适用于小手术。麻醉效果应力求全面，辅助镇静药，以减少刺激。局部麻醉药禁忌加入肾上腺素。神经阻滞同局部麻醉。

2. 蛛网膜下隙麻醉

选低位手术较安全。防止平面过高，以免对循环造成较大影响，禁用于阻滞 $T_{10}$ 以上的手术。

3. 硬膜外麻醉或腰硬联合麻醉

限于脐区以下手术，但平面不宜过宽，避免血压波动。应分次少量给药。一旦血压降低，以输液和升压药等纠正，当麻醉效果不满意时，要用辅助药，不宜过量、过快给麻醉药。上腹部手术应予慎重。腰硬联合麻醉具有二者的优点，可多选用。

4. 全身麻醉

手术范围广，创伤大的复杂手术，或病情危重者，选全身麻醉安全。麻醉药的选择如下。

（1）氟哌利多与芬太尼合剂对高血压患者的心脏功能影响小，应用时严格掌握用药量，避免一次快速大量给药而导致血压下降。

（2）吸入麻醉药氟烷和恩氟烷对心肌有抑制作用，但可减少心肌耗氧量，使血压下降，由于阻力降低，血流反可增加。可采用静吸复合麻醉，辅以少量的异氟烷或恩氟烷吸入，只要注意，不致造成对循环的过度抑制。

（3）硫喷妥钠对心肌有抑制作用，小剂量用于诱导插管，仍是好方法。但用量过大或快速静脉注射，易引起血压骤降。

（4）氯胺酮不宜应用。其有拟交感活性作用，可使心率增快，血压上升，心排血指数增加。

（5）丙泊酚对呼吸、循环抑制轻微，1.0 ~ 2.0 mg/kg 静脉注射用于诱导，6 mg/（kg·h）持续滴注用于麻醉维持。

（6）肌肉松弛药除戈拉碘铵外，其他均可应用。

## 六、围麻醉手术期及术后严重高血压的应激处理

1. 血压未到危急状态

一般收缩压＞ 180 mmHg、舒张压＞ 120 mmHg，处理如下。

（1）排除高血压诱发因素，如麻醉深度不够、缺氧、$CO_2$ 潴留、手术强烈刺激等。

（2）应用氟哌利多 3 ~ 5 mg 静脉注射；吸入高浓度恩氟烷（4% ~ 5%），持续 5 分钟。如血压不但不降，反而升高，应立即改用 0.01% 硝酸甘油溶液静脉滴注，滴数据病情而定。

（3）如经以上处理血压仍不能有效控制，可应用乌拉地尔降压，初始剂量为 5 mg 静脉注射，无效时可重复追加，直至血压控制为止。一般用至 10 ~ 25 mg 可见效，常用量为 15 ~ 25 mg，避免使用大剂量，极量为 50 mg。

（4）艾司洛尔 0.05 ~ 0.30 mg/kg 或维拉帕米 1 mg 分次给药，控制心动过速。

（5）对于心肌缺血、心绞痛、冠心病或其他心脏疾患者，可应用硝酸甘油控制降压。

2．血压急剧上升处于危急状态

收缩压＞ 200 mmHg，应先将血压降到安全水平。

（1）0.01% 硝普钠溶液静脉滴注或 2 ~ 6 μg/（kg·min）泵输注。紧急状态时，应用硝普钠溶液 1 ~ 30 μg/（kg·min）持续静脉注射（应边观察血压变化边给药）。

（2）丙泊酚 1 ~ 2 mg/kg 静脉注射以加深麻醉。

（3）乌拉地尔每次 15 ~ 30 mg，静脉注射。

（4）艾司洛尔 0.3 mg/kg 或尼卡地平 20 ~ 30 μg/kg 静脉注射。

## 七、麻醉处理

对心、脑、肾进行持续监护是非常必要的。术中除监测血压、ECG、CVP、尿量之外，有条件时，对特殊病例或心血管手术患者行 PCWP 监测。

1．全身麻醉期间保持麻醉平稳

术中防止血压的急骤波动，血压维持在不低于原基础血压 1/3 的水平，维持在术前镇静后血压下降的水平。凡基础血压上升或下降＞ 25%，持续 30 分钟，可导致心、脑、肾的严重后果。血压持续升高，可致脑血管破裂或脑血管痉挛或急性心力衰竭的危险；血压过低则可使生命的重要器官缺血、缺氧，引起脑血管、冠状血管、肾血管的栓塞形成。

2．诱导期

喉镜和气管内插管的强烈刺激会引发心动过速、血压升高、血中儿茶酚胺增加等。预防措施如下。

（1）喉部表面麻醉：对咽喉部和气管内充分表面麻醉。

（2）镇静镇痛药：适当的镇静、镇痛，使麻醉达一定深度。

（3）用降压药：对兴奋性较高及高血压患者，用硝苯地平、维拉帕米、尼卡地平、拉贝洛尔、艾司洛尔等，维持血压相对稳定。

3．血压过高的处理

血压过高指血压上升超过基础血压水平 25% 以上。麻醉过浅、缺氧、二氧化碳潴留、输液过多过快、吸痰刺激、气管内插管、手术操作刺激、精神紧张或疼痛等，以及服用帕吉林后等多种因素均可使血压上升，甚至剧烈持续升高，发生高血压危象，导致脑出血、心脏后负荷过高，而诱发肺水肿等并发症。处理原则如下。

（1）对因处理：如手术切皮、开胸去肋、内脏探查等应静脉注射芬太尼 0.1 ~ 0.2 mg，加深麻醉，避免各种刺激，改善缺氧，解除二氧化碳潴留，辅助镇静药等。

（2）危象状态可用乌拉地尔 25 mg 缓慢静脉注射或尼卡地平 0.2 ~ 0.5 mg 静脉注射，或利舍平 1 ~ 2 mg 静脉注射；酚妥拉明 5 ~ 10 mg 溶于 5% 葡萄糖注射液 500 mL 中，以 20 ~ 60 滴 / 分或 0.03 ~ 0.10 mg/min 输注；硝普钠 25 ~ 50 mg 溶于 5% 葡萄糖注射液 500 mL 中，以 10 ~ 50 滴 / 分或 20 ~ 100 μg/min 静脉注射，1 级高血压患者可选用，但血压不宜过低，低血压时间不宜过长；2 级高血压患者则应严格掌握适应证，慎重选用；3 级高血压患者对低血压的耐受力差，容易遭受缺血损害，原则上免用。使用酚妥拉明和硝普钠时，应在严密观察血压下逐渐加量。调节至疗效满意后维持之，避免血压剧降引起意外。

4. 血压过低的处理

高血压患者如有休克或血压过低，应根据基础血压水平来判断，一般血压降低 25% 时，即可视为低血压。严重低血压状态对高血压患者极为不利，可诱发脑血栓形成、心肌梗死及肾衰竭。当外周血管阻力降低、血容量不足、心排血量减少及末梢淤积时，可造成血压过低，尤其是舒张压过低，可影响冠状动脉供血，导致心肌缺氧。硬膜外麻醉时，常可出现严重低血压。一因平面过高、过广、局部麻醉药量过大；二因内脏牵拉、缺氧、二氧化碳急速排出。开胸后因呼吸循环紊乱及术前曾应用利舍平、帕吉林、氯丙嗪等药物，也可发生低血压，处理方法如下。

（1）原因及时处理：重视血容量的补充，充分供氧，纠酸，根据 CVP、尿量情况进行输血、输液等。

（2）使用升压药：如多巴胺、间羟胺、去氧肾上腺素、甲氧明、麻黄碱等。用量应适当，切忌血压急剧上升。选用升压药时，应注意到长期服用利舍平等药的患者，当间接作用的升压药如麻黄碱、间羟胺等无效或效果不好时，应考虑选用直接兴奋肾上腺素受体的药物，如甲氧明、去甲肾上腺素等。

（武毅鹏）

# 第四节　糖尿病患者

糖尿病是因胰岛素分泌绝对或相对不足引起的一组以高血糖为特征的代谢性疾病。长期高血糖可导致眼、肾、心脏、血管及神经的慢性损害和功能障碍。麻醉和手术可能促使病情恶化，增加手术危险性和病死率。麻醉前应充分了解病情，做好术前评估和准备，选择适当的麻醉方法和麻醉用药，保证麻醉过程安全、平稳。

## 一、糖尿病概述

麻醉和手术可加重糖尿病患者病情，而术前血糖控制不佳或病情较重的患者有发生心脑血管意外、糖尿病酮症酸中毒和循环衰竭的可能。充分了解糖尿病对机体的影响和患者治疗情况，对糖尿病患者的麻醉及围手术期管理十分必要。

### （一）糖尿病的诊断

糖尿病的诊断标准（满足其中一条即可诊断）：糖化血红蛋白（A1c）≥ 6.5%（48 mmol/mol）；或空腹血糖（FPG）≥ 7.0 mmol/L，空腹定义为至少 8 小时无热量摄入；

或口服糖耐量试验（OGTT）2 小时血糖 ≥ 11.1 mmol/L，按世界卫生组织（WHO）的标准，用相当于 75 g 无水葡萄糖溶于水作为糖负荷；或有高血糖典型症状或高血糖危象的患者，随机血糖 ≥ 11.1 mmol/L。如无明确的高血糖，结果应重复检测确认。

### （二）糖尿病分类

根据病因学证据将糖尿病分四大类，即 1 型糖尿病、2 型糖尿病、妊娠糖尿病和特殊类型糖尿病。

**1. 1 型糖尿病（胰岛素依赖型糖尿病）**

本型约占 10%，多数在 30 岁前发病。该类患者胰岛 B 细胞受破坏，引起胰岛素绝对缺乏。1 型糖尿病起病急，代谢紊乱症状明显，患者需注射胰岛素以控制血糖，容易发生酮症酸中毒。

**2. 2 型糖尿病（非胰岛素依赖型糖尿病）**

本型约占 90%，多在成年后发病，多数患者体重超重或肥胖。该类患者起病隐匿、缓慢，以胰岛素抵抗为主伴胰岛素分泌不足，或胰岛素分泌不足为主伴或不伴胰岛素抵抗。该病通常具有遗传倾向，容易发生非酮症高渗性昏迷。多数患者早期通过饮食控制或口服降糖药物控制血糖。

**3. 妊娠糖尿病**

妊娠糖尿病指妊娠期初次发现任何程度的葡萄糖耐量减低或糖尿病，原来已患有糖尿病而后合并妊娠者不属于该类型。部分患者在产后糖耐量恢复正常，但在产后 5 ~ 10 年仍有发生糖尿病的可能性。

**4. 其他**

继发于胰腺疾病如胰腺手术切除、胰腺囊性纤维化或慢性胰腺炎等均可引起胰岛素分泌不足。其他内分泌疾病如胰高血糖素瘤、嗜铬细胞瘤或糖皮质激素分泌过量的患者，胰岛素的作用可被抑制。

### （三）围手术期糖尿病对机体的影响

糖尿病患者胰岛素分泌绝对或相对性不足，导致血糖升高，脂肪和蛋白质代谢紊乱，从而引发机体一系列代谢紊乱。围手术期糖尿病对机体的影响包括以下方面。

（1）高血糖抑制白细胞功能和趋向性，增加术后感染风险。

（2）高血糖导致手术切口愈合延迟，机体脱水，电解质紊乱，甚至出现高渗性昏迷。

（3）对中枢神经系统和末梢神经的影响。

1）高血糖减弱中枢神经系统对低氧通气的反应，增加中枢神经系统对一些药物的敏感性。

2）高血糖使脊髓在缺氧状态下更易受损害。

3）糖尿病可增加心脏自主神经紊乱患者发生直立性低血压、无痛性心肌缺血和心源性猝死的风险。

4）糖尿病引发的自主神经疾病可导致胃肠蠕动减弱和膀胱张力下降，容易引起麻醉期间反流误吸和尿潴留。

5）糖尿病外周神经疾病可引起麻木、疼痛和感觉障碍，围手术期可发生疼痛加重、运动障碍及压疮。

（4）糖尿病可引起非酮症高渗性昏迷或糖尿病酮症酸中毒，高渗增加微循环黏滞度，易形成血栓。高血糖可引起动脉粥样硬化，还可以引起尿糖增多，形成高渗尿液，导致机体脱水，使尿路感染风险增加。

## 二、麻醉前准备与处理

手术应激可引起患者血糖水平增高，术前禁饮食、肠道准备及降糖治疗可能诱发患者血糖水平下降。围手术期高血糖、低血糖和血糖波动可增加手术患者的并发症和病死率。术前合理管理血糖有利于保证患者麻醉过程的平稳和安全。

### （一）麻醉前评估

（1）术前应充分了解患者当前治疗方案、血糖控制情况及是否合并糖尿病并发症。

（2）对于合并糖尿病酮症酸中毒和非酮症高渗性昏迷的患者，应推迟择期手术。

（3）术前血糖控制良好，应激性血糖升高的患者可行择期手术。应根据伤口愈合不良风险、感染风险及糖尿病并发症情况对血糖长期控制欠佳者进行综合评估，选择最佳手术时机。糖化血红蛋白 > 8.5% 者建议考虑推迟择期手术。手术前控制血糖，使空腹血糖 ≤ 10 mmol/L，随机或餐后 2 小时 ≤ 12 mmol/L。

（4）注意围手术期血糖波动的因素，糖皮质激素（地塞米松）、缩血管药物、生长抑素和免疫抑制剂可升高血糖。肝肾功能不全、心力衰竭、恶性肿瘤和严重感染可使患者血糖降低。

### （二）麻醉前准备

1. 口服降糖药和非胰岛素注射剂者手术当日应停用

（1）最好术前 24 小时停用格列奈类和磺胺类药物，以免引起低血糖。

（2）使用静脉造影剂或肾功能不全患者术前 24 ~ 48 小时停用二甲双胍类药物，换用常规胰岛素控制血糖。

2. 住院前已使用胰岛素的患者

（1）手术当日继续使用中、长效胰岛素，停用早餐前短效胰岛素，具体剂量调整见表 10-5。

**表 10-5 术前皮下注射胰岛素剂量调整**

| 胰岛素剂型 | 给药频率 | 术前 1 日 | 手术日 |
|---|---|---|---|
| 长效胰岛素 | 每日 1 次 | 不变 | 早晨常规剂量的 50% ~ 100% |
| 中效胰岛素 | 每日 2 次 | 不变<br>如晚间用药，给予常规剂量的 75% | 早晨常规剂量的 50% ~ 75% |
| 中效 / 短效混合胰岛 | 每日 2 次 | 不变 | 更换为中效胰岛素，予早晨中效成分剂量的 50% ~ 75% |
| 短效或速效胰岛素 | 每日 3 次（三餐前） | 不变 | 停用 |
| 胰岛素泵 | | 不变 | 泵速调整为睡眠基础速率 |

（2）注意减少不必要的禁食时间，降低对常规血糖控制的干扰。

### 三、麻醉管理

对糖尿病患者进行麻醉选择应结合手术类型和病情，选用对血糖影响较小的药物和对代谢影响最轻微的麻醉方法。

#### （一）麻醉的选择

**1. 神经阻滞和椎管内麻醉**

麻醉有创操作时要做到严格无菌，以防感染；注意关注重症糖尿病患者脱水、周围神经病变及动脉硬化等并发症对麻醉的影响；对于情绪紧张的患者，可适当给予镇静药，术中完善麻醉效果，尽量避免应激引起的反应性血糖升高；局部麻醉药加用肾上腺素可引起局部组织坏死和血糖升高，应避免使用；注意分次小量使用局部麻醉药，防止椎管内麻醉平面过广导致明显的血压下降。

**2. 全身麻醉**

全身麻醉有利于术中对呼吸及循环系统的管理，但对血糖的影响较大。尽量选用苏醒快、对交感神经影响小、不引起儿茶酚胺增高的药物，如氧化亚氮、安氟醚和异氟烷，这些药物对血糖基本无影响。糖尿病患者喉镜显露声门困难率高，术前充分估计气管插管的难易性，达到足够麻醉深度后再插管，以减轻插管应激反应，麻醉过程避免缺氧、二氧化碳潴留、低血压及误吸。

#### （二）麻醉管理

对于糖尿病患者，麻醉过程中血糖管理的重点在于控制高血糖，同时避免出现低血糖，术中要严密监测血糖。

1. 术中血糖的监测与控制目标

（1）动脉或静脉血气分析是术中血糖监测的金标准。

1）在低血压、组织低灌注、贫血以及代谢异常时，指尖血糖准确性降低。正常情况下，动脉血糖较毛细血管血糖约高 0.3 mmol/L。

2）术中每 1 ~ 2 小时监测 1 次，对于重危患者、大手术或静脉输注胰岛素者，应每隔 30 ~ 60 分钟测 1 次血糖。

3）体外循环手术中，心脏停搏、降温及复温期间血糖波动较大，应每 15 分钟监测 1 次。

4）对于术后静脉注射胰岛素的患者应至少每小时监测 1 次。

（2）麻醉过程血糖控制目标。

1）一般情况下，术中和术后血糖控制在 7.8 ~ 10.0 mmol/L 较为合适。

2）若为整形手术，适当控制血糖至 6.0 ~ 8.0 mmol/L，以减少术后伤口感染，在 PACU 过渡期间血糖达到 4.0 ~ 12.0 mmol/L 可转回病房。

2. 麻醉过程中血糖的管理

（1）术中高血糖的处理。

1）围手术期患者的胰岛素敏感性下降，血糖可略升高，术中除低血糖外，一般输注无糖液体。

2）若糖尿病患者术中需要输注含糖液体，应按糖（g）：胰岛素（U）= 4 : 1 的比例加用胰岛素。

3）胰岛素是术中控制高血糖的唯一药物，血糖 > 10.0 mmol/L 应选用胰岛素控制血糖。静脉应用胰岛素起效快且方便，是术中首选用药方式，表 10-6 为围手术期静脉应用胰岛素剂量参考方案。

**表 10-6　围手术期静脉应用胰岛素剂量参考方案**

| 初始血糖（mmol/L） | 负荷静脉推注量（U） | 持续静脉输注速度（U/h） | 血糖不降或升高 | 餐后 2 小时血糖降低 > 50% |
|---|---|---|---|---|
| 10.0 ~ 12.2 | 4 ~ 6 | 1.5 ~ 3 | 泵速增加 50% ~ 100% | 泵速减少 50% |
| 12.3 ~ 16.7 | 6 ~ 8 | 2 ~ 4 | 泵速增加 50% ~ 100% | 泵速减少 50% |
| > 16.7 | 2 ~ 4 | 3 ~ 5 | 泵速增加 25% ~ 50% | 泵速减少 50% |

4）应激性高血糖患者可选择单次或间断给药，当血糖仍持续升高时应持续输注胰岛素，可降低血糖波动性。

（2）术中低血糖的处理。

1）麻醉过程中低血糖可能引起生命危险，控制高血糖的同时避免出现低血糖。当血糖 ≤ 2.8 mmol/L 时，患者会有认知功能障碍，若血糖长时间 ≤ 2.2 mmol/L 可导致死亡。

2）脑损伤患者难以耐受血糖低于 5.6 mmol/L 状态，低血糖可增加围手术期死亡率。

3）长期控制不佳的糖尿病患者在血糖水平正常时也可能发生低血糖反应。实施全身麻醉的患者低血糖症状被掩盖，风险很高。

4）静脉输注胰岛素患者术中血糖 ≤ 5.6 mmol/L 时应重新调整药物方案。血糖 ≤ 3.9 mmol/L 时立即停用胰岛素，并适量补充葡萄糖。清醒患者立即口服 10 ~ 25 g 可快速吸收的碳水化合物；全身麻醉患者静脉推注 50% 葡萄糖注射液 20 ~ 50 mL；静脉通路不畅时可肌内注射 1 mg 胰高血糖素，之后静脉滴注 5% 或 10% 葡萄糖注射液，每隔 5 ~ 15 分钟监测 1 次，直至血糖 ≥ 5.6 mmol/L。

### （三）并发症的防治

1. 酮症酸中毒

因胰岛素不足明显加重或升糖皮质激素不适当升高，糖代谢不充分，脂肪、蛋白质代谢增高所导致的高血糖、血酮体高、尿酮、脱水、电解质紊乱及代谢性酸中毒等。其表现为对胰岛素不敏感，血糖 > 16.7 mmol/L，尿酮体阳性，血酮体增高，脱水，低血钠、低血氯，血钾在治疗过程中降低。其中脱水与低血钾是术中心律失常和低血压的主要原因，故必须紧急治疗和严密监测血糖、血钾和 pH。其治疗包括以下方面。

（1）补充水和电解质：用生理盐水或复方氯化钠溶液 1 000 ~ 2 000 mL 在 2 ~ 4 小时内输注完成。

（2）给予胰岛素控制血糖：先静脉注射小剂量胰岛素 10 U，继以静脉输注，使血糖降至 8.4 mmol/L。

（3）合理纠正酸中毒：一般先不输用碱性药物，积极使用胰岛素治疗。当 pH < 7.1 或出现循环功能不稳定时，给予碳酸氢钠纠正 pH 至 7.2。

（4）在应用胰岛素和液体治疗过程中，纠正低血钾和低血磷，防止明显的肌张力减弱和器官功能不全。

2. 高渗性非酮症糖尿病昏迷

多发生于非胰岛素依赖的老年患者，当血糖 ≥ 33 mmol/L 时，患者可出现明显的利尿、脱水现象，使血钠、血钾和血容量均下降，引起代谢性酸中毒、血液浓缩、尿素氮增高及血浆渗透压升高，可导致脑细胞脱水，中枢神经系统功能不全，记忆减退，最后出现意识障碍或昏迷。此时脂肪和糖代谢正常，无明显的酮症酸中毒。2 型糖尿病患者合并创伤、感染时可诱发高渗性非酮症高血糖昏迷，应予及时诊断和有效的治疗，降低病死率。治疗方法如下。

（1）充分补液，恢复血容量，纠正脱水和高渗状态。一般最初 1 小时补 0.9% 氯化钠注射液 1 000 mL，然后根据血压和血钠考虑补液种类，同时防止补液逾量。

（2）补充胰岛素，控制血糖，应注意观察病情和监测血糖。

（3）及时纠正水、电解质代谢紊乱。

（武毅鹏）

# 第五节　癫痫患者

癫痫是由各种原因导致的慢性脑功能失调所引起的一种临床综合征。WHO 癫痫术语委员会提出"癫痫是由不同原因引起的脑的慢性疾病，其特征是由于大脑神经元过度放电所引起的具有各种临床和实验室表现的反复发作"。

## 一、癫痫的分类

### 1. 大发作型

表现为发作性、全身性、强直性肌肉收缩，可危及生命。持续不断的癫痫大发作，可能诱发急性循环衰竭。

### 2. 小发作型或精神运动发作型

表现一过性意识消失，不伴抽搐。

### 3. 局部发作型

表现为机体某一部位的阵发性肌肉挛缩。

## 二、癫痫发作的诱因

（1）脑的炎症、肿瘤、外伤、血管病、寄生虫病及中毒性脑病。

（2）妊娠毒血症后期。

（3）术前恐惧、焦虑、激动、失眠或劳累、围手术期高热、缺氧、低血糖、低钙血症、低镁血症。

（4）强烈的感觉刺激等。

## 三、临床表现

癫痫的典型发作主要是意识突然丧失伴有强直性和阵挛性肌肉抽搐。

## 四、癫痫的治疗

### （一）药物治疗

（1）常用于抗癫痫的药物有苯巴比妥类和苯妥英钠等，多数为肝代谢酶促进剂，需长期不间断地服用，由此可能产生某些不良反应，如困倦、眩晕、复视、共济失调、眼球震颤等，在麻醉前可能不表现出来或没被察觉，但麻醉手术后，由于肝脏代谢功能减退，上述症状就会充分显露，甚至出现危急情况，对原先已有肝病或肝功能不全的患者尤其危险。

（2）机体对某些吸入麻醉药的摄取将增强，同时其代谢显著减慢，故有导致麻醉药在体内蓄积中毒的危险，表现为苏醒延迟、苏醒后困倦、眩晕、迷睡，严重者可能出现急性黄色肝萎缩、肝小叶中心坏死、中毒性肝炎等，严重者可致患者死亡。

### （二）癫痫的手术治疗

大部分癫痫患者的发作可以通过合理的药物治疗而得到完全或基本控制，但仍约20%的患者通过药物无法控制，即"顽固性癫痫"。这些"顽固性癫痫"需要依靠手术处理，主要的手术方式有以下几种。

（1）发作为局灶性的顽固性癫痫，经 CT、MRI、EEG 证实，癫痫放电为局灶性，且不在大脑主要功能区，经抗癫痫药物治疗（3 ~ 4年）未能控制、发作频繁的顽固性局限性癫痫，可行致病灶切除术。

（2）具有一侧大脑半球萎缩的婴儿脑性偏瘫引起的顽固性癫痫可行大脑半球切除术。

（3）顽固性颞叶癫痫可行颞叶前部切除术。

（4）全身顽固性癫痫，为阻止发作的播散，把癫痫放电局限在患侧半球，使全身发作转为局限性发作而易于控制，可行大脑联合纤维切开术。

（5）对于药物不能控制的顽固性癫痫且合并严重精神和行为障碍者，可行脑立体定向毁损术，以此破坏大脑深部结构，阻断癫痫放电的传导通路。

## 五、麻醉管理

### （一）麻醉前准备

癫痫不是择期手术的禁忌证，癫痫大发作时，患者容易遭遇外伤或烧伤，有时需要紧急手术处理，此时，关键在于围手术期避免癫痫大发作。否则不仅妨碍手术进行，而且有可能出现唾液分泌剧增及胃内容物反流，将导致误吸、窒息等意外。

麻醉前准备的原则是避免诱发大发作的各种因素，应用抗惊厥药治疗以控制其发作。具体准备事项如下。

（1）稳定患者情绪，做好安慰、解释工作，术前数日开始按需加用镇静药。

（2）应用抗癫痫药，持续用至癫痫症状得到控制，但手术前 1 ~ 2 日开始需暂停用药。

（3）麻醉前药物，在术前停用抗癫痫药时，可常规给巴比妥类及抗胆碱药，紧张者可加用地西泮和小量氯丙嗪。

### （二）麻醉处理方式

**1. 阻滞麻醉**

在抗癫痫药和麻醉前用药充分发挥作用的前提下，可选用阻滞麻醉，但需强调阻滞完善，避免任何精神紧张、疼痛和不适；防止局部麻醉药过量和误注血管内引起局部麻醉药中毒。

**2. 全身麻醉**

长期频发癫痫的患者常伴有精神和性格异常，以选用气管内插管复合全身麻醉为宜。

（1）选用全身麻醉药的原则是：单纯中枢抑制型的全身麻醉药均可用，如硫喷妥钠、咪达唑仑、七氟醚、异氟烷等。

（2）对中枢抑制伴中枢兴奋型的全身麻醉药，剂量过大常诱发惊厥，故应慎用或不用，如氯胺酮、羟丁酸钠、安氟醚、$N_2O$ 等。

（3）肌肉松弛药的选择：苯妥英钠等抗癫痫药物与非去极化肌肉松弛药之间有协同作用，故使用非去极化肌肉松弛药时应当减量。

### （三）麻醉处理

**1. 癫痫患者行非癫痫病灶切除手术的麻醉**

癫痫患者行非癫痫病灶切除手术的麻醉等同于其他类型的手术。对发作已基本控制的合作患者，可依手术部位及方式选用神经阻滞麻醉，用药量及注意事项基本上同于非癫痫患者；对于发作频繁，术中有可能诱发癫痫者，应在全身麻醉下手术，选用中枢抑制较强的静脉或吸入麻醉剂。慎用氯胺酮、羟丁酸钠、安氟醚等。

**2. 癫痫患者行癫痫病灶切除或联络通路切断手术的麻醉**

术前准备及术前用药同前，其特殊用药原则如下。

（1）保留癫痫灶的活性，不消除也不激活病灶的活性。

（2）为手术提供最佳状态。

1）局部麻醉+地西泮镇静：用于合作且发作基本控制的患者行立体定向和颅内电极植入等放射学检查手术时，常用药物如氟哌利多（0.1 mg/kg）+芬太尼（0.50 ~ 0.75 μg/kg）+局部麻醉，也可采用镇静剂量的咪达唑仑（0.1 mg/kg）或异丙酚（0.5 ~ 1.0 mg/kg）辅助阿芬太尼，均可以获得患者良好的合作以及精确的皮质下脑电分析，术中可维持良好呼吸。

2）全身麻醉：局部麻醉虽不影响脑电波监测，但其受患者的体位、合作程度、呼吸道的管理、术中可能诱发癫痫等原因的影响而不被普遍采用。

### （四）麻醉注意事项

全身麻醉在药物选择上应注意药物对癫痫病灶的影响。研究表明，阿片类药物可以引起癫痫患者大脑边缘系统的癫痫样电活动，但这种电活动是否具有足够的持续时间和强度以致构成临床危险信号尚不清楚。因此，应用大剂量阿片类药物时，应当合用巴比妥类或苯二氮䓬类抗惊厥药，或复合吸入七氟醚。

此外，低碳酸血症易诱发癫痫发作，故一般主张维持适度的血二氧化碳浓度，不宜实施过度通气。

（姚　娜）

# 第六节　肥胖患者

随着经济发展及饮食结构的改变，我国的肥胖人数日益增多。肥胖对人类的健康危害很大，其引起的相关疾病患病率逐年增加，如心血管疾病、糖尿病、关节炎、胆石症和肿瘤等。肥胖可引起呼吸、循环等系统一系列病理生理改变，使心肺储备、机体代偿及应激能力下降，从而使麻醉处理难度及危险性增加，容易发生麻醉意外，且手术及术后并发症、病死率增加。

## 一、肥胖患者的麻醉特点

（1）肥胖患者呼吸储备功能相对低下，功能残气量（FRC）减少，患者手术和麻醉需取仰卧位，麻醉后功能残气量进一步减少，故加大通气量、有效地控制呼吸对肥胖患者围手术期低氧血症的预防是很有必要的。

（2）肥胖患者患高血压的风险高，循环血量、心排血量随着体重和耗氧量的增加而增加，心排血量的增加主要靠增加每搏量来实现，而心率正常或稍低。肥胖者每搏量的增加显著降低了心血管储备功能，增加了围手术期的风险。

（3）肥胖患者常并发非胰岛素依赖性糖尿病，另外很多患者血脂增高，极易导致重要器官的小血管硬化，尤其是冠心病的发生，增加了围手术期血压波动的风险。

（4）肥胖患者腹内压增高，禁食状态下的肥胖患者仍有高容量和高酸性的胃液，麻醉诱导期误吸及吸入性肺炎的发生率均高于非肥胖患者。

## 二、麻醉前准备与处理

1. 麻醉前访视

肥胖患者麻醉前评估除详细了解病史及进行体检外，还应着重了解呼吸和循环系统的问题，以及注重插管困难度的评估与准备。

（1）肥胖患者无论选择何种麻醉方法，都要进行插管困难度的评估与准备，因为即使行非全身麻醉时，也有可能出现呼吸道并发症而需要紧急插管，充分的插管困难度评估与准备对于肥胖患者的围手术期安全具有举足轻重的作用。评估内容包括头后仰度、枕寰关节活动度、颞下颌关节活动度、舌体大小、张口度等，有无颈部、口腔、咽喉部手术史。

（2）了解患者呼吸道通畅程度，询问与麻醉和手术有关的上呼吸道梗阻、气道暴露困难史及睡眠时有无气道阻塞的症状（有无夜间打鼾、呼吸暂停、睡眠中觉醒以及日间嗜睡等），以明确患者是否伴有阻塞型睡眠呼吸暂停低通气综合征（OSAS）及其严重程度。术前力求明确诊断并进行全面评估，必要时可暂缓手术，做必要的检查或请相关科室会诊，以保障患者围手术期的安全。

（3）进行肺功能检查、动脉血气分析以及屏气试验等，以判断患者的肺功能及其储备能力。术前动脉血气基础值的测定有助于判断患者的 $CO_2$ 清除能力，有利于指导术中和术后的通气治疗以及术后对拔管困难度的预测。

（4）详细询问患者有无高血压、肺动脉高压、心肌缺血等的病史或症状。常规心电图检查有助于发现心室肥厚、心肌缺血等，但漏诊率高达 60% 以上，必要时可建议患者行动态心电图、心脏彩超等检查。肺动脉高压最常见的表现为呼吸困难、乏力和晕厥。这些都反映患者运动时 $CO_2$ 不能相应增加。心脏彩超发现三尖瓣反流是诊断肺动脉高压最有价值的指标。胸部 X 线检查也有利于发现可能存在的肺疾患和肺动脉膨出征象，严重肺动脉高压的患者需进行肺动脉压监测。

（5）询问患者入院前 6 个月内及住院期间的用药史，尤其应关注是否服用减肥药物以及采用其他减肥治疗措施等，部分新型减肥药具有一定的拟交感作用和（或）内源性儿茶酚胺耗竭作用，使患者在麻醉诱导和维持中循环功能的变化难以预料，出现严重低血压或高血压的可能性增加，对麻黄碱等常用血管活性药物的反应性明显降低。麻醉医师对这类药物的药理学特性应十分了解，术中使用血管活性药物时可考虑使用去氧肾上腺素等受体作用更单纯而明确的药物。必要时可暂时推迟手术时间，以进行进一步的检查和内科治疗。

（6）必须了解空腹血糖、糖耐量，如果发现有糖尿病或酮血症，应该在手术前给予治疗。此外，还应询问患者是否有食管反流症状。

（7）告知患者围手术期呼吸系统相关并发症的发生风险，包括清醒插管、术后拔管延迟、呼吸机辅助呼吸，甚至气管切开的可能性。

2. 麻醉前用药

（1）肥胖尤其是重度肥胖者对各类中枢抑制药物敏感，术前应用镇静药物、麻醉性镇痛药物发生上呼吸道梗阻的可能性增加，术前应慎用。有研究表明，盐酸右美托咪定可安全用于肥胖患者清醒气管插管达到镇静镇痛的要求，但其负荷剂量要根据患者去脂体重来计算，否则，易出现低血压、心动过缓等不良事件。

（2）术前应给予足量的抗胆碱药，如阿托品、东莨菪碱或盐酸戊乙奎醚注射液，尤其是需要清醒插管的患者。

（3）肥胖患者易发生胃内容物反流，因此麻醉前应给予抑酸药（$H_2$ 受体拮抗剂），以减少胃液，提高胃液的 pH。但常规应用可能会增加术后感染的风险。术后伤口感染发生率高，需预防性使用抗生素。

（4）病态肥胖是术后急性肺栓塞的一个独立的危险因素，建议围手术期应用低剂量的肝素，直到术后完全活动为止，以减少深静脉血栓及肺栓塞的发生。

3. 麻醉前准备

除进行常规麻醉设施准备外，任何用于肥胖患者的术中、术后管理设备都必须适合于肥胖患者的特点。呼吸机、麻醉机、气管导管等设备的型号必须适当。

此外，应特别准备气管插管困难所需的用具，如氧气面罩、口咽通气道、鼻咽通气道、导管芯、枪式喷雾器、多种型号的喉罩、各种型号的咽喉镜片及纤维支气管镜等。

## 三、麻醉方式选择

对于麻醉医师来说，肥胖患者麻醉最困难的问题是气道管理。肥胖患者全身麻醉和手术后易发生呼吸功能紊乱已很明确，而且肺膨胀不全的发生率明显高于非肥胖者，术后24小时内常无显著改善。因此，对于肥胖患者的麻醉选择主要从以下几方面进行考虑。

（1）如果能满足手术需要，椎管内麻醉、神经阻滞麻醉应作为首选。椎管内麻醉时穿刺难度较大，蛛网膜下隙麻醉时麻醉平面也难以预测和控制，大剂量的椎管内阻滞药物会引起患者较广的交感神经阻滞，并且带来呼吸管理的一些问题，故蛛网膜下隙麻醉药量应减少。近年来由于采用周围神经刺激仪辅助定位，提高了神经阻滞的成功率和麻醉效果。

（2）硬膜外阻滞复合气管插管采用浅的全身麻醉行上腹部手术，对重度肥胖者甚为适应，不仅可减少术中辅助药的用量，而且硬膜外阻滞还可用于术后镇痛，对预防和减少术后肺部并发症有益。

（3）某些手术，如脑科手术及口腔、耳鼻喉手术等不适合神经阻滞及椎管内麻醉的手术必须选用全身麻醉时，麻醉实施前应充分评估面罩通气、气管插管困难度，抬高上半身和头部，即斜坡位可改善直接喉镜的窥喉视野，提高插管的成功率，可采用充分表面麻醉下纤维气管镜或清醒气管插管。

## 四、围手术期的麻醉管理

1. 围手术期监测

（1）肥胖患者无论行全身麻醉还是椎管内麻醉或神经阻滞麻醉时，均应常规监测心电图、$SpO_2$、无创血压，当过度肥胖患者上臂周径过大使无创血压无法测量时，应选择有创动脉血压监测。

（2）全身麻醉患者，除了上述常规监测外，应监测呼气末$CO_2$，较长时间手术或者手术较大时，应监测血气分析，有条件者可行脑电双频指数（Bis）、肌肉松弛监测，调节麻醉深度，避免药物过度蓄积。

（3）对于某些较大手术或合并心脏疾病的患者，可行中心静脉置管监测中心静脉压，另外PCWP监测有利于术中和术后液体管理。

（4）术后仍应密切监护，根据手术大小、患者恢复情况确定术后监护时间，询问患者有无呼吸困难，及早发现呼吸道并发症并及时处理。

2. 围手术期麻醉处理

（1）局部麻醉。

1）肥胖患者局部麻醉时，药量应酌减。需行蛛网膜下隙麻醉时，用药量大概是正常人用量的 2/3，注药后密切关注麻醉阻滞平面，及时调节，避免麻醉平面过高。阻滞平面超过 $T_5$ 水平，则可产生呼吸抑制，对伴有呼吸系统疾病的肥胖患者影响更大，高平面阻滞时，可能导致心血管功能抑制，这种抑制可能在牵拉腹膜时突然加重，患者同时也会出现打哈欠等其他症状。

2）肥胖者的腹内压较高，下腔静脉血易被驱向硬膜外腔静脉系统，从而导致硬膜外腔静脉丛怒张，硬膜外穿刺时易致硬膜外腔出血。术后应及时观察和随访患者下肢活动情况，避免出现硬膜外血肿引起的严重后果。

3）肥胖患者因通气血流比例失调、体位对肺容量的影响，易发生低氧血症。因此，无论采用何种麻醉方法，麻醉期间均应吸氧。

（2）全身麻醉。

1）麻醉诱导和气管插管：清醒插管还是诱导后插管应详细评估、慎重考虑后作出选择，主要取决于事先估计的困难程度及麻醉医师的技术水平。对面罩通气困难、预计插管困难的患者应选择清醒气管插管。插管前应充分吸氧，应用适量抗胆碱药，镇静镇痛药物应慎用，在完善表面麻醉下进行气管插管。纤维支气管镜引导下完成插管更容易被患者接受。

如果选择全身麻醉诱导下插管，应预先吸氧排氮、充分氧合，将患者的头、颈部适当垫高，呈头高斜坡状，使下颌明显高于患者的胸骨水平，诱导后置入口咽或者鼻咽通气道，保持呼吸道通畅。肥胖患者氧的储备量较少，因此对肥胖患者施行快速气管插管操作应尽量在 2 分钟内完成。气管插管操作时，应采用呼气末 $CO_2$ 分压监测，可早期发现导管误入食管。

2）麻醉维持：吸入麻醉药七氟醚和地氟醚的血中溶解度较低，这可加速麻醉药的摄取和分布以及在停药后更快地恢复。挥发性麻醉药很少在脂肪组织中分布，并在停药后能很快排出体内，故病态肥胖患者非常适合使用挥发性麻醉药。

阿片类及巴比妥类静脉麻醉药可积存于脂肪而延长药效，如肥胖患者的硫苯妥钠消除半衰期较非肥胖者延长 5 倍。但芬太尼消除半衰期在肥胖患者与非肥胖患者之间并无差异。肌肉松弛药以阿曲库铵较为理想，如阿曲库铵 1 mg/kg 的作用时间在肥胖患者与非肥胖患者之间相似。应用肌肉松弛药最好持续监测神经—肌肉阻滞程度，尽量使用最低有效剂量，以避免术后神经—肌肉阻滞残余效应。

　　3）麻醉恢复与转归：肥胖患者全身麻醉术后拔管或者是带管送ICU需要根据术前评估状态、手术因素、术毕恢复情况等综合评估，权衡利弊，保证患者安全。①术后拔管，对于决定术后拔管的患者，应注意肥胖特别是阻塞性睡眠呼吸暂停（OSA）的患者拔管后发生气道阻塞的危险性显著增高。患者自主呼吸时产生明显的气道内负压，因而负压性肺水肿的发生率也显著增加，这种负压性肺水肿的患者通常需要重新插管。因此，拔管时患者应处于完全清醒的状态并且排除肌肉松弛残余的可能，拔管时应常规准备口咽通气道或鼻咽通气道，并做好重新插管以及紧急气道处理的准备；②术毕带管送ICU，肥胖患者行口腔、咽喉部、颈部手术后，口腔、咽喉部及颈部的组织、气道水肿会使患者出现呼吸困难，再次插管困难度增加，该类患者术后应带管送重症监护室，甚至较大手术行气管切开度过危险期。另外，肥胖患者行其他部位手术后，呼吸、循环功能影响较大者，也应送ICU改善呼吸循环，待状态稳定后再拔管；③术后镇痛，利于患者咳嗽及深呼吸，并可有效地改善低氧血症，预防肺部并发症。采用PCA经静脉给予阿片类药物，通常情况下是安全、有效的，但对伴有低通气综合征（OHS）的患者有较大的危险。如果手术前已放置硬膜外导管，可经硬膜外导管给局部麻醉药或含阿片类药物的局部麻醉药镇痛。肥胖患者硬膜外镇痛所需的局部麻醉药或阿片类药物的剂量与正常体重患者所需用量相似。由于肥胖患者呼吸道管理困难，而硬膜外阿片类药物镇痛可能出现延迟性呼吸抑制，故更需要在严密监护下进行。

　　4）术后并发症及其预防：肥胖患者应着重预防可能出现的并发症，并做到严密监护，及时处理。①低氧血症：肥胖患者术后易发生低氧血症，腹部手术后低氧血症可持续3~4日，故术后4~5日内应持续氧疗，并进行$SpO_2$监测。如循环稳定，协助患者取半卧位或坐位可改善肺功能，减轻低氧血症；②肺部并发症：施行上腹部或胸部手术的肥胖患者、伴有呼吸系统疾病的肥胖患者及伴有OHS或匹克威克综合征的患者，术后容易发生呼吸系统并发症。对这些患者术后最好有选择地送入ICU，以便早期发现病情变化，积极进行预防及治疗，如吸入湿化气体、尽早进行胸部理疗、合理供氧以及在护理人员帮助下早期活动等；③深静脉血栓：肥胖患者下腔静脉受腹部脂肪压迫及活动量减少致使术后深静脉血栓发生率增加。应积极采取预防深静脉血栓形成的措施，例如，手术中即开始用弹力绷带包扎双下肢1周，术后早期离床活动或早期腿部理疗，合理补液以及围手术期低分子量肝素的应用等。

（姚　娜）

# 第七节　老年患者

从医学概念看，老年是指因年龄增长而致全身器官功能减退和组织细胞退行性改变的阶段。但对老年的定义及其年龄界限迄今并无公认的标准。结合我国情况，常采用下列划分法：60岁以上为老年患者，其中小于80岁为老年期；80岁或80岁以上，小于90岁为高龄期；90岁或90岁以上为长寿期。由于人们生理功能衰退的程度与其年龄并非总是相符，故生理年龄更重要，而生理年龄的判断目前尚无统一标准，只能依据临床情况判断。但老年患者生理状态的趋向是功能逐渐减退，且因人而异。麻醉医师在对老年患者进行评估时，除参照其实际年龄外，还应根据其病史、化验和特殊检查、体格检查等对其全身情况、脏器功能作出评估。应注意对老年患者造成威胁的是其并发症而非年龄本身。

## 一、病理生理

### （一）心血管系统

#### 1. 心脏

主要表现在心脏储备能力下降，自律性、兴奋性和传导性降低。

（1）心排血量（cardiac output，CO）：一般认为老年患者心功能降低，心排血量较青年人减少30%～50%，55岁以后每增加1岁，心排血量约减少1%，心指数约减少0.8%。但这些数据可能由与年龄有关的疾病引起而不是年龄增加对健康心血管的影响。有学者对完全健康的老年患者研究发现，在60～80岁，静息时其心排血量、心指数与年轻人无明显差异，舒张早期充盈较慢，但左室舒张末期容积不减少；射血阻力增加，但轻度左室肥厚可予代偿，射血分数无改变，说明在静息时年龄增加对左室收缩功能的影响轻微。研究表明，健康且经常运动的老年患者静息时心指数的下降是与其骨骼肌的减少不伴有脂肪组织减少引起的代谢率下降成正比。

经过运动训练的老年患者能达到并维持高水平的心排血量和最大耗氧量，但随着年龄增大，使最大心排血量出现"封顶"现象，这反映出老年患者的最大心率反应降低和心脏舒缩所需时间延长。从中年开始，最大心排血量每年约下降1%。一般老年患者在应激（如运动负荷）时，心脏作功能力随年龄的增长而降低，心率、每搏量、心排血量不能相应增加，动、静脉氧分压差降低。在59岁以上患者中约45%运动后射血分数＜0.6，而年轻患者约有2%在运动后射血分数＜0.6。这说明老年患者心脏功能受限，难以承受强度较大的应激。对无冠心病的健康老年患者的研究发现，直位踏车运动时未见与年龄有关的心排血量降低，但在各负荷水平均有心率反应的降低，心率慢由每搏量增加（左室舒张末容积增加）来代偿，即通过Frank-Starling机制使心排血量得以维持。此外，还发现在运动时儿茶酚胺的分泌显著增加，但由于老年患者靶器官对儿茶酚胺的反应性降低，在左室充盈容量增加时仍可出现射血分数下降。老龄使心室肥厚，心室腔的弹性降低，舒张期充盈较慢，故更多地依赖心房收缩。如果丧失窦性节律和心房收缩，将严重影响老年患者的心排血量。舒张功能障碍是老年患者血流动力学功能不全的常见原因。

（2）冠状动脉循环的改变：老年患者冠状动脉循环的特征如下。①冠状动脉血流量减少，静息状态下，冠状动脉提供的氧能够满足老年患者机体的需要，但在应激状态下，可出现明显冠状动脉灌注不足；②冠状动脉血流速度减慢，尤其是当心率加快时，心脏舒张期缩短，会加重冠状动脉灌注不足；③心肌内血管床减少，其主要原因为心肌纤维化、硬化及冠状动脉分支硬化使血管床减少。

2. 心律

心律失常的发生率随年龄增长而增加，以室上性和室性期前收缩多见。24 小时连续心电图监测发现其频率通常＜ 1 个 / 小时，约 26% 的受试者室上性期前收缩＞ 100 个 /24 小时，约 17% 的受试者其室性期前收缩＞ 100 个 /24 小时，出现短阵室速者达 15%。在健康老年患者中其他心律失常较少见。进行踏车运动试验时，65 岁以上者出现短阵室速的占 3.75%，而 65 岁以下者短阵室速的发生率只占 0.15%，二者相差 25 倍。

3. 血压

老年患者静脉弹性减退，顺应性下降，血容量相对不足，同时静脉压调节功能减退，可导致老年患者热水浴或进餐后易出现血压降低。

4. 血液流变学

血液流变学变化包括：①血液黏滞度增加；②红细胞变形能力下降；③血小板质量和功能改变；④血浆纤维蛋白原和凝血因子增高，抗凝血酶降低，纤溶活性降低。

（二）呼吸系统

1. 肺通气功能

老年患者的通气功能指标中，潮气量与肺总容量无显著变化，肺活量、用力肺活量等指标随年龄增大而明显下降，而残气量和功能残气量随年龄增大而明显增加。

2. 肺换气功能

老年患者肺换气功能的主要改变为：①呼吸膜厚度增加；②呼吸膜交换面积减少；③肺泡通气血流比例失调。

3. 呼吸中枢的调控能力下降

老年患者脑干、颈动脉化学感受器敏感性降低，导致老年患者对高碳酸血症和低氧血症的通气反应均降低。表现为潮气量增加不足，而通气频率仍维持原水平，分钟通气量无明显增加，这可能是呼吸中枢本身功能改变所致，容易造成低氧血症，引起心律失常、心绞痛发作或心力衰竭。

4. 肺功能储备下降

肺储备能力与心脏功能和血液系统密切相关，因而最大摄氧量为肺通气—弥散功能、心脏功能、血液携带氧功能及组织摄取能力的综合反应，是反映肺储备功能的较好指标。

5. 肺部防御功能的减退

T 细胞再生具有年龄相关性，年龄增大可导致 T 细胞功能进行性下降，累积的 T 细胞再生缺陷可以导致 T 细胞自我稳定失效。同时，局部防御包括咳嗽和黏液清除能力也随年龄增大而呈进行性下降。

### （三）神经系统

1. 中枢神经系统

中枢神经抑制机制转为主导，兴奋性减弱。研究表明，随年龄增大，神经传导速度呈线性下降，神经应答能力逐渐下降。临床表现为渐进性皮质功能抑制，大脑传入功能障碍，视觉和听觉灵敏度下降。记忆、算术能力、语言表达能力和快速理解能力均明显衰退。

2. 感觉功能退化

温度觉、触觉与痛觉功能均减退。老年患者温度觉、触觉和振动觉的敏感性下降，而味觉阈值升高。老年患者感觉迟钝，皮肤痛觉降低，阿片受体大量减少是痛觉降低的原因之一。视力减退，视野缩小，暗适应能力降低。听觉也有进行性减退，主要为高频音丧失。内脏感觉减退，疼痛阈值升高。

3. 运动功能减退

周围神经衰老时，神经的传导速度变慢，老年患者运动功能减退主要表现为精细动作变慢、步态不稳、肌力对称性减退。

4. 反射功能减退

主要表现为压力反射活动明显减弱，当迅速改变体位或血容量略有不足时，可出现收缩压明显下降。此外，腹壁反射迟钝、膝反射和踝反射减退。

5. 自主神经系统功能的减退

老年患者自主神经反射的反应速度减慢，反应强度减弱。压力反射、冷刺激的血管收缩反应和体位改变后的心率反应均启动较慢，反应幅度较小，不能有效地稳定血压。因此，老年患者不易维持血流动力学的稳定，其适应外界因素改变的能力和反应速度下降。老年患者自主神经系统的自我调控能力差，如使用能降低血浆儿茶酚胺水平或能破坏末靶器官功能的麻醉药，或采用迅速阻滞交感神经的麻醉技术如蛛网膜下隙阻滞或硬膜外阻滞，都很可能导致低血压。患者在手术前因代偿严重的器官疾患（如充血性心力衰竭），造成内源性自主神经活性很高时，则此种脆弱的平衡更易被打破。

### （四）消化系统

年龄增大可引起消化系统的解剖和生理的轻微改变。食管的改变仅为收缩的波幅降低，异常收缩波轻度增加。胃肠道血流量降低，胃黏膜有某种程度的萎缩，唾液及胃液分泌减少，胃酸低，胃排空时间延长，肠蠕动减弱。老年患者可有食欲减退，术后肠胀气的概率增加。结肠平滑肌收缩力降低可能是老年患者常发生便秘的原因之一。

老年患者肝脏重量随着年龄增加而减轻，肝细胞数量减少，肝血流也相应降低。肝脏合成蛋白质的能力降低，血浆蛋白减少，白蛋白与球蛋白的比值降低。虽然男性老年患者常有血浆胆碱酯酶活性的降低，但对肝细胞内酶系统的研究表明，其微粒体酶和非微粒体酶的活性与青年人相同，说明在健康时年龄增加对肝细胞酶的功能没有引起质的改变。但在老年患者，阿片类药物、巴比妥类药物、苯二氮䓬类药物、丙泊酚、依托咪酯、大多数非去极化肌肉松弛药以及其他一些需经肝脏进行生物转化的药物，其血浆清除率降低。功能性肝组织的减少并伴有肝血流灌注量的降低是最重要的因素。另外，值得注意的是，老年女性比老年男性更能维持肝细胞对几种苯二氮䓬类药物的正常清除速率。

### （五）肾脏和水、电解质、酸碱平衡

老年患者肾脏体积及功能均逐渐下降，到 80 岁时较青年人肾脏总体积约减少 30%。肾脏萎缩主要发生在肾皮质，由肾小球数目减少所致。至 80 岁时肾血流量可降低 50%，约一半肾功能单位已丧失或无功能。肾小球硬化进一步损害肾的滤过功能。肾小球滤过率（GFR）每 10 年约下降 0.133 mL/（s・1.73 $m^2$）即 8 mL/（min・1.73$m^2$）。老年患者 GFR 一般降低 30% ~ 40%，近 80 岁时可降低 50%。肌酐清除率约从 30 岁以后开始下降，65 岁以后降低的速度加快，平均每 10 年约减少 0.277 mL/（s・1.73 $m^2$）即 16.6 mL/（min・1.73 $m^2$）。从成年至老年约降低 40%。老年患者骨骼肌萎缩，体内肌酐生成减少，尿中肌酐排出减少，故血清肌酐浓度仍维持在正常范围内。

老年患者肾脏保钠的能力下降，肾素—血管紧张素—醛固酮系统反应迟钝、肾单位减少、肾单位溶质负荷加重可能均是造成其保钠能力下降的原因，故老年患者易于出现低钠血症。但老年患者 GFR 降低，也不能适应急性的钠负荷过重，可造成高钠血症。老年患者肾素—醛固酮系统反应迟钝（功能性低醛固酮症），GFR 又明显下降，存在发生高钾血症的潜在危险；但由于非脂肪组织的减少降低了全身可交换钾的储备，又易于出现医源性低钾血症。

老年患者肾浓缩功能降低，储水的能力下降。当水摄入受限或因口渴感缺乏而致水摄入减少时，对抗利尿激素（ADH）的反应及口渴敏感性降低而出现高钠血症；另外，应激反应所致 ADH 过度分泌或某些药物影响水的排出，也使老年患者有发生水中毒的危险。此外，老年患者常有潜在性酸中毒。从老年患者的肾功能改变不难发现：①对维持老年患者的水、电解质和酸碱平衡要进行适当监测，精确计算和调节；②对经肾排泄的药物要注意调整剂量；③尽可能避免增加肾负担，避免使用有肾毒性的药物。

### （六）内分泌系统及代谢

神经系统与内分泌系统相互作用的主要部位在下丘脑。年龄增大使下丘脑体温调控区神经元减少，下丘脑中多巴胺和去甲肾上腺素含量减少。随着年龄增长，下丘脑对葡萄糖和肾上腺糖皮质激素变得不敏感，对甲状腺激素却较为敏感。受体数量减少可能是其对一些激素和代谢产物反应降低的原因。

老年时神经垂体的重量增加，对渗透性刺激的反应性较青年人高，释放较多 ADH。老年患者血管对 ADH 的敏感性也比青年人高。腺垂体靶腺轴，除促性腺功能方面外，年龄增大过程引起的改变有：①腺体萎缩和纤维化；②血浆激素水平可维持正常；③激素的分泌速率及其代谢降解率均降低；④组织对激素的敏感性发生改变；⑤下丘脑和垂体对负反馈调节的敏感性降低。

年龄增加对血浆内生长激素的基础水平影响很少。曾认为甲状腺素的生成率降低达50%，但对健康老年患者血清 $T_3$、$T_4$ 的测定未发现与年龄有关的明显变化，血清促甲状腺激素（TSH）水平也未见变化，但促甲状腺释放激素（TRH）不能迅速增加 TSH 的释放与合成。所以认为老年患者的甲状腺功能降低不仅是甲状腺由于年龄增大引起的变化，还与垂体、外周组织的老年性改变和甲状腺以外疾病有关。

健康的老年患者在中等程度的应激状态下仍能正常地增加促肾上腺皮质激素（ACTH）和皮质醇的分泌，可以耐受中等程度的应激。到 80 岁左右肾上腺重量约减少 15%。所有老年患者糖耐量均降低，其原因可能为胰岛素拮抗或胰岛素功能不全，也可能与年龄增大所致肌肉等非脂肪组织减少造成可储存碳水化合物的场所减少有关。在围手术期，对老年患者不应静脉输注大量含糖液体。

老年患者基础代谢率降低，产热减少，对寒冷的血管收缩反应降低。老年患者体温调节能力降低，在周围环境温度下降时，血管收缩反应减弱，寒战反应也较微弱，热量容易丧失过多而出现体温下降或意外的低温。手术期间应注意保温。另外，在温热的环境下其外周血管扩张反应也减弱。

### （七）血液系统

在健康情况下，年龄增大对于循环中的红细胞总量、白细胞计数、血小板的数量或功能和凝血机制均极少影响，骨髓总量和脾脏体积随年龄增长而逐渐缩小，使老年患者对贫血时的红细胞生成反应减弱，红细胞脆性增加。但老年患者的贫血常是由于疾病本身而不是由于年龄增长这一生理过程引起。年龄增大使免疫反应的选择性和有效性受到抑制，使老年患者容易感染。免疫反应的低下与胸腺的退化和 T 细胞的功能改变有关。有关肾上腺和内分泌功能的研究表明，老年患者在应激时的神经内分泌反应一般无损害或只受到轻度的损害。

### （八）心理方面问题

老年外科患者在心理方面的问题与青年人并无根本的差别，但关注的内容可能各异。老年患者考虑较多的是：①了解并感到自己在许多方面储备降低或不足，担心能否耐受手术；②担心可能因此丧失独立进行日常生活的能力；③担心可能需长期住院（或其他医疗机构）；④经济问题、家庭问题、社会交往、孤寂等；⑤下意识地或在感情上感到自己很可能接近死亡。老年患者在面对癌症时较青年人或中年人要平静。

医师不应该存在对老年患者的各种偏见，事实上老年患者探索、思考，与医师合作同意治疗的能力是没有受到损害的。在手术前老年患者可能更加全神贯注于往事，耐心而尊重地聆听患者的叙述可能有助于麻醉医师从心理方面做术前准备。如果老年患者表现得过分倾注于琐事或过去的经验，可能提示有内源性或反应性抑制，其术后情感障碍发病率和病死率较高，老年患者从内源性抑制恢复常需较长时间。总之，与青年人相比，老年患者在情感障碍和心理异常方面的发病率较高。

### （九）其他

老年患者机体构成成分的变化将对麻醉药和辅助药等药代动力学发生影响。与青年人相比，到59岁左右男性体重约增加25%，女性则约增加18%。59岁以后，体重急速减轻，降至接近年轻时或更低水平。从中年到老年机体构成成分逐渐变化，年龄增大使脂肪对体内水分的相对比例稳定增加。由于机体脂肪的增加，就等于体内增加了一个麻醉药和其他脂溶性药物的贮存库。

老年妇女的全身脂肪常明显增长，另外骨质疏松使骨质丢失、细胞内水分显著减少，故其全身体重变化轻微。老年男性则多处组织丢失、脂肪组织及骨质均中度减少、细胞内和间质内水分减少（与骨骼肌萎缩有关）。

此外，解剖上的一些老年性改变，如牙脱落、脊柱韧带钙化等都对麻醉的实施有影响。

## 二、老年患者的手术麻醉特点

### （一）术前评估及麻醉前准备

老年患者由于全身性生理功能降低，对麻醉和手术的耐受能力较差，合并其他疾病的概率高，因而麻醉和手术的风险普遍高于青壮年患者。术前对患者的全身情况和重要器官功能进行检查；对其生理和病理状态作全面评估；对原发病和并发症积极治疗，使其在最佳生理状态下实施麻醉和手术。这是提高麻醉、手术成功率和安全性，降低术后并发症和病死率的重要环节。

术前评估包括患者的全身状况及心、肺、肝、肾等重要器官的功能，以及中枢神经系统和内分泌系统的改变。应详细了解患者的现病史和既往史，通过体格检查、实验室和影像学检查，必要时增加一些特殊检查，对所获得的资料加以综合分析，一旦诊断明确，应及早对异常状态进行治疗。

1. 心血管功能评估

老年患者心血管并发症较多，围手术期与心血管并发症相关的病死率明显高于青壮年患者。因此，所有老年患者均应进行细致的心血管评估。美国心脏病协会和美国心脏学会（ACC/AHA）的非心脏手术围手术期心血管并发症的主要危险因子包括 6 个月以内的心肌梗死、严重的心绞痛、充血性心力衰竭、严重的瓣膜疾病和室性心律失常，中度危险因子包括糖尿病、轻度心绞痛、心肌梗死病史和肾功能不全，年龄、非窦性心律、生理功能降低和脑血管意外则属于轻度危险因子，评估应该围绕上述心血管危险因子进行。

2. 肺功能的评估

呼吸系统并发症是老年患者非心脏手术后最常见的并发症，肺功能的评估应该从病史和体检开始，同时注意可能影响呼吸功能的病史，如严重的肺部疾患、肺叶切除术后、病态肥胖和严重吸烟，这些患者一般需要行进一步的肺部检查。

3. 肝功能评估

由于机体衰老、肝脏萎缩、肝脏功能降低，这可能影响机体的代谢、解毒和凝血功能。既往有肝炎、营养代谢障碍病史和长期饮酒史的老年患者应该特别注意其肝功能的变化。

4. 肾功能评估

可以根据老年患者的病史、体检和实验室检查结果对肾功能进行初步了解，对高度怀疑存在肾功能损害的老年患者应该进行多项肾功能检查，了解肾功能状态。肾衰竭患者应该尽可能在手术前行透析以纠正电解质紊乱，纠正体液失衡。急性肾炎患者一般禁忌手术麻醉，需治疗稳定 4 ~ 6 周后，再考虑择期手术。

5. 血液系统功能评估

贫血可以减弱患者身体状况，增加住院时间和降低生存率，一般认为在手术前对贫血原因进行评估和治疗是必需的。一旦手术前血红蛋白低于 80 g/L，应该进行输血治疗。当然是否需要输血应该根据老年患者个体情况决定，也有血红蛋白高于 80 g/L 的老年患者术前也需要输血。

总之，老年患者进行术前访视、麻醉评估应该注意以下问题。①注意有无冠心病史及其治疗经过，特别注意可能存在而没有发现的冠心病；②注意患者功能储备情况，如能否上下楼；③有无肺疾病，有无呼吸困难，能否平卧；④注意有无高血压病史，记录基础血压；⑤注意患者是否厌食，有无脱水和特别虚弱；⑥注意患者有无手术史，能否耐受麻醉，有无术后认知功能改变。

（二）麻醉前用药

术前用药的目的在于缓解焦急、提高手术中血流动力学的稳定性、降低误吸的危险性、改善术中和术后镇痛、控制术后恶心和呕吐以及治疗合并疾病。但是考虑到老年患者的特殊情况，应该特别注意术前用药可能对麻醉及麻醉后事件的影响。

由于老年患者的药代动力学、药效动力学改变及对药物的反应性增高，麻醉前用药的药物种类及剂量均应认真斟酌。老年患者对麻醉性镇痛药（如哌替啶、吗啡）的耐受性降低。因此，麻醉前用药剂量比青年人减少1/3～1/2，麻醉性镇痛药容易产生呼吸、循环抑制，导致呼吸频率降低、潮气量不足和低血压，除非麻醉前患者存在剧烈疼痛，一般情况下应尽量避免使用。老年患者对镇静、催眠药的反应性也明显增高，易因意识丧失而出现呼吸抑制，应减量及慎重使用，一般宜用咪达唑仑3～5 mg肌内注射，少用巴比妥类药物，也有学者主张麻醉前只需进行心理安慰，不必用镇静催眠药。老年患者迷走神经张力明显增强，麻醉前给予阿托品有利于麻醉的实施和调整心率；如患者心率增快、有明显心肌缺血，应避免使用。

### （三）麻醉方法选择原则

老年患者对药物的耐受性和需要量均降低，尤其对中枢性抑制药如全身麻醉药、镇静催眠药及阿片类镇痛药均很敏感。另外，老年患者一般反应迟钝，应激能力较差，对于手术创伤带来的强烈刺激不能承受，其自主神经系统的自控能力不强，不能有效地稳定血压，甚至造成意外或诱发并存症突然向恶性发展。因此，麻醉方法首先应选用对生理干扰较少、麻醉停止后能迅速恢复生理功能的药物和方法。其次在麻醉、手术实施过程能有效地维持和调控机体处于生理或接近生理状态（包括呼吸、循环和内环境的稳定），并能满足手术操作的需要。最后还应实事求是地根据麻醉医师的工作条件、本身的技术水平和经验，加以综合考虑。事实上任何一种麻醉方法都没有绝对的安全性，对老年患者而言，也没有某种固定的麻醉方法是最好的。选择的关键在于对每种麻醉方法和所用药物的透彻了解，结合体格状况和病情加以比较，扬长避短，才有可能制订最佳的麻醉方案。实施时严密监测，细心观察，精心调控，即使十分复杂、危重的患者，往往也能取得较满意的结果。

### （四）麻醉方法的选择

1. 局部浸润麻醉

局部浸润麻醉对老年患者最大的好处是意识保持清醒，对全身生理功能干扰极少，麻醉后机体功能恢复迅速。但老年患者对局部麻醉药的耐量降低，使用时应减少剂量，采用最低有效浓度，避免局部麻醉药中毒。常用于体表短小手术和门诊小手术。

2. 区域麻醉

与全身麻醉相比，区域麻醉一般具备以下优点：可以提供良好的术中、术后镇痛，恢复迅速，患者满意度高；可以避免气管插管和机械通气，呼吸系统并发症降低；可以降低应激反应和对免疫系统的抑制；可以减少由阿片类药物引起的并发症如恶心、呕吐。但是老年患者行椎管内麻醉可能存在穿刺困难、阻滞不全和内脏反射存在等缺点，同时由于老年患者交感神经调节功能受损和动脉弹性降低，接受椎管内麻醉时更容易发生低血压。另外，随着神经刺激器和 B 超定位的运用，神经丛阻滞的效果明显提高，并发症显著降低，但是操作不熟练者可能导致麻醉效果不佳、局部麻醉药中毒甚至神经损伤等并发症。

3. 全身麻醉

随着对老年患者生理变化的进一步了解和新型短效麻醉药物和监测技术的应用，麻醉医师对维持老年患者全身麻醉时稳定的血流动力学越来越有信心，老年患者接受全身麻醉更加普遍。

（1）麻醉诱导：老年患者麻醉诱导时对心血管系统稳定和血液氧供的要求比青壮年严格得多。老年患者呼吸系统的退行性变和可能合并的疾病，使其氧储备明显低于青壮年，呼吸停止后血氧饱和度下降很快；同时老年患者更易于因缺氧而诱发心血管事件，所以麻醉诱导时的去氮给氧非常重要。老年患者神经元密度减少和神经递质浓度的改变导致老年患者对作用于中枢神经系统的药物敏感性明显增加，诱导所需药量明显减少，例如常用的诱导全身麻醉药、镇静药芬太尼、阿芬太尼、咪达唑仑等，对依托咪酯、丙泊酚等需要量较青壮年减少 20% ~ 40%，又由于个体差异大、静脉用量很难准确掌握，一般先从小剂量开始，逐渐加大用量。也可采用静脉麻醉药与吸入麻醉药复合，相互协同以减少各自的用量。肌肉松弛药剂量适当加大有利于气管插管。防止插管时心血管反应的方法很多，完善的咽喉、气管内表面麻醉对减轻插管时心血管反应作用肯定。

（2）麻醉维持：麻醉维持要求各生命体征处于生理或接近生理状态，注意维护重要器官功能，麻醉深浅要适应手术操作，及时控制由于手术创伤引起的过度刺激。一般老年患者麻醉维持不宜太深，但过浅的麻醉会出现镇痛不全和术中知晓，应予避免。吸入麻醉药基本不在体内代谢、麻醉深度易于调节，因此吸入麻醉药可以用于老年患者麻醉的维持。老年患者吸入麻醉药的 MAC 几乎随年龄增长呈直线下降，青壮年吸入麻醉药浓度的 2/3 可以在 80 岁的老年患者产生相同的麻醉效果。老年患者的麻醉维持目前倾向于微泵持续控制使用短效麻醉药物如丙泊酚、瑞芬太尼，较单次或多次推注给药易于控制、安全，吸入麻醉与静脉麻醉复合则更为灵活。呼吸管理在全身麻醉维持中特别重要，老年患者对缺氧耐受能力差，要保持呼吸道通畅，保证足够的通气量和氧供，避免缺氧和二氧化碳潴留。但过度通气对老年患者也是不利的，可以导致冠脉痉挛、心肌缺血，如不及时纠正，可能造成严重后果。全身麻醉维持平稳，除与上述因素有关外，维护水、电解质平衡与内环境的稳定也很重要。

（3）体温管理：老年患者由于体温调节功能减退和基础代谢率降低，在围手术期易于发生热量丧失。低体温可能引发一系列的生理反应：①低体温导致寒战，显著增加氧耗；②降低机体对二氧化碳的反应；③激活交感神经系统，去甲肾上腺素分泌增加，血压升高，可能发生心律失常和心肌缺氧；④降低凝血、免疫功能；⑤导致麻醉药作用延迟。所以，需维持手术室保温系统正常工作，尽量给患者覆盖保温、输注温热液体、使用加温系统，保持老年患者围手术期体温，尽量避免发生体温降低。

（4）液体管理：老年患者的围手术期液体输注应该缓慢。老年患者对出血和休克的耐受力不如年轻人，容量不足时需要及时补充；但是由于心、脑、肾血管硬化以及呼吸系统疾病的并存，快速大量输血输液又会导致严重的并发症，需要密切注意。同时行中心静脉压监测，有条件者可以使用漂浮导管监测肺动脉楔压。根据每小时尿量、尿比重、血压、中心静脉压、酸碱和电解质情况综合评估容量状态，调整所需液体量和速度。

（5）β受体阻滞剂：有高血压病史，特别是术前高血压未得到较好控制的老年患者，全身麻醉诱导可致血压剧升，心率加速。除避免浅麻醉外，要及时给予降压药预防和治疗，β受体阻滞剂可改善心肌缺血，也是常用的措施。老年患者多存在血容量不足、自主神经调控能力降低，全身麻醉后体位的改变容易引起剧烈的血压波动，应高度警惕。

（6）术毕苏醒期：老年患者由于对麻醉药物的敏感性增高、代谢降低，术毕苏醒延迟或呼吸恢复不满意者较多见，最好进入苏醒室继续观察并予以呼吸支持，尤其合并高血压、冠心病等心血管疾病者和肺功能不全者，待其自然地完全苏醒比较安全。在患者完全清醒后拔除气管导管时要切实减轻或消除拔管时的心血管反应，以免出现心血管意外。对老年患者必须慎重使用肌肉松弛药和麻醉性镇痛药的拮抗剂。

### （五）老年患者 PACU、ICU 管理

随着年龄的增长，PACU、ICU 对老年患者的预后起着至关重要的作用。对老年患者的 PACU、ICU 管理应从以下方面考虑。

1. 吸氧和加强生命体征监护

通常接受全身麻醉或椎管内麻醉的老年患者术后应辅助吸氧 48 小时，必要时行机械通气支持治疗。术后 PACU 老年患者神经系统并发症包括困倦、谵妄、激惹和脑血管意外，因此在 PACU 应密切注意患者意识状态，随时处理患者的神经系统并发症。PACU 中老年患者心血管并发症明显多于青壮年患者，这些心血管并发症包括高血压、心律失常、心肌缺血和心力衰竭等。建议对怀疑冠状动脉供血不足的患者，持续动态心电监护，同时加强血压监护。

2. 镇痛

良好地控制术后疼痛可以减少老年患者心血管、呼吸和胃肠道系统的并发症，完善的镇痛还可以促进患者早期活动，从而早期出院。但是由于担心镇痛药物的不良反应，通常老年患者的术后疼痛没有得到完善控制。硬膜外镇痛效果优于静脉镇痛，同时可以减少血栓栓塞、心肌梗死、出血、肺炎、呼吸抑制和肾功能衰竭等并发症。神经阻滞可提高镇痛满意度，降低阿片类药物用量，减少 PACU 滞留时间和住院时间，减少术后恶心、呕吐。因此，老年患者术后镇痛模式应该为区域神经阻滞合并严密监测下静脉应用阿片类药物，这样既可提高镇痛效果，又可减少与术后镇痛相关的并发症。

3. 输液的管理

老年患者手术后容易发生液体输注不当，建议详细记录出入量并能解释其变化原因，这样有利于降低手术后并发症的发生率。

4. 处理恶心、呕吐

年龄的增长是否会增加术后恶心、呕吐的发生率目前尚无定论。但还是应该关注PACU 中老年患者术后恶心、呕吐的预防和治疗。

5. 早期活动

早期活动可以促进术后的恢复和减少住院日，可以减少组织受压和深静脉血栓。早期活动并辅以适当的物理治疗可以减少肺部并发症。

6. 预防便秘

应积极预防便秘，特别是髋部骨折的老年患者。手术后阿片类镇痛药物的应用、脱水和活动减少等均为导致便秘的因素。

（王新程）

# 第十一章　典型案例

## 左侧膈肌切开折叠术麻醉

【基本信息】

患者男，53岁。主诉：胸闷、腹胀10余年，检查发现膈肌膨升5日。

现病史：患者于10年前无明显诱因出现胸闷、腹胀，无胸痛、咳嗽、咳痰、咯血、呼吸困难、腹痛等不适。5日前检查发现膈肌膨升。外院胸部CT平扫示，左膈明显抬升，符合膈疝形成，双肺散在少量炎性灶、纤维灶，左下肺节段性不张。现为进一步诊断治疗来我院就医，在门诊拟诊断为"膈膨升"收入院。自发病以来，患者精神状态良好，食欲良好，睡眠良好，大便正常，小便正常，体力情况如常，体重无明显变化。

既往史：平素身体一般，既往脑出血病史20余年，保守治疗后好转。有外伤史，20年前不慎摔倒致左上肢受伤。

【查体】

1. 体格检查

体温36.6℃，脉搏83次/分，呼吸20次/分，血压128/94 mmHg，体重80 kg，身高166 cm。发育正常，营养良好，面容无异常，表情自如，意识清楚，自主体位，查体合作。

2. 专科检查

气管居中，双侧颈静脉无怒张，双侧锁骨上淋巴结未触及肿大，胸廓对称，胸廓无畸形，胸廓挤压征（－），胸壁无压痛，未见反常呼吸，胸壁未见静脉曲张，无结节及肿块，无胸骨扣痛，未触及包块及皮下气肿；腹式呼吸为主，双侧胸廓扩张度一致，语颤正常，双肺未触及胸膜摩擦感，未触及皮下捻发感，左下肺叩诊实音，余肺叩诊呈清音，左下肺未闻及呼吸音，余肺呼吸音稍粗，未闻及明显干、湿啰音，未闻及胸膜摩擦音。

3．辅助检查

2024-03-12 胸部 CT（外院）：左膈明显抬升，符合膈疝形成，双肺散在少量炎性灶、纤维灶，左下肺节段性不张。

2024-03-17 全腹 CT 平扫+增强：左肺上叶舌段、下叶基底段支气管扩张、迂曲，伴不张、实变，左膈面抬高，请结合相关病史；右肺两枚小结节，建议年度复查；所及左肩部、胸壁肌肉明显萎缩；肝左外叶、右肾囊肿。头颅 CT 平扫未见明显异常；左侧筛窦少许炎症。双下肢血管超声：双侧下肢静脉未见明显异常。心脏彩超：心脏右移，静息状态下，心脏结构、功能未见明显异常。血常规检查：单核细胞百分比 11.3%，嗜碱性粒细胞百分比 1.2%，红细胞计数 $7.35 \times 10^{12}$/L，红细胞平均体积 67.8 fL，平均血红蛋白量 20.3 pg，平均血红蛋白浓度 299 g/L，红细胞体积分布宽度 37.5 fL，红细胞体积分布宽度变异系数 18.7%，血小板压积 29.0%。凝血功能检查：凝血酶原时间 12.6 秒，活化部分凝血活酶时间 38.0 秒，凝血酶时间 20.0 秒，国际标准化比率（INR）0.94，纤维蛋白原 2.41 g/L，凝血酶原活动度 113.0%，D-二聚体 0.22 μg/mL。肝代谢检测：胆碱酯酶 11 040 U/L，总胆红素 6.1 μmol/L，直接胆红素 1.2 μmol/L，间接胆红素 4.9 μmol/L，总蛋白 72.5 g/L，白蛋白 41.5 g/L，球蛋白 31.0 g/L，白球比例 1.3，丙氨酸氨基转移酶 37.7 U/L，天门冬氨酸氨基转移酶 25.9 U/L，碱性磷酸酶 64 U/L，γ-谷氨酰转肽酶 52 U/L，葡萄糖 5.41 mmol/L，尿素 3.39 mmol/L，肌酐 73 μmol/L，钾 4.08 mmol/L，钠 141 mmol/L，氯 105.8 mmol/L，总钙 2.25 mmol/L，磷 1.04 mmol/L，镁 0.95 mmol/L，铁 17.39 μmol/L，腺苷脱氨酶 6.5 U/L，甘胆酸 <2.5 mg/L，总胆汁酸 2.2 μmol/L，胱抑素 C 0.891 mg/L，α-L-岩藻糖苷酶 28 U/L，视黄醇结合蛋白 52.7 mg/L，估算肾小球滤过率 109 mL/min，前白蛋白 305 mg/L。

## 【诊断】

诊断：膈膨升，双肺社区获得性肺炎（非重症），左下肺不张。

## 【麻醉方案】

1．麻醉方式

支气管插管全身麻醉。

2．术前准备

（1）术前访视患者，气道评估：头颈活动度正常，张口度 3 横指，Mallampati Ⅰ级，心功能Ⅱ级，气管居中，牙齿正常，无小下颌。禁饮、禁食 6～8 小时。

（2）麻醉前准备：包括药物、物品、设备等准备。

1）药物：芬太尼、丙泊酚、顺式阿曲库铵、麻黄碱、阿托品、七氟醚、罗哌卡因、右美托咪定等。

2）物品：成人螺纹管、牙垫，左侧双腔支气管导管 37 号、39 号各 1 条，成人面罩，人工鼻，胶布，可视喉镜、喉镜片，吸痰管、吸引管，动脉套管针、7 号双腔中心静脉包、测压套件等。

3）设备：麻醉机、监护仪、超声机、纤维支气管镜、多通道输注泵、吸引装置等。

3. 术中监测

无创血压、有创血压、中心静脉压、$SpO_2$、心电图、心率变异分析、ST 段分析、呼吸末二氧化碳分压、呼吸频率、潮气量、分钟通气量、气道压、氧流量、体温等。

4. 麻醉经过

患者入室前完成麻醉机检测，监护仪设定成人监护界面，准备好输液泵，患者入室后行心电监护，血压 127/99 mmHg，心率 95 次 / 分，$SpO_2$ 100%。静脉诱导：芬太尼 0.2 mg、丙泊酚 100 mg、顺式阿曲库铵 15 mg；待患者入睡后进行面罩辅助通气，给氧去氮 2 分钟后，可视喉镜下置入 37 号左侧双腔气管导管，距门齿深度 31 cm，接螺纹管，机控呼吸，听诊双肺呼吸音清且对称，放置牙垫，固定导管。维持：七氟醚 2% ~ 3%，丙泊酚 3 ~ 6 mg/（kg·h），瑞芬太尼 0.1 μg/（kg·min），右美托咪定 40 μg/h 静脉泵注 1 小时。行右桡动脉穿刺置管，行右颈内静脉穿刺置管，外露刻度 13 cm，连接测压套件。

患者改右侧卧位，常规消毒铺巾。

手术历时 3 小时 55 分钟，术中补液 2 600 mL，出血量 200 mL，尿量 200 mL，麻醉过程顺利，术中麻醉效果好，血压 130/67 ~ 105/98 mmHg，心率 70 ~ 95 次 / 分，$SpO_2$ 98% ~ 100%，术中低血压时予麻黄碱 0.5 ~ 1.0 mg 静脉注射；术毕前 20 分钟停止吸入七氟醚，术毕前 10 分钟氟比洛芬酯 10 mg 静脉注射，丙泊酚停药 10 分钟后苏醒，拔除气管导管，呼吸平稳，送复苏室。

5. 术后

术后 1 日随访，患者恢复良好，生命体征平稳。VAS 评分 3 分。

【讨论】

患者拟行左侧膈肌切开折叠术 + 肋间神经阻滞术，基本情况可，无麻醉相对禁忌。ASA Ⅱ级，拟行支气管插管全身麻醉，术中加强监测，注意出血，维持呼吸、循环稳定。

患者应避免发生低体温，可予覆盖保温，使用水升温毯、暖风机，输注温热液体。该手术需要单肺通气，使用纤维支气管镜进行对位，确保术中呼吸道通畅，双腔支气管套囊位置正确，术中及时吸痰，保证足够的通气量及氧供，避免缺氧和二氧化碳潴留。可行有创动脉血压监测、CVP 监测，严密监护，指导补液，术中行血气分析，维持电解质平衡、内环境稳定。维持适度麻醉深度，维持循环稳定，保证重要脏器血供，避免缺血、缺氧，提供完善的术后镇痛及舒适、安静的术后环境，预防患者发生苏醒延迟。药物选择上选择对呼吸、循环影响小的药物，麻醉过程中注意维持呼吸、循环功能稳定。术中注意呼吸回路情况，警惕脱落可能。

（孙浩翔）

# 纵隔占位患者术中发现交感神经副神经节瘤麻醉

## 【基本信息】

患者女，47 岁。主诉：胸痛 15 日，发现纵隔肿物 15 日。

现病史：15 日前因胸痛于外院行胸部增强 CT 示右侧后纵隔占位，考虑神经源性肿瘤可能性大。

既往史：患者既往有高血压病史 2 年，规律服用硝苯地平缓释片、厄贝沙坦片 1 月余，血压控制稳定。

## 【查体】

1. 体格检查

体温 36.5℃，脉搏 112 次 / 分，呼吸 19 次 / 分，血压 155/99 mmHg，意识清楚，精神状态好，心、肺查体无特殊，神经系统查体阴性。

2. 辅助检查

胸部血管增强 CT：右后纵隔脊柱旁（$T_5 \sim T_7$ 椎体水平），可见团片状软组织密度肿物，边缘光整，大小约 30 mm × 29 mm × 47 mm，内密度较均匀，增强后扫描可见明显不均匀强化，其内可见多发囊状无强化灶，邻近右侧椎间孔关系密切，考虑神经源性肿瘤；双肺散在微小结节，直径为 2 ~ 3 mm，边界清（图 11-1）。$T_4$ 椎体水平胸主动脉管壁可见偏心性充盈缺损，大小约 8 mm × 6 mm，$T_4$ 椎体水平胸主动脉附壁血栓形成可能（图 11-2）。颈部血管增强平扫 + 三维重建示：左侧颈动脉分叉处可见类椭圆形异常密度肿块，边界清晰，大小约 22 mm × 18 mm，半包绕颈内外动脉，其内部可见少许条状迂曲的流空信号，周边血管可见推移，考虑左侧颈动脉分叉处占位，颈动脉体瘤可能（图 11-3）。心电图检查示：窦性心动过速，心率 109 次 / 分、ST 段改变（图 11-4）。血常规、血生化未见明显异常。

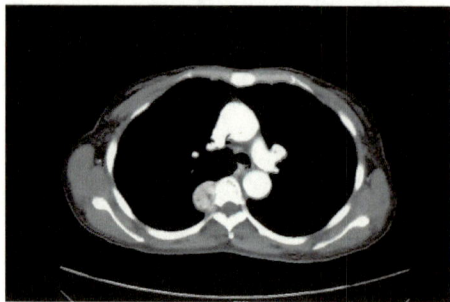

**图 11-1　增强 CT（1）**

注　见右后纵隔脊柱旁占位，影像学诊断考虑神经源性肿瘤。

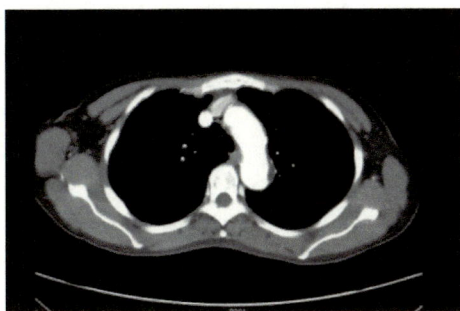

**图 11-2　增强 CT（2）**

注　见胸主动脉管壁偏心性充盈缺损，影像学诊断考虑胸主动脉附壁血栓形成。

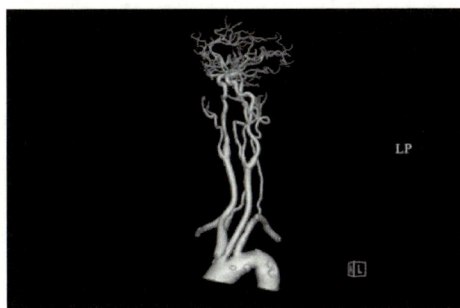

**图 11-3　颈部三维重建**

注　见左侧颈动脉分叉处可见类椭圆形异常密度肿块，考虑左侧颈动脉分叉处占位，颈动脉体瘤可能。

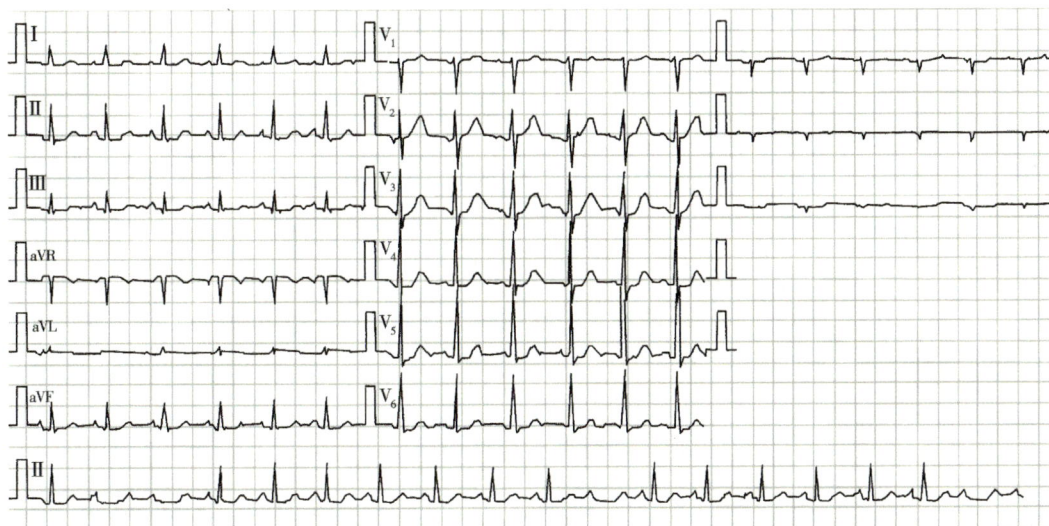

**图 11-4　入院心电图**

注　见窦性心动过速，心率 109 次 / 分，ST 段改变。

【诊断】

诊断：右侧后纵隔肿物，左侧颈动脉体瘤，降主动脉血栓形成，高血压。

【麻醉方案】

1. 麻醉方式及术式

全身麻醉下行胸腔镜下右侧纵隔肿物切除术。

2. 术前准备

术前禁饮、禁食，手术当日继续服用降压药。

3. 麻醉经过

入室后开放静脉通道，监测生命体征：体温 36.5℃，脉搏 92 次 / 分，呼吸 19 次 / 分，$SpO_2$ 100%，NIBP 185/92 mmHg。入室后无创血压较高，给予右美托咪定 0.3 μg/（kg·h）持续泵注，期间面罩吸氧 5 L/min。

麻醉诱导：待 NIBP 降至 162/100 mmHg，开始进行麻醉诱导。舒芬太尼 15 μg，依托咪酯乳剂 16 mg，罗库溴铵 40 mg，丙泊酚 TCI 模式持续泵注 1.5 μg/mL，瑞芬太尼 TCI 模式持续泵注 3 μg/mL 维持。辅助通气待肌肉松弛药起效后，在可视喉镜及支气管镜辅助下行左侧支气管插管。插管期间无创血压急速上升，立即吸入 1.5% 七氟烷加深麻醉深度。待生命体征平稳后在超声引导下行左侧桡动脉穿刺并置管，检测患者有创动脉血压。

麻醉维持：丙泊酚 TCI 的起始血浆靶浓度 1.5 μg/mL，瑞芬太尼 TCI 3 ng/mL，右美托咪定 0.3 μg/（kg·h），吸入 1.5% 七氟烷维持麻醉。改左侧卧位后单肺通气，生命体征：脉搏 70 次 / 分，$SpO_2$ 100%，IBP 105/60 mmHg。探查剥离肿物：患者术中探查肿物时出现明显血压升高、心率增快，IBP 218/110 mmHg，脉搏 95 次 / 分。嘱术者暂停手术操作，加深麻醉深度，给予酚妥拉明 2 mg，同时进行快速补液。待血压控制良好后再次剥离肿物，再次剥离肿物时，血压再次升高，IBP 185/100 mmHg，予硝酸甘油 50 μg，术者快速切除瘤体。

切除肿物后麻醉维持：切除肿物后血压快速降低，IBP 70/45 mmHg，予去甲肾上腺素 0.2 μg/（kg·min）泵注，胶体溶液快速补液。术中共输注 2 500 mL 液体，其中晶体溶液 2 000 mL，胶体溶液 500 mL。

4. 术后

术后拔管，入 PACU 监护：患者术后意识清醒、肌力恢复、生命体征平稳，予拔除气管导管。送入 PACU 监护：体温 36.3℃，脉搏 85 次 / 分，呼吸 16 次 / 分，$SpO_2$ 100%，NIBP 124/82 mmHg。

术后相关检查：肿物免疫组化结果显示，CD56（+），CgA（+），Syn（+），Inhibin α（少量 +），Ki-67（1%+），Melan-A（个别 +），P53（个别 +），AE1/AE3（-），

S100（支持细胞＋）。

结合免疫组化标记结果，符合副神经节瘤。

术后 20 日心电图：窦性心律，心率 92 次 / 分，ST 段轻度改变（图 11-5）。

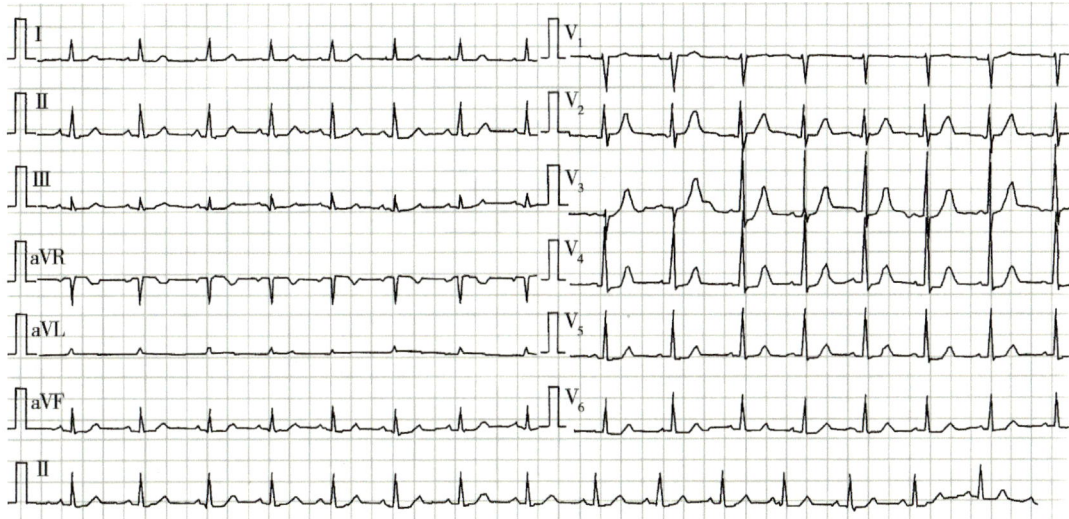

**图 11-5　术后心电图**

注　见窦性心律，心率 92 次 / 分，ST 段轻度改变。

## 【讨论】

嗜铬细胞瘤（pheochromocytoma，PCC）和副神经节瘤（paraganglioma，PGL）是起源于肾上腺髓质神经嵴来源细胞的一类内分泌肿瘤。这些肿瘤主要来源于交感神经或副交感神经的副神经节。PCC 和 PGL 所表现的临床症状多变，大多数副神经节瘤患者无症状，有症状的患者临床表现取决于其解剖部位、周围压迫、远端受累及儿茶酚胺释放与否等情况。副神经节瘤依据其内分泌功能可分为分泌儿茶酚胺的交感神经副神经节瘤，以及无分泌功能的副交感神经副神经节瘤。首先，其临床表现主要与其内分泌功能相关。起源于交感神经副神经节的 PCC 和 PGL 以肾上腺素能和去甲肾上腺素能症状为特征，如经典的高血压伴心悸、头痛、出汗三联征。然而，主要症状仍然是持续性阵发性高血压，并可伴有靶组织损伤，如肥厚型或扩张型心肌病，可能导致致命的心脏事件、心律失常、心肌梗死、充血性心力衰竭和慢性肺部疾病。其他症状包括基础代谢增加、葡萄糖稳态改变导致 2 型糖尿病等。

手术切除是治疗 PCC 和 PGL 的首选方法。但术中探查切除瘤体会刺激瘤体释放大量儿茶酚胺类入血，引起高血压危象、严重的心脑血管意外及恶性心律失常等风险，导致严重并发症并危及生命。因此，为保证安全度过围手术期，应正确评估患者病情，完善术前准备和术中管理。

术前准备的一般原则为使用药物控制血压并维持其平稳，同时处理其他临床症状，术前积极扩充血容量。术前临床常用的降压药物有 α 受体阻滞剂、β 受体阻滞剂和钙通道阻滞剂等。β 受体阻滞剂可用于持续性心律失常及心动过速患者。持续大量的儿茶酚胺类释放导致血管持续收缩，有效循环血量不足，切除瘤体后儿茶酚胺停止释放，血管扩张，可致持续性低血压。因此，术前在积极控制血压的同时补充血容量可有效防止术中低血压的出现。

需加强麻醉管理，建立完善的监护手段。患者入室后常规检测心电图、无创血压、$SpO_2$，开放静脉通道，在麻醉诱导前建立有创动脉检测。麻醉诱导前备好血管活性药物与抗 α 肾上腺素能、β 肾上腺素能的短效药物。术中最关键的 3 个步骤是气管插管、探查剥离瘤体、结扎瘤体引流静脉。气管插管与剥离瘤体时，操作可刺激大量儿茶酚胺释放，此时高血压与心律失常出现的可能性大。因此，操作时需较深的麻醉深度，必要时使用抗 α 肾上腺素能、β 肾上腺素能的短效药物与抗心律失常药物，维持循环稳定。结扎瘤体引流静脉时，儿茶酚胺停止释放，血管扩张明显，有效循环血量相对不足，易致难复型持续性低血压。手术开始时即应保持足够血容量，在结扎瘤体动脉前，在维持血压相对稳定的情况下补充血容量，必要时使用血管活性药物维持。

（杨新平）

# 左侧全髋人工关节置换术 + 肌腱止点重建术 + 滑膜清理术麻醉

## 【基本信息】

患者女，60 岁。主诉：摔伤致左髋部疼痛、活动受限 4 小时。

现病史：患者于 4 小时前在外面行走时不慎摔伤，致左侧髋部疼痛、肿胀，伴有周围软组织挫伤，患者无意识模糊，无胸闷气促，患处无法正常活动。被送至我院急诊科就诊，完善 CT 示左侧股骨颈骨折。为进一步治疗，请我科会诊后，拟"左侧股骨颈骨折"收入我科住院。自受伤以来，患者无气促、呕吐、发热及咳嗽，体重未见明显变化。

## 【查体】

### 1. 体格检查

体温 36.5℃，脉搏 98 次 / 分，呼吸 20 次 / 分，血压 155/83 mmHg，身高 153 cm，体重 66 kg。发育正常，营养良好，轮椅入室，体位正常，表情痛苦，言语流利，痛苦面容，意识清楚，合作，问答合理。

2．专科检查

脊柱生理性弯曲存在，各棘突无明显压痛；左侧髋部皮肤软组织挫伤，左下肢外旋外展畸形，较健侧稍短缩，髋部明显肿胀、压痛、叩痛，髋关节活动受限，膝关节活动可，足背动脉搏动可触及，足趾感觉及运动可，末梢血运可。

3．辅助检查

2024-02-26 DR 髋关节正侧位 ×2、DR 股骨正侧位 ×2（外院）：左股骨颈（头下）局部骨质可疑翘起，建议 CT 检查 + 三维重建。三维重建 CT 平扫：左侧股骨颈骨折，断端稍嵌插，周围软组织肿胀。

2024-02-27 胸部 CT 平扫：左肺多发实性结节，多系炎性，建议年度随诊；主动脉弓部钙化斑块。心脏彩超：微量三尖瓣反流。静息状态下，心脏功能未见明显异常。双侧下肢动、静脉彩超：双侧下肢动脉未见明显异常，双侧下肢静脉未见明显异常。常规心电图（床旁）：窦性心律，ST-T 改变（请结合临床）。血常规（五分类）：白细胞计数 $9.61 \times 10^9$/L，淋巴细胞比值 18.2%，中性粒细胞绝对值 $6.97 \times 10^9$/L，单核细胞绝对值 $0.69 \times 10^9$/L。ABO 和 Rh（D）血型鉴定（微柱凝集法）：抗 D 血型阳性；凝血功能五项：D- 二聚体 16.28 μg/mL。

2024-02-29 交叉配血试验：Rh（D）血型（备血查）阳性。

2024-03-02 血常规检查（急诊）：白细胞计数 $9.99 \times 10^9$/L，中性粒细胞百分比 80.6%，淋巴细胞百分比 12.9%，中性粒细胞绝对值 $8.05 \times 10^9$/L，红细胞计数 $3.45 \times 10^{12}$/L，血红蛋白浓度 101 g/L，血细胞比容 31.5%。

## 【诊断】

诊断：左侧股骨颈骨折，左髋部软组织挫伤。

## 【麻醉方案】

1．麻醉方式

气管插管全身麻醉 + 神经阻滞。

2．术前准备

（1）术前访视患者，气道评估：头颈活动度正常，张口度 3 横指，Mallampati Ⅰ级，心功能Ⅱ级，气管居中，牙齿正常，无小下颌。禁饮禁食 6 ~ 8 小时。

（2）麻醉前准备：包括药物、物品、设备等准备。

1）药物：舒芬太尼、丙泊酚、顺式阿曲库铵、麻黄碱、阿托品、七氟醚、罗哌卡因、右美托咪定等。

2）物品：成人螺纹管、牙垫，加强型气管导管，7 号、7.5 号各 1 条，成人面罩，人工鼻，胶布，可视喉镜、喉镜片、吸痰管、吸引管、动脉套管针、7F 双腔中心静脉包、测压套件等。

3）设备：麻醉机、监护仪、超声机、多通道输注泵、吸引装置等。

3. 术中监测

无创血压、有创血压、中心静脉压、$SpO_2$、心电图、心率变异分析、ST段分析、呼吸末二氧化碳分压、呼吸频率、潮气量、分钟通气量、气道压、氧流量、体温等。

4. 麻醉经过

患者入室前完成麻醉机检测，监护仪设定成人监护界面，准备好输液泵，患者入室后行心电监护，血压135/89 mmHg，心率78次/分，$SpO_2$ 100%。静脉诱导：芬太尼0.2 mg、丙泊酚100 mg、顺式阿曲库铵15 mg；待患者入睡后进行面罩辅助通气，给氧去2分钟后，可视喉镜下置入7.0 mm加强型气管导管，距门齿深度21 cm，接螺纹管，机控呼吸，听诊双肺呼吸音清且对称，放置牙垫，固定导管。维持：七氟醚2%～3%，丙泊酚3～6 mg/（kg·h），瑞芬太尼0.1 μg/（kg·min），右美托咪定40 μg/h静脉泵注1小时。行右桡动脉穿刺置管，行右颈内静脉穿刺置管，外露刻度13 cm，连接测压套件。在超声引导下行腹股沟上髂筋膜神经阻滞。常规消毒铺巾。手术历时2小时25分钟，术中补液2 100 mL，出血量300 mL，尿量1 000 mL，麻醉过程顺利，麻醉效果佳，血压140/87～95/68 mmHg，心率60～95次/分，$SpO_2$ 98%～100%，术中低血压时予麻黄碱0.5～1.0 mg静脉注射；术毕前20分钟停止吸入七氟醚，术毕前10分钟氟比洛芬酯10 mg静脉注射，丙泊酚停药10分钟后苏醒，拔除气管导管，呼吸平稳，送复苏室。

5. 术后

术后1日随访，患者恢复良好，生命体征平稳。VAS评分2分。

【讨论】

患者拟行左侧全髋人工关节置换术＋肌腱止点重建术＋滑膜清理术，基本情况可，无麻醉相对禁忌，ASA Ⅱ级，拟行气管插管全身麻醉＋神经阻滞，术中加强监测、注意出血，维持呼吸、循环稳定。

患者应避免发生低体温，可予覆盖保温，使用水升温毯、暖风机，输注温热液体。该手术无法使用止血带，出血量可较多，需注意血压波动和出血情况，必要时输血和行动脉血气分析检查。髋关节置换手术，无论在术前还是术后，疼痛程度都是非常大，使用静脉镇痛泵和施行神经阻滞可有效缓解患者的疼痛感受。维持适度麻醉深度，维持循环稳定，保证重要脏器血供，避免缺血、缺氧，提供完善的术后镇痛及舒适、安静的术后环境，预防患者发生苏醒延迟。药物选择上选择对呼吸循环影响小的药物，麻醉过程中注意维持呼吸、循环功能稳定。术中注意呼吸回路情况，警惕脱落可能。

（孙浩翔）

# 老年患者急性心肌梗死 + 脑梗死介入取栓麻醉

## 【基本信息】

患者男，51 岁。主诉：胸闷、气促 5 日。

现病史：患者于 5 日前出现胸闷，持续 2 小时左右自行缓解，后出现气促，活动明显，休息时可缓解，间伴夜间阵发性呼吸困难，无发热、咯血，无胸痛，不伴咳粉红色泡沫痰、晕厥、黑矇、眩晕、大汗、腹胀、恶心、呕吐、少尿、背痛、颈部紧缩感。未处理，自诉气促稍减轻，现为诊治来我院就诊并收住我科。患者自起病以来，精神一般，睡眠欠佳，胃纳差，大、小便正常，体重无明显改变。

既往史：有高血压病史（具体不详，未监测血压及服药）；有糖尿病史，平时服用二甲双胍、达格列净，自诉血糖控制可；无传染病病史。

## 【查体】

1. 体格检查

体温 36.3℃，脉搏 121 次 / 分，呼吸 24 次 / 分，血压 99/45 mmHg。

2. 辅助检查

2023-02-15 高敏肌钙蛋白 I 28.071 ng/mL，B 型钠尿肽 2 964.10 pg/mL，白细胞介素 6 42.73 pg/mL，降钙素原 0.389 ng/mL。全血 CRP 定量（急查）：C 反应蛋白 83.52 mg/L，全血超敏 C 反应蛋白 >3.00 mg/L。胸部 DR（床旁）：胸廓对称，所见胸椎呈退行性变，双侧肺野透过度降低，以右侧明显，肺纹理增多、增粗且走向欠规则，双肺野中内带以肺门为中心可见散在斑片状密度增高影。两肺门影对称性增浓，纵隔、气管无明显偏移。卧位心影增大，心胸比约 0.56。两膈面光滑，肋膈角变钝。考虑双肺肺水肿，建议治疗后复查。心脏彩超：左房稍大，弥漫性左室壁运动减弱，心功能减低，二尖瓣轻度反流，三尖瓣少量反流。血糖、肾功能检查结果见表 11-1。心肌酶检查结果见表 11-2。血脂检查结果见表 11-3。肝功能检查结果见表 11-4。

**表 11-1　血糖、肾功能检查结果**

| 项目 | 缩写 | 结果 | 单位 | 异常提示 | 参考范围 |
|---|---|---|---|---|---|
| 葡萄糖 | GLU | 15.56 | mmol/L | H | 3.9 ~ 6.1 |
| 尿素氮 | Urea | 21.20 | mmol/L | H | 2.9 ~ 7.5 |
| 碳酸氢盐 | $HCO_3^-$ | 15.70 | mmol/L | L | 22 ~ 31 |
| 肌酐 | Cr | 161.9 | μmol/L | H | 64 ~ 104 |
| 尿酸 | UA | 819.5 | μmol/L | H | 121 ~ 420 |

表 11-2　心肌酶检查结果

| 项目 | 缩写 | 结果 | 单位 | 异常提示 | 参考范围 |
|---|---|---|---|---|---|
| 乳酸脱氢酶 | LDH | 784 | U/L | H | 120 ~ 246 |
| 肌酸激酶 | CK | 579 | U/L | H | 26 ~ 174 |
| 肌酸激酶 | CK-MB | 32 | U/L | H | 0 ~ 16 |
| 天冬氨酸氨基转移酶（干化） | AST | 252 | U/L | H | 0 ~ 40 |

表 11-3　血脂检查结果

| 项目 | 缩写 | 结果 | 单位 | 异常提示 | 参考范围 |
|---|---|---|---|---|---|
| 总胆固醇 | CHOL | 7.62 | mmol/L | H | 2.10 ~ 5.17 |
| 三酰甘油 | TG | 2.14 | mmol/L | H | 0.10 ~ 1.43 |
| 高密度脂蛋白胆固醇 | HDL-C | 1.50 | mmol/L | | > 0.9 |
| 低密度脂蛋白胆固醇 | LDL-C | 5.59 | mmol/L | H | < 3.4 |
| 载脂蛋白 A1 | ApoA1 | 1.15 | g/L | | 1.05 ~ 1.75 |
| 载脂蛋白 B | ApoB | 1.52 | g/L | H | 0.60 ~ 1.40 |
| 脂蛋白 a | Lp（a） | 19.8 | mg/dL | | 0 ~ 30 |
| 动脉粥样硬化指数 | INDEX | 4.1 | — | H | < 4 |

表 11-4　肝功能检查结果

| 项目 | 缩写 | 结果 | 单位 | 参考范围 |
|---|---|---|---|---|
| 直接胆红素 | BC | 0.00 | μmol/L | 0 ~ 5 |
| 血清胆红素测定（干化学法） | D-BIL | 10.86 | μmol/L | 0 ~ 7.7 |
| 间接胆红素（干化学法） | BU | 5.22 | μmol/L | 0 ~ 19 |
| 总胆红素 | TBIL | 16.08 | μmol/L | 3 ~ 22 |
| 总蛋白测定（干化学法） | TP | 70.20 | g/L | 65 ~ 85 |
| 白蛋白测定（干化学法） | ALB | 35.20 | g/L | 35 ~ 50 |
| 血白球蛋白比值 | A/G | 1.01 | | 1.2 ~ 2.4 |
| 球蛋白 | GLB | 35.00 | g/L | 20 ~ 40 |
| 碱性磷酸酶 * | ALP | 72 | U/L | 38 ~ 126 |
| γ - 谷氨酰基转移酶 | GGT | 107.0 | U/L | 12 ~ 58 |
| 丙氨酸氨基转移酶（干化学法） | ALT | 148 | U/L | 0 ~ 50 |

## 【诊断】

入院诊断：冠状动脉粥样硬化性心脏病，急性心肌梗死，急性心力衰竭，心功能Ⅳ级，2型糖尿病，高脂血症，肾功能不全，肺水肿，肺部感染。

病情变化：2023-02-17突发急性脑梗死（急性期），辅助检查如下。

2023-02-17头颅MRI平扫：左侧额顶颞枕叶、岛叶大面积脑梗死（急性期），轻度脑萎缩，鞍上池下疝，双侧筛窦轻度炎症。头颅MRA：左侧颈内动脉颅内段、左侧大脑前动脉A1段及左侧大脑中动脉未显影，闭塞？建议头颅血管壁MRI检查；右侧颈内动脉眼段、左侧大脑后动脉P2段管腔中度狭窄；右侧颈内动脉破裂孔段至床突段、右侧大脑中动脉M1、2段、左侧大脑前动脉A1、2段、右侧大脑后动脉P2段、基底动脉硬化并轻度狭窄；右侧椎动脉V4段似延续为小脑后下动脉（发育异常）伴硬化狭窄。

补充诊断：脑梗死（急性期），颈内动脉栓塞（左侧），大脑前动脉闭塞（左侧），大脑中动脉闭塞（左侧）。

## 【麻醉方案】

1. 麻醉方式及术式

静吸复合插管全身麻醉，急诊行DSA下急性脑梗取栓术。

2. 麻醉经过

患者昏迷入室：体重57.5 kg，血压105/65 mmHg，心率88次/分。

完善相关检查，做好各项麻醉前准备，监测CVP、ART，备好吸引器。在BIS监护下诱导：托烷司琼4 mg静脉注射（预防呕吐、误吸），依托咪酯4 mg静脉注射，舒芬太尼5 μg静脉注射，顺苯磺酸阿曲库铵15 mg静脉注射，BIS下降到50时顺利插管。

术中给予瑞芬太尼、依托咪酯、顺苯磺酸阿曲库铵、去甲肾上腺素泵注维持血压95 ~ 110/60 ~ 70 mmHg，心率60 ~ 70次/分。

手术历时3.5小时，术毕送ICU。

## 【讨论】

患者急性心肌梗死、心力衰竭、心功能Ⅳ级（NYHA分级），EF 30%，肺水肿、肺部感染，麻醉需谨慎。备好各种心血管活性药物。麻醉前做好深静脉、动脉置管，实时监测CVP、ART。麻醉诱导在BIS监护下，少量分次给药，逐步加深麻醉。维持循环稳定，维持适当的前负荷、后负荷和心功能，避免循环的剧烈波动，增加心脏氧供，降低心脏氧耗，保证脑部供血供氧。术后带气管导管送ICU。向家属详细交代病情。

（蔡俊岭）

# 老年患者胸腔镜下右肺结节切除术麻醉

## 【基本信息】

患者女，70 岁。主诉：体检发现右肺结节 10 日。

现病史：患者 10 余日前于我院体检行胸部 CT 检查发现右肺磨玻璃结节。无发热、气促，无胸闷、胸痛，无恶心、呕吐，无腹痛、腹泻等症状。现为进一步明确肺部结节性质，门诊拟"肺结节"收入胸外科。患者自起病以来，精神、食欲、睡眠可，大、小便正常，体力、体重无明显改变。

既往史：患者平素身体健康状况良好，有高血压病史多年，口服药物治疗，控制不佳；10 余年前行子宫肌瘤手术，余无重大外伤及手术史。

## 【查体】

1. 体格检查

体温 36.6℃，脉搏 81 次 / 分，呼吸 20 次 / 分，血压 152/92 mmHg。发育正常，营养一般，意识清楚，语调与语态正常，自由体位，正常面容及表情，面色红润，查体合作，步行入院。双侧瞳孔等圆等大，约 3 mm，对光反射灵敏。气管居中，双肺呼吸音清，双肺听诊未闻及干、湿啰音，心音有力，心律齐，各瓣膜听诊区未闻及杂音，未闻及心包摩擦音。腹部平坦，无腹壁静脉曲张，无肠型及蠕动波，全腹部肌无明显紧张，肝、脾肋缘下未触及，未扪及腹部包块，移动性浊音（－），未闻及腹部血管杂音。四肢无水肿，肌张力正常，生理反射存在，病理反射未引出。

2. 辅助检查

2023-03-01 胸部 CT（入院前体检）：右肺磨玻璃结节，邻近胸膜牵拉。

2023-03-12 心脏彩超：心脏形态、结构及瓣膜活动未见明显异常；左室收缩功能正常，左室舒张功能减低。头颅 MR 平扫：皮质下动脉硬化性脑病，双侧筛窦、右侧上颌窦炎，右侧下鼻甲肥大。总胆固醇 6.81 mmol/L，低密度脂蛋白胆固醇 4.26 mmol/L，载脂蛋白 B 1.33 g/L。心电图、头颅 MRI、心脏彩超、双下肢静脉、双颈动脉彩超、各项生化检查、肺癌 4 项、肿瘤标志物 7 项等未见明显异常。

## 【诊断】

诊断：肺结节（右肺），高血压。

## 【麻醉方案】

1. 麻醉方式及术式

支气管插管静吸复合全身麻醉 + 神经阻滞，行胸腔镜下右肺结节切除术。

2. 麻醉经过

患者入室：身高 158 cm，体重 55 kg，血压 138/92 mmHg，心率 80 次 / 分。入室建立静脉通道后，给予右美托咪定 10 μg 静脉滴注，15 分钟滴完。

完善相关检查，做好各项麻醉前准备，动脉穿刺侧监测 ART，备好吸引器。在 BIS 监护下诱导：依托咪酯 18 mg 静脉注射，芬太尼 0.2 mg 静脉注射，顺苯磺酸阿曲库铵 12 mg 静脉注射，BIS 下降到 50 时顺利插管。

术中给予七氟烷吸入，持续静脉泵注瑞芬太尼、丙泊酚维持麻醉。麻醉诱导完成支气管插管后，血压短时下降，给予 30 mg 麻黄碱分次静脉注射，维持生命体征平稳。术中监测 CVP 及血气分析。术中总入量 600 mL 乳酸林格液，出血 5 mL，尿量未监测（手术医师诉手术时间短，未插尿管）。

术毕，给予右 T₄ 竖脊肌平面阻滞 +PCVA，取得良好的术后镇痛，避免患者因疼痛而导致的躁动和血压升高，有利于术后恢复。术毕患者生命体征平稳，患者清醒后拔除支气管导管，PACU 观察。

手术过程顺利，麻醉过程平稳，总历时 2 小时 45 分钟，手术时间 45 分钟。

## 【讨论】

患者为老年女性，因"体检发现右肺结节 10 日"入院，有高血压病史，经入院调理，现控制尚可。双肺听诊未闻及干、湿啰音。其他一般检查无特殊。评估 ASA Ⅲ级，心功能 Ⅱ级。

老年人血管硬化，弹性差，心功能减退，禁饮、禁食导致血容量相对不足，麻醉后极易由于血管扩张、心肌收缩力下降，出现血压的下降。如果长时间的低血压，会导致心、脑、肾等重要脏器得不到有效的供血供氧，又会造成心肌的受损，进一步加重低血压，造成恶性循环。所以有效血容量、血管张力、心肌收缩力三者要得到有效的管理才能维持循环稳定，保证心、脑、肾等重要脏器的供血供氧。

老年患者由于胸廓顺应性随年龄增长而进行性下降，胸廓的变化不仅会改变其顺应性，还会改变纵隔、横膈的弯曲度，对呼吸力学产生负性影响，使胸廓移动所需的呼吸做功随年龄的增长相应增加；另外，肺功能随年龄增长亦会相应减退，加上侧卧位单肺通气时，健侧胸部受压，活动度变小，肺顺应性进一步下降，机械通气容易造成气道压力高和通气不足的风险。应采取保护性肺通气策略，如适当调小潮气量 + 适当调快机械通气频率 + 低水平 PEEP，有利于减少肺损伤，提高肺顺应性，提高氧合。

麻醉前备好各种心血管活性药物，做好动脉置管，实时监测 ART 后实施麻醉，麻醉诱导在 BIS 监护下，以少量分次给药，逐步加深麻醉，麻醉后中心静脉置管，实时监测 CVP，避免循环的剧烈波动。必要时适当使用血管活性药物（如多巴胺、去甲肾上腺素），维持循环稳定，维持适当的前、后负荷和心功能，保证心、脑、肾等重要器官供血供氧。

支气管插管时，一定要准确定位，妥善固定。避免术中单肺通气不良，保证患者的生命安全，给术者营造良好的术野区域。

老年患者翻身摆侧卧位时，动作应缓慢轻柔，防止患者翻身时扭伤颈椎、腰椎、四肢等，以及由于体位变动过猛造成体液再分布而导致低血压。

术中进行血气分析，及时纠正内环境紊乱。

术毕，给予右 $T_4$ 竖脊肌平面阻滞 +PCVA，取得良好的术后镇痛，避免患者因疼痛而导致的躁动和血压升高，有利于术后恢复。

详细跟家属交代任何可能发生的风险。

（蔡俊岭）

# 老年患者股骨骨折手术麻醉

## 【基本信息】

患者女，87 岁。主诉：摔伤致左髋、左腕疼痛，活动受限 2 小时。

现病史：患者 2 小时前不慎摔伤左髋、左腕部，受伤后左髋、左腕疼痛，呈钝痛，难以忍受，活动受限，未予重视，休息后疼痛无明显改善，无法行走，为进一步治疗，遂来我院急诊就诊。急诊拍摄 X 线片后拟以"左侧转子间骨折，左桡骨远端骨折"收创伤外科。患者自起病以来，精神、食欲、睡眠可，大、小便正常，体力、体重无明显改变。

既往史：患者平素身体状况良好，有糖尿病病史 30 年，口服药物治疗，控制不佳。

## 【查体】

### 1. 体格检查

体温 36.6℃，脉搏 85 次 / 分，呼吸 20 次 / 分，血压 155/72 mmHg。发育正常，营养一般，意识清楚，语调与语态正常，自由体位，正常面容及表情，面色红润，查体合作。双侧瞳孔等圆等大，约 3 mm，对光反射灵敏。气管居中，双肺呼吸音清，双肺听诊未闻及干、湿啰音，心音有力，心律齐，各瓣膜听诊区未闻及杂音，未闻及心包摩擦音。腹部平坦，无腹壁静脉曲张，无肠型及蠕动波，全腹部肌无明显紧张，肝、脾肋缘下未触及，未扪及腹部包块，移动性浊音（-），未闻及腹部血管杂音。四肢无水肿，肌张力正常，生理反射存在，病理反射未引出。

2. 辅助检查

2023-03-20 骨盆正位（DR），左侧腕关节正位、侧位（DR），左侧手掌正位、斜位（DR），左侧股骨中、上段包括髋关节正位、侧位 DR：左股骨粗隆间粉碎性骨折；左桡骨远端骨折；左尺骨茎突游离，考虑为陈旧性撕脱骨折，请结合临床；左手骨质疏松；骨盆退行性病变。

2023-03-21 葡萄糖 14.27 mmol/L，B 型钠尿肽 181.80 pg/mL，D- 二聚体 1.16 mg/L，纤维蛋白原 3.9 μg/mL。胸部 CT 平扫：左心增大，冠脉硬化，余胸部 CT 平扫未见异常。双下肢动、静脉彩超：双侧下肢动脉硬化并斑块形成；双侧下肢深静脉及大隐静脉近心端未见明显异常。心脏彩超：心脏形态结构及瓣膜活动未见明显异常，左室收缩、舒张功能正常。双侧颈动脉彩超：双侧颈动脉内中膜不均匀增厚伴斑块形成（多发），右侧颈总动脉主干狭窄（管腔狭窄 50% ~ 69%）。其余肾功能 5 项、肝功能 8 项、电解质 6 项、血脂 7 项、超敏 C 反应蛋白、传染病 3 项、乙肝两对半、凝血 4 项、红细胞沉降率、心肌酶、心肌梗死早期生化检查等无特殊。

【诊断】

诊断：股骨粗隆间骨折（左侧），桡骨远端骨折（左侧），骨质疏松（重度），2 型糖尿病。

【麻醉方案】

1. 麻醉方式及术式

插管全身麻醉 + 神经阻滞，行左侧粗隆间骨折切开复位髓内针内固定术。

2. 麻醉经过

患者入室：身高 160 cm，体重 53 kg，血压 160/68 mmHg，心率 92 次 / 分。入室建立静脉通道后，给予右美托咪定 10 μg 静脉滴注，15 分钟滴完。

完善相关检查，做好各项麻醉前准备，动脉穿刺监测 ART，备好吸引器。在 BIS 监护下诱导：依托咪酯 16 mg 静脉注射，芬太尼 0.2 mg 静脉注射，顺苯磺酸阿曲库铵 8 mg 静脉注射，BIS 下降到 50 时顺利插管。气管插管完成后给予 0.5% 罗哌卡因 30 mL，行左侧髂筋膜平面阻滞。

术中给予持续静脉泵注瑞芬太尼、丙泊酚维持麻醉。持续静脉泵注多巴胺维持生命体征平稳。术中监测 CVP 及血气分析。术中总入量 750 mL 乳酸林格液，红细胞 3 U；出血 100 mL，尿量 300 mL。

术毕患者生命体征平稳，清醒后拔除气管导管，PACU 观察。

手术过程顺利，麻醉过程平稳，总历时 150 分钟，手术时间 55 分钟。

【讨论】

患者为老年女性，因"摔伤致左髋、左腕疼痛，活动受限 2 小时"入院，有糖尿病史，经入院调理，现控制尚可，空腹血糖控制在 8 mmol/L 左右。双肺听诊未闻及干、湿啰音。其他一般检查无特殊。评估 ASA Ⅲ 级，心功能 Ⅱ 级。

患者重度骨质疏松，且股骨骨折疼痛，不宜椎管内麻醉；另外考虑到椎管内麻醉，如果麻醉平面控制不好的话，对呼吸和循环影响更大，故插管全身麻醉 + 神经阻滞更适宜该老年患者。神经阻滞可选择：超声引导下左髂筋膜平面阻滞，术中静脉全身麻醉药可大大减少，维持可耐受气管导管即可，也可减轻术后疼痛，避免患者因疼痛而导致的躁动和血压升高，有利于术后恢复。插管全身麻醉即可保持气道通畅，又可避免患者紧张，安全舒适。

老年人血管硬化，弹性差，心功能减退，禁饮、禁食导致血容量相对不足，麻醉后极易由于血管扩张、心肌收缩力下降，导致血压的下降。如果长时间低血压，会导致心、脑、肾等重要脏器得不到有效的供血供氧，又会造成心肌的受损，进一步加重低血压，造成恶性循环。因此，有效血容量、血管张力、心肌收缩力三者要得到有效的管理才能维持循环稳定，保证心、脑、肾等重要脏器的供血供氧。

由于胸廓顺应性随年龄增长而进行性下降，胸廓的变化不仅会改变其顺应性，而且会改变纵隔、横膈的弯曲度，对呼吸力学产生负性影响，使胸廓移动所需的呼吸做功随年龄的增长相应增加；另外，肺功能随年龄增长亦会相应减退，机械通气容易造成气道压力高和通气不足的风险。应采取保护性肺通气策略，如适当调小潮气量 + 适当调快机械通气频率 + 低水平 PEEP，有利于减少肺损伤，提高肺顺应性，提高氧合。

麻醉前备好各种心血管活性药物，做好动脉置管，实时监测 ART 后实施麻醉，麻醉诱导在 BIS 监护下，以少量分次给药，逐步加深麻醉，麻醉后中心静脉置管，实时监测 CVP，避免循环的剧烈波动。必要时适当使用血管活性药物（如多巴胺、去甲肾上腺素），维持循环稳定，维持适当的前负荷、后负荷和心功能，保证心、脑、肾等重要器官供血供氧。

患者重度骨质疏松，翻身过床时，动作应缓慢轻柔，防止患者翻身时扭伤颈椎、腰椎、四肢等造成二次伤害，以及由于体位变动过猛造成体液再分布导致低血压。

术中进行血气分析，及时纠正内环境紊乱。患者术前重度贫血：78 g/L，注意纠正贫血。术中加强监测，警惕肺栓塞的发生，如骨渣、脂肪、气体等。注意呼气末 $CO_2$ 波形的变化。

详细跟家属交代任何可能发生的风险。

（蔡俊岭）

# 超高龄患者俯卧位脊柱手术麻醉

## 【基本信息】

患者女，92 岁。主诉：摔伤致腰痛不适 10 余日。

现病史：患者于 10 日前不慎摔倒，当时即感腰背部剧烈疼痛，伴活动明显受限，无伴头晕、发热、双下肢放射痛等不适，未行特殊处理，症状未见明显改善。患者在家属陪同下前往我院就诊。2023-03-10 腰椎 MRI（本院门诊）：$L_1$ 椎体压缩性骨折。经告知患者及家属手术与保守治疗的优缺点，其选择手术治疗，门诊拟 "$L_1$ 椎体压缩性骨折" 收入脊柱外科。患者自起病以来，意识清醒，精神、食欲可，大、小便未见明显异常。

既往史：2021 年 4 月因 "检查发现盆腔包块 2 年，阴道出血 2 月余" 在外院住院治疗，于 2021 年 4 月 13 日行剖腹探查术 + 全子宫 + 双附件切除术。有糖尿病病史，口服二甲双胍降糖治疗，血糖偶有监测，指标尚可，具体不详。骨质疏松病史，未规律治疗。胸 12 椎体压缩性骨折（陈旧性）。40 余年前患者曾在外院行胸外按压、电除颤等抢救，当时诊断冠心病，未见相关资料，具体不详，平素无服用冠心病二级用药。

## 【查体】

### 1. 体格检查

体温 36.6℃，脉搏 81 次 / 分，呼吸 20 次 / 分，血压 153/95 mmHg。发育正常，营养一般，意识清楚，语调与语态正常，被动体位，急性病容，面色红润，查体合作。双侧瞳孔等圆等大，约 3 mm，对光反射灵敏。双肺呼吸音清，双肺听诊未闻及干、湿啰音，心音有力，心律齐，各瓣膜听诊区未闻及杂音，未闻及心包摩擦音。腹部平坦，无腹壁静脉曲张，无肠型及蠕动波，全腹部肌无明显紧张，肝、脾肋缘下未触及，未扪及腹部包块，移动性浊音（-），未闻及腹部血管杂音。四肢无水肿，肌张力正常，生理反射存在，病理反射未引出。

### 2. 专科检查

脊柱生理弯曲存在，$L_1$ 棘突处压痛明显，股四头肌肌力 5 级，股二头肌肌力 5 级，足背伸肌力 5 级，足跖屈肌力 5 级。肛门括约肌紧张。双下肢膝反射正常，跟腱反射正常。奥本海姆征（-），戈登征（-），巴宾斯基征（-）。下肢肢端血运好。

### 3. 辅助检查

2023-03-10 糖化血红蛋白 7.2%，红细胞沉降率 17 mm/h，肌酸激酶 23.9 U/L，肌酐 45.5 μmol/L，D- 二聚体 5.12 mg/L，纤维蛋白原 12.5 μg/mL，白蛋白 37.4 g/L，葡萄糖 7.25 mmol/L。总胆固醇 5.34 mmol/L，三酰甘油 1.63 mmol/L，低密度脂蛋白 3.65 mmol/L。腰

椎 MR 平扫：L$_1$ 椎体新发压缩性骨折；T$_{12}$ 椎体陈旧压缩性骨折；T$_{12}$ 椎体许莫氏结节形成；腰椎骨质增生，骨质疏松；腰椎间盘变性，L$_{3/4}$ 及 L$_{4/5}$ 椎间盘突出（中央型），继发 L$_{3/4}$ 及 L$_{4/5}$ 水平双侧侧隐窝狭窄，L$_{4/5}$ 水平椎管狭窄；L$_{1/2}$ 及 L$_{2/3}$ 椎间盘膨出；L$_{1/2}$ ~ L$_5$/S$_1$ 水平黄韧带增厚；L$_{3/4}$ ~ L$_5$/S$_1$ 水平棘间韧带炎。骨盆 MR 平扫：双侧髋臼异常信号，右侧为著，考虑滑膜囊肿；双侧髋关节积液。双下肢动、静脉彩超：双下肢动脉硬化伴斑块形成（多发），双侧小腿多支肌间静脉血栓形成（考虑陈旧性血栓）。心电图、胸部 CT、心脏彩超、各项生化检查等未见明显特殊。

## 【诊断】

诊断：L$_1$ 椎体压缩性骨折，结节性甲状腺肿，2 型糖尿病，高血压。

## 【麻醉方案】

1. 麻醉方式及术式

静吸复合插管全身麻醉，导航下行 L$_1$ 经皮椎体球囊扩张成形术。

2. 麻醉经过

患者入室：身高 155 cm，体重 52 kg，血压 145/88 mmHg，心率 92 次 / 分。

完善相关检查，做好各项麻醉前准备，动脉穿刺监测 ART，备好吸引器。在 BIS 监护下诱导：丙泊酚 50 mg 静脉注射，依托咪酯 10 mg 静脉注射，芬太尼 0.2 mg 静脉注射，顺苯磺酸阿曲库铵 10 mg 静脉注射，BIS 下降到 50 时顺利插管。

术中给予七氟烷吸入，持续静脉泵注瑞芬太尼、丙泊酚维持麻醉。短时静脉泵注去甲肾上腺素、多巴胺维持生命体征平稳。术中监测 CVP 及血气分析。术中总入量 600 mL 乳酸林格液，出血 1 mL，尿量未监测（手术医师诉手术时间短，未插尿管）。

术毕，患者生命体征平稳，患者清醒后拔除气管导管，PACU 观察。

手术过程顺利，麻醉过程平稳，总历时 165 分钟，手术时间 1 小时。

## 【讨论】

患者为老年女性，摔伤前身体情况一般，生活自理。糖尿病、高血压病史，控制尚可。两年前曾行剖腹探查术 + 全子宫 + 双附件切除术。胸部 CT 示，双侧上肺叶及右肺中叶炎症，与 2021-03-23 胸部 CT 对比无变化，双肺听诊未闻及干、湿啰音。其他一般检查无特殊。评估 ASA Ⅲ级，心功能Ⅱ级。

老年人血管硬化，弹性差，心功能减退，禁饮、禁食导致血容量相对不足，麻醉后极易由于血管扩张、心肌收缩力下降，出现血压下降。如果长时间低血压，不仅会导致心、脑、肾等重要脏器得不到有效的供血供氧，还会造成心肌的受损，进一步加重低血压，造成恶性循环。因此，有效血容量、血管张力、心肌收缩力三者要得到有效的管理才能维持循环稳定，保证心、脑、肾等重要脏器的供血供氧。

老年患者由于胸廓顺应性随年龄增长而进行性下降，胸廓的变化不仅会改变其顺应性，还会改变纵隔横膈的弯曲度，对呼吸力学产生负性影响，使胸廓移动所需的呼吸做功随年龄的增长相应增加；另外，肺功能随年龄增长亦会相应减退，加之俯卧位时，胸腹部受压，活动度变小，肺顺应性进一步下降，机械通气容易造成气道压力高和通气不足的风险。应采取保护性肺通气策略，如适当调小潮气量＋适当调快机械通气频率＋低水平PEEP，有利于减少肺损伤，提高肺顺应性，提高氧合。

麻醉前备好各种心血管活性药物，做好动脉置管，实时监测 ART 后实施麻醉，麻醉诱导在 BIS 监护下，以少量分次给药，逐步加深麻醉，麻醉后中心静脉置管，实时监测CVP，避免循环的剧烈波动。必要时适当使用血管活性药物（如多巴胺、去甲肾上腺素），维持循环稳定，维持适当的前、后负荷和心功能，保证心、脑、肾等重要器官供血供氧。

老年患者翻身摆俯卧位时，动作应缓慢轻柔，防止患者翻身时扭伤颈椎、腰椎、四肢等，以及由于体位变动过猛造成体液再分布导致低血压。

警惕术中使用骨水泥时发生骨水泥反应：低血压、休克、心律失常、肺栓塞、DIC、深静脉血栓形成、神经系统损害、肾功能损害等。预防性给予激素和麻黄碱等适当升高血压。

术中进行血气分析，及时纠正内环境紊乱。

详细跟家属交代任何可能发生的风险。

（蔡俊岭）

# 老年患者人工股骨头假体置换术麻醉

## 【基本信息】

患者女，96 岁。主诉：摔伤致右髋部疼痛、活动受限 1 周。

现病史无特殊。

既往史：高血压病史 20 余年，口服硝苯地平治疗，血压控制一般。两耳听力差。

## 【查体】

1. 专科检查

意识清楚，心肺未见明显异常，呼吸平稳，右下肢屈曲外旋畸形，外旋约 80°，右髋部疼痛，髋关节活动受限。

2. 辅助检查

X 线摄片：左股骨粗隆间骨折，双肺肺纹理增粗，右肺少许条索影。肺功能检查重度混合性通气功能障碍，请结合临床情况。心脏超声提示心功能正常。

【诊断】

诊断：右侧股骨粗隆间骨折，高血压，肺炎，脑梗死。

【麻醉方案】

1. 麻醉方式及术式

腰硬联合麻醉，行股骨骨折闭合复位髓内针内固定术。

2. 术前准备

详细了解病史，完善相关检查结果，充分评估心肺功能及目前用药情况，与患者及家属详细沟通，缓解患者术前焦虑并为患者科普手术基本流程，签署知情同意书；与手术医师沟通，了解手术切口、预估出血量、预计手术时长等手术信息。

3. 麻醉经过

患者入室后常规开放外周静脉，监测生命体征，局部麻醉下右侧桡动脉穿刺置管，监测动脉血压及动脉血气分析，医护人员辅助患者改左侧卧位后，L₃ ~ L₄间隙行腰硬联合麻醉，使用 0.75% 罗哌卡因 2 mL 注入蛛网膜下隙，术前备好血管活性药物，术中泵注小剂量去甲肾上腺素维持血压不低于平常水平。手术时间 1 小时余，术后送入重症监护病房。

【讨论】

患者老年，合并高血压、糖尿病，术前应仔细评估心功能，完善术前准备。术前控制血压，手术当日常规口服降压药物，术中可以运用血管活性药控制血压。老年患者心脏功能储备较差，麻醉药物可能引起血压骤降，准备好升压药物（多巴胺、麻黄碱、去甲肾上腺素和肾上腺素）。术中监测必须包括有创动静脉压。

老年人在接受手术前，要注意下列事项。

术前用药：老年人代谢率低，各器官储备功能下降，对麻醉药的耐受性减低，术前用药应减少为成人剂量的 1/3 ~ 2/3。抗胆碱药应慎用，东莨菪碱易致老年人兴奋、谵妄，应改用阿托品。老年人青光眼较多，对这类患者应禁用癫痫类药物。

诱导方法：诱导力求平稳，减少气管插管时的应激反应。对于估计无插管困难者，可采用快速诱导插管。而对于估计插管困难者及肺功能差、肥胖等患者，可采用慢诱导插管。

麻醉维持原则上应选时效短、脏器毒性轻、麻醉深浅可调性强、术后苏醒快的药物。如静脉全身麻醉药物中的乙托咪酯对循环影响小。

全身麻醉的管理要点如下。①老年人面部凹凸不平，口角常塌陷，面罩常不易扣紧，诱导时要注意垫纱布垫；②老年人牙齿常松动、残缺不全或缺如，插管时要保护好牙齿和牙龈，以免牙齿脱落误入食管或气管；③老年人麻醉诱导及维持的药量应减少 1/3 ~ 2/3，以免药物过量致循环意外；④由于 90% 以上老年人可能存在不同程度的冠状动脉狭窄，诱导前血压过高者可用硝酸甘油控制血压，改善冠脉供血；⑤老年人心动过缓属正常生理变化，若心率 < 50 次 / 分，静脉注射阿托品反应不佳者，应考虑并存病窦综合征；若术前心电图示双束支阻滞合并二度 Ⅱ 型传导阻滞或三度房室传导阻滞者，应先放置临时起搏器；⑥保证呼吸道通畅，防止缺氧和二氧化碳潴留。麻醉中吸入氧深度不应低于 50%，$SpO_2 \geqslant 98\%$，$ETCO_2$ 维持于 30 ~ 40 mmHg。气道峰压 > 25 $cmH_2O$ 可使回心血量下降，应排除机械因素，及时用支气管扩张药；⑦麻醉操作要注意无菌操作，减少肺部感染；⑧麻醉中注意保暖。老年人体温调节能力减弱，麻醉中，尤其是输入冷藏库存血后易出现低体温，致术后苏醒延迟，术中心律失常等，应做好保暖措施；⑨必要的监测比选择麻醉药物更为重要，它是判断麻醉深浅，早期发现器官功能异常，指导治疗的客观依据。基本监测包括心电图、无创血压、脉搏、$SpO_2$、尿量、气道压和潮气量或通气量、呼气末二氧化碳。对心功能 Ⅲ ~ Ⅳ 级，实施较大手术的老年患者，最好放置漂浮导管，监测 CVP、PCWP 和 CO，以便于了解左、右心功能，指导输液和血管活性药物的使用。

（姚　娜）

# 失血性休克患者麻醉

## 【基本信息】

患者男，59 岁。主诉：挤压致左大腿疼痛、出血、活动受限 8 小时。

现病史：患者在煤矿工作时被木桩挤压左大腿疼痛出血，活动受限，伤后有昏迷史，具体不详。于外院输血、包扎治疗，生命体征稳定后转入我院。

既往史：既往无其他病史。

## 【查体】

1. 专科检查

意识模糊，精神萎靡，面色苍白，左大腿中段外侧有 20 cm × 10 cm 创面，深及骨质，左下肢伤口周围有黑色污物。

2. 辅助检查

X 线摄片提示左股骨远端粉碎骨折，远折端向后侧移位，双肺散在少许渗出性改变。心电图异常，血红蛋白 82 g/L，红细胞 $2.68 \times 10^{12}$/L，肝、肾功能异常。

## 【诊断】

诊断：失血性休克，左大腿毁损伤。

【麻醉方案】

1. 麻醉方式及术式

全身麻醉困难气管插管（可视喉镜），行皮肤皮下坏死组织清创术 + 下肢动脉探查术 + 外固定架双固定术。

2. 术前准备

详细了解病史，完善相关检查结果，与患者及家属详细沟通，缓解患者术前焦虑并为患者科普手术麻醉基本流程，签署知情同意书；与手术医师沟通，了解手术切口、预估出血量、预计手术时长等手术信息。患者头颈活动受限，甲颏间距较短，术前考虑存在困难气道，准备可视喉镜、纤维支气管镜、喉罩、困难喉镜、插管管芯等辅助插管物品。

3. 麻醉经过

23：15 入室后常规开放外周静脉，监测基本生命体征。

23：20 麻醉快速诱导，可视喉镜气管插管行环甲膜穿刺气道内表面麻醉。

23：45 手术开始。

23：50 动脉穿刺。

术中血压下降，经间羟胺静脉泵入维持，测血气分析 HB 测不出，予 6 U 红细胞输入，血浆 400 mL 输入，液体量 2 450 mL。

次日 02：50 手术顺利结束，出血量 800 mL，尿量 200 mL，术后送至重症监护病房。

【讨论】

困难气道患者术前应详细访视，评估气道困难度，首选插管方式为清醒纤维支气管镜引导气管插管，成功率高且安全性有保证，安全有效。

术前应充分备血，建立通畅的静脉通道，术中随时观察生命体征，监测血气分析，补液、补血。

术中动脉穿刺即刻观察血压，若有可能，静脉监测凝血功能，进行体温监测，防止酸中毒，采取保温措施，防止不良事件的发生。

（姚　娜）

# 巨大甲状腺肿切除术麻醉

【基本信息】

患者男，55 岁。

现病史：4 个月前无意中发现颈前肿物，伴呼吸困难、声音嘶哑，无吞咽困难，无疼痛感，无发热、咳嗽，无面麻，无心悸、手抖，无胸闷、气促，无恶心、呕吐。门诊以"甲状腺结节"收住入院。

【查体】

1. 体格检查

体温 36.4℃，脉搏 72 次 / 分，呼吸 20 次 / 分，血压 150/97 mmHg，身高 170 cm，体重 63 kg。

2. 专科检查

意识清，精神可，颈硬，气管未触及，颈静脉无怒张，甲状腺弥漫性非对称性肿大，无压痛，质地硬，边界清楚，不随吞咽上下活动，双侧颈部及锁骨上窝未扪及明显肿大淋巴结。

3. 辅助检查

2023-03-13 颈部超声（本院）：甲状腺左侧叶前后径 23 mm，左右径 26 mm，甲状腺右侧叶前后径 36 mm，左右径 37 mm，峡部前后径 15 mm。甲状腺切面正常，两侧叶呈对称性肿大，峡部也增大，轮廓清晰，表面光滑，内部呈散在分布的弱回声，呈"网格状"改变，分布不均匀，未见明显肿块图像。彩色多普勒显示甲状腺内血流信号无明显增多。双侧颈血管鞘旁未见明显肿大淋巴结回声。

2023-08-03 颈部超声（本院）：甲状腺左侧叶前后径 18 mm，左右径 19 mm，甲状腺右侧叶前后径 51 mm，左右径 51 mm，峡部前后径 15 mm。甲状腺切面形态失常，两侧叶增大不对称，轮廓不规则，表面尚光滑，内部回声不均匀，实质回声增粗增强，未见边界清晰的肿块图像。CDFI：甲状腺内血流信号无明显增多。双侧颈部未见明显异常肿大淋巴结声像。

2023-09-13 甲状腺右侧叶肿物病理穿刺（本院）：送检组织内见中等量淋巴细胞，少量滤泡上皮细胞（Bethesda Ⅱ类）。未见明显异型细胞。

2023-09-20 颈部 + 胸部 CT 平扫（本院）：全甲状腺体积明显增大，形态失常，密度尚均匀，平均 CT 值约 40 HU，邻近气管、血管受压移位、变形。余所见未见明显异常，颈部多发淋巴结，较大者约 12 mm × 9 mm。双肺野透亮度增高，双肺见散在类圆形无壁的透亮区；右肺水平裂见实性结节，大小约为 3 mm × 2 mm。双肺可见散在少许斑片、索条状病灶，部分胸膜稍增厚。气管受压变窄、移位，支气管通畅，未见狭窄或阻塞征，双侧肺门不大。纵隔结构清楚，可见多发淋巴结，较大者约 15 mm × 10 mm。双侧未见胸腔积液。

诊断：巨大甲状腺肿。

【麻醉方案】

1. 麻醉方式及术式

静吸复合全身麻醉，行甲状腺全切除术 + 气管切开术。

2. 术前准备

（1）患者直立位感轻度呼吸困难，可闻及哮鸣音，平躺后无法呼吸，需要在特定体位——右侧卧位半坐卧位下休息和睡眠，近期无咳嗽、咳痰等上呼吸道感染病史。结我合院颈部 CT 影像结果，根据患者病情进展，外科拟次日在全身麻醉下行甲状腺切除术。

（2）根据患者临床表现及检查结果，气管在甲状软骨和环状软骨水平均可见明显狭窄，气管最狭窄处直径测量仅有 1.0 ~ 1.5 mm，狭窄原因尚未明确，评估患者为可预见性困难气道，气管插管难度极大。评估患者 ASA 分级 4 级，麻醉风险极高，围手术期有可能出现气道闭锁致患者窒息死亡，术后有可能须入 ICU 继续支持治疗，向患者及其家属交代风险。

（3）拟行手术当日，在患者舒适体位进行清醒气管插管，做好气管插管失败的准备，气管插管失败不再考虑实行麻醉，可考虑转上级医院进行诊治。

3. 麻醉经过

（1）术前准备：气管导管（导管内径 5.5 mm、6.0 mm、6.5 mm）、喉麻管、可视喉镜、纤维支气管镜、口咽通气道、气管切开包等。

（2）术中：患者入室后予以心电脉氧监护，开放外周静脉，患者充分镇静后，高流量吸氧 5 分钟，经口注入 2% 利多卡因 3 mL 后在纤维支气管镜引导下暴露声门，实行经口气管导管插管，插入气管导管（导管内径 6.0 mm），插管顺利，过程中患者生命体征平稳。术中采用七氟烷、丙泊酚及瑞芬太尼维持，术中平稳。

（3）术后：入 ICU 后予以机械通气，辅以保证脑灌注、营养神经、控制血压、能量支持等对症治疗，病情稳定后回甲乳外科继续治疗，手术 35 日后带气管导管出院，甲乳外科随诊。

## 【讨论】

1. 本病诊断要点

巨大甲状腺肿是指甲状腺肿大Ⅲ度以上或肿物质量 100 g 以上，甲状腺最大直径＞8 cm 者。甲状腺巨大肿物（图 11-6）常可压迫气管，引起气管受压狭窄或移位。围手术期易发生呼吸道梗阻甚至窒息风险。此外，长期肿物压迫还可导致气管壁软化，在全身麻醉诱导后，尤其是肌肉松弛药作用下可能会出现气管塌陷，进一步增加窒息的风险。

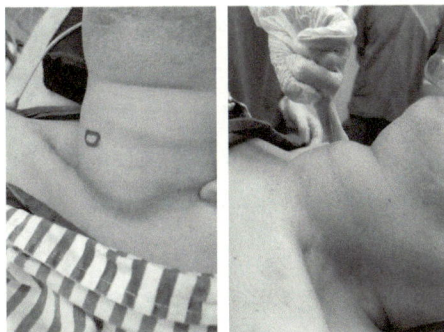

图 11-6　患者颈部巨大肿块

2．术前评估

对于巨大甲状腺肿伴有呼吸道梗阻的患者，术前应全面了解气管移位以及受压情况，应做颈部 X 线或 CT 检查以详细了解气管受压与走向，对于气管受压较严重的患者，应避免使用过度镇静药物，以确保此类患者在术中保持呼吸道通畅。

对于术前评估有气管插管风险的患者，应术前准备好纤维支气管镜。在本例患者中，患者甲状腺弥漫性肿大，术前有呼吸困难表现，CT 示气管明显受压（图 11-7），气管在甲状软骨和环状软骨水平均可见明显狭窄，气管最狭窄处直径测量仅有 1.0 ～ 1.5 mm。

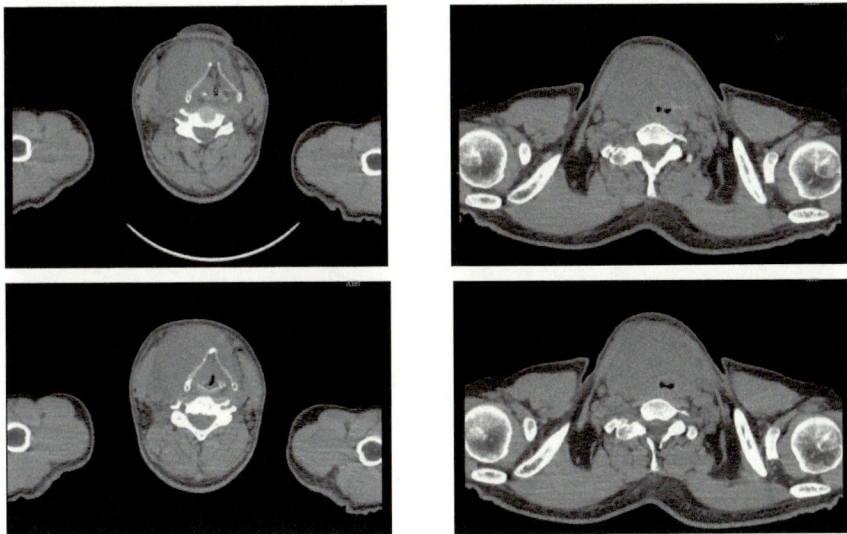

图 11-7　患者 CT 检查示气管明显受压变形

3．清醒表面麻醉下插管

对于有气管压迫及呼吸困难的患者，未进行充分评估的全身麻醉快速诱导插管有可能会导致严重的后果，一旦通气和插管困难，巨大甲状腺肿将成为环甲膜穿刺和气管切开等急救措施的阻碍。

在本例患者中，麻醉医师认为应在患者清醒时进行气管内插管，因为这样对患者而言较为安全。患者插管时情况见图 11-8。

本例患者采用纤维支气管镜进行清醒气管插管的原因如下。

清醒状态下的人体会自己使气道保持较好的自然状态，这也是最重要的一点。

患者在清醒状态下，发声肌肉有足够的张力保持上气道的形态，防止其塌陷，并使上气道的解剖结构易于识别，如舌根、会厌、食管和咽后壁等。麻醉后，发声肌肉的张力丧失，引起上气道的解剖结构塌陷，舌根后坠。另外，麻醉后喉部位置前移，使气管插管更加困难。

在插管前使用适当的麻醉前用药，如右美托咪定、咪达唑仑、阿片类镇痛药以及阿托品，可使患者镇静、咽喉反射减弱和分泌物减少，以利于施行清醒插管。

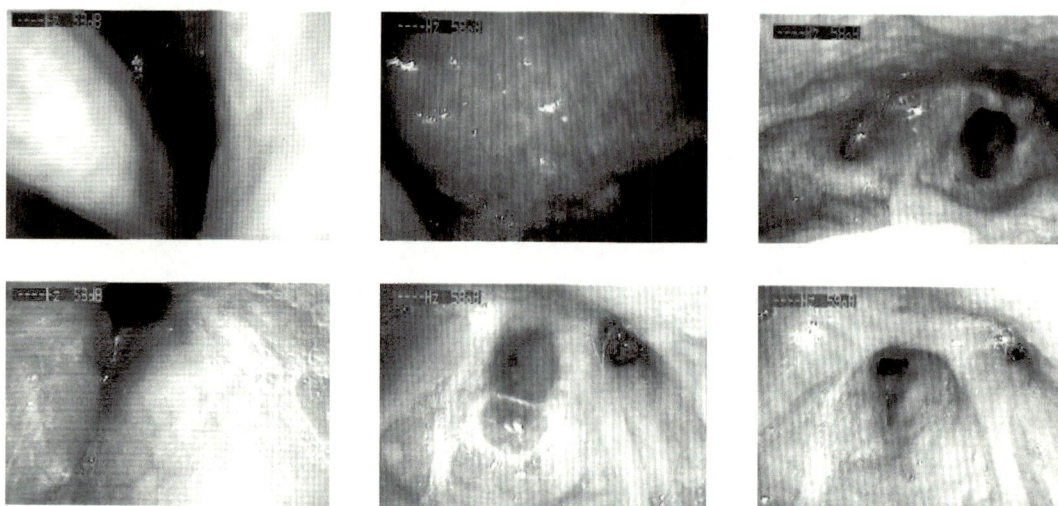

图 11-8　患者插管时所见

4. 外科手术

本例患者术中生命体征平稳，手术过程顺利。小心解剖喉返神经，再剥离甲状腺，确定喉返神经无损伤，切除包括肿块在内的全部左侧腺体及峡部，送术中冰冻，提示为左甲状腺及肿物恶性肿瘤（图 11-9），肿瘤细胞弥漫成片分布，浸润性生长，伴碎屑样坏死，首先考虑淋巴造血系统肿瘤，通过石蜡包埋及免疫组化技术进一步明确诊断。肉眼可见肿瘤侵犯气管，切除被侵犯的气管。

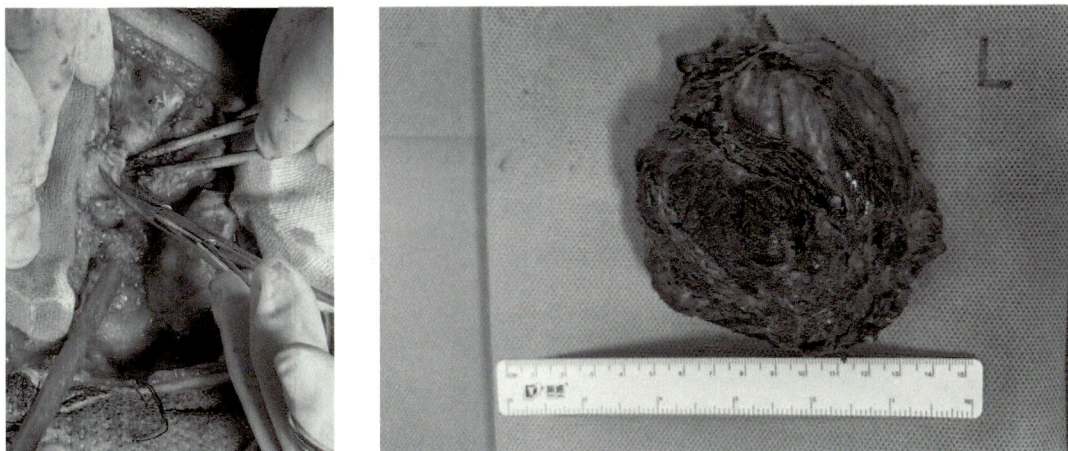

图 11-9 肿物侵犯气管，标本 >10 cm

5. 术后讨论

巨大甲状腺肿的手术具有挑战性，应注意插管困难的情况，进行充分的术前评估，关注有无声门上水肿情况；密切关注患者术中情况，注意有无解剖结构改变、与周围结构粘连。

（杨新平）

# 肺动脉高压患者剖宫产麻醉

## 【基本信息】

患者女，30岁。主诉：复杂性先天性心脏病术后18年，停经31$^{+4}$周，发现血压升高3日。

现病史：患者2003年曾在外院因"复杂性先天性心脏病"进行手术治疗，自诉平素活动可，无胸闷、气促，术后一直口服多种抗血小板药物，孕期口服阿司匹林，每日2片。该孕妇平素月经规则，末次月经时间为2021-02-12，根据孕早期B超表现，纠正预产期为2021-11-21，孕妇为自然受孕，孕6周B超提示宫内单胎存活，右侧附件囊肿，大小约30 mm×26 mm。停经早期无药物、毒物、射线接触史，早孕反应轻微。孕11周出现少许阴道流血，曾口服地屈孕酮保胎治疗2周。孕4个月开始自觉胎动。孕期产检血压有2次血压超过140/80 mmHg，最高146/87 mmHg，反复尿常规提示尿蛋白（＋）~（＋＋＋），2021-09-21患者至外院就诊，查动态血压提示符合高血压诊断（最高收缩压为159 mmHg），24小时尿蛋白定量3 656 mg，自诉孕晚期无头晕、眼花、胸闷、气促等不适，以"重度子痫前期"收住院，入院后予硫酸镁解痉（冲击量＋维持量1组）、促胎肺成熟（已用 3 针）、地西泮镇静等治疗，监测血压 111 ～ 141/67 ～ 82 mmHg，监测胎监 NST 反应型。今孕 31$^{+4}$ 周，因患者既往复杂性先天性心脏病术后，外院建议转院治疗，遂收入我院产科。现无腹痛，无见红及阴道流液，无头晕、眼花、胸闷、气促等不适，自觉胎动如常。孕期精神、食欲、睡眠可，大、小便正常。

既往史：2003 年曾在外院因"复杂性先天性心脏病"行 TCPC 术，平素活动可，无明显胸闷、气促。

## 【查体】

### 1. 专科检查

前胸部见一长约 20 cm 的陈旧性手术瘢痕，胸廓正常，乳房正常对称，胸骨无叩痛。呼吸运动正常，呼吸节律正常，肋间隙正常。双肺叩诊呈清音。呼吸规整，双肺呼吸音清，未闻及干、湿啰音，未闻及胸膜摩擦音。心前区无隆起，心尖冲动正常，未触及震颤，未触及心包摩擦感，心浊音界正常，心率 80 次 / 分，心律齐整，胸骨左缘第 2 肋间可闻及 2/6 级收缩期杂音，未闻及心包摩擦音。双手指及双脚趾呈杵状指改变，双下肢轻度水肿。

### 2. 辅助检查

以下为 2021-09-21 和 2021-09-22 外院检查结果。

胎儿超声：单活胎，晚孕，头位，双顶径 72 mm，股骨长 54 mm，脐动脉 S/D 值为 2.15，PI 0.77，估计胎儿大小相当于孕 29$^{+1}$ 周，羊水最大前后径 42 mm，羊水量正常；胎盘成熟度 I 级，胎盘增厚约 51 mm，胎盘胎儿面可见范围约 108 mm × 30 mm 血池。尿常规：尿蛋白（+++），尿隐血（++）。24 小时尿蛋白定量为 3 656 mg；血常规、凝血 4 项、肝功 5 项、蛋白 2 项、BNP、新冠病毒核酸检测、感染 4 项、总胆汁酸、心电图未见明显异常。心脏超声（图 11-10）：复杂性先天性心脏病（功能性单心室，完全性大动脉转位，肺动脉狭窄，房间隔缺损）。TCPC 术后，参考病史上腔静脉—右肺动脉连接，下腔静脉—肺动脉连接。功能性单心室，大动脉异位，右心室双出口。肺动脉狭窄，肺动脉主干狭窄。左室舒张、收缩正常。彩色多普勒血流：肺动脉瓣上流速加快，二尖瓣反流（少量），三尖瓣反流（少量）。

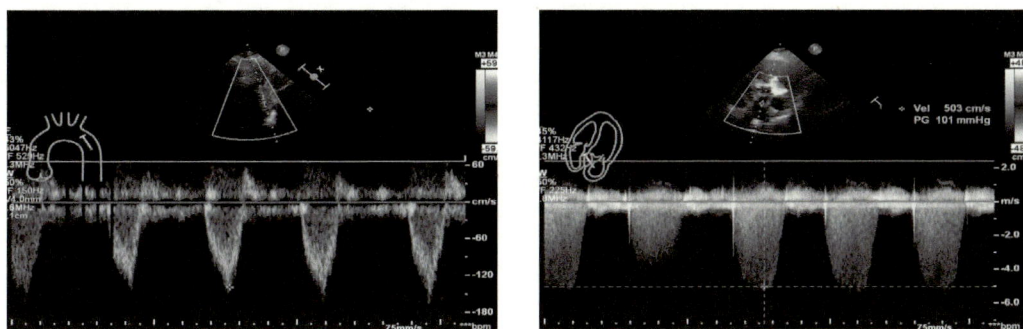

**图 11-10　患者超声检查结果**

【诊断】

诊断：复杂性先天性心脏病术后；重度子痫前期；胎儿生长受限；妊娠糖尿病；妊娠合并甲状腺功能减退症；孕 2 产 0，妊娠 32$^{+1}$ 周，LOA 单活胎；胎盘血池待查；胎盘增厚待查；右卵巢囊肿待查。

【麻醉方案】

1. 麻醉方式

腰硬联合麻醉。

2. 术前准备

患者为复杂性先天性心脏病术后（2003 年行 TCPC 术），术后一直口服多种抗血小板药物，孕期口服阿司匹林每日 2 片。现妊娠 33$^{+5}$ 周，无心悸、胸闷，无腹痛、腹胀，无阴道流血流水，自觉胎动如常。入院后心电监测，SpO$_2$ 89%（鼻导管吸氧 3 L/mim）。

术前我院辅助检查：2021-09-23 急诊凝血 4 项 + 急诊 D- 二聚体：凝血酶原时间 12.5 秒，D- 二聚体 1.10 mg/L。心脏彩超（二维）及左/右心功能测定成像，复杂性先天性心脏病 TCPC 术后：右心室双出口，功能性单心室，房、室间隔缺损，腔静脉—肺动脉吻合术后肺动脉瓣狭窄。血气乳酸：二氧化碳分压 24.9 mmHg，氧分压 48.2 mmHg，实际剩余碱 -7.0 mmol/L，实际碳酸氢根 15.6 mmol/L，乳酸 4.2 mmol/L。2021-09-24 心电图（床旁）见图 11-11：窦性心律，心电轴右偏，完全性右束支传导阻滞。2021-09-25 急诊尿常规加化学分析：尿蛋白（+）。2021-09-26 双下肢动、静脉彩超未见明显异常。患者心脏功能：NYHA 分级 Ⅱ 级，ASA 分级 4 级。2021-09-27 甲状腺功能 7 项：总甲状腺素 18.36 μg/dL。

3. 麻醉经过

8：00 入室无创血压 152/87 mmHg，心率 79 次/分，血氧饱和度 92%；予 5 L/min 面罩吸氧，开放外周静脉通路，利多卡因局部麻醉下行桡动脉穿刺置管 + 连续测压。

8：30 消毒铺巾，1% 利多卡因局部麻醉后行腰硬联合麻醉。

9：00 穿刺点选取 $L_2 \sim L_3$，0.67% 罗哌卡因 2.5 mL 蛛网膜下隙给药，硬膜外置管。

9：05 手术开始。

9：10 泵注右美托咪定 0.4 μg/（kg·h）。

9：13 新生儿取出。

9：25 硬膜外注射吗啡 1 mg。

9：30 硬膜外注射 2% 利多卡因 5 mL。

9：51 手术结束。

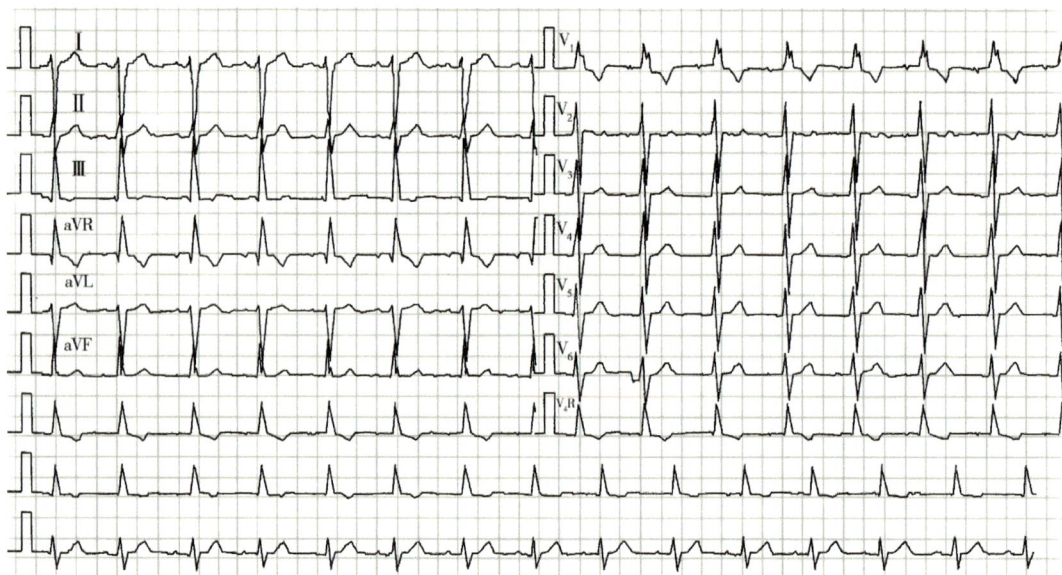

**图 11-11　患者心电图检查**

术中血气分析结果见表 11-5。术中补液量晶体液 700 mL、胶体液 500 mL，出血 300 mL、尿量 200 mL。详见麻醉记录单（图 11-12）。术毕，拔除硬膜外导管，连接静脉镇痛泵（芬太尼 1 mg、托烷司琼 10 mg），转入 ICU 进一步治疗。

**表 11-5　术中血气分析**

| 时间 | pH | PaCO₂ | PaO₂ | HCT | ctHB | SaO₂ | FHHB | K⁺ | Na⁺ | Ca²⁺ | Cl⁻ | Glu | Lac | ctBil | BEecf | HCO₃⁻ |
|---|---|---|---|---|---|---|---|---|---|---|---|---|---|---|---|---|
| 9：00 | 7.427 | 34.3 | 54.4 | 47.6 | 15.5 | 37.2 | 12.6 | 3.9 | 138 | 1.15 | 110 | 4.6 | 0.8 | 12 | −1.8 | 23.2 |
| 9：40 | 7.393 | 36.4 | 59.4 | 43.9 | 14.3 | 92.6 | 7.3 | 4.1 | 137 | 1.12 | 112 | 4.8 | 0.9 | 14 | −2.2 | 22.4 |

注　项目参考值单位：$PaCO_2$（mmHg），$PaO_2$（mmHg），HCT（%），$SaO_2$（%），FHHB（%），$K^+$（mmol/L），$Na^+$（mmol/L），$Ca^{2+}$（mmol/L），$Cl^-$（mmol/L），Glu（mmol/L），Lac（mmol/L），ctBil（μmol/L），BEecf（mmol/L），$HCO_3^-$（mmol/L）。

**麻醉记录单**

病区：产科　　床号：61　　住院号：727824　　日期：2021年10月09日

姓名　　　性别 女　年龄 30岁
身高 168 cm　体重 83 kg　□急诊 ☑择期
ASA分级 4　血型 B　Rh+　□日间 ☑是 □否　术前禁食
体位：☑平 □俯 侧（□左 □右）□截石 □屈氏位
术前诊断 先天性心脏病
麻醉方式 椎管内麻醉
拟施手术 [下]剖宫产术，子宫下段横切口
手术方式 剖宫产术

麻醉医师
接班麻醉医师 ／　交接班时间 ／　接班时长
　　　　　　　　交接班时间 ／　接班时长
　　　　　　　　交接班时间 ／　接班时长
术前用药(mg)　无
术前特殊情况：无。

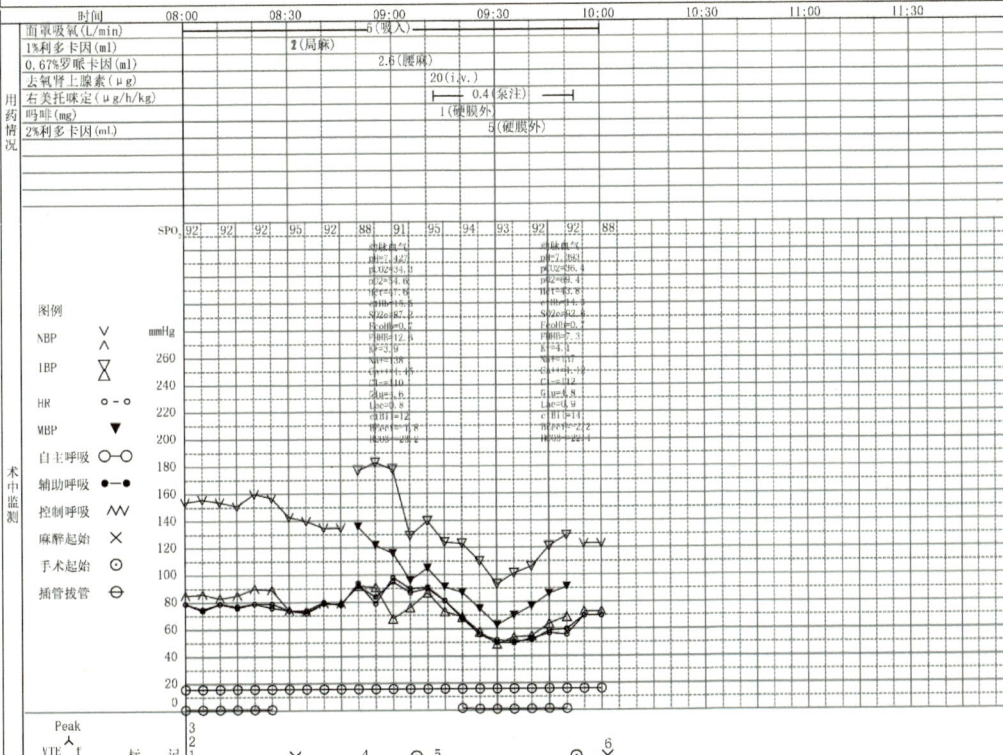

用药情况：
面罩吸氧(L/min) 5(吸入)
1%利多卡因(ml) 2(局麻)
0.67%罗哌卡因(ml) 2.6(腰麻)
去氧肾上腺素(μg) 20(i.v.)
右美托咪定(μg/h/kg) 0.4(泵注)
吗啡(mg) 1(硬膜外)
2%利多卡因(ml) 5(硬膜外)

SPO₂：92 92 92 95 92 88 91 95 94 93 92 92 88

图例
NBP ∨ ∧
IBP ⊠
HR ○–○
MBP ▼
自主呼吸 ○○
辅助呼吸 ●●
控制呼吸 ∧∧
麻醉起始 ×
手术起始 ⊙
插管拔管 ⊖

备注：
1 开放上肢外周静脉（双通道）
2 入手术室
3 自主呼吸 16 次/分
4 桡动脉穿刺并置管
5 女新生儿取出
6 出手术室

体液平衡(ml)：
乳酸钠林格液 500
羟乙基淀粉130/0.4电解质注射液（万衡）
0.9%氯化钠+头孢唑林1.0g（术者医嘱） 100
0.9%氯化钠液（冲管用） 100

**图 11-12　麻醉记录单**

4. 术后

患者术后第1日，意识清楚，无胸闷、呼吸困难等不适，心率81次/分，血压

104/72 mmHg，经鼻导管低流量吸氧，血氧饱和度波动于 76% ～ 92%，双下肢轻度水肿。出入量基本维持平衡。

【讨论】

肺动脉高压（pulmonary arterial hypertension，PAH）是一种由多种病因引起肺血管床受累，肺循环阻力进行性增加的病理生理综合征，目前公认的肺动脉高压的金标准是右心导管测得静息状态下平均肺动脉压（mPAP）≥ 25 mmHg。妊娠期心血管系统和激素水平的改变，使心脏负荷明显增加，加之分娩时的疼痛以及子宫收缩引起的血流动力学变化可导致病情加重，对肺动脉高压患者，目前临床上常选择剖宫产的生产方式，然而围手术期出现的血流动力学剧烈波动，容易诱发肺动脉高压危象和心力衰竭，甚至导致患者死亡。因此，此类患者的围手术期麻醉管理具有极大的挑战性。

本例患者为复杂性先天性心脏病全腔静脉—肺动脉连接术（total cavopulmonary connection，TCPC）术后，不排除手术过程中以及分娩期间心脏病病情加重，或者出现严重的心脏并发症的可能，如心力衰竭、肺动脉高压危象、恶性心律失常等，甚至危及生命。子痫前期、妊娠糖尿病、妊娠合并心脏病均可造成不良妊娠结局发生，如子痫、高血压脑病、产后出血、凝血功能障碍、心力衰竭。

术前评估：准确的术前评估有利于充分的术前准备，也是围手术期麻醉管理的主要依据。

临床症状评估：PAH 患者临床症状可以提示疾病的严重程度、改善程度以及稳定性，是临床评估的重要部分。PAH 早期有活动后气短、疲劳、乏力、心绞痛、晕厥，不典型的表现有干咳和运动后恶心、呕吐；严重时静息状态亦可出现上述症状，也可出现腹胀和下肢水肿。术前应重点评估患者是否存在右心功能不全表现，术前可增加氧疗，可在不引起症状的范围内逐步提高有氧运动，增加心力贮备。

心功能评估：患者的心功能现状是预测患者耐受手术麻醉的重要指标。一般认为，在严密的监测下，心功能 I ～ II 级的患者可耐受剖宫产手术；心功能 III ～ IV 级的患者耐受力较差。

超声心动图和右心导管检查：超声心动图是首选的非侵入性检查，具有最高的敏感性和特异性，其被用作诊断工具，用于随访、围手术期、恢复期及评估右心室对血管扩张药物的反应。超声心动图和右心导管检查均是 PAH 重要的检查方法。轻度 PAH 患者，一般可耐受妊娠及分娩引起的血流动力学变化，中、重度 PAH 患者则风险倍增。静息时肺动脉收缩压（SPAP）≥ 80 mmHg，预后不良，若同时左心室射血分数 < 40%，病死率较高，属高危患者群。

血氧饱和度：缺氧可致肺血管反射性收缩，而氧疗则可降低 PAH 患者的肺血管阻力，当动脉血氧分压持续低于 60 mmHg 或者血氧饱和度 < 91% 时，建议吸氧，使氧分压达到

60 mmHg 以上。术前适当增加患者的有氧锻炼，纠正贫血。如果吸氧仍不能提高血氧饱和度，则妊娠风险进一步增加。

麻醉方式的选择：妊娠合并 PAH 患者分娩时一般需要采用充分镇痛的方法，尽量减少交感兴奋所致儿茶酚胺的应激性释放，宜尽早实施椎管内镇痛。连续硬膜外麻醉可控性好，理想的麻醉平面既能产生良好的麻醉效果，又可减少血流动力学的波动，从而有效抑制手术应激反应；阻滞区域血管扩张，回心血量减少，可在一定程度上减轻肺动脉高压和右心负荷；而且阻滞区域血流增加，有利于组织氧合。值得注意的是，硬膜外麻醉的起效有一定的滞后性，不能操之过急，宜采取少量分次给药方式，达到理想的麻醉平面（$T_8$ 水平）。研究发现，麻醉平面超过 $T_4$ 可能会损害右室心肌的保护性等长自身调节机制。单次蛛网膜下隙麻醉的可控性差，血流动力学波动大，低血压发生率高，甚至可因此而造成灾难性的后果，不建议选用。

全身麻醉药物均有不同程度的心肌抑制和新生儿呼吸抑制的不利作用，同时全身麻醉气管插管存在有较强的气管插管反应，控制呼吸正压通气时又可加重肺动脉高压，而且术后也存在气管导管拔除困难、肺部感染风险增加等劣势。

术中麻醉管理：妊娠合并 PAH 患者麻醉管理的总体思路是维护右心功能、避免增加肺动脉压，避免外周血管阻力降低和心肌抑制，避免血压过度降低，改善肺的气体交换与氧合，尽量减少胎儿娩出前后血流动力学的波动。在麻醉实施之前，均应建立连续有创血流动力学监测，开放可靠的静脉通路，放置多腔中心静脉导管，以便于监测 CVP 和应用血管活性药物。同时常规的监测手段也必不可少，包括心电图、尿量、脉搏 $SpO_2$ 等，而放置右心导管由于缺乏改善预后的证据且有增加肺动脉破裂和血栓形成的风险，不建议常规使用。

术中应维持充足的右心前负荷，对右室心肌肥厚而收缩力正常的患者，适当输液并保持足够的前负荷，不仅可预防麻醉后低血压，而且有利于麻醉后右心功能的维持。一旦有因 PAH 所致的右心功能不全征象，均应在超声心动图和 CVP 监测下指导输液。术中还应避免低氧血症、高碳酸血症和酸中毒等增加肺动脉压的因素。

术中使用血管活性药物应尽量保持体循环压力大于肺循环压力。如血压偏低，可选多巴胺；如血压较高，可选多巴酚丁胺；如失血过多、血压下降，可在补充循环容量的同时应用小剂量去甲肾上腺素；若有心力衰竭症状，可采用强心、利尿等措施。

同时还要注意预防胎儿娩出时血流动力学的变化。胎儿娩出后子宫收缩，约有 500 mL 血容量进入肺循环，可采用物理的方法，如沙袋腹部压迫、下肢驱血带加压等来防治血流动力学骤变。在备好血管活性药物的同时，胎儿娩出时，将驱血带逐渐加压至超过患者体循环压力，以对抗腹压骤降所导致的回心血流减低，胎儿娩出后逐渐减压，以对抗子宫收缩和胎盘循环终止导致的回心血流增加。

缩宫素有扩张外周血管、收缩肺血管的作用，与 PAH 的管理原则相反，宜尽量慎用或少用；如果确实临床需要，应避免静脉推注，宜小剂量应用，可宫体注射缩宫素 5 ~ 10 U 或静脉持续输注 5 U/h；如子宫收缩欠佳，也可用球囊或宫腔填纱布等方法止血。

此外，避免肺动脉高压危象（pulmonary hypertension crisis，PHC）的发生也不容忽视，PHC 是各种原因诱发的肺血管阻力急速升高，使肺循环压力接近或超过体循环压力，导致急性右心功能衰竭，常伴有体循环低血压、低氧血症，清醒的患者常主诉呼吸困难，甚至出现休克、意识丧失、心搏骤停。围手术期任何导致肺动脉压力升高的因素，如低氧血症、高碳酸血症、疼痛、肺栓塞等均可诱发 PHC。一旦发生 PHC，肺循环和体循环都将面临崩溃的局面，病情凶险，病死率极高，目前尚无有效的治疗手段。一般认为，首先降低肺动脉压，如吸入一氧化氮或伊洛前列素扩张肺动脉；其次强心治疗，如使用多巴胺、肾上腺素增强心肌收缩，以维持心排血量；再次维持体循环血压，应用去甲肾上腺素或垂体后叶激素提高外周血管阻力，保证重要器官的灌注；最后抗过敏，给予苯海拉明或甲泼尼龙等。

术后管理：妊娠合并 PAH 患者剖宫产术后应转入重症监护病房，以便监测和后续治疗，因为产后尤其是产后 72 小时是并发死亡的高危期，产后子宫收缩复旧以及妊娠期潴留的组织间液回吸收，血容量进一步增加，易出现心力衰竭或猝死。应加强利尿、使出入量呈轻度负平衡；亦或根据监测结果继续使用肺血管扩张药。肺栓塞是产后另一个主要的死亡原因，建议产后出血控制后即开始预防性应用抗凝治疗。其他如充分的术后镇痛、吸氧、加强呼吸道管理，尽量不用促宫缩药物，多用物理方法减少产后出血，谨慎补液，维持血流动力学、内环境稳定，以及抗生素预防感染等都可起到积极的作用。

随着多种监测手段的不断发展，特异性肺血管药的应用，对妊娠合并 PAH 病理机制的认识不断加深，以及跨学科联合管理的推进，此类患者的病死率较以往有明显下降，但妊娠合并 PAH 患者剖宫产手术围手术期麻醉管理仍然风险较高。此类患者围手术期麻醉管理的总体原则是维持体循环阻力，尽量不增加肺循环阻力。在实际的具体操作中，应首先认真、全面地评估病情，其次要进行充分而有针对性的术前准备，尽量选择椎管内麻醉并控制合理的麻醉平面，既要满足手术需求，也要避免平面过高导致的一系列心血管风险事件发生。术中进行完善的监测，尽量减少麻醉前后及胎儿娩出前后血流动力的波动，术后转入重症监护病房，必要时采取多学科联合处理等综合举措，以便患者安全度过围手术期。

（杨新平）

# 合并严重心肺疾病经尿道膀胱肿瘤电切术麻醉

## 【基本信息】

患者男，79 岁。主诉：间断无痛性肉眼血尿 10 日。

现病史：入院前间断无痛性肉眼血尿 10 日，于外院检查，彩超提示膀胱实质占位性病变。患者平时活动较少，自诉平路也不能快步。家中自测血压最高 220/100 mmHg，偶有心悸、气短。

既往史：高血压 20 年，服用坎地氢噻片、螺内酯等；慢性支气管炎 10 余年；冠心病、心律失常（心房颤动）5 年，服用阿司匹林、瑞舒伐他汀、比索洛尔、胺碘酮等；不规律服药。白内障术后。

## 【查体】

1. 体格检查

体温 36.2℃，脉搏 67 次 / 分，呼吸 19 次 / 分，血压 170/80 mmHg，SpO₂ 90%。心律不齐，可闻及期前收缩。右肺呼吸音略粗。

2. 辅助检查

膀胱镜检查：膀胱肿物（右侧壁菜花样）前列腺增生。血常规：红细胞 $3.72 \times 10^{12}$/L，血红蛋白 124 g/L。胸部 CT：双肺间质性改变，左下肺肺气肿，右肺炎症可能，冠状动脉硬化，心影稍大。腹部 CT：双肾盂多发致密影，钙化；膀胱右后壁占位，膀胱炎征象，请结合临床；腹主动脉及双侧髂总动脉、髂内外动脉多发粥样硬化征象，多发动脉瘤不除外，必要时行 CTA 检查。心电图：房性期前收缩，频发室性期前收缩部分成对，ST–T 异常改变。凝血系列：D– 二聚体 2 821 μg/mL。FDP 13.55 μg/mL，余正常范围。心脏彩超：主动脉瓣退行性变，二尖瓣反流（少量），左室舒张功能减退，EF 61%。肺功能检查：弥散功能重度下降，通气储备 70%，重度阻塞性为主的混合型通气功能障碍，最大通气量中度下降，支气管舒张试验阳性，肌钙蛋白 26.7 pg/mL，BNP 1 628 pg/mL（75 岁以上 >1 800 pg/mL）。24 小时动态心电图：房性期前收缩共 425 次，共有 3 次房性心动过速和 5 次房性三联律，室性期前收缩共 17 328 次，共有 8 次成对室性期前收缩，33 次室性二联律和 755 次室性三联律，ST–T 异常改变。

## 【诊断】

入院诊断：膀胱肿瘤，高血压 3 级（很高危），冠心病，慢性支气管炎。

术前诊断：膀胱肿瘤，慢性阻塞性肺疾病，支气管哮喘，Ⅰ型呼吸衰竭，高血压 3 级

（很高危），冠心病，房性期前收缩，室性期前收缩。

## 【麻醉方案】

### 1. 术式

行经尿道膀胱肿瘤电切术。

### 2. 术前准备

患者入院后第 5 日血气分析：二氧化碳分压 40.1 mmHg；氧分压 35 mmHg（危机值）。

呼吸科会诊：慢性阻塞性肺疾病合并支气管哮喘有 I 型呼吸衰竭。使用氟替美维 100 μg，每日 1 次吸入；孟鲁司特钠 10 mg，每晚 1 次口服；继续吸氧、抗感染、对症治疗。

心内科会诊：冠心病、室性期前收缩、房性期前收缩。停用阿司匹林，改为利伐沙班，盐酸胺碘酮 0.1 g，每日 1 次口服，门冬氨酸钾镁 2 片，每日 3 次口服。

入院后第 6 日复查血气分析：二氧化碳分压 37.0 mmHg；氧分压 56.7 mmHg。

麻醉科会诊：心功能 II 级，麻醉耐受力差，可能存在全身麻醉术后难脱机，术中出现恶性心律失常，建议进行吹气球等简易肺功能锻炼后，谨慎进行手术，首选椎管内麻醉 + 闭孔神经阻滞。

术前评估：ASA 分级 III 级，NYHA 分级 II 级，Goldman 心脏风险指数 III 级（15 分）；脊柱生理曲度变小。

### 3. 麻醉经过

经过 5 日的治疗，获得患者及家属的同意后，在椎管内麻醉 + 超声引导下右侧闭孔神经阻滞麻醉行经尿道膀胱肿瘤电切术（TURBT）。

患者术前禁饮食 8 小时，精神良好。

8：55 入室。上心电监护：心率 70 次 / 分，无创血压 177/73 mmHg，脉搏血氧饱和度（$SpO_2$）90%。给予面罩吸氧，每分钟 3 L。

9：30 局部麻醉下桡动脉穿刺并置管、测压。

9：40 选择 $L_3 \sim L_4$ 行腰硬联合麻醉。蛛网膜下隙麻醉；1% 罗哌卡因 1 mL；硬膜外麻醉：2% 利多卡因 3 mL，0.75% 罗哌卡因 3 mL，测评面 $T_{10}$ 水平。

9：50 超声引导下右侧腹股沟入路平面内进针法前支 1% 利多卡因 10 mL，后支 1% 利多卡因 10 mL。

10：00 手术开始。

10：05 给予喷他佐辛 30 mg。

10：25 手术结束。

10：40 出手术室心电监护：心率 99 次 / 分，有创血压 160/69 mmHg，$SpO_2$ 97%。具体见麻醉记录单（图 11–13）。

术后访视：患者回到病房后鼻导管吸氧，生命体征平稳，无恶心、烦躁、疼痛等不适感。16：50 生命体征保持稳定，下肢活动自如，无头痛、恶心等症状。

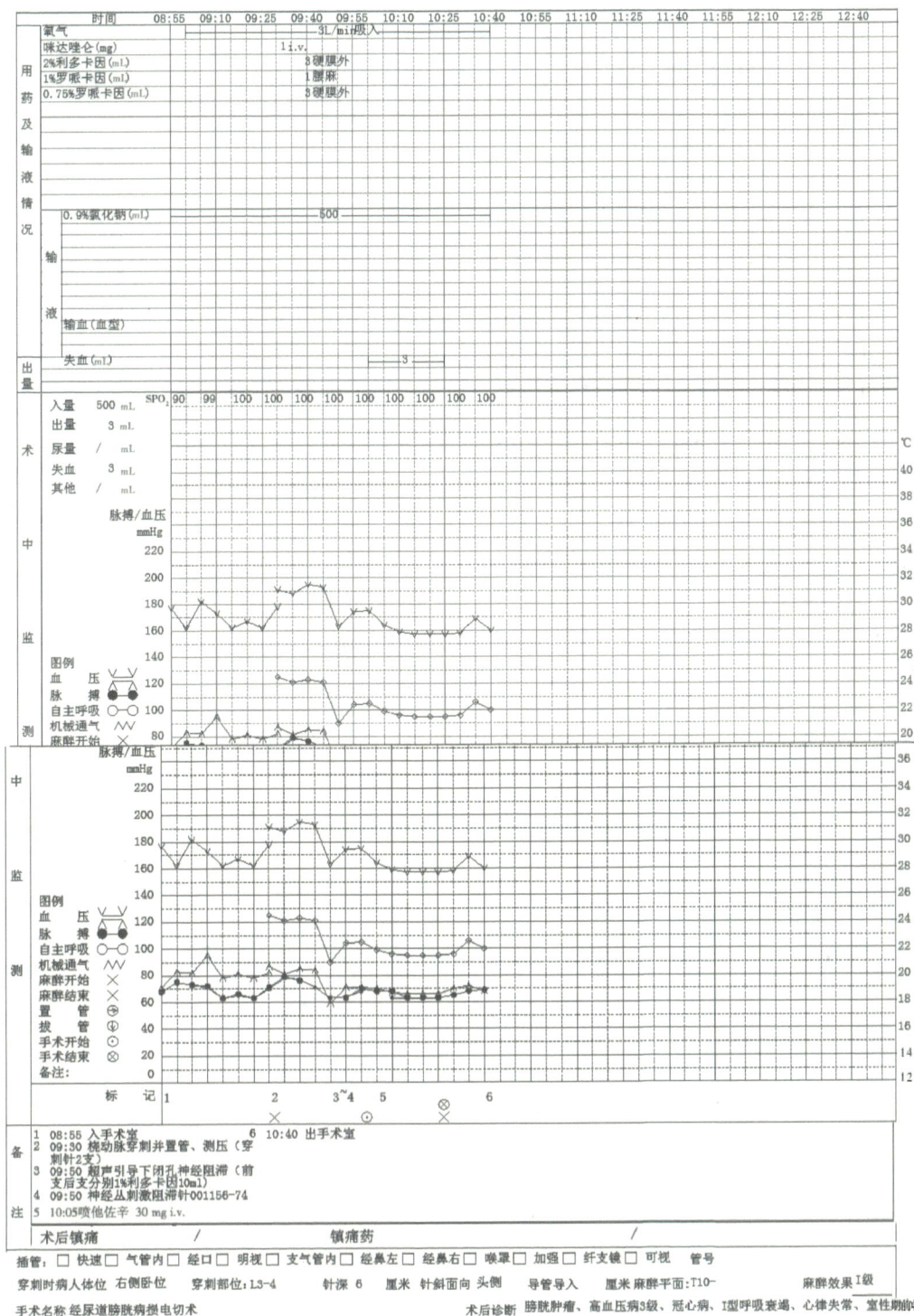

**图 11-13 麻醉记录单**

【讨论】

随着我国逐步进入老龄化时代，需要手术麻醉的老年患者也会越来越多。同时老年患者常合并一些基础疾病，甚至严重的并发症，这就对手术麻醉以及康复带来了挑战。

全身麻醉是经尿道膀胱肿瘤电切术最常用的方法，因其能够提供足够的肌肉松弛避免闭孔神经反射。

本例患者合并严重的呼吸系统疾病（慢性阻塞性肺疾病、支气管哮喘、Ⅰ型呼吸衰竭）以及心血管系统疾病（高血压3级、冠心病、房性期前收缩、室性期前收缩、心律失常），如果采用气管插管全身麻醉，可能会增加诱发或加重呼吸系统及心血管系统并发症的风险，造成术后难以脱机。

对于下肢、下腹部手术，椎管内麻醉有利于患者在术中维持循环稳定，患者能够自主呼吸，减少患者肺部并发症的发生。但是单纯的椎管内麻醉能否满足TURBT要求，预防闭孔神经反射呢？有研究表明，单纯椎管内麻醉的闭孔神经反射发生率达30%。随着技术的改进及超声技术的不断发展成熟，椎管内麻醉联合超声引导下闭孔神经阻滞能够满足本病例的要求，并且能够抑制术后留置导尿管的刺激，增加患者舒适感。患者术后早期即可开始活动，减少血栓栓塞和精神功能紊乱的发生。

以术后镇痛为目的的闭孔神经阻滞多用罗哌卡因等长效局部麻醉药，与此不同，抑制经尿道膀胱肿瘤电切术中闭孔神经兴奋的闭孔神经阻滞选用利多卡因更为适宜。有研究表明，利多卡因用于经尿道膀胱肿瘤电切术患者神经刺激仪引导闭孔神经阻滞时的 $EC_{50}$ 为0.57%，而有研究表明，每分支局部麻醉药容量8 mL可有效阻滞闭孔神经分支。所以，此病例使用1% 利多卡因10 mL能够有效地阻滞闭孔神经反射。

本例术中还应仔细观察手术操作，及时发现患者的反应，备好全身麻醉药品及插管用具，做好万全准备。

（武毅鹏）

# 法洛四联症矫治术麻醉

【基本信息】

患儿男，2个月27天。主诉：出生后口唇发绀。

现病史：患儿在33周产检时被发现"先天性心脏病（法洛四联症）"，出生后发现嘴唇青紫，于外院就诊，行心脏彩超发现"法洛四联症"，当时建议其密切关注病情变化，尽早手术治疗。出生以来患儿呼吸气促，伴发绀。无喂养困难，平素有吃奶停顿，无吃奶呛咳，体重增长缓慢，无呼吸困难。本次为进一步手术治疗，门诊以"先天性心脏病（法洛四联症）"收入院。自发病以来，患儿精神状态一般，饮食、睡眠可，大、小便正常。

个人史：第3胎第1产，足月，分娩经过剖宫产，出生体重3 900 g，出生时情况无特殊，母体孕期患有糖尿病。出生后母乳喂养2个月，人工喂养（牛奶）2个月。与同龄患儿发育无异常。乙肝、卡介苗、百白破、脊髓灰质炎疫苗已接种。

家族史：父亲既往健康，无特殊，母亲患有贫血，父母均无心脏病史；母曾孕3胎，流产1胎，人流0胎，死胎1。家族成员无肝炎、结核病史，无遗传病病史。

### 【查体】

1. 体格检查

体温36.5℃，脉搏130次/分，呼吸24次/分，血压78/47 mmHg，体重6 kg，身长59 cm。发育正常，营养中等，正常面容，面色发紫，表情自如，自主体位，意识清楚，查体不合作。全身发绀，无皮疹、皮下出血。口唇发绀，口腔黏膜无溃疡、出血点，伸舌无偏斜、震颤，牙龈无肿胀、溢脓、出血，咽部黏膜无充血，双侧扁桃体无肿大。

2. 专科检查

全身皮肤及黏膜轻度发绀，口周及四肢肢端中度发绀，气管居中，未见颈静脉怒张，呼吸稍急促，未见三凹征及点头样呼吸。胸廓无畸形，双侧呼吸动度一致，触觉语颤对称，双侧叩诊清音，两肺呼吸音粗，未闻及啰音，心前区未见隆起，心尖冲动位于左侧第5肋间锁骨中线外1.0 cm，无弥散，未扪及震颤，无抬举样搏动，心浊音界左侧扩大，心音有力，律齐，心率130次/分，胸骨左缘第2～4肋间可闻及Ⅲ/Ⅵ级收缩期喷射样杂音，$P_2$减弱。肝右肋下未扪及，未闻及股动脉枪击音。四肢未见杵状指、趾，股动脉及足背动脉搏动无减弱。

3. 辅助检查

外院：血常规、转氨酶、基础代谢、心肌酶、凝血功能均无明显异常。血型：B型。

2020-11-24心脏彩超（我院）：右室壁增厚，最大厚径约4.5 mm；室间隔上段显示回声中断，大小约11.6 mm×13.9 mm，主动脉增宽、前移，骑跨于室间隔之上，骑跨率约70%。右室流出道、肺动脉瓣环、主动脉及左、右肺动脉发育差；降主动脉与左肺动脉之间显示管状沟通，走形迂曲。诊断为法洛四联症，右室流出道狭窄；动脉导管未闭；心房水平左向右分流。

### 【诊断】

诊断：先天性心脏病（法洛四联症、右室流出道狭窄、左肺动脉狭窄、动脉导管未闭、卵圆孔未闭），心功能Ⅵ级。

【麻醉方案】

1. 术式

法洛四联症矫治（跨瓣）+ 左肺动脉成形 + 动脉导管结扎 + 卵圆孔部分封闭术。

2. 麻醉经过

13：05 患儿被接入手术室。入室生命体征：血压 73/45 mmHg，心率 123 次 / 分，SpO₂ 53%，体温 36.5℃，体重 6 kg。

面罩给氧，开始麻醉诱导：咪达唑仑 0.5 mg，舒芬太尼 5 μg，罗库溴铵 4 mg。

气管插管（4.0 mm 无套囊气管导管，深度 11 cm）。

机械通气，FiO₂ 100%，PCV 12 ～ 15 cmH₂O，通气频率 35 次 / 分，吸呼比 1 ： 1.5。

13：10 吸入 1% 七氟醚，泵注瑞芬太尼。术中给予甲泼尼龙 6 mg。

超声引导下右侧桡动脉穿刺置管测压，左侧颈内静脉穿刺置双腔中心静脉导管，测血糖 10 mmol/L。

14：15 静脉给予咪达唑仑 0.5 mg、舒芬太尼 5 μg、罗库溴铵 3 mg 加深麻醉。

14：20 手术开始，患儿仰卧位，常规消毒、铺无菌巾，胸骨正中切口锯开胸骨，游离并切除胸腺。

14：25 给予肝素 2 400 U，全身肝素化。心外探查见主动脉位于右后，肺动脉位于左前，主动脉、肺动脉外径比约内 2 ： 1，主肺动脉短、壁薄。动脉导管外径约 3 mm，予以结扎。ACT 满意后行升主动脉荷包缝合并插管，连接转流管道，上腔静脉近心包反折处行荷包缝合并插管，连接转流管道。

14：38 开始体外循环，单根腔静脉引流转流降温。右心房近下腔静脉处行荷包缝合并插管，连接转流管道，全流量转流、降温。停呼吸机及七氟烷吸入，下腔静脉套阻断带，右上肺静脉行荷包缝合，上腔静脉套阻断带。升主动脉插管近心端主动脉根部行荷包缝合并置心肌保护液灌注置管。阻断主动脉后经心肌保护液灌注置管注入 4℃晶体心肌停跳液。

14：53 心脏停搏，经右上肺静脉荷包缝合处放置左心引流管。

14：55 阻断上、下腔静脉后切开有心房，见卵圆孔未闭，见对合不良型室间隔缺损 1.0 cm×1.2 cm。右心室流出道无血管区置 Prolene 缝线悬吊，肺动脉瓣环下 0.5 cm 无血管区纵行切开右室流出道，见室上嵴肥厚明显，右室流出道肌束增生，肺动脉瓣发育不息、瓣口狭窄、呈穹窿样，纵行剪开肺动脉瓣环及主肺动脉。见左肺动脉起始处狭窄，切口延伸至左肺动脉分叉处。切除室上嵴肥厚肌肉及右室流出道肥厚肌束后见右室流出道通畅。经右室流出道切口以心包片用 Prolene 缝线连续缝合关闭室间隔缺损，部分缝合卵圆孔，反复胀肺查室间隔缺损及卵圆孔未见残余分流。以外科生物补片用 Prolene 缝线连续缝合扩大左肺动脉、主肺动脉、肺动脉瓣环及右室流出道，检查三尖瓣无明显反流。

15：40 复温开始时给予肾上腺素 0.05 μg/（kg·min）、米力农 0.5 μg/（kg·min）泵

入，经主动脉根部心肌保护液灌注置管处充分排气后开放主动脉。

15：50 心脏自主复跳，窦性节律，复跳心率 160 次 / 分。以 Prolene 缝线连续缝合右心房，去除心包悬吊缝线，心脏复位。开放上、下腔静脉阻断带。拔除左心引流管，并行转流。降低转流流量，循环稳定。拔除下腔静脉插管并打结关闭置管切口，以 Prolene 缝线缝合加固。

16：12 停体外循环后拔除上腔静脉插管并打结关闭置管切口。

16：15 鱼精蛋白 50 mg 静脉应用以中和肝素，10% 葡萄糖酸钙 2 mL 预防过敏，注射血凝酶 0.5 U 预防出血。ACT 至术前水平。拔除升主动脉插管并打结关闭置管切口，以 Prolene 缝线缝合加固。心肌保护液灌注置管处以 Prolene 缝线缝合加固。彻底止血，经检查无活动性出血后放置心包引流管并缝合固定，以可吸收缝线逐层缝合关胸。手术顺利，术中麻醉满意，予以小剂量肾上腺素及米力农静脉泵入维持，带气管插管安返 CICU。术中输入晶体液 10 mL，人血清白蛋白 10 g，尿量 170 mL；出血量约 50 mL，输冷沉淀 2 U，输入过程顺利，无不良反应的发生。

17：00 术毕，安返 CICU。患儿心率 160 次 / 分，血压 88/43 mmHg，CVP 8 mmHg，$SpO_2$ 99%。

3. 术后

入心外科监护室后，血管活性药物维持循环稳定，第 2 日顺利撤呼吸机，予鼻导管吸氧，患儿无声嘶、喉水肿等相关并发症。

患儿术后恢复良好，共住院 14 日，顺利出院。

【讨论】

麻醉术前评估：患儿全身低氧表现明显，心脏超声检查已明确诊断，应及早手术，以改善机体氧供状态。患儿低龄、低体重，喂养困难，生长发育差，左心发育差，肺动脉高压，病情危重，围手术期风险较大。向患儿家属充分交代病情后，家属签署麻醉知情同意书。评估病史重点：手术方式、心力衰竭程度、缺氧发作的频率和程度、肺动脉发育是否正常、心室功能、肺动脉瓣环大小，以及是否存在左前降支跨越右室流出道狭窄。禁食、禁饮过长可加重血液黏稠程度，加重右室流出道梗阻，导致缺氧发作。

法洛四联症是一种常见的发绀型先天性心脏病，其主要病变为室间隔缺损、右心室流出道梗阻、主动脉骑跨和右心室肥厚。右心室流出道梗阻使体静脉血经室间隔缺损进入左心，产生右向左分流，引起发绀，其右向左分流量取决于右室流出道的阻力和外周血管阻力，因而法洛四联症麻醉管理原则是转流前维持血管内容量和体循环阻力（SVR），避免肺循环阻力（PVR）的增高，任何原因导致 PVR/SVR 比值升高均能增加右向左分流，使肺血流减少而加重发绀。畸形矫治后应着重支持右心功能和降低肺血管阻力，以避免发生低心排血综合征。

建立良好的监测：应常规监测血氧饱和度、ECG、有创动脉压、CVP、血气分析等。以便及时发现问题，进行有效的处理。

适当的血液稀释：法洛四联症的患儿由于长期缺氧伴红细胞增多症，血黏滞性增加，术前的禁食、禁饮更加重血液黏滞度，血流变慢，可加重组织缺氧，宜适当补液以稀释血液，法洛四联症患者由于侧支循环丰富，术中出血、渗出量大，应及时补充。

麻醉药物的选择：麻醉用药首选舒芬太尼，该药物对心肌无明显抑制作用，对 PVR/SVR 比值无明显影响，可有效地降低各种应激反应，预防 PVR 增加，且有迷走样兴奋作用，用于发绀患者非常安全。七氟醚起效快，作用时间短，对心血管系统影响小，可防止或减轻因心肌肥厚引起的流出道的梗阻。咪达唑仑可扩张外周血管，降低 SVR，麻醉诱导时应减少剂量或避免使用。

改善缺氧、酸中毒：术中管理的重点是防止右向左分流增加而出现 $SpO_2$ 浓度下降和血压下降。由于法洛四联症患儿肺血管对缺氧敏感，且发绀患儿一般存在一定程度的代谢性酸中毒，缺氧、酸中毒、哭闹、开胸后手术对肺动脉漏斗部的刺激可诱发缺氧发作。因此，术中维持气道通畅，防止通气不足及高碳酸血症是十分重要的。插管后可以适当地过度通气，使 $P_{ET}CO_2$ 维持在 30～40 mmHg，根据血气结果补充碳酸氢钠以纠正酸中毒是预防缺氧发作的有效手段。本例 $SpO_2$ 低。对于已发生的缺氧发作，可用吗啡缓解肺动脉漏斗部痉挛，持续严重的缺氧可用缩血管药物去氧肾上腺素 1～2 μg/kg 静脉注射，提高 SVR，增加肺血流量以增加氧合，并给予艾司洛尔 0.02～0.05 mg/kg 静脉注射，减慢心率，增加心室充盈时间，使右心室漏斗部松弛。若仍不能缓解或反复缺氧发作的，应尽快建立体外循环。

主动脉开放后的处理：法洛四联症根治术患者因手术的直接创伤、心肌的缺血再灌注损伤，使心脏复跳后的兴奋性、传导性和心肌收缩力都有所降低。在畸形矫正后，以支持右心室功能和降低肺血管阻力为原则，以米力农 0.3～0.8 μg/（kg·min）和多巴胺 3～10 μg/（kg·min）联合应用，增加右室收缩能力，提高心排血量，必要时加用肾上腺素 0.01～0.05 μg/（kg·min）；对心动过缓及二度、三度房室传导阻滞患者，及早应用异丙肾上腺素 0.01～0.03 μg/（kg·min），必要时放置临时起搏器。

（赵宗辉）

# 经右腋下切口室间隔缺损修补术麻醉

## 【基本信息】

患儿女，3 岁 1 个月。主诉：产检时发现室间隔缺损。

现病史：患儿母亲因产检时发现"胎儿心脏杂音"，行心脏彩超发现"胎儿室间隔缺损"，当时建议其观察。患儿出生以来无喂养困难，无吃奶停顿，无吃奶呛咳，无体重不增，无气促、发绀，无呼吸困难。本次为进一步手术治疗至我院就诊，我院超声提示先天性心脏病，室间隔缺损（膜周部），室水平左向右分流，门诊以"先天性心脏病（室间隔缺损）"收入院。自发病以来，患儿精神状态良好，饮食、睡眠可，大、小便正常。

个人史：第 3 胎第 1 产，足月分娩，剖宫产，出生体重 3 050 g，出生时情况特殊，母体孕期健康良好。饮食习惯正常。神经、精神发育同正常同龄儿。预防接种按计划接种。父母体健。家族成员无肝炎、结核病史，无遗传病病史。

## 【查体】

1. 体格检查

体温 36.5℃，脉搏 135 次 / 分，呼吸 25 次 / 分，血压 78/47 mmHg，体重 13.8 kg。发育正常，营养中等，正常面容，面色发紫，表情自如，自主体位，意识清楚，查体不合作。

2. 专科检查

全身皮肤及黏膜未见发绀，口唇红润，未见颈静脉怒张，呼吸平稳，未见三四征及点头样呼吸，双侧呼吸动度一致，触觉语颤对称，双肺叩诊呈清音，呼吸音稍粗，未闻及干、湿啰音。心前区无隆起，心尖冲动位于左侧锁骨中线第 5 肋间，无弥散及震颤，无抬举样搏动，心浊音界向左下扩大，心音有力，律齐，胸骨左缘第 3 ~ 4 肋间可闻及 III / VI 级收缩期吹风样杂音，$P_2$ 增强。腹平软，肝肋下约 1 cm，质软、缘锐，脾肋下未扪及。四肢活动自如，未见杵状指、趾，股动脉及足背动脉搏动无减弱。

3. 辅助检查

血常规、转氨酶、基础代谢、心肌酶、凝血功能均无明显异常。2020-11-29 心脏彩超（我院）：先天性心脏病（室间隔缺损，室水平左向右分流）。

## 【诊断】

诊断：先天性心脏病（室间隔缺损），肺动脉高压，心功能 II 级。

## 【麻醉方案】

1. 术式

经右腋下切口室间隔缺损修补术。

2. 麻醉经过

8：50 患儿被接入手术室。

入室生命体征：血压 95/60 mmHg，心率 123 次 / 分，$SpO_2$ 100%，体温 36.5℃，体重 13.7 kg。

面罩给氧，开始麻醉诱导。

给予丙泊酚 2.5 mg/kg、咪达唑仑 0.1 mg/kg、舒芬太尼 1 μg/kg、罗库溴铵 0.6 mg/kg。

气管插管（5.5 mm 无套囊气管导管，深度 13 cm）。

机械通气，$FiO_2$ 100%，PCV 12 ~ 15 $cmH_2O$，通气频率 24 次 / 分，吸呼比 1 ： 1.5。

采用微量注射泵连续静脉输注右美托咪定 0.5 μg/（kg·min）、瑞芬太尼 0.2 ~ 0.4 μg/（kg·min），吸入 2% 七氟烷维持麻醉。术中间断给予罗库溴铵，给予甲泼尼龙 15 mg。

超声引导下左侧桡动脉穿刺置管测压，右侧颈内静脉穿刺置双腔中心静脉导管。

9：50 静脉给予咪达唑仑 1 mg、舒芬太尼 5 μg、罗库溴铵 3 mg 加深麻醉。

9：55 手术开始，患儿左侧卧位，常规消毒、铺无菌巾，取右侧腋下腋中线第 3 肋间与第 5 肋间做纵行皮肤切口，长 6 cm，逐层切开、游离，经第 4 肋间进胸。

10：10 给予肝素 5 500 U，全身肝素化。见心脏肥大，主动脉比肺动脉约 1 ： 1.5。ACT 满意后行升主动脉荷包缝合并插管，连接转流管道；上腔静脉行荷包缝合并插管，连接转流管道，开始体外循环。

10：19 开始体外循环，下腔静脉行荷包缝合并插管，连接转流管道，全流量转流、降温。下腔静脉套阻断带，右上肺静脉行荷包缝合，上腔静脉套阻断带。升主动脉根部行荷包缝合并置心肌保护液灌注置管。阻断上、下腔静脉，阻断主动脉后灌注 4℃ 晶体心肌停跳液。

10：27 心脏停搏，经右上肺静脉置左心引流管，切开右心房，见膜周部室间隔缺损，膜部瘤形成，开口直径约 0.4 cm，右室流出道及肺动脉瓣未见明显狭窄。以心包片连续缝合关闭室间隔缺损，反复胀肺检查室间隔缺损及卵圆孔，未见残余分流。检查右心室流出道未见异常，检查三尖瓣无明显反流。

11：10 复温开始时给予肾上腺素 0.02 μg/（kg·min）、米力农 0.5 μg/（kg·min）泵入，经主动脉根部心肌保护液灌注，置管处充分排气后开放主动脉。

11：12 心脏自主复跳，窦性节律，复跳心率 80 次 / 分。以 Prolene 缝线连续缝合右心房，去除心包悬吊缝线，心脏复位。

11：31 停体外循环后拔除上腔静脉插管并打结关闭置管切口。

11：35 给予鱼精蛋白 96 mg 静脉中和肝素，10% 葡萄糖酸钙 2 mL 预防过敏，注射液巴曲酶 0.5 U 预防出血。ACT 至术前水平。血气分析：pH 7.36，$PaCO_2$ 41 mmHg，$PaO_2$ 346 mmHg，HCT 31%，血钾 3.8 mmol/L，血钙 1.19 mmol/L。

手术顺利，术中麻醉满意，给予肾上腺素 0.02 μg/（kg·min）、米力农 0.5 μg/（kg·min）泵入，拔除气管插管，安返 CICU。术中输入晶体液 50 mL，尿量 250 mL；出血量约 50 mL，输自体血 100 mL，输入过程顺利，无不良反应发生。

12：25 术毕，安返 CICU。患儿心率 160 次 / 分，血压 95/60 mmHg，CVP 8 mmHg，$SpO_2$ 99%。

3. 术后

入心外科监护室后，血管活性药物维持循环稳定，第 2 日转普通病房，术后患儿无声嘶、喉水肿等相关并发症。

患儿术后恢复良好，共住院 11 日，顺利出院。

【讨论】

室间隔缺损患儿实施麻醉要点如下。

（1）室间隔缺损患儿的麻醉关键是对其病理生理、肺血流及心功能状态的了解与认识。

（2）室间隔缺损患者一般发育较差，因存在不同程度的肺动脉高压，术前容易反复发生肺部感染，甚至充血性心力衰竭，此时致使麻醉与手术的风险更大，极容易因发生心力衰竭而死亡。

（3）术前充分控制肺部感染。通过强心、利尿、扩血管等治疗措施，以改善心功能，并间断吸氧。具有反复呼吸道感染的患者其麻醉术中分泌物可能较多，必要时应给予吸引，以保障呼吸道通畅。

（4）小室间隔缺损限制性分流与大室间隔缺损合并肺动脉高压者其麻醉处理及管理不尽相同，应予以区别对待。

（5）不合作的患儿全身麻醉诱导前可肌内注射氯胺酮（4 ~ 6 mg/kg），除使患儿处于基础全身麻醉外，还可使其心率增快及血压升高，有利于增加心排血量，从而可维持循环相对稳定。

（6）如室缺患者行非心脏手术，应给予预防性的感染心内膜炎的治疗。

（7）麻醉术中大剂量芬太尼或舒芬太尼复合静脉与吸入麻醉，可明显降低手术刺激所致的肺血管阻力增高，既能维持血流动力学稳定，又可增加麻醉调节的灵活性。

（8）室缺患儿可能伴有右室漏斗部肥厚，此种改变对患者有利，可增加右室射血阻力，减少左向右分流。但术中必须避免诱发漏斗部痉挛（如心室收缩力增加以及低血容量而加重右室流出道梗阻）。

（9）麻醉应维持适当高的前负荷，降低后负荷，围手术期加强循环管理措施，减少肺动脉压力剧烈波动。此外，手术有可能造成不同程度的房室传导阻滞，较严重者可采用微量泵持续泵注异丙肾上腺素，以提高窦房结兴奋性而加快房室传导，维持较快的心率，增加心排血量。

若出现完全性房室传导阻滞，可考虑为手术操作所致，应提醒外科医师，必要时安装临时起搏器。

（赵宗辉）

# 完全型房室间隔缺损矫治术麻醉

## 【基本信息】

患儿女，3 个月 8 天。主诉：发现心脏杂音 2 月余。

现病史：2 个月前因"发热"于外院住院治疗时查体发现"心脏杂音"，行心脏超声检查提示"室间隔缺损"，建议观察，定期门诊复查。后于我院复查心脏超声提示"先天性心脏病（完全型房室间隔缺损），肺动脉高压"，建议择期手术。出生以来，患儿多汗，易"感冒"，剧烈哭闹后可见口唇发绀，无喂养困难，吃奶后气促，无吃奶呛咳，无体重不增，曾因"发热"住院治疗，无晕厥及抽搐，无缺氧发作史。自发病以来，患儿精神状态良好，体力情况良好，食欲、食量良好，睡眠情况良好。

既往史：患儿出生后曾因"黄疸"住院治疗。

个人史：第 1 胎第 1 产，39 周分娩，顺产，出生体重 2 800 g，出生时情况无特殊，母体孕期健康。生后母乳喂养 3 个月，饮食习惯正常。神经、精神发育：3 个月开始抬头。按当地防疫部门要求预防接种。父母身体健康，母曾孕 1 胎，流产 0 胎，人流 0 胎，死胎 0。家族成员无肝炎、结核病史，无遗传病病史。

## 【查体】

1. 体格检查

体温 36.1℃，脉搏 130 次 / 分，呼吸 28 次 / 分，血压 83/50 mmHg，体重 4.9 kg。发育正常，营养良好，正常面容，表情自如，自主体位，意识清楚，查体合作。

2. 专科检查

意识清，精神反应好，营养发育好，全身皮肤及黏膜未见发绀。气管居中，未见颈静脉怒张。口唇红润，呼吸平顺，平均 28 次 / 分，未见三凹征及点头样呼吸。胸前壁略前凸，双侧呼吸动度一致，两肺呼吸音粗，未闻及干、湿啰音。心前区无隆起。心尖冲动位于左侧锁骨中线第 5 肋间，无弥散，未扪及震颤，无抬举样搏动，心浊音界左下扩大，心音有力，律齐，心率平均 130 次 / 分，胸骨左缘第 2 ～ 4 肋间可闻及 Ⅲ / Ⅵ级收缩期吹风样杂音，心前区广泛传导，P$_2$ 亢进。腹平软，肝右肋下 2 cm，质软、边缘锐利，脾未触及。未见杵状指、趾，甲床无发绀，四肢末梢温暖，股动脉及足背动脉搏动无减弱。

3. 辅助检查

心脏超声（我院）：先天性心脏病（完全型房室间隔缺损），房室瓣反流，肺动脉高压。

## 【诊断】

诊断：先天性心脏病（完全型房室间隔缺损），卵圆孔未闭，房室瓣关闭不全，肺动脉高压，心功能Ⅲ级。

## 【麻醉方案】

1. 术式

完全型房室间隔缺损矫治术。

2. 麻醉经过

8：55 患儿被接入手术室。

入室生命体征：血压 79/45 mmHg，心率 158 次 / 分，$SpO_2$ 94%，体温 36.5℃。

连接监护仪，面罩给氧，开始麻醉诱导：丙泊酚 2.5 mg/kg，咪达唑仑 0.1 mg/kg，舒芬太尼 1μg/kg，罗库溴铵 0.6 mg/kg。

3 分钟后插入气管导管（4.0 mm 普通气管导管，深度 10 cm）。

机械通气，$FiO_2$ 50%，PCV12 ～ 15 cmH$_2$O，通气频率 35 次 / 分，吸呼比 1：1.5。

9：00 吸入 2% 七氟醚，泵注瑞芬太尼 0.2μg/（kg·min）。术中给予甲泼尼龙 1mg/kg。

超声引导下右侧肱动脉穿刺置管测压，右颈内静脉穿刺置双腔中心静脉导管。

10：05 手术开始，患儿取仰卧位，用碘伏常规消毒，铺无菌巾，取胸骨正中切口，长约 8 cm，解剖入路。

10：25 游离、切除胸腺后给予肝素 2 000 U。

10：29 体外循环开始，阻断主动脉后经主动脉根部注入 4 ℃晶体心肌停跳液。

10：36 心脏停搏。阻断上、下腔静脉后切开右心房，见完全型房室间隔缺损，原发孔房间隔缺损约 1.5 cm×1.7 cm，室间隔缺损约 0.6 cm×0.8 cm，房室瓣瓣膜发育稍差，缝合左室面前桥瓣与后桥瓣成为二尖瓣大瓣，并缝合瓣叶间裂隙，左心室注水检查见成形后的二尖瓣无明显反流。将前、后桥瓣及心包片压向室间隔残端，右心室注水检查见成形后的三尖瓣有明显反流，反复胀肺检查室间隔及房间隔未见残余分流。

11：25 转流复温，给予肾上腺素 0.03μg/（kg·min），经主动脉根部心肌保护液灌注置管处充分排气后开放主动脉，心脏自主复跳，心律 2：1 下传。间断给予异丙肾上腺素提高心率后循环稳定。于右心室前壁无血管区置心外膜起搏导线备用。

12：04 停体外循环后，给予鱼精蛋白中和肝素，ACT 至术前水平。无过敏等异常情况。术中出血约 50 mL，术中输同型悬浮少白细胞红细胞 0.5 U，自体血 50 mL，未见用血不良反应。术后给予肾上腺素—异丙肾上腺素 + 米力农静脉泵入维持。

12：55 患儿安全返回 CICU。术后给予重症监护，呼吸机辅助呼吸，改善心功能，预防感染及对症支持治疗，观察病情变化。

3. 术后

入心外科监护室后，血管活性药物维持循环稳定，当日下午顺利撤呼吸机并拔除气管导管，改用双鼻导管低流量吸氧，患儿无声嘶、喉水肿等相关并发症。

术后复查心脏超声提示心脏收缩功能正常，未见心包积液，心房水平、心室水平未探及分流；胸部 X 线检查未见液气胸及肺不张。

患儿术后恢复良好，共住院 21 日，顺利出院。

## 【讨论】

完全型房室间隔缺损表现为单组房室瓣的反流和大量的左向右分流。肺血流增加，可发展为心力衰竭。右心房和肺动脉扩张，右心室肥大。肺动脉压升高，左心房可扩大。患儿行手术修补或肺动脉环缩前常已出现肺动脉高压。随着反流加重，分流可直接进入右心房。随之而来的肺血管疾病会在患儿 1 岁前迅速恶化。

围手术期风险取决于房室瓣膜关闭不全的程度，反流量，LOVT 流速和肺血管改变的进展速度。完全型进展迅速。注意避免空气栓塞和分流倒转为右向左。

术中监测：除所有标准监测项目外，附加动脉置管、中心静脉置管、TEE（如果条件允许）。体外循环后肺动脉和左心房置管测压会有帮助。

麻醉维持：中到大量的阿片类药、肌肉松弛药，加用吸入麻醉药。相对性低碳酸血症有利于降低肺动脉压（如有肺高压）。有时需要深低温和停循环。

诊断：可闻及收缩期和舒张期杂音。胸部 X 线摄片可看到心脏扩大。超声心动图能够诊断。心导管检查通常用于精确检测、评估肺循环血流动力学。患者伴发唐氏综合征的比例较高。

术前准备：如有呼吸衰竭，术前就应气管插管。肺高压也需要处理。

麻醉诱导：病情不稳定的患者需要静脉推注阿片类诱导。

术后阶段：通常需要正性肌力药支持，也需要降低肺动脉压（NO、碱化血液、血管扩张药）。持续肺高压常需延迟拔管。

（赵宗辉）

# 完全性大动脉转位手术麻醉

## 【基本信息】

患儿男，14 日。主诉：气促、哭闹 1 日。

现病史：患儿就诊前一日夜间无明显诱因出现哭闹、烦躁，无法安抚。就诊于我院急诊，行腹部平片检查未发现明显异常。留观无明显阳性症状后，自行回家。今日患儿如约就诊于我院心外随访门诊，建议入院进一步观察治疗。患儿自上次出院后，睡眠、饮食良好，体重由 2 510 g 增加至 2 820 g，大、小便正常。目前患儿病情稳定，无咳嗽、咳痰，无发热，呼吸、循环稳定。

既往史：患儿因"胎龄 22 周时发现先天性心脏病，出生后 2 小时"为主诉于 2021-05-11 22：20 入院。患儿为妊娠 $38^{+6}$ 周，出生体重 2 510 g。入院后积极术前准备，完善各项常规检查，完善我院心脏超声提示：房间隔中段显示回声脱失（10.5 mm×5.6 mm×7.7 mm），室间隔上段显示回声脱失（6.0 mm×4.5 mm）。心室与大动脉连接不一致，主动脉起自右心室，肺动脉起自左心室。大动脉水平双向分流：室间隔缺损，室水平双向分流；房间隔缺损，房水平左向右分流。入院后予以重症监护、适量喂养及对症支持治疗，患儿在未吸氧的情况下，血氧饱和度维持在 80% 以上。吃奶可，无呛咳及吐奶。经评估，患儿生命体征平稳，可待患儿生长 3 周后，择期手术治疗。于 2021-05-19 出院。

## 【查体】

### 1. 体格检查

体温 36.7℃，脉搏 142 次/分，呼吸 33 次/分，血压 62/43 mmHg，体重 2.8 kg，身长 50 cm，头围 35 cm，胸围 34 cm。发育正常，营养良好，正常面容，表情自如，自主体位，意识清楚，查体合作。

### 2. 专科检查

意识清、反应可，全身皮肤及黏膜稍发绀，口唇红润，气管居中，未见颈静脉怒张，呼吸平稳，30 次/分，未见三凹征及点头样呼吸，胸廓无畸形，双侧呼吸动度一致，触觉语颤对称，双肺叩诊清音，两肺呼吸音稍粗，未闻及干、湿啰音。心前区无隆起，心尖冲动正常，未触及震颤，心音有力，心率 130 次/分，律齐，各瓣膜听诊区未闻及明显杂音。无心包摩擦音。腹平软，肝右肋下 1 cm，质软、缘锐。未闻及股动脉枪击音，未见杵状指、趾，股动脉及足背动脉搏动无减弱。

### 3. 辅助检查

腹部平片（我院）：未见明显异常。心脏彩超：完全性大动脉转位（TGA）；动脉导管未闭，大动脉水平双向分流；室间隔缺损，心室水平双向分流；房间隔缺损，心房水平左向右分流。

## 【诊断】

诊断：先天性心脏病（完全性大动脉转位、室间隔缺损、房间隔缺损、动脉导管未闭、心功能Ⅳ级），右拇指多指畸形，右耳畸形，歪嘴哭综合征待查，肺炎。

## 【麻醉方案】

20：05 患儿被接入手术间。

入室监测生命体征：血压 62/33 mmHg，呼吸 140 次 / 分，$SpO_2$ 75%，体温 36.5℃。

20：10 麻醉诱导插管：咪达唑仑 0.3 mg，舒芬太尼 3 μg，罗库溴铵 2 mg。

经口可视气管插管（3.5 mm 普通气管导管，深度 9.5 cm）。

机械通气，$FiO_2$ 70%，PCV 12 ~ 15 $cmH_2O$，通气频率 35 次 / 分，吸呼比 1：1.5。

20：15 吸入 1% 七氟烷，泵入瑞芬太尼维持麻醉，间断给予罗库溴铵维持肌肉松弛。术中给予甲泼尼龙 3 mg。超声引导下左桡动脉穿刺置管测压，右侧颈内静脉穿刺置双腔中心静脉导管。

20：45 手术开始。

患者取仰卧位，前正中切口锯开胸骨，游离、切除胸腺后给予肝素 1 200 U。见主动脉位于右前，肺动脉位于左后，主动脉、肺动脉外径比约为 1：2，动脉导管外径约 0.6 cm。冠状动脉起始及走行未见明显异常。开始建立体外循环，缝扎动脉导管两道并于缝扎线间将其切断，断端予以缝扎。阻断主动脉后经主动脉根部注入 4℃晶体心肌停跳液，心脏停搏。主动脉根部插管近心端做荷包缝合并置心肌保护液灌注置管。阻断主动脉后经主动脉根部注入 4℃晶体心肌停跳液，心脏停搏，见房间隔缺损，大小约 1 cm×1 cm，室间隔缺损 4 cm×4 cm。拔除心肌保护液灌注置管并于置管水平横断主动脉，探查冠状动脉开口及走形未见畸形，将左、右冠状动脉开口连同周围主动脉血管壁一同剪下，并分别将冠状动脉起始处适当游离。自肺动脉根部将其横断，探查见动脉瓣下室间隔缺损，连续缝合、关闭室间隔缺损。肺动脉瓣未见畸形及明显狭窄；将左冠状动脉与原肺动脉近端切口缝合，将右冠状动脉与原肺动脉近端缝合，探查移植后的冠状动脉开口无狭窄及走行无明显成角。充分游离主肺动脉及左、右肺动脉，将主动脉远断端经肺动脉分叉处，置于肺动脉后方，并与原肺动脉近心端及冠状动脉吻合，使部分开放主动脉阻断并加大体外循环灌注压，检查成形后的主动脉吻合口见有针眼出血，予以修补后再次检查，未见明显出血，以外用冻干人纤维蛋白黏合剂喷洒吻合口。以心包补片成形新肺动脉根部，将肺动脉远心端与新肺动脉近心端吻合。连续缝合、关闭房间隔缺损。

23：30 复温，给予肾上腺素 0.05 μg/（kg·min）、米力农 0.5 μg/（kg·min）、硝酸甘油 0.5 μg/（kg·min）泵入，开放主动脉阻断钳。

23：25 心脏自主复跳，见左、右冠状动脉及其分支充盈良好，心肌未见明显缺血表现，心电监测显示窦性节律，未见 ST 段抬高。拔除左心引流管后连续缝合右心房，去除心包悬吊缝线，心脏复位。行转流、复温，降低转流流量，循环稳定。拔除下腔静脉插管并打结关闭置管切口。

次日 1：14 停体外循环后，拔除上腔静脉插管并打结关闭置管切口。以鱼精蛋白中和肝素，无过敏等异常情况。ACI 至术前水平。拔除主动脉置管并打结关闭置管切口。于右心室前壁无血管区置心外膜起搏导线，胸壁置起搏导线，连接起搏器，起搏心率 120 次 / 分。彻底止血，查无活动性出血后置放心包引流管并缝合固定，延迟关胸。手术顺利，术中麻醉满意。

次日 2：38 给予肾上腺素、去甲肾上腺素、米力农及硝酸甘油静脉泵入维持，带气管插管安返 CICU。术中输入晶体液 35 mL，病毒灭活新鲜血浆 50 mL，20% 人血清白蛋白 10 g，人纤维蛋白原 0.5 g，人凝血酶原复合物 300 U，冷沉淀 2 U，尿量 190 mL；出血量约 50 mL，自体血回收洗涤红细胞 80 mL，输入过程顺利，无不良反应的发生。

患儿手术顺利，术后予以重症监护、改善心功能、防治感染及对症支持治疗，患儿心功能恢复顺利，切口愈合可，未见红肿及渗液。

患儿术后 26 日顺利出院。

术后复查血常规未提示细菌感染征象，复查肝、肾功能未提示明显肝、肾功能异常，复查心脏超声提示心脏收缩功能正常，未见心包积液，心房水平 4 mm 残余分流，三尖瓣及主动脉瓣少量反流，胸部 X 线检查未见液气胸及肺不张。

### 【讨论】

麻醉术前评估：完全性大动脉转位（TGA）的术前访视，应评估血流动力学状态、正性肌力药物的使用、心律、静脉通路、有创动脉血压监测情况、实验室检查、胸部 X 线检查、心电图、通气状态、气道问题以及其他脏器的功能情况等。另外，应关注超声心动图和心导管检查的结果，包括分流情况、合并的缺损、冠状动脉解剖、房室瓣功能及左右心室功能。

TGA 术前导致死亡的危险因素包括平行循环间血流交通混合不足、肺动脉高压、低出生体重及诊断延误。其中，TGA 合并室间隔完整（IVS）时，常存在血流交通混合不足，在缺氧严重的情况下，需急诊行房间隔造口或一期大动脉转位手术。术前需要持续输注前列腺素 $E_1$（$PGE_1$）维持动脉导管开放，以增加血流混合。动脉导管开放所致的低血压可减少肠道血供，导致新生儿坏死性小肠结肠炎（NEC）。而 TGA 合并室间隔缺损（VSD）时，术前评估应注意肺循环充血所致的充血性心力衰竭（CHF），包括心率加快、心脏增大、皮肤冰冷、出汗、呼吸急促以及毛细血管充盈时间延长等。

根据术前评估，该患儿实际情况为 TGA 合并 IVS，循环间的血流混合严重不足，导致严重低氧血症和乳酸酸中毒，肺动脉高压，心功能Ⅳ级。需用多巴胺 5 μg/（kg·min）支持治疗，并输注 $PGE_1$ 以维持动脉导管开放。采用桡动脉测压、机械通气治疗。患儿病情危重，急需接受大动脉转位手术治疗。

大动脉转位的解剖学异常：TGA 特指房室连接正常，但心室大动脉连接不一致的解剖学异常。根据 Van Praagh 三段表示分类法，这种解剖学异常最多的情况是心房正位、心室右袢、大动脉右转位（SDD），即右位右心房通过右位三尖瓣及右心室与右前位的主动脉连接，而左位左心房通过左位二尖瓣及左心室与左后位的肺动脉连接。大多数 TGA 的右冠状动脉起源于右冠窦，而左冠状动脉起源于左冠窦，但也存在很多变异的冠状动脉解剖。TGA 合并的常见结构异常依次为卵圆孔未闭（PFO）、动脉导管未闭（PDA）、VSD、肺动脉瓣下狭窄或左心室流出道（LVOT）梗阻。TGA 患儿几乎均存在卵圆孔未闭，但仅有 5% 的患儿存在继发孔型房间隔缺损（ASD）。在不使用 $PGE_1$ 的情况下，近 50% 的 TGA 患儿存在 PDA。尽管血管造影提示 30% ~ 40% 的 TGA 患儿合并 VSD，但其中仅 1/3 出现明显血流动力学改变。因此可认为大多数 TGA 患儿室间隔完整。约 30% 合并 VSD 的 TGA 患儿存在 LVOT 梗阻，多数为肺动脉瓣下的纤维肌肉环所致，也可能为室间隔出口部分的后错位。而 TGA 合并 IVS 时，约 5% 的患儿出现明显的 LVOT 梗阻，这种动力性梗阻出现于收缩期，此时室间隔向左鼓起、二尖瓣前叶前向运动。在新生儿期，这种室间隔偏移运动所致的梗阻罕见，因为肺血管阻力较高。TGA 合并肺动脉瓣狭窄极少见。另外，TGA 较为少见的合并畸形包括二尖瓣或三尖瓣反流、主动脉缩窄。血管造影可见 30% 的 TGA 患儿存在支气管—肺的侧支血管，通常右肺的侧支血管相对更多。这些侧支血管增加了交叉循环的血流混合，被认为可加速 TGA 患者肺血管闭塞性疾病（PVOD）的发展。

急诊大动脉转位的病理生理改变：TGA 的房室连接正常（右心房到右心室，左心房到左心室），而心室与大动脉连接不一致（右心室到主动脉，左心室到肺动脉），产生了平行而非连续的血液循环。在这一平行循环中，含氧低的全身静脉血不经肺部而重新进入系统循环，氧合过的肺静脉血却未经利用而再次进入肺循环。因此，除非平行循环之间存在血液交通混合，否则 TGA 患儿不可能存活。平行循环的血液交通处，可位于心内（PFO、ASD、VSD）或心外（PDA、支气管—肺侧支血管）。混合的血液量取决于交通处的数量、大小和部位。另外，心室顺应性下降、全身阻力和肺动脉阻力升高可减少混合的血液量。经交通部位而混合的血流，其左向右和右向左的分流量是相等的。只有右向左分流能产生有效的肺循环血流，使全身静脉血到达肺循环；而左向右分流则产生有效的体循环血流。因此，系统循环内的总血流量为再循环的全身静脉血流量与有效体循环血流量之和。肺循环内的总血流量为再循环的肺静脉血流量与有效肺循环血流量之和。

该患儿术前情况紧急，严重缺氧，使用了 $PGE_1$，给予持续输注小剂量强心药物，如多巴胺、多巴酚丁胺、米力农，以改善机体灌注。若处理及时，患儿的状态短时间内可以达到适宜状态，可行急诊手术。动脉导管依赖型缺损的患者，术前应使用前列腺素 $E_1$ 维持动脉导管的开放。

麻醉诱导时应避免肺循环阻力的剧烈波动。术中避免使用对心脏功能抑制较强的药物。体外循环后避免高血压，收缩压维持在 50 ~ 75 mmHg。尽量降低左心房压来维持适当的心排血量。维持较快的心率，避免心动过缓。体外循环后需要正性肌力药和血管活性药支持。手术难度大，时间较长，创伤面大，渗血较多，需要输入血小板、凝血酶原复合物和血浆等。

术后一般应维持 24 小时机械通气。监测心肌缺血，出现心肌梗死后应积极治疗（供氧、监测 ECG，予硝酸甘油、降低后负荷并控制心律失常）。

（赵宗辉）

# 主动脉缩窄矫治术麻醉

## 【基本信息】

患儿女，16 日。主诉：气促 1 日。

现病史：入院前 1 日患儿呛奶后出现气促，伴全身发绀、呼吸困难，精神反应差，病程中有发热，中热为主，无寒战、抽搐，无意识障碍，无烦躁激惹，无呕吐、腹胀、腹泻，无水肿、少尿，病后急诊送入外院，完善相关辅助检查，考虑"重症肺炎"，予吸痰清理呼吸道，气管插管，哌拉西林、甲硝唑、美罗培南抗感染等治疗，呼吸机辅助呼吸下无发绀，气促好转，体温暂时稳定，精神反应仍欠佳，患儿病情危重，为求进一步治疗，急诊转入我科，以"新生儿肺炎"收入我科。病后患儿精神反应差，食欲减退，大、小便未见异常。

既往史：出生后发现"单脐动脉"，新生儿筛查结果提示先天性甲状腺功能减退症阳性。

个人史：第 1 胎第 1 产，妊娠 38$^{+1}$ 周，双胎之大，因"双胎妊娠、一横位一臀位"剖宫产出生，羊水清，产程无延长，胎盘情况完整，脐带无异常，分娩前无用药，宫内无胎心增快、胎心减慢、窒息。出生体重 2 000 g，呼吸开始时刻为出生后即刻，哭声响亮，皮肤颜色红润，四肢肌张力正常，未吸入羊水。Apgar 评分：1 分钟评 9 分，5 分钟评 10 分。无窒息，抢救措施无，黄疸已消退。脐带脱落，残端干燥，脐轮无红肿。患儿有开奶，准合喂养，生后吃奶差，有吃奶中断及费力，奶量每 2 小时 10 ~ 30 mL。未接种卡介苗，已接种乙肝疫苗，已行新生儿足底血筛查。

家族史：父亲为乙肝携带者。母亲有多囊卵巢病史，妊娠 1 次，自然流产 0 次，人工流产 0 次，死胎 0 个，死产 0 个，G1P2 系男孩，双胎之小，16 日，体健。非近亲婚配，兄弟姐妹健在，否认家族性遗传病史。

## 【查体】

### 1. 体格检查

体温 37℃，脉搏 146 次 / 分，呼吸 35 次 / 分，血压 73/50 mmHg，体重 2 240 g，身长

45 cm，头围 32 cm，胸围 31 cm。意识清，发育良好，营养良好，反应可，哭声稍弱，面色红润。

2. 专科检查

心前区无隆起。心尖冲动正常，未触及震颤。心音有力。心率 146 次/分，律齐，心前区可闻及 3/6 级杂音，无心包摩擦音。

3. 辅助检查

2019-04-16 外院胸部 CT：双肺炎症，心影增大呈普大型，双侧胸腔少量积液。

2019-04-17 外院血常规：白细胞 $16.64 \times 10^9$/L，中性粒细胞百分比 44.8%，淋巴细胞百分比 42.54%，血红蛋白 137 g/L，血小板 $380 \times 10^9$/L，PCT 0.24 μg/mL。

【诊断】

诊断：先天性心脏病（主动脉缩窄、室间隔缺损、动脉导管未闭、卵圆孔未闭、心功能Ⅳ级），新生儿肺炎，双胎之大，足月小样儿。

【麻醉方案】

8：55 患儿带气管导管接入手术室。

入室生命体征：血压 70/35 mmHg，心率 143 次/分，$SpO_2$ 90%，体温 36.5℃。

连接麻醉机，调整呼吸参数，开始麻醉诱导，咪达唑仑 0.4 mg，舒芬太尼 3 μg，罗库溴铵 1.3 mg。

重新确定气管导管（3.5 mm 普通气管导管，深度 9 cm）。

机械通气，$FiO_2$ 80%，PCV 12～15 $cmH_2O$，通气频率 35 次/分，吸呼比 1：1.5。

9：00 吸入 1% 七氟醚，泵注瑞芬太尼。术中给予甲泼尼龙 5 mg。

超声引导下右侧肱动脉穿刺置管测压，右颈内静脉穿刺置双腔中心静脉导管。

9：50 静脉给予咪达唑仑 0.3 mg、罗库溴铵 1.3 mg、舒芬太尼 3 μg 加深麻醉。

9：55 手术开始，患儿取仰卧位，用碘伏常规消毒，铺无菌巾，取胸骨正中切口，长约 8 cm，解剖入路。

10：05 游离、切除胸腺后给予肝素 900 U。

10：18 体外循环开始，阻断主动脉后经主动脉根部注入 4℃ 晶体心肌停跳液。

10：32 心脏停搏。术中见主、肺动脉位置关系正常，心脏肥大，主动脉比肺动脉约 1：3。游离升主动脉、主动脉弓及其分支、左右肺动脉、动脉导管及降主动脉，见主动脉弓细小，动脉导管外径约 0.5 cm，给予结扎。于左锁骨下动脉远端缩窄段降主动脉给予结扎，自狭窄远端切断，充分游离降主动脉，切除降主动脉壁动脉导管组织。停循环，去除阻断钳，拔除主动脉插管，于主动脉弓左后壁沿其长轴做约 1.5 cm 切口，切口远端起自左侧锁骨下动脉。将降主动脉与主动脉弓行端侧吻合，吻合完毕以外用冻干人纤维蛋白黏合剂喷洒吻合口。拔除右心房置管，切开右心房。见卵圆孔未闭，见膜周部室间隔缺损，0.8 cm×0.8 cm。以心包片连续缝合关闭室间隔缺损，缝合卵圆孔。反复胀肺检查室间隔缺损及卵圆孔，未见残余分流。检查三尖瓣见少量反流，行 katy 成形。手术顺利。

11：25 开始复温，给予肾上腺素（异丙肾上腺素）+ 米力农静脉维持。

11：39 开放循环，心脏自动复跳，呈窦性心律，复跳心率 140 次 / 分。心肌阻断 67 分钟。辅助 109 分钟，停体外循环后予超滤，顺利停机并撤除各管道。以鱼精蛋白中和肝素，ACT 至术前水平，无过敏等异常情况。术中输自体血 50 mL，病毒灭活滤白新鲜血浆 50 mL，人血清白蛋白 10 g，术后给予肾上腺素（异丙肾上腺素）+ 米力农静脉维持。

12：55 患儿安全返回 CICU。术后给予重症监护，呼吸机辅助呼吸、改善心功能、预防感染及对症支持治疗，观察病情变化。

入心外科监护室后，血管活性药物维持循环稳定，手术当日下午顺利撤呼吸机并拔除气管导管，患儿无声嘶、喉水肿等相关并发症。

术后 3 日复查心脏超声：先天性心脏病，主动脉缩窄矫治术后。

患儿术后恢复良好，共住院 10 日，顺利出院。

【讨论】

主动脉缩窄是一种发病率比较低的先天性心脏病，占先天性心血管病的 0.47%～1.60%，其主要病理生理变化为缩窄近心端的高血压和远心端的低血压。大多数小儿发病急，且危重，需要马上进行手术治疗，手术难度较大，术后并发症多且严重，故对麻醉要求高，术中麻醉管理要求高，有其特殊的处理原则。

手术前麻醉评估及准备：对心脏及肝、肾等重要器官功能情况应进行详细检查，并准确了解缩窄段的部位和长度，以防漏诊。准备足量库存血及血浆。建立 2～3 条通畅的静脉输液、输血通路。对合并心功能不全的患者，可输注 PGE₁ 以维持远端血流和减少酸中毒。

手术中麻醉管理原则：同时进行右桡动脉和下肢动脉直接测压。麻醉诱导力求平稳，避免血压波动过大。气管插管后过度通气，给予碳酸氢钠。阻断主动脉可引起上半身高血压、颅内压增高，而下部远端可以出现低灌注、酸中毒或脊髓缺血，因此在阻断主动脉前就应该开始应用硝普钠或硝酸甘油等血管扩张药，以适度控制血压和维持下部侧支循环。开放主动脉后由于血流重新分布、无氧代谢产物迅速进入血液循环，血压急剧下降，因此这一时期的麻醉重点是防止发生急性心力衰竭、心搏骤停和脑血管意外。采用硝普钠或硝酸甘油持续泵入，并辅以间断吸入七氟烷或应用艾司洛尔等 β 受体阻滞剂维持上肢收缩压稳定，既可预防脑血管意外的发生，又可避免因下半身灌注不足导致的脊髓和肾缺血。

手术后麻醉管理：主动脉缩窄矫治术后易发生高血压，可以持续数周至数月，需要降压和扩血管治疗。手术当日宜早期气管拔管，避免气管内插管引起的高血压，同时可给予镇静、止痛、使用硝普钠等以防肠系膜动脉痉挛或缺血引起腹痛甚至肠坏死的可能。

手术并发症：主动脉缩窄手术最危险的并发症是截瘫和急性肾衰竭。术中采取浅低温、尽量保存肋间动脉侧支血管、缩短主动脉阻断时间、及时纠正酸中毒等，均可有效地避免脊髓和肾缺血性损害。

为减轻阻断主动脉对机体的缺血影响，需予以体表降温，以降低机体代谢，预防截瘫和急性肾衰竭的发生。在降温前给予足够的肌肉松弛药，并加深麻醉，以免降温时发生御寒反应，导致代谢增加。主动脉缩窄矫正术后易发生高血压，可给予镇静、止痛、使用硝普钠以防肠缺血引起腹痛甚至肠坏死的可能。

本患者未发生截瘫、急性肾衰竭、腹痛和消化道出血和麻醉相关的并发症。

（赵宗辉）

# 完全性肺静脉异位引流矫治术麻醉

## 【基本信息】

患儿女，5日。主诉：气促4日。

现病史：患儿为足月儿，胎龄38周，2020-04-08于外院顺产出生，羊水清，胎盘、脐带无异常，生后Apgar评分1分钟、5分钟及10分钟均为10分，出生体重3 005 g。4日前患儿无明显诱因出现气促，哭闹及吃奶时伴皮肤黏膜青紫，遂转入外院新生儿科，予抗感染、经鼻高流量吸氧等治疗，呼吸稍好转，进行心脏超声检查提示"完全性肺静脉异位引流（卵圆孔未闭、肺动脉高压）"。为求手术治疗，转入我科。患儿出生后正常开奶，并逐渐增加奶量，未见胎便排出延迟，无呕吐，无抽搐、尖叫。自发病以来，患儿精神状态良好，体力情况一般，食欲、食量良好，睡眠情况良好。

个人史：母体孕期无特殊，未产检，无并发症，无用药，无接触放射或毒物史，第4胎，第2产，妊娠38周，单胎，顺产，羊水清，产程延长，胎盘情况完整，脐带无异常，分娩前无用药，宫内无胎心增快、胎心减慢、窒息，出生体重3 005 g，呼吸开始时刻为出生后即刻，哭声响亮，皮肤颜色红润，四肢肌张力正常，未吸入羊水。患儿有开奶，母乳喂养。已接种卡介苗，已接种乙肝疫苗，已行新生儿足底血筛查。

家族史：父亲平素体健。母亲平素体健，妊娠4次，自然流产1次，人工流产1次，死胎0个，死产0个，非近亲婚配，兄弟姐妹健在，否认家族性遗传病史。

## 【查体】

1. 体格检查

体温36.7℃，脉搏165次/分，呼吸43次/分，血压61/37 mmHg，体重3.1 kg，身长

48 cm。意识清，发育、营养良好，反应可，哭声响亮，面色稍发绀，全身皮肤及黏膜轻度发绀，口唇红润。

2. 专科检查

气管居中，未见颈静脉怒张，呼吸平稳，43 次 / 分，未见三凹征及点头样呼吸，胸廓无畸形，双侧呼吸动度一致，触觉语颤对称，双肺叩诊清音，两肺呼吸音稍粗，未闻及干、湿啰音。心前区无隆起，心尖冲动正常，未触及震颤，心音有力，心率 165 次 / 分，律齐，胸骨左缘第 2 ～ 3 肋间可闻及 2/6 级收缩期吹风样杂音。无心包摩擦音。腹平软，肝右肋下 1 cm，质软、缘锐。未闻及股动脉枪击音，未见杵状指、趾，股动脉及足背动脉搏动无减弱。

3. 辅助检查

血常规、转氨酶、基础代谢、心肌酶、凝血功能均无明显异常。血型 B 型。

2020-04-13 心脏彩超（我院）：完全性肺静脉异位引流（心内型），心房水平右向左分流，肺动脉高压。

【诊断】

诊断：先天性心脏病（完全性肺静脉异位引流、卵圆孔未闭、继发性重度肺动脉高压、动脉导管未闭、心功能Ⅲ级），产伤致新生儿头颅血肿，新生儿贫血（轻度），新生儿肺炎。

【麻醉方案】

9：40 患儿带气管导管接入手术室。

入室生命体征：血压 60/35 mmHg，心率 143 次 / 分，$SpO_2$ 90%，体温 36.5℃。

连接麻醉机，调整呼吸参数，开始麻醉诱导：咪达唑仑 0.5 mg，舒芬太尼 3 mg，罗库溴铵 2 mg。

重新确定气管导管（3.5 mm 普通气管导管，深度 10 cm）。

机械通气，$FiO_2$ 80%，PCV 12 ～ 15 $cmH_2O$，通气频率 35 次 / 分，吸呼比 1 ：1.5。

9：45 吸入 1% 七氟醚，泵注瑞芬太尼。术中给予甲泼尼龙 5 mg。

超声引导下右股动脉穿刺置管测压，右颈内静脉穿刺置双腔中心静脉导管。

10：50 手术开始。患儿取仰卧位，用碘伏常规消毒，铺无菌巾，取胸骨正中切口，长约 8 cm，解剖入路。游离、切除胸腺后给予肝素。常规建立体外循环，阻断主动脉后经主动脉根部注入 4℃ 晶体心肌停跳液，心脏停搏。阻断上、下腔静脉后切开右心房，见卵圆孔未闭，经房间隔缺损切开房间隔，探查左房内未见肺静脉开口，见冠状静脉窦明显扩大，见肺静脉开口于冠状静脉窦，切除冠状静脉窦顶。取外科生物补片裁剪合适，将冠状静脉窦及肺静脉隔入左房。转流复温，复温开始时给予小剂量肾上腺素及米力农血管活性药物泵入。经主动脉根部心肌保护液灌注置管处充分排气后开放主动脉，开放循环，心脏自动复跳，呈窦性心律，复跳心率 140 次 / 分。心肌阻断 26 分钟。辅助 46 分钟，停体外循环后予超滤，顺利停机并撤除各管道。鱼精蛋白中和肝素，ACT 至术前水平，无过敏等异常情况。术中输入晶体液 20 mL，人血清白蛋白 10 g，尿量 10 mL；出血量约 50 mL，输 B 型自体血回收洗涤红细胞 50 mL，输入过程顺利，无不良反应的发生。

13：40 术毕，安返 CICU。患儿心率 160 次 / 分，血压 70/45 mmHg，CVP 8 mmHg，$SpO_2$ 99%。

入心外科监护室后，血管活性药物维持循环稳定，当日下午顺利撤呼吸机并拔除气管导管，患儿无声嘶、喉水肿等相关并发症。

术后 5 日复查心脏超声：先天性心脏病，完全型肺静脉异位引流矫治术后。

患儿术后恢复良好，共住院 10 日，顺利出院。

## 【讨论】

麻醉术前评估：患儿全身低氧表现明显，心脏超声检查已明确诊断，应及早手术，以改善机体氧供状态。患儿低龄、低体重，喂养困难，生长发育差，左心发育差，肺动脉高压，病情危重，围手术期风险较大。向患儿家属充分交代病情后，家属签署麻醉知情同意书。

完全性肺静脉异位引流（total anomalous pulmonary venous collection，TAPVC）指左、右肺静脉异常连接到体静脉循环，导致氧合血回流到右心房的先天性心脏畸形。TAPVC 占先天性心脏病的 1% ~ 5%，患者须有卵圆孔未闭或房间隔缺损方能生存，是少数需急诊手术的小儿心脏外科疾病之一。

TAPVC 分为以下 4 型。

（1）心上型：最常见，约占 45%。左、右肺静脉在左心房后面汇合成共同静脉干，经垂直静脉，连于左无名静脉，引流至上腔静脉，进入右心房。

（2）心内型：约占 25%。多为左、右肺静脉分别开口于右心房或左、右肺静脉汇合成共同静脉干，开口于冠状静脉窦。

（3）心下型：约占 25%。左、右肺静脉汇合成共同静脉干，经垂直静脉穿过膈肌进入腹部，引流至门静脉或下腔静脉，进入右心房。

（4）混合型：约占 5%。为以上 2 种或 2 种以上类型的合并畸形。最常见左肺静脉（多上叶肺静脉）经垂直静脉引流至上腔静脉，其余肺静脉引流至冠状静脉窦。

病理生理：无论 TAPVC 何种解剖类型，肺静脉血最终都要回流右心房，进入右心房的肺静脉氧合血与体静脉回流的非氧合血混合，再通过房间隔缺损或未闭卵圆孔流入左心房，继而进入体循环，表现为心外左向右分流，心内右向左分流。

未合并肺静脉梗阻的患者，病理生理类似于大的房间隔缺损，增多的肺血流造成肺动脉高压，但一般不会超过主动脉压；如果合并肺静脉梗阻，肺动脉压可以超过主动脉压，同时高度增加的肺血流可以造成肺淤血、肺组织间质水肿。肺动脉高压引起肺小动脉的肌性化，会造成术后肺动脉高压危象。

临床表现：患儿总是存在发绀，发绀的严重程度取决于全身和肺静脉血混合（心内分流模式）的总量、ASD 的大小，以及肺循环情况（血管阻力、血管梗阻、肺血流量、肺内分流）。单纯 TAPVC 的临床表现主要取决于是否存在肺静脉回流梗阻及梗阻的程度。无梗阻的单纯 TAPVC 新生儿由于肺血管阻力较低，混合性右心房血更易经右心室直接进入肺循环，临床上可出现轻度发绀和肺血过多的症状（如气促、喂养困难、生长迟缓），大部分患儿在早期即可明确诊断。也有部分患儿无明显表现，随着生长发育，对心排血量的需要增多，通过 ASD 的动静脉混合血受限，可在 1 岁之前出现症状。少数病例在数月甚至几岁时才能得以确诊。肺静脉梗阻患儿早期就可能出现呼吸急促和口唇发绀，梗阻越重，发绀的程度就越重。由于左心室充盈减少，全身心排血量降低，易出现缺氧、代谢性酸中毒和心力衰竭。

治疗措施：TAPVC 一经确诊即应手术治疗，手术时机要根据是否合并肺静脉梗阻而定。对于新生儿期发病的患者，一旦确诊，应急诊手术。而肺静脉回流没有梗阻且房间隔缺损较大的患儿，如果症状不明显，可以 1 岁左右再做手术。特别是心下型或混合型 TAPVC 的手术技术难度大、时间长，因此，手术病死率仍较高。心上型及心内型 TAPVC 的手术效果最佳，手术效果与房间隔缺损相似。术后发生肺动脉高压危象仍是这类畸形早期康复的难题。对就诊晚的患儿必要时行右心导管检查，如合并艾森曼格综合征，为手术禁忌。

本例患儿的麻醉管理总体来说较为成功，麻醉诱导、维持及脱离 CPB 过程平顺，注意了不良事件的监测与防范。左房压的监测对于此类手术前左心容量较小的患儿很有意义，有助于指导畸形矫治后输入液体量和正性肌力药的调整。患儿低龄、低体重，术前存在缺氧、酸中毒，一般状态较差，建议建立动、静脉通路由经验丰富的高年资麻醉医师完成，避免由于此过程时间过长造成患儿循环系统和内环境状态进一步恶化。

术毕，患儿带气管导管返回 CICU，给予呼吸、循环支持，持续镇静、保温、抗感染。复查胸部 X 线片、血气分析满意后，于术后 48 小时内拔除气管导管。术后第 5 日逐渐减停血管活性药并转回普通病房。

术后面临的主要问题是肺血管阻力增高、肺静脉梗阻、右心室衰竭、左心房结构改变导致的容积减小及间隔移位引起的左心室容积减小。另外，5%～20% 的患儿矫治术后会出现心律失常，通常为室上性心律失常，较多发生于心内型 TAPVC 患儿中。如果未造成低血压，可以暂不处理，随着内环境的调整，多可自行缓解。如果影响血压，采取心房起搏超速抑制的方法多能缓解（此类患儿多放置心房起搏电极）或给予药物治疗。

术后管理分析：TAPVC 矫治术后，患儿需要稍长时间的药物支持治疗，停止 CPB 时开始使用的正性肌力药、血管扩张药和其他支持手段，若术后需要继续使用，停药过程一定要缓慢。

本例患儿的术后管理实践：总结本例患儿术后在 CICU 进行了合理的呼吸、循环支持和抗感染治疗，着重注意左心功能的支持、肺阻力的调控以及低体重患儿保温装置的调控，缓慢调整血管活性药物剂量，根据患儿的呼吸状态和胸部 X 线摄片，选择适当的时机拔除气管导管，使患儿顺利地完成了从 CICU 到病房的过渡。

（赵宗辉）

# 胆道闭锁行肝门肠吻合术麻醉

## 【基本信息】

患儿男，2 个月 7 天。主诉：反复皮肤、巩膜黄染 1 月余。

现病史：1 个月前患儿无明显诱因出现皮肤黄染，大便颜色变浅，无发热，无咳嗽、咳痰，无腹泻及皮疹，无茶色尿，母乳喂养，吃奶可，于外院就诊，考虑胆道梗阻住院。

肝功能检查提示总胆红素 140.3 μmol/L，直接胆红素 110.1 μmol/L，间接胆红素 30.2 μmol/L，总胆汁酸 155.7 μmol/L，AST 102 U/L，ALT 35 U/L，GGT 541 U/L。

完善全腹 CT 提示胆囊显示欠佳，予熊去氧胆酸对症治疗，效果欠佳，后予出院转至上级医院诊治。

后患儿于外院就诊时复查肝功能提示 TBil 160.4 μmol/L，总胆汁酸 252.08 μmoL/L，AST 226 U/L，GGT 762 U/L。家属重视，遂来我院门诊就诊，拟 "黄疸查因" 收治入院。自发病以来，患儿精神状态良好，食欲、食量良好，睡眠情况良好，大便浅黄色，小便正常。

既往史：按当地防疫部门要求预防接种。

个人史：第 1 胎第 1 产，出生时情况无特殊，母孕期健康，体健，无吸烟史。出生后母乳喂养 + 羊奶混合喂养 2 个月，饮食习惯正常，现主食谱母乳 + 羊奶混合喂养。乙肝疫苗、卡介苗已接种。

家族史：父母体健，家族成员无肝炎、结核病病史，无遗传病病史。

## 【查体】

1. 体格检查

体温 36.9℃，脉搏 105 次 / 分，呼吸 25 次 / 分，血压 83/48 mmHg，体重 4.9 kg。发育正常，营养良好，正常面容，表情自如，自主体位，意识清楚，查体合作。

2. 专科检查

全身皮肤、黏膜重度黄染，腹部膨隆，脐部可见隆起，按压可及一大小约 2 cm 缺口，触之软，肝肋下可及，质中，脾肋下未触及。腹部叩诊鼓音，听诊肠鸣音正常。

3. 辅助检查

2020-02-01 肝功能（外院）：总胆红素 160.4 μmol/L，直接胆红素 96.4 μmol/L，间接胆红素 64 μmol/L，总胆汁酸 252.03 μmol/L，AST 226 U/L，ALT 64 U/L，GGT 762 U/L。

2020-02-04 彩超（外院）：肝门部纤维索增厚，胆囊未见显示，考虑胆道闭锁；肝实质弹性值明显增高，肝门部淋巴结肿大；脾未见明显异常。

### 【诊断】

诊断：胆道闭锁（Ⅲ型），脐疝。

### 【麻醉方案】

1. 麻醉方式

静吸复合全身麻醉插管。

2. 麻醉经过

14：15 患儿被接入手术室。

入室生命体征：血压 88/47 mmHg，心率 143 次 / 分，SpO$_2$ 99%，体温 36.6℃。

入手术室后，将患儿置于预热的空气变温毯上，进行常规呼吸、循环及体温监测，吸氧，静脉给予丙泊酚 2.5 mg/kg、瑞芬太尼 2 μg/kg、咪达唑仑 0.1 mg/kg、顺阿曲库铵 0.1 mg/kg。

快速诱导气管内插管顺利，连接呼吸机，选择闭环、压力控制通气模式，使潮气量达每次 40 mL，呼吸频率 26 次 / 分，呼气末二氧化碳分压（P$_{ET}$CO$_2$）维持在 35 ~ 40 mmHg 水平。

术中维持吸入 2% 七氟醚，泵注瑞芬太尼。间断追加顺阿曲库铵保持肌肉松弛，给予甲泼尼龙 5 mg。

超声引导下左侧桡动脉穿刺置管测压，右颈内静脉穿刺置双腔中心静脉导管。

15：00 手术开始，行腹腔探查，术中见肝大，呈淤胆样改变，红褐色，质韧，胆囊萎缩，呈条索状，无胆汁充盈，胆总管萎缩、呈条索状，无明确管腔，肝门部未见胆管组织，可见灰白色纤维块。术中明确诊断为Ⅲ型胆道闭锁，拟行腹腔镜肝门肠吻合术（Kasai 手术）。

17：15 手术顺利结束。术中出血约 5 mL，未输血。麻醉满意，术后苏醒顺利，拔除气管导管送 PICU 进一步治疗。手术历时 135 分钟，术中维持体温 36 ~ 37℃，术中补液为复方电解质 30 mL、5% 葡萄糖盐水溶液 100 mL。切除的胆囊、肝门部纤维块及肝组织示于家属后送病理检查。

3. 术后

患儿术后恢复良好，共住院 25 日，顺利出院。

【讨论】

胆道闭锁是一种婴儿闭塞性胆道病变，若不尽早治疗将危及生命。肝门肠吻合术一直是该病的首选外科治疗方法。

肝门肠吻合术目前已在国内广泛开展，接受手术的患儿一般小于 3 个月，且接受手术的患儿日龄逐渐变小。由于上腹部手术持续时间较长，患儿月龄较小，加之有不同程度的肝损害，各脏器功能及代偿功能不足，使得如何实施正确的麻醉管理，让患儿安全度过围手术期成为了麻醉医师面临的重要问题。

胆道闭锁患儿通常伴有严重肝功能损害和其他特殊情况，术前应对肝功能、合并先天性疾病（如内脏异位、房间隔缺损等）及呼吸道状况进行充分评估，以降低麻醉手术风险。

麻醉方法可采用吸入麻醉、全凭静脉麻醉或静吸复合麻醉。吸入麻醉药物中，七氟烷麻醉深度易于控制，合用肾上腺素不易诱发心律失常，较适用于胆道闭锁患儿。

对入室前已开放静脉通路的患儿，可选用丙泊酚作为静脉麻醉药物，丙泊酚起效迅速、作用消失快、清醒彻底、认知恢复良好及恶心、呕吐发生率低，较适用于胆道闭锁患儿。

术中应特别注意涉及肝门部操作时循环和呼吸系统的变化。患儿入麻醉恢复室（PACU）后，应加强对呼吸道的监测和护理，使患儿顺利苏醒。

术前关注重点包括：凝血功能是否正常，患儿往往伴有凝血功能异常，术前需调整；血浆蛋白水平也须补充至正常参考值水平，以免伤口和吻合口愈合不佳；术前 2 日做肠道准备：手术前 1 日晚和术晨进行清洁灌肠，灌肠后禁食。

根据患儿情况及手术需要，需对患儿酌情给予术前用药。对大多数手术患儿，术前给予足量的抗胆碱药是必须的，其目的是减少口咽和呼吸道分泌物，保持气道干净，并预防气管内插管操作及手术过程中牵拉可能出现的迷走神经反射。可于术前 30 分钟皮下或肌内注射阿托品或东莨菪碱 0.01 ~ 0.02 mg/kg。胆道闭锁患儿常有凝血因子不足，可肌内注射维生素 $K_1$ 10 mg。对 6 个月以下患儿通常不给予镇静药。

胆道闭锁患儿麻醉方法的选择既要考虑对呼吸、循环影响小，不引起肝缺血、缺氧而致肝损害加重，又要兼顾应用较少种类的麻醉药就能达到良好镇静、镇痛效果。婴儿以腹式呼吸为主，而手术在上腹部进行操作，可引起膈肌牵拉、肺不张等，手术时间也较长，气管内插管有利于保持气道通畅，便于呼吸道管理，同时可避免术中、术后低氧血症的发生，因此，一般选用气管内插管全身麻醉，而不主张单独使用椎管内麻醉。

（赵宗辉）

# 参考文献

［1］张飞蛾．现代疼痛治疗与麻醉新进展［M］．开封：河南大学出版社，2021．

［2］吴滨，孙玉明，张智华，等．现代麻醉技术与麻醉管理［M］．上海：上海交通大学出版社，2023．

［3］朱广勇．外科常见病手术治疗与麻醉［M］．青岛：中国海洋大学出版社，2023．

［4］孙增勤．实用麻醉手册［M］．7版．郑州：河南科学技术出版社，2020．

［5］王宏月，周爱淳，杨海慧．临床麻醉技术应用［M］．武汉：湖北科学技术出版社，2021．

［6］贺鹏．现代医学临床麻醉应用［M］．上海：上海科学普及出版社，2023．

［7］武广想．临床麻醉基础与麻醉要点［M］．延吉：延边大学出版社，2023．

［8］徐茂华，李婧婧，赵涛，等．临床常见手术麻醉常规［M］．北京：科学技术文献出版社，2022．

［9］邵延峰，张曦，毛永林．实用临床麻醉学与疼痛控制［M］．上海：上海交通大学出版社，2023．

［10］袁红斌，张良成．骨科麻醉［M］．北京/西安：世界图书出版公司，2024．

［11］陈兴涛．实用麻醉技术与应用［M］．上海：上海交通大学出版社，2023．

［12］王锷．心胸外科麻醉［M］．北京：中国医药科技出版社，2024．

［13］王英伟．神经外科麻醉［M］．上海：世界图书出版公司，2024．

［14］李洪．普外泌尿麻醉［M］．上海：世界图书出版公司，2024．

［15］王天龙．老年麻醉［M］．上海：世界图书出版公司，2024．

［16］徐知菲．临床急重症与麻醉学［M］．西安：陕西科学技术出版社，2021．

［17］何巍，逯家宇，陈枝．临床外科与麻醉［M］．汕头：汕头大学出版社，2022．

［18］王英伟．神经外科麻醉［M］．北京：中国医药科技出版社，2024．

［19］胡瑞花，李朋，宋连刚．现代临床麻醉技术［M］．上海：上海交通大学出版社，2023．

［20］孙君隽，刘幸清，解小丽，等．新编麻醉技术与临床实践［M］．开封：河南大学出版社，2021．

［21］孔繁成，苗强，隋为伟，等．胸腔镜膈肌折叠缝合术治疗膈肌膨出症2例［J］．

中国微创外科杂志，2014，14（8）：767-768.

［22］胡文林，程海峰. 成人先天性膈膨升症 1 例［J］. 国际呼吸杂志，2008，28（7）：448，封 3.

［23］韩文聪，胡文晖，陈仕炜，等. 嗜铬细胞瘤发现方式的临床特征比较分析［J］. 临床泌尿外科杂志，2023，38（11）：810-814.

［24］周小曼. 170 例嗜铬细胞瘤 / 副神经节瘤临床特点分析［D］. 南昌：南昌大学医学部，2023.

［25］郭向阳，罗爱伦. 嗜铬细胞瘤切除的术前评估与准备［J］. 实用医学杂志，2004，20（5）：469-472.

［26］张争，周利群. 嗜铬细胞瘤和副神经节瘤术前准备研究进展［J］. 兰州大学学报（医学版），2022，48（6）：1-4.

［27］ARAUJO-CASTRO M, PASCUAL-CORRALES E, CHAVBZ LN，et al. Protocol for presurgical and anesthetic management of pheochromocytomas and sympathetic paragangliomas：a multidisciplinary approach［J］. J Endocrinol Invest，2021，44（12）：2545-2555.

［28］朱俊峰，冯兆明. 超声引导下神经阻滞复合喉罩全身麻醉对老年髋关节置换手术麻醉和术后镇痛效应的影响［J］. 中华生物医学工程杂志，2015，21（6）：524-527.

［29］金鑫，郑晓铸，夏燕飞. 超声引导下肢神经阻滞复合右美托咪定持续泵注在老年重危患者髋关节置换术中的应用［J］. 广东医学，2017，38（7）：1094-1097.

［30］孙可，金梅，杨庆国. 罗哌卡因复合右美托咪定髂筋膜间隙阻滞对预防老年髋关节置换术苏醒期躁动的效果［J］. 实用医学杂志，2016，32（22）：3769-3771.

［31］郭长春，丁文刚. 髂筋膜间隙阻滞在髋关节置换术后的镇痛应用［J］. 东南大学学报（医学版），2017，36（1）：126-128.

［32］AHMAD I, EL-BOGHDADLY K, BHAGRATH R，et al. Difficult Airway Society guidelines for awake tracheal intubation（ATI）in adults［J］. Anaesthesia，2020，75（4）：509-528.

［33］ALAGUVELSAMY S, SINGH S P, RAMALINGAM R，et al. Giant toxic multinodular goiter with dyspnea：a case report［J］. Int J Surg Case Rep，2020，73：190-195.

［34］MANDRAS S A, MEHTA H S, VAIDYA A. Pulmonary hypertension：a brief guide for clinicians [J]. Mayo Clin Proc, 2020, 95（9）: 1978-1988.

[35] MARTIN S R, EDWARDS A. Pulmonary hypertension and pregnancy [J]. Obstet Gynecol, 2019, 134（5）: 974-987.

[36] SARKAR M S, DESAI P M. Pulmonary hypertension and cardiac anesthesia: anesthesiologist's perspective [J]. Ann Card Anaesth, 2018, 21（2）: 116-122.

[37] SCHMIEGELOW M D, IDORN L, GISLASON G, et al. Cardiovascular complications in patients with total cavopulmonary connection: a nationwide cohort study [J]. Int J Cardiol, 2020, 305: 120-126.

[38] KUMAR A, NEEMA P K. Severe pulmonary hypertension and right ventricular failure [J]. Indian J Anaesth, 2017, 61（9）: 753-759.

[39] 刘学良. 高龄患者的临床麻醉效果 [J]. 中国实用医刊, 2012, 39（13）: 94-95.

[40] 刘军, 冯雅薇, 李响, 等. 预防经尿道膀胱肿瘤电切术中闭孔神经反射的麻醉方法比较 [J]. 中华腔镜泌尿外科杂志（电子版）, 2015, 9（5）: 42-44.

[41] 秦瑞霞, 张林忠. 快速康复外科理念下不同麻醉方法在经尿道膀胱肿瘤电切术中的应用进展 [J]. 临床麻醉学杂志, 2019, 35（5）: 509-510.

[42] 卢悦淳, 孙健, 高春霖, 等. 利多卡因用于经尿道膀胱肿瘤电切术患者神经刺激仪引导闭孔神经阻滞时的半数有效浓度 [J]. 中华麻醉学杂志, 2016, 36（12）: 1480-1483.